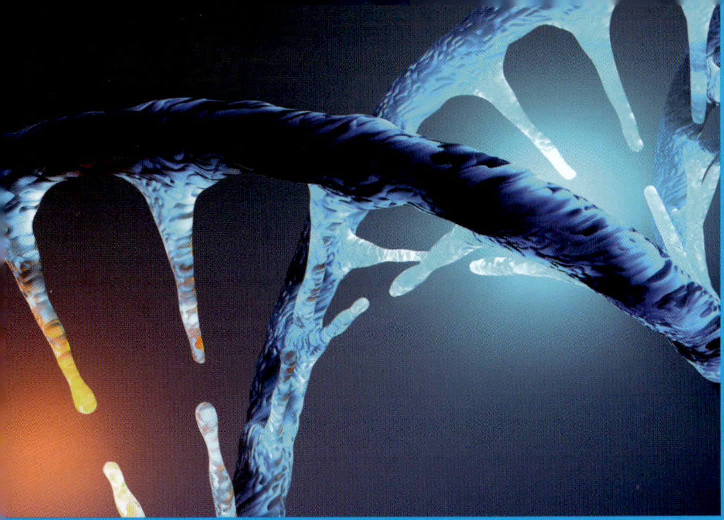
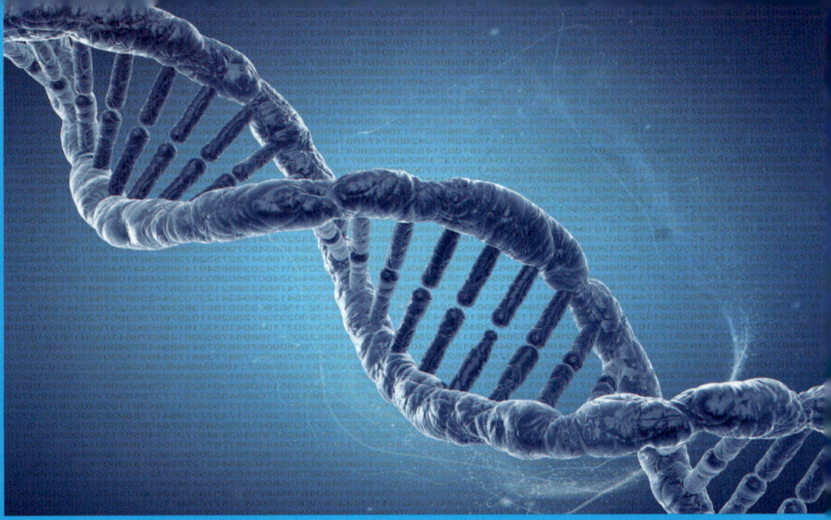
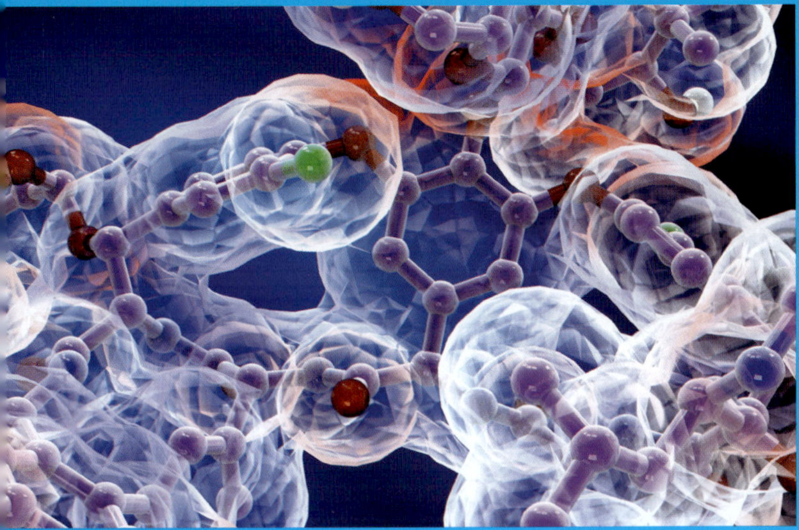
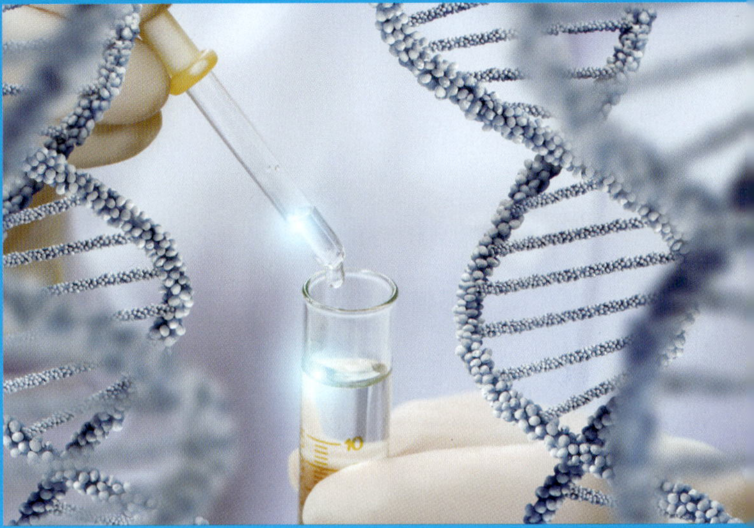

제2판

혈액종양의
세포유전체학

허 정 원

머리말

2008년 1판 출간 후 혈액종양 분야와 연관된 최신 지견과 새로운 정보가 홍수처럼 쏟아져 나와, 개정판을 준비해야 한다는 부담감이 항상 있었습니다.

그동안 세포유전의 국제명명법인 ISCN 2016이 소개되었고, 혈액종양의 분류가 WHO 2016에 따라 개정됨에 따라 변경되는 사항이 다수 있었습니다. 또한 세포유전의 대표적인 검사법인 G-분염법과 FISH (fluorescence in situ hybridization) 외에 염색체마이크로어레이(chromosomal microarray) 기법과 차세대염기서열분석법(next generation sequencing) 기법이 도입됨에 따라 임상 현장에도 많은 변화가 초래되고 있습니다.

개정판은 다음과 같이 **제1부 임상편**과 **제2부 실무편**으로 구성하였습니다.

제1부 임상편에서는 G-분염법과 FISH의 유용성 및 한계점을 소개하고, 다양해지는 세포분자유전 검사기법들을 어떻게 활용하여 적절한 검사를 선택할 수 있을지 기술하였습니다.

제2부 실무편에서는 세포분자유전 검사실 현장에서 검사를 실제 시행하고 결과보고 및 해석 시 고려해야 할 사항과 명명법을 소개하여, 실무 현장에 도움이 되도록 하였습니다.

또한 각 단원 끝에는 세포분자유전과 연관된 역사에 관해 간략히 소개하는 지면을 마련하였습니다. 현재 혈액종양 환자의 진료에 유용하게 적용되고 있는 지침들은 긴 세월 동안 많은 연구자들과 임상의의 노력이 합쳐져 이루어진 결과물이라는 사실을 보고 깊은 감동을 받았습니다.

현재 원고를 수정하고 있는 중에도 새롭게 추가되고 수정・보완하여야 할 내용이 계속 쏟아져 나오고 있고, 많이 미흡하고 부족하지만 이제는 개정판을 마무리 하고자 합니다.

개정판이 나오기까지 지면을 통해 일일이 적지 못하는 많은 분들의 도움에 감사를 드리며, 여러 어려운 상황 가운데서 마무리까지 인도해 주신 하나님께 감사를 드립니다.

2020년 2월　허정원

차 례

제1부 임상편

1 염색체 검사의 유용성 및 한계점 / 3

2 FISH 검사의 유용성 및 한계점 / 29

3 혈액종양의 질환별 염색체 이상 / 55

4 세포분자유전 검사의 선택 / 103

제2부 실무편

6 염색체의 핵형 명명법(ISCN 2016) / 229

7 FISH 결과 보고 시 고려할 사항 / 303

8 FISH 결과의 명명법 (ISCN 2016) / 377

9 유용한 사이트 및 참고문헌 / 401

찾아보기 / 405

= 약어 용어 설명

약자설명	영문	국문
AA	aplastic anemia	재생불량빈혈
aCML	atypical chronic myeloid leukemia	비정형만성골수성백혈병
ALCL	anaplastic large cell lymphoma	역형성큰세포림프종
ALL	acute lymphoblastic leukemia	급성림프모구백혈병
AML	acute myeloid leukemia	급성골수성백혈병
APL	acute promyelocytic leukemia	급성전골수구백혈병
BL	Burkitt lymphoma	버킷림프종
CLL/SLL	chronic lymphocytic leukemia/ small lymphocytic lymphoma	만성림프구백혈병/소림프구림프종
CML	chronic myeloid leukemia	만성골수성백혈병
CMML	chronic myelomonocytic leukemia	만성골수단구백혈병
DLBCL	diffuse large B-cell lymphoma	광범위큰B세포림프종
ET	essential thrombocythemia	진성혈소판증가증
FL	follicular lymphoma	소포림프종
HL	Hodgkin lymphoma	호지킨림프종
HLH	hemophagocytic lymphohistiocytosis	혈구포식림프조직구증
ITP	idiopathic thrombocytopenic purpura	특발혈소판감소자색반병
JMML	juvenile myelomonocytic leukemia	연소기골수단구백혈병
MALT	extranodal marginal zone B-cell lymphoma of mucosa associated lymphoid tissue	점막관련림프조직림프절외변연부 B세포림프종
MCL	mantle cell lymphoma	외투세포림프종
MDS	myelodysplastic syndrome	골수형성이상증후군
MDS/MPN	myelodysplastic/myeloproliferative neoplasm	골수형성이상/골수증식종양
MDS/MPN-U	myelodysplastic/myeloproliferative neoplasm-unclassifiable	미분류골수형성이상/골수증식종양
MDS-U	myelodysplastic syndrome-unclassifiable	미분류골수형성이상증후군
MM	multiple myeloma	다발골수종
MPN	myeloproliferative neoplasm	골수증식종양
MPN-U	myeloproliferative neoplasm-unclassifiable	미분류골수증식종양
PMF	primary myelofibrosis	일차골수섬유증
PV	polycythemia vera	진성적혈구증가증
RAEB	refractory anemia with excess blasts	모세포증가불응빈혈

1부

임상편

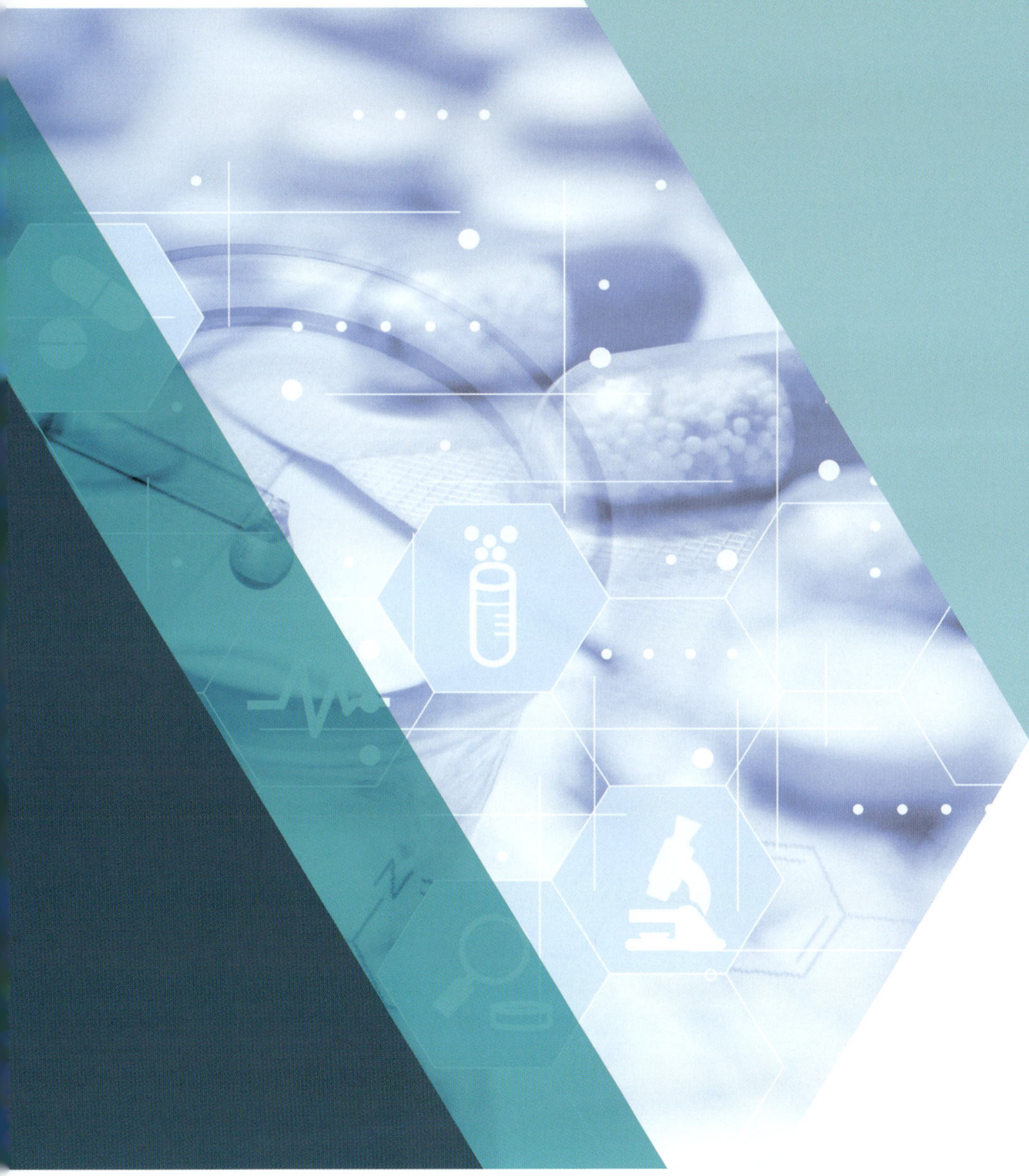

1 염색체 검사의 유용성 및 한계점

A. 염색체 검사의 유용성

염색체 검사는 인체의 세포를 배양하여 얻은 분열하는 중기세포로부터 염색체 이상을 관찰하는 검사로 혈액종양 환자에서 기본적으로 시행됩니다. 염색체 검사는 혈액종양의 진단, 예후 판정 및 치료방침 결정, 치료효과 판정에 유용한 정보를 제공합니다.

1. 진단

1) 만성골수성백혈병(CML, chronic myeloid leukemia)

CML 환자의 95% 이상에서 t(9;22)이 관찰되므로 염색체 검사는 진단에 유용합니다(혈액종양에서 세포유전학의 발전은 t(9;22) 발견과 함께 시작되었으므로 역사적 의미가 있는 염색체 이상입니다). 다른 급성백혈병에서도 t(9;22)이 관찰될 수 있고, CML에서만 관찰되는 염색체 이상은 아닙니다.

필라델피아염색체는 t(9;22)에 의해 생성된 비정상 22번 염색체인 "der(22)t(9;22)"를 지칭하는 것입니다(미국 Philadelphia 도시에서 처음으로 보고되어 필라델피아 염색체라고 명명하게 되었다고 합니다).

감염, 염증 등과 동반되어 말초혈액 백혈구 수가 증가하고 미성숙 백혈구가 출현하는 백혈병양반응(leukemoid reaction)과 CML의 감별진단을 위해서는 t(9;22) 염색체 이상 유무를 확인하는 것이 가장 유용합니다.

CML 외에 다른 골수증식종양(MPN, myeloproliferative neoplasm)이 의심될 때도 t(9;22) 염색체 유무를 확인해야 합니다. CML이 아닌 다른 아형의 MPN으로 의심되는 환자라도 t(9;22)이 관찰된다면 CML로 진단해야 합니다.

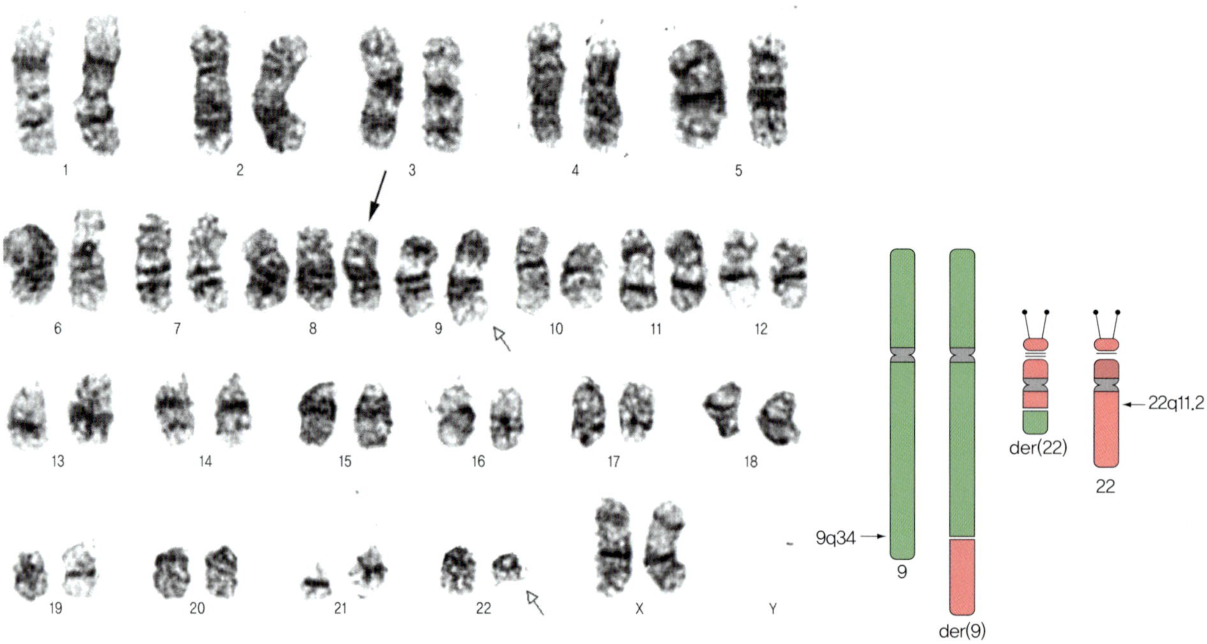

그림 1–1. 47,XX,+8,t(9;22)(q34;q11.2)

Case 1-1. 진성혈소판증가증(ET, essential thrombocythemia)으로 잘못 진단할 수 있는 CML

35세 남자의 말초혈액에서 헤모글로빈 14 g/dL, 백혈구 11,200/uL, 혈소판 1,800,000/uL이었고, 백혈구 감별계산에서 중성구 65%, 림프구 15%, 단구 5%, 후골수구 1%, 호산구 2%, 호염기구 12% 였습니다. 골수에서 세포충실도는 90%로 증가되어 있었고, 골수구와 적혈구계열의 성숙도(maturation)는 정상범위였으며, 골수생검에서 거핵구(megakaryocyte)는 과다하게 증가되어 있었습니다.

위의 소견들을 종합할 때 처음에는 ET가 의심되었습니다. 그러나 염색체 결과는 t(9;22)이 관찰되었고, 분자유전 검사도 *BCR/ABL1* 재배열이 양성으로 나와 최종 CML로 진단하였습니다.

Tip 혈액검사에서 ET가 의심되더라도 염색체 검사에서 t(9;22)가 양성인 경우는 ET가 아니고, 거핵구 계열의 과다 증식을 보이는 CML로 진단해야 합니다. 이와 같이 t(9;22) 염색체 이상은 CML을 정확하게 진단하는 데 유용합니다.

2) 급성골수성백혈병(AML, Acute myeloid leukemia)

WHO 2016 분류 중 AML with recurrent genetic abnormalities로 진단하기 위해서는 연관 있는 염색체 이상의 확인이 중요합니다(제3장, **표 3-2** 참조). 따라서 AML 진단 시 세포형태, 면역 표현형 검사 외에 염색체 검사도 필수적으로 시행해야 합니다.

AML의 진단 기준은 말초혈액이나 골수에서 골수모구(myeloblast)가 20% 이상 관찰되는 경우인데, t(15;17)(q24;q21), t(8;21)(q22;q22.1) 또는 inv(16)(p13.1q22) 염색체이상이 관찰되는 경우는 골수모구가 20% 미만이더라도 AML로 진단해야 합니다. 골수모구가 20% 이하이고 t(9;11), t(6;9), inv(3), t(1;22)와 같은 염색체이상이 있는 경우는 추후 AML로 진행할 위험도가 높으므로 주의 깊게 추적관찰해야 합니다.

(1) t(8;21)(q22;q22.1)

— t(8;21) 양성인 AML은 호산구(eosinophil)가 증가되어 있는 경우가 많고, 특징적인 세포형태가 동반될 수 있습니다(그림 1-3).

— t(8;21)을 가진 환자는 골수모구의 비율이 20% 이하라도 MDS로 진단하지 않고 “AML with t(8;21)”로 진단해야 합니다.

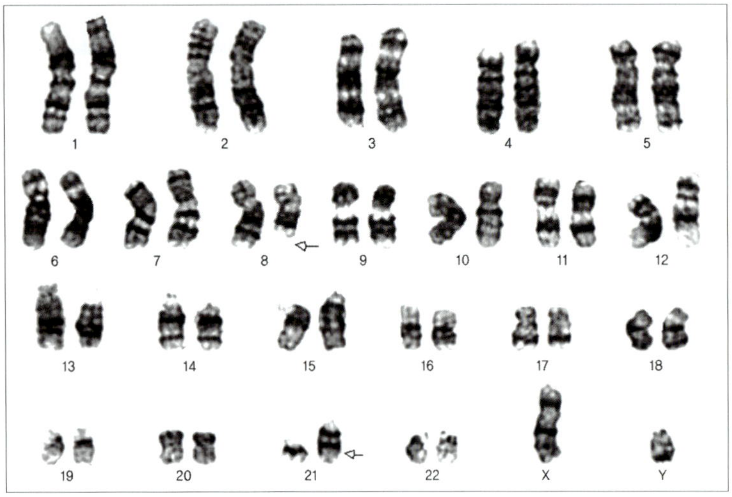

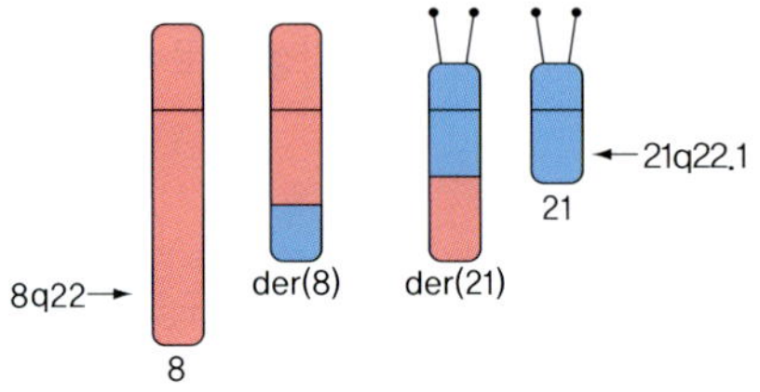

그림 1–2. 46,XY,t(8;21)(q22;q22.1)

Case 1-2. 골수모구가 20% 이하이지만 t(8;21) 재배열 양성인 AML

46세 여자의 골수흡인액에서 골수모구는 11%였으며, 골수구 계열 세포에 이형성(dysplasia)이 뚜렷하고 Auer rod와 azurophilic granule이 특징적으로 관찰되었습니다(그림 1–3). 골수모구가 20% 이하이므로 MDS가 의심되었으나, 염색체 검사에서 t(8;21)이 관찰되어 MDS 대신 AML로 최종 진단하였습니다.

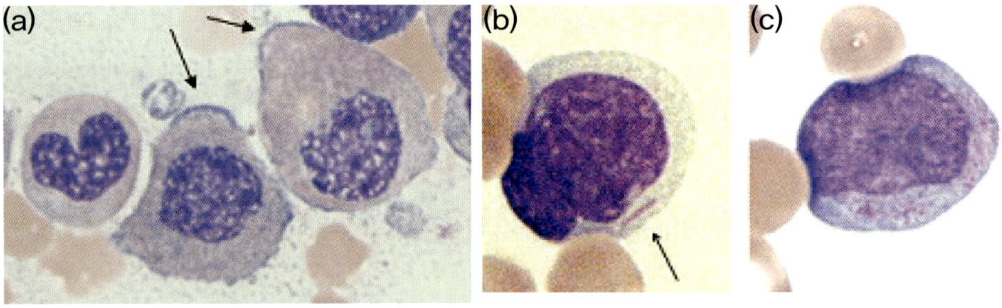

그림 1–3. Bone marrow aspiration (Wright stain, × 1,000).

(a) 세포질의 염색성이 homogenous pink color를 띠고 있으며, 세포질 가장자리를 따라 basophilic lining이 관찰됨.

(b) Auer rod가 흔하게 관찰됨.

(c) 다수의 azurophilic granule이 관찰됨.

Tip 골수에서 그림 1–3과 같은 소견이 관찰될 때는 골수모구가 20% 이하라도 MDS로 진단하는데 주의해야 하고, 반드시 염색체 검사로 t(8;21) 유무 확인이 필요합니다.

(2) t(15;17)(q24;q21)

— AML 중 APL (acute promyelocytic leukemia)은 다른 AML 아형과 감별 진단해야 합니다. APL은 급성 파종성혈관내응고(disseminated intravascular coagulopathy, DIC)의 합병증이 흔하게 동반되고, 다른 AML과 치료 방침에 차이가 있으므로 반드시 정확한 진단이 필요합니다. t(15;17)(q24;q21) 염색체 이상은 APL에 특이적인 염색체 이상으로 다른 AML 아형에서는 관찰되지 않으므로 진단 시 유용합니다.

— 백혈병 세포의 형태가 전형적인 APL 형태와 다르더라도 t(15;17)(q24;q21) 염색체 이상이 관찰되면 APL 환자와 동일한 치료를 시행합니다.

— 17번 염색체의 *RARA* 유전자와 연관된 염색체 이상으로써 t(15;17)(q24;q21) 외에 t(11;17)(q23;q21), t(11;17)(q13;q21), t(5;17)(q35;q21)이 있는데, 세포 형태가 전형적인 APL과 차이가 있어 APL-like leukemia 또는 atypical APL이라고도 합니다. 이 중, t(11;17)(q23;q21) 염색체 이상을 가질 경우 t(15;17)(q24;q21)를 가진 환자와는 달리 ATRA (all-trans-retinoic acid) 치료에 반응하지 않고 예후도 나쁜 것으로 알려져 있습니다.

(3) inv(16)(p13.1q22), t(16;16)(p13.1;q22)

— inv(16) 또는 t(16;16)이 양성인 AML은 호산구가 증가되어 있는 경우가 많고, 골수모구가 20% 이하인 경우에도 MDS로 진단하면 안되고, AML로 진단해야 합니다.

— inv(16)(p13.1q22) 또는 t(16;16)(p13.1;q22)은 미세한 염색체 이상으로 염색체의 해상도가 좋지 않을 경우 놓치기 쉬운데, FISH 또는 분자유전방법(RT-PCR)으로 *CBFβ/MYH11* 재배열 유무를 확인하는 것이 도움이 됩니다.

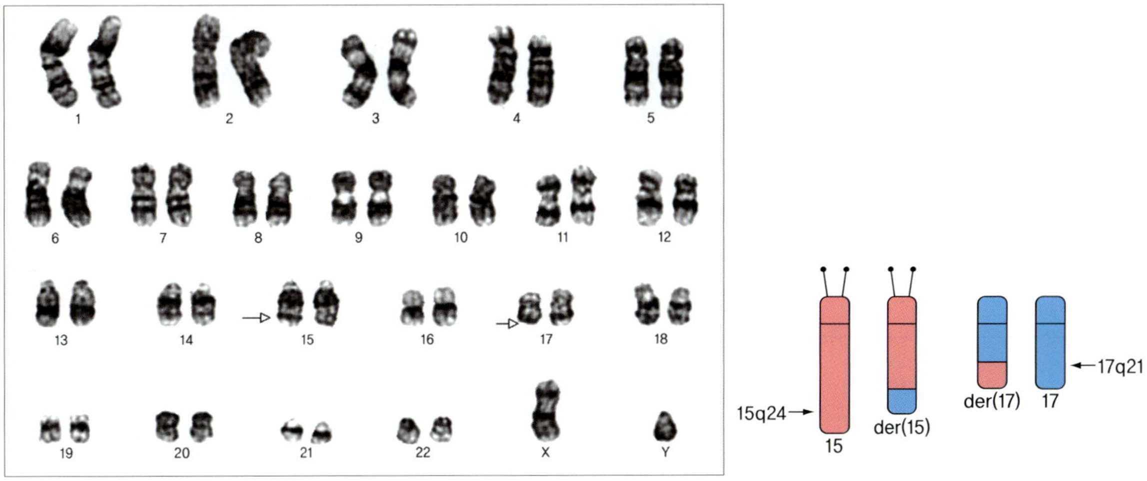

그림 1-4. 46,XY,t(15;17)(q24;q21)

Case 1-3. 세포형태와 면역표현형 검사에서는 의심하지 못하였으나 t(15;17) 재배열양성인 APL (acute promyelocytic leukemia)

32세 남자의 골수흡인액에서 미성숙 세포가 다수 관찰되었는데, 전형적인 APL 형태는 아니었습니다(그림 1-5). 면역표현형 검사 결과 HLA-DR, CD34, CD13, CD33이 양성으로 나왔으며, 세포 형태와 종합해 볼 때 APL 외의 다른 AML 아형에 합당하다고 생각하였습니다(일반적으로 APL은 CD13, CD33 양성이고, CD34 또는 HLA-DR이 음성임). 그런데, 염색체 결과는 t(15;17)(q24;q21)로 나와 최종 APL로 진단하였습니다.

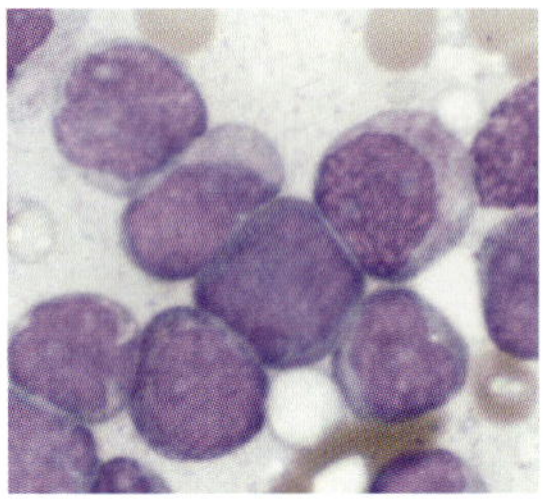

그림 1-5. Bone marrow aspiration (Wright stain, ×1,000).

Tip APL의 전형적인 세포 형태를 나타낼 경우, APL의 진단이 어렵지 않지만, 세포형태가 전형적이지 않을 경우에는 다른 아형의 AML로 잘못 진단할 수가 있습니다. 따라서 진단 시 t(15;17) 염색체 유무 확인이 중요합니다.

Case 1-4. 면역표현형 검사에서는 APL이 의심되었으나 t(15;17) 재배열 음성인 AML

54세 여자의 골수흡인액에서 미성숙세포가 다수 관찰되었습니다(그림 1-6). 면역표현형 검사 결과는 일반적으로 APL에서 관찰되는 것과 같이 HLA-DR과 CD34는 음성이었고, CD13, CD33이 양성으로 나왔습니다. 그런데, 염색체 결과는 t(15;17)(q24;q21)이 관찰되지 않았고, 분자유전검사에서도 *PML/RARA* 재배열이 음성이었습니다. 따라서 최종 non-APL인 AML로 진단하였습니다.

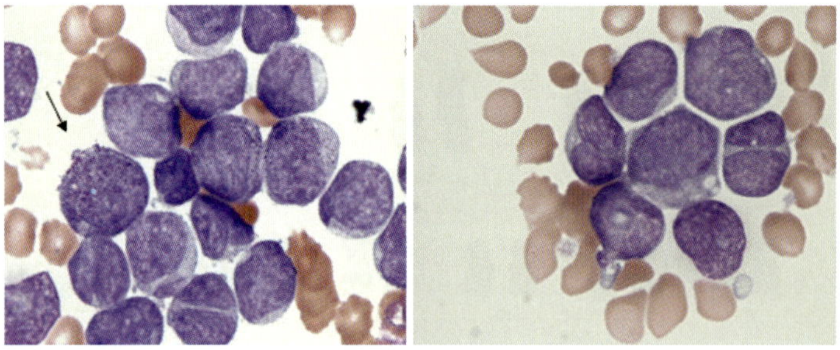

그림 1-6. Bone marrow aspiration (Wright stain, ×1,000)

Tip Non-APL인 AML에서 HLA-DR이 음성인 경우 APL 중 microgranular variant의 세포 형태와 비슷하다는 문헌보고가 있습니다(Leukemia 2003;17:707, ALM 2007;27:313). APL 진단에서 세포 형태와 면역표현형 검사 결과도 중요하지만, t(15;17) 염색체 이상 유무가 진단에 결정적임을 주지해야 합니다.

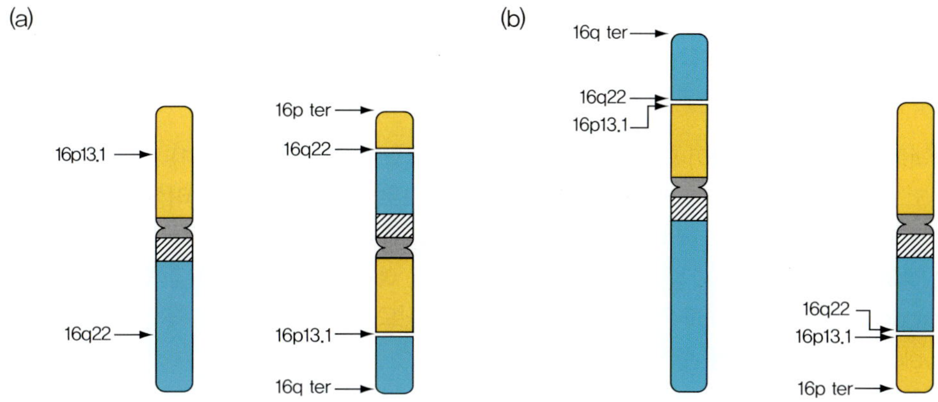

그림 1-7-1. (a) inv(16)(p13.1q22) (b) t(16;16)(p13.1;q22)

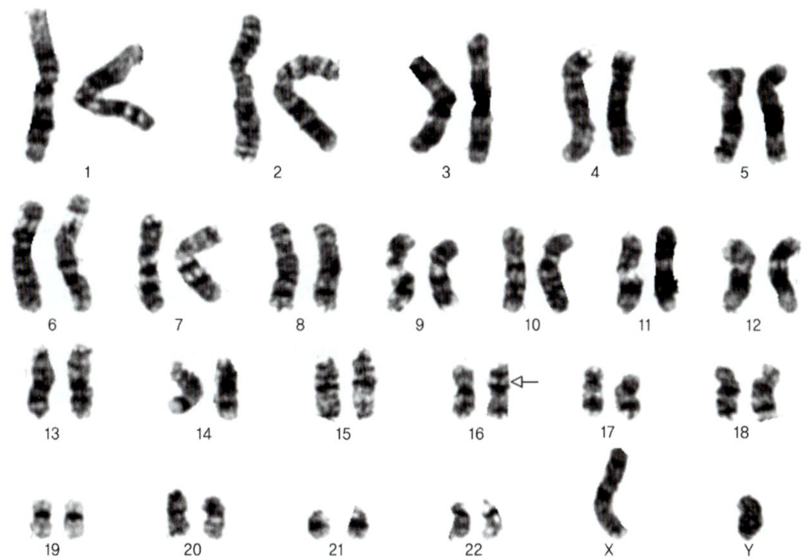

그림 1-7-2. 46,XY,inv(16)(p13.1q22)

(4) *KMT2A* 재배열

염색체 11q23에 위치하는 *KMT2A*(과거 MLL유전자) 유전자 재배열은 AML 외에도 ALL, 혼합형 급성백혈병(mixed phenotype acute leukemia), 국소이성화효소Ⅱ 억제제(topoisomerase Ⅱ inhibitor) 치료 후 이차적으로 발생하는 골수구계 종양 등 다양한 혈액종양에서 관찰될 수 있습니다. *KMT2A* 유전자는 120개 이상의 다양한 파트너 염색체와 전좌를 일으킬 수 있는데, *KMT2/MLLT3* 재배열과 연관 있는 t(9;11)(p21.3;q23.3)이 대표적이고 *MLLT3* 외의 다른 파트너 유전자와 재배열을 일으킨 경우(variant *KMT2A* translocation)는 예후가 더 불량하므로 *KMT2A* 재배열 이상의 종류를 구체적으로 명시해야 합니다[예: AML with t(11;19)(q23.3;p13.1), AML with t(4;11)(q21;q23.3)]. *KMT2A* 재배열은 염색체 검사로 검출이 어려운 경우가 많아 FISH 또는 다른 분자유전검사를 추가하는 것이 도움이 됩니다.

또한 +11 형태는 *KMT2A* 유전자의 partial tandem duplication (PTD) 재배열과 연관성이 있는데, 이것은 *KMT2A* 전좌와 연관된 재배열과는 차이가 있으므로 이 분류에 포함시키지 않습니다.

요약 혈액종양의 진단에 도움이 되는 염색체 이상을 표에 정리하였습니다(표 1–1).
t(15;17)(q24;q21)은 APL에 특이한 염색체 이상이므로, t(15;17) 염색체 이상이 관찰되면 AML 중 APL로 진단할 수 있습니다. 그러나 그외 다른 염색체 이상은 특정 종양에서만 특이적으로 관찰되는 것이 아니고, 특정 종양과 연관성이 높아 진단에 도움이 됩니다. 예를 들면 t(11;14) 염색체 이상은 외투세포림프종(mantle cell lymphoma)과 연관성이 높은 염색체 이상으로 진단에 도움이 되는데, 다발성 골수종(multiple myeloma)에서도 관찰될 수 있습니다.

표 1–1. 각 혈액종양에서 연관성이 높은 염색체 이상의 예

염색체 이상	연관질환
t(9;22)(q34;q11.2)	CML, 그 외 AML, ALL
t(8;21)(q22;q22.1)	APL을 제외한 AML
t(15;17)(q24;q21)	APL
inv(16)(p13.1q22), t(16;16)(p13.1;q22)	APL을 제외한 AML
t(1;19)(q23;p13.3)	pre-B ALL
t(4;11)(q21;q23.3)	CD10이 음성인 early precursor B ALL
t(8;14)(q24;q32), t(8;22)(q24;q11.2), t(2;8)(p12;q24)	Burkitt lymphoma/leukemia
t(11;14)(q13;q32)	mantle cell lymphoma
t(2;5)(p23;q35)	anaplastic large cell lymphoma
t(14;18)(q32;q21)	follicular lymphom
inv(14)(q11q32), t(14;14)(q11;q32)	T-lineage prolymphocytic leukemia

Case 1-5. 만성림프구성백혈병(CLL)과 외투세포림프종(mantle cell lymphoma) 감별진단에 유용한 t(11;14) 재배열

79세 여자가 골수 검사에서 세포 형태학적으로 CLL이 의심되었습니다. 염색체 결과는 46,XX,del(1)(p36.1),del(3)(p12p21),t(11;14)(q13;q32),del(13)(q12q14) [17]/46,XX[3] 이었습니다. del(13)(q12q14)와 같은 염색체 이상은 CLL에서도 관찰될 수 있지만, t(11;14)(q13;q32)는 mantle cell lymphoma와 연관성이 높은 염색체 이상입니다.
면역표현형 검사를 다시 검토한 결과, surface Ig, CD19, CD20이 bright fluorescence 양상으로 양성이어서 전형적인 CLL 양상과는 차이가 있었습니다. Mantle cell lymphoma와 CLL의 감별 진단에 도움이 되는 CD23과 FMC7은 시행되지 못하였으나, 염색체 검사에서 t(11;14)(q13;q32)가 관찰되었고, 면역표현형 검사에서 CLL보다는 mantle cell lymphoma에 더 가까운 소견으로 생각되었습니다.

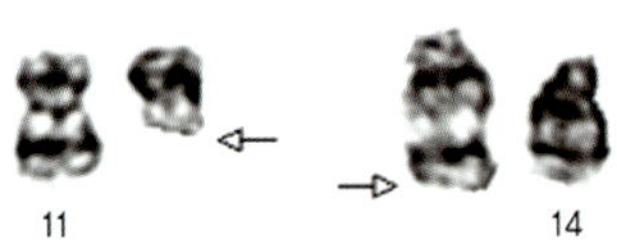

그림 1–8. t(11;14)(q13;q32)

3) 클론성 질환

혈구세포에서 지속적으로 염색체 이상이 관찰되는 것은 클론성이 있는 세포가 존재하고 있음을 알려주는 중요한 증거 중 하나입니다. 따라서 세포 형태학적으로 종양의 증거가 뚜렷하지 않거나 진단이 애매할 때, 염색체 검사를 통하여 클론성이 있는 세포가 있음을 증명하면, 혈액 종양의 진단에 도움이 될 수 있습니다.

(1) 원인 모를 골수부전(bone marrow failure)과 MDS의 진단

원인 모를 혈구감소증이 있는 환자에서 세포형태학적으로 혈액종양의 진단이 어려운 경우 클론성 있는 염색체이상을 확인함으로써 혈액종양의 진단에 도움이 됩니다. 즉, 원인 모를 빈혈, 중성구 감소, 혈소판 감소 등이 있는 환자에서, 클론성 있는 염색체 이상이 관찰될 경우 MDS 진단에 도움이 될 수 있습니다. 혈구이형성(dysplasia)이 뚜렷하지 않지만, 혈구감소증이 있고 골수형성이상증후군과 연관된 염색체이상이 관찰되는 경우는 “presumptive diagnosis of MDS”로 진단하고 추적 관찰이 필요합니다. 그러나 혈구이형성이상이 없고 +8, 20q 결실, 또는 Y 염색체소실이 단독 염색체이상으로 관찰되는 경우는 MDS로 진단하기보다는 미결정특발성혈구감소증(clonal cytopenia of undetermined significance)으로 진단하는 것이 추천됩니다(WHO 2016)(제4장 **표 4-11** 참조).

(2) 재생불량빈혈(aplastic anemia)과 저세포성 골수이형성이상증후군(hypoplastic MDS)의 감별진단

골수검사에서 골수모구가 5% 이하이고, 혈구이형성 소견도 뚜렷하지 않고 세포충실도가 감소되어 있다면, hypoplastic MDS와 aplastic anemia를 감별 진단하기가 쉽지 않습니다. 이런 경우 클론성 염색체 이상이 관찰되면 aplastic anemia보다는 hypoplastic MDS 가능성이 더 높다고 알려져 있습니다.

그러나 aplastic anemia에서도 trisomy 8과 같은 염색체 이상이 관찰될 수도 있다고 보고되어, 진단에 더 어려움을 겪습니다. 그러나 염색체 이상 중 Monosmy 7이 관찰될 경우는 aplastic anemia보다는 MDS 가능성이 높은 것으로 보고되어 있습니다(제5장 **그림 5-13** 참조).

(3) 호산구증가증의 원인

— 호산구증가증(eosinophilia)의 원인은 비클론성 질환과 클론성 종양을 포함하여 굉장히 다양하며, 원인에 따라 치료방침이 달라질 수 있으므로 정확하게 감별 진단하는 것이 중요합니다. 원인 모를 호산구증가증이 있을 때 클론성 있는 염색체이상을 확인함으로써 반응성으로 증가된 경우와 감별 진단할 수 있습니다.

— 호산구증가증이 있는 환자에서 *PDGFRA*, *PDGFRB*, *FGFR1*, *PCM1-JAK2* 재배열을 가지고 있는 것이 증명되면 “Myeloid and lymphoid neoplasm with eosinophilia and rearrangement of *PDGFRA*, *PDGFRB*, *FGFR1* or *PCM1-JAK2*”으로 진단합니다(WHO 2016 진단기준). G-분염법 염색체 검사에서는 관찰이 어렵지만 FISH나 RT-PCR을 이용하여 4q12 부위의 *CHIC2* 결실이 있거나, *PDGFRA*가 다른 파트너 염색체와 전좌를 일으킨 경우는 티로신키나제저해제(Imatinib)에 치료 성적이 좋습니다. *PDGFRB* 재배열 환자에서도 Imatinib 치료에 성적이 좋으나, *FGFR1* 재배열 환자에서는 치료에 잘 듣지 않는 것으로 보고되어 있습니다.

또한 만성호산구성백혈병(chronic eosinophilic leukemia)의 경우는 필라델피아염색체, *PDGFRA*, *PDGFRB*, *FGFR1*, *PCM1-JAK2* 재배열, inv(16)/t(16;16)이 음성임을 확인하는 것이 중요한 진단기준 중 하나이고, 클론성 있는 염색체 이상 또는 유전이상이 존재하거나 골수모구가 골수에서 5% 이상(말초혈액 2% 이상)인 조건을 만족해야 합니다.

Case 1-6. 처음에는 특발성혈소판감소증을 의심하였으나 염색체 이상 확인으로 최종 MDS 진단

68세 남자에서 말초혈액 헤모글로빈 12.3 g/dl, 백혈구 5,100/uL, 혈소판 99,000/uL이었습니다. 골수검사에서 세포충실도는 정상범위였고, 골수구계와 적혈구계열 세포의 성숙(maturation)도 정상이었고, 거핵구의 수는 증가되어 있었습니다. 각 세포계열에서 골수이형성 소견도 뚜렷하지 않아, 특발성 혈소판감소증에 합당하다고 판단하였습니다. 그러나 염색체 검사 결과에서 46,XY,+1,der(1;7)(q10;p10)[6]/46,XY[14]으로 나와, 최종적으로 MDS로 진단하였습니다.

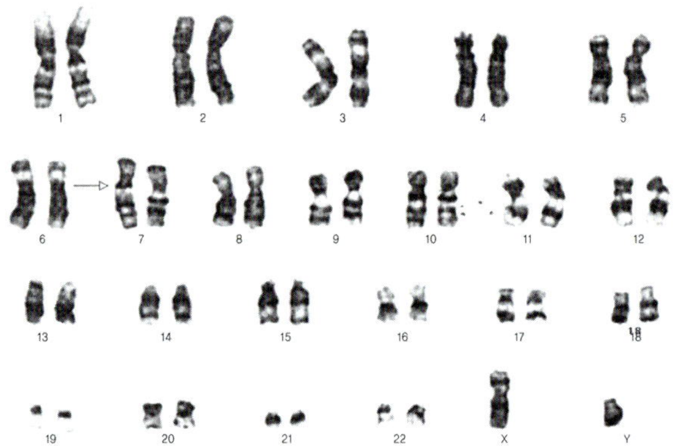

그림 1–9. 46,XY,+1,der(1;7)(q10;p10)

Tip

단독으로 혈소판감소증만 있고, 말초혈액이나 골수에서 혈구이형성이 뚜렷하지 않고, 그 외 특이한 이상이 없는 MDS 환자의 경우, 특발성혈소판감소증으로 잘못 진단할 수 있습니다.

문헌을 살펴보면 단독으로 혈소판감소증만 있었던 MDS 환자는 0.7~0.9% 정도였고, 그중에서 15~30%는 특발성혈소판감소증으로 잘못 진단하였다고 합니다. 특발성혈소판감소증처럼 발병한 MDS와 특발성혈소판감소증의 차이를 굳이 찾아보면, MDS의 경우 적혈구가 대적혈구성(macrocytic) 경향이 있었습니다(Int J Hematol 2005:81:142).

결정적으로 특발성혈소판감소증과 MDS를 구분할 수 있는 것은 클론성 염색체 이상 유무이며, 원인 모를 혈소판감소증 환자에서 형태학적으로 혈구이형성 소견이 뚜렷하게 관찰되지 않더라도 고령인 경우는 특히 염색체 결과 확인이 중요합니다.

Case 1-7. 크론씨병 치료 후 이차적으로 발생한 MDS 진단

71세 남자가 혈구감소증(pancytopenia)으로 인해 골수검사를 시행하게 되었는데, 과거력은 크론씨병(Crohn's disease)을 진단받고, 치료를 받고 있었습니다. 말초혈액 검사에서 헤모글로빈 9.0 g/dL, 백혈구 1,500/uL, 혈소판 52,000/uL였으며, 백혈구 감별계산은 중성구 46%, 림프구 41%, 단구 13%였습니다.
골수에서 세포충실도는 연령에 비해 정상 또는 약간 감소되어 있었고, 거핵구(megakaryocytes)는 존재하였으며, 골수구계와 적혈구계의 성숙(maturation)은 정상범위였고, 각 세포계열에서 혈구이형성은 뚜렷하지 않았습니다. 염색체 검사에서는 47,XY,+8[20]이 관찰되었습니다.
5개월 후 다시 골수검사를 시행하였는데, 47,XY,+8[20]이 동일하게 관찰되었고, 골수의 각 세포 계열에서 혈구이형성 소견이 뚜렷하게 관찰되어, MDS로 최종 진단하였습니다.

Tip 크론씨병 환자에서 MDS의 발병률이 높아 두 질환의 연관성에 대해 연구가 진행되어 왔습니다. 따라서 고령의 크론씨병 환자에서 원인없이 혈구감소증이 발생한 경우는 MDS를 진단하기 위해 골수 검사를 시행하는 것이 필요합니다(Clin J Gastroenterol 2014:7:299). 크론씨병 환자에서 치료약제로 사용하는 anti-TNFα와 6-MP(mercaptopurine)와 같은 면역억제제가 MDS 발생과 연관이 있다고 보고되어 있습니다(Am J Hematol 2010:85:634).

Case 1-8. 원인 모를 빈혈과 중성구감소증이 동반된 젊은 환자에서 염색체 검사로 MDS 진단

25세 남자가 특별한 원인 없이 빈혈과 중성구 감소가 있어서 골수검사를 시행하였습니다. 말초혈액 헤모글로빈 9.1 g/dL, 백혈구수 3,100/uL, 혈소판 355,000/uL이었고 백혈구감별 계산에서 중성구 11%, 림프구 87%, 단구 1%, 호산구 1%였습니다. 골수검사에서 세포충실도는 감소(10%)되어 있었고, 골수모구는 증가되어있지 않았습니다.
적혈구계열과 골수구계열 세포 분화는 정상이었고 거핵구세포수는 증가되어 있었고, 거핵구세포의 이형성이 관찰되었습니다. 염색체 검사는 45,XY,inv(3)(q21q26),-7[6]/46,XY[14]로 관찰되었습니다.
Inv(3)은 MDS 또는 AML과 연관성 있는 염색체 이상인데, 예후가 불량한 것으로 알려져 있습니다. 또한 아세포가 20% 이하라도 inv(3)이 관찰될 경우 AML로 빨리 진행될 수 있으므로 주의깊게 추적관찰 해야 하는 염색체 이상이며, 이차성 염색체 이상으로 -7이 동반되는 경우가 많습니다.
결론적으로 본 환자에서 원인 모를 빈혈과 중성구감소의 원인은 MDS로 생각되었으며, 염색체검사가 혈구감소의 원인이 클론성 있는 종양이었음을 증명하는데 도움이 되었습니다.

2. 예후 판정 및 치료 방침 결정

1) 급성골수성백혈병(AML, acute myeloid leukemia)

진단 시 혈액종양에서 관찰되는 염색체 이상의 종류에 따라 예후가 다르고(**표 1–2**), 치료 방침이 다릅니다. 따라서 혈액종양환자에서 진단 시 염색체 이상을 정확하게 확인하는 것이 중요합니다.

APL을 제외한 AML에서 진단 후 관해유도 치료(induction therapy)는 염색체 이상의 종류와 관계없이 동일한 항암제(cytarabine과 daunorubicin)로 치료하게 되며, 관해 후 치료는 염색체 이상 및 분자유전학적 이상의 종류에 따라 치료방침이 달라집니다.

예를 들면, 진단 시 *KIT* 돌연변이 음성인 t(8;21), 또는 inv(16)과 같이 예후가 좋은 염색체 이상을 가지고 있었던 환자는 관해유도 치료 후 관해에 도달하면 고용량의 cytarabine 항암제로 치료합니다. 반면, 복잡핵형(complex karyotype)과 같이 진단 시 예후가 불량한 염색체 이상을 가지고 있었던 환자의 경우는 관해유도 치료는 예후가 좋은 염색체 이상을 가진 환자와 동일하게 시행하나, 관해에 도달한 후부터는 타인으로부터 조혈모세포 이식 치료를 고려합니다. 이와 같이 AML의 진단 시 염색체 결과가 관해유도 치료 후 치료 방침을 정하는 데 결정적인 역할을 합니다.

표 1–2. 2017 ELN (European Leukemia NET)의 염색체 이상에 따른 예후 분류(Blood 2017;129:430)

Risk	Subsets
Favorable	t(8;21)(q22;q22.1); *RUNX1/RUNX1T1* Inv(16)(p13.1q22) or t(16;16)(p13.1;q22); *CBFB/MYH11* Mutated *NPM1* without *FLT3-ITD* or with *FLT3*-ITD low* Biallelic mutated *CEBPA*
Intermediate	Mutated *NPM1* and *FLT3*-ITD high* Wild-type *NPM1* without *FLT3*-ITD or with *FLT3*-ITD low t(9;11)(p21.3;q23.3); *MLLT3/KMT2A* Cytogenetic abnormalities not classified as favorable or adverse
Adverse	inv(3)(q21.3q26.2) or t(3;3)(q21.3;q26.2); GATA2, MECOM t(6;9)(p23;q34.1); *DEK/NUP214* t(v;11)(v;q23.3); *KMT2A* 재배열 t(9;22)(q34;q11.2); *BCR/ABL1* del(5q) -7 17p 재배열: del(17p), -17 Complex karyotype**, monosomal karyotype*** Wild type *NPM1* and *FLT3*-ITD high* Mutated *RUNX1* Mutated *ASXL1* Mutated *TP53*

Abbreviations: AML, acute myeloid leukemia; ITD, internal tandem duplication.; v, variable partner

* *FLT3*-ITD allelic ratio : low <0.5, high ≥0.5. DNA fragment 분석에서 *FLT3*-ITD 커브의 면적을 *FLT3* wild type 커브 면적으로 나눈 비율임.

** Complex karyotype is defined as three or more chromosome abnormalities in the absence of one of the WHO designated recurring translocations or inversions: t(8;21), inv(16) or t(16;16), t(15;17), t(9;11), t(v;11)(v;q23), t(6;9), inv(3) or t(3;3)

*** ≥2 autosomal monosomies or a single monosomy with additional structural abnormalities.

염색체이상에 추가하여 분자유전적 이상 여부에 따라 예후가 달라지는 경우가 있습니다. AML은 약 50%에서 정상핵형으로 관찰되는데 *FLT3-ITD*, *NPM1*, *CEBPA* 등의 유전자이상 유무에 따라 좋은 예후 또는 불량한 예후로 재분류되므로 진단 당시 염색체검사 뿐만 아니라 분자유전 검사도 꼭 시행해야 합니다.

2) 골수형성이상증후군(MDS, myelodysplastic Syndromes)

(1) MDS에서 예후를 예측하여 치료방침을 결정하는 데 유용한 score 시스템은 IPSS (International Prognostic Scoring System), WPSS (WHO classification based prognostic scoring system)과 IPSS-R (revised IPSS) 등이 있습니다(표 1-3, 표 1-4). 이러한 기준으로 계산된 score로부터 급성 백혈병으로 전환되는 빈도와 시기, 생존율을 예측할 수 있는 중요한 정보를 얻을 수 있습니다.

IPSS score를 정하는 측정 항목은 골수모구세포 비율(blasts), 혈구감소증 갯수와 염색체 이상의 종류가 포함됩니다. IPSS-R에서는 5개의 cytogenetic risk group으로 세분화하였습니다(IPSS는 3개의 cytogenetic risk group으로 구성되어 있음).

결론적으로, IPSS score를 치료 방침 결정의 표준으로 삼고 있으며, risk group에 따라 치료하지 않고 관찰만 할지, 수혈, growth factor 치료(G-CSF), hypomethylating agent (azacytidine, decitabine), 면역억제제 치료, 조혈모세포이식 중 선택해서 치료할지를 결정하게 됩니다. 특히 del(5q)가 단독으로 관찰될 경우 lenalidomide와 같은 immunomodulatory 약제 치료가 효과적입니다.

표 1-3-1. International Prognostic Scoring System (IPSS) in MDS

Survival and AML evolution					
	Score value				
Prognostic variable	0	0.5	1.0	1.5	2.0
Marrow blasts(%)	< 5	5~10	-	11~20	21~30
Karyotype	Good	Intermediate	Poor		
Cytopenia	0/1	2/3			

IPSS Risk category	Overall score
Low	0
INT-1※	0.5~1.0
INT-2※	1.5~2.0
High	≥2.5

※ INT, intermediate

표 1-3-2. Cytogenetic scoring system of IPSS

Prognostic subgroups	Cytogenetic abnormality
Good	normal, -Y only
	isolated del(5q)
	isolated del(20q)
Intermediate	other abnormalities
Poor	complex (≥ 3 abnormalities)
	chromosome 7 abnormalities

표 1-4-1. Revised International Prognostic Scoring System (IPSS-R) in MDS

	Score value						
Prognostic variable	0	0.5	1	1.5	2	3	4
Cytogenetics	Very good	-	Good	-	Intermediate	Poor	Very poor
Marrow blasts(%)	≤2	-	2<~<5	-	5~10	>10	-
Hermogloblin(g/dL)	≥10	-	8≦~<10	< 8	-	-	-
Platelets($\times 10^3$/ul)	≥100	50≦~<100	< 50	-	-	-	-
ANC*($\times 10^3$/ul)	≥0.8	<0.8	-	-	-	-	-

*Absolute neutrophil count

IPSS-R Risk category	Overall score
very low	≦1.5
low	1.5<~≦3
intermediate	3<~≦4.5
high	4.5<~≦6
very high	>6

표 1-4-2. Cytogenetic Scoring System of IPSS-R

Prognostic subgroups	Cytogenetic abnormalities
Very good	-Y, del(11q)
Good	Normal, del(5q), del(12p), del(20q), double including del(5q)
Intermediate	del(7q), +8, +19, i(17q), any other single or double independent clones
Poor	-7, inv(3)/t(3q)/del(3q), double including -7/del(7q), complex:3 abnormalities
Very poor	complex: > 3 abnormalities

3) 림프구계 종양(ALL, MM, CLL)

림프구계 혈액종양에서도 진단 시 염색체이상의 종류에 따라 예후가 다르게 분류되고(**표 1-5**), 이에 따라 치료방침을 다르게 정하게 됩니다.

표 1-5. 림프구계 혈액종양에서 염색체 이상에 따른 예후

	Good	Poor
ALL	hyperdiploidy(51-65) t(12;21)(p13;q22) +4, +10, +17	*KMT2A* 재배열, t(4;11)(q21;q23) t(9;22)(q34;q11.2)(in the pre TKI era) hypodiploidy(<44) complex karyotype(≥5, NCCN 기준) Ph-like ALL iAMP21(intrachromosomal amplification of chromosome 21)
CLL	del(13q)	del(17)(p13) del(11)(q22)

	High risk	Intermediate risk	Standard risk
MM*	del(17)(p13) t(14;16)(q32;q23) t(14;20)(q32;q12)	t(4;14)(p16;q32) del(13q) hypodiploidy	t(11;14)(q13;q32) t(6;14)(p21;q32) other

*mSMART (Mayo Stratification of Myeloma and Risk-adapted Therapy)

	High risk	Standard	Low-risk
MM**	t(4;14)(p16;q32) del(17)(p13)	others	t(4;14)(p16;q32) 없음 del(17)(p13) 없음 1q21 증폭 없음

**IMWG (International Myeloma Working Group)

만성림프구성백혈병(CLL)에서 del(11q)가 있을 경우 alkylating chemotherapy로는 치료성적이 좋지 않으므로 FCR (fludarabine, cyclophosphamide, rituximab)과 같은 chemoimmunotherapy로 치료해야 합니다. 또한 del(17p)가 있을 경우 alemtuzumab 치료와 타인동종조혈모세포 이식 치료를 고려해야 합니다. 이와 같이 CLL에서 염색체 이상의 종류에 따라 치료방침이 달라지므로, 정확하게 확인하는 것이 중요합니다.

림프구계 혈액종양 세포는 정상세포에 비해 생체 외(in vitro)에서 분열능이 상대적으로 감소되어 있으므로, 세포배양을 하게 되면 정상세포만 주로 분열하여 정상 핵형만 관찰되는 경우가 흔합니다.

염색체검사에서 비정상 핵형이 관찰될 경우는 종양세포의 세포분열이 생체 외(in vitro)에도 왕성함을 의미하므로 정상핵형을 가진 환자보다 예후가 나쁜 것으로 알려져 있으며, 치료방침도 이에 맞게 세워야 합니다.

3. 치료 효과 판정

1) 항암제 치료 후 효과 판정

(1) 관해에 도달한 혈액종양 환자는 진단 시 관찰되었던 염색체이상이 관찰되지 않고 정상 핵형으로 바뀌게 됩니다. 이는 골수에서 종양 세포 수가 감소되었고 골수 대부분의 세포는 정상세포로 치환되었음을 의미합니다. 따라서 치료 후 진단 당시 관찰되었던 염색체 이상이 더 이상 관찰되지 않으면 치료가 성공적으로 이루어진 것으로 판정할 수 있습니다. 또한 완전관해에 도달했던 환자에게 진단 당시 관찰되었던 염색체이상이 다시 관찰된다면 재발이 의심됩니다. 진단 당시 관찰된 염색체 이상과 다른 새로운 염색체이상이 관찰되는 경우는 치료와 관련된 이차성 혈액종양이 발생했을 가능성이 있습니다.

(2) 비정상 핵형의 소실이 반드시 관해를 의미하지 않을 수도 있습니다.

실제 비정상 핵형을 가진 혈액종양세포가 존재하나 항암제 치료 후 생체 외에서 세포분열능이 감소되어 정상 세포만 분열하여 정상핵형만 관찰되었을 가능성도 있습니다. 이런 경우는 간기세포 FISH를 시행해서 진단 시 관찰되었던 염색체 이상이 존재하는지 여부를 확인하는 것이 필요합니다.

다른 가능성은 질환 발병 당시부터 비정상핵형을 가진 종양성 클론과 정상핵형을 가진 종양성 클론이 2개 존재하였는데, 치료 과정 중 비정상핵형을 가진 클론은 사라지고, 정상핵형을 가진 종양성 클론만으로 대치되었을 수도 있습니다.

(3) 정상핵형과 비정상핵형의 비율로 예후를 판정하거나 치료 효과를 판정할 때는 해석에 주의해야 합니다. 왜냐하면 종양세포의 생체 외 분열능력, 배양조건이나 검체 채취 오류에 의해 정상세포의 비율이 달라질 수 있기 때문입니다.

(4) CML 환자는 치료 후 필라델피아염색체(Ph) 비율 변화로 치료 효과를 판정하고 치료 방침을 결정합니다(**표 1–6, 표 1–7**). 중요한 전제조건은 적어도 20개 이상의 중기세포를 관찰하여 판정해야 합니다. 티로신 키나아제 저해제(tyrosine kinase inhibitor)에 적절한 치료반응(optimal response)을 보일 때는 치료약제를 바꾸지 않고 동일한 약제로 계속 치료하지만, 치료에 실패(failure) 했을 때는 다른 치료약제로 변경해야 합니다. 치료 반응이 경고(warning)인 경우는 더 자주 모니터링하고, 치료 실패 시 치료 약제를 변경해야 합니다.

표 1-6. CML의 치료 반응 판정기준

▶1차 TKI (tyrosine kinase inhibitor) 치료반응 판정 기준*(Ph** 기준)

치료 후	Optimal	Warning	Failure
3개월	Ph+ ≤35%	Ph+ 36~35%	Ph+ >95%
6개월	Ph+ 0%	Ph+ 1~35%	Ph+ >35%
12개월			Ph+ >0%
Then and at any time		Ph 음성인 clone에서 -7, del(7q)	Ph 양성 외에 추가적인 염색체 이상

*European Leukemia Net 기준(Blood 2013;122;872)

**Ph, Philadelphia chromosome

▶ 1차 치료 실패 후 2차 치료약제 사용 시 치료반응 판정기준*(Ph** 기준)

치료후	Optimal	Warning	Failure
3개월	Ph+ ≤65%	Ph+ 65~95%	Ph+ >95%
6개월	Ph+ < 35%	Ph+ 35~65%	Ph+ >65%
12개월	Ph+ 0%	Ph+ 1~35%	Ph+ >35%
Then and at any time		Ph 음성인 clone에서 -7, del(7q)	Ph 양성 외에 추가적인 염색체 이상

*European Leukemia Net 기준(Blood 2013;122;872)

**Ph, Philadelphia chromosome

표 1-7. CML에서 필라델피아 염색체 비율에 따른 세포유전학적 반응 판정 기준

Ph* chromosome	Response criteria
0%	complete cytogenetic response
1~35%	partial cytogenetic response
36~65%	minor cytogenetic response
66~95%	minimal cytogenetic response
>95%	no cytogenetic response

*Philadelphia

G-분염법을 이용한 염색체 검사에서 Ph 염색체가 50%라는 것은 중기세포 20개를 분석했을 때, 10개는 정상핵형이었고, 나머지 10개는 t(9;22) 염색체이상을 가지고 있었음을 의미합니다.

Ph 염색체가 50%인 경우는 minor cytogenetic response로 판정합니다.

Major cytogenetic response는 Ph 염색체가 0~35% 존재할 때로 판정합니다(complete와 partial cytogenetic response를 포함).

(5) AML/MDS의 치료 효과 판정(European Leukemia Net, Blood 2013;122;2943. International Working Group, Blood 2006;108:419-25)

Complete cytogenetic response; 진단 시 관찰되었던 염색체이상이 100% 소실되었을 때

Partial cytogenetic response; 진단 시 관찰되었던 염색체이상이 적어도 50% 이상 감소되었을 때(전제조건은 골수에서 적어도 20개 이상 중기세포를 관찰 후 판정해야 함. 예외적으로 myelofibrosis에서는 10개 이상의 중기세포를 관찰한 후 판정할 수 있음)

2) 조혈모세포 이식 후 생착여부 판정

(1) 조혈모세포 이식 후에 생착이 성공하였다면, 진단 시 관찰되었던 염색체이상이 더 이상 관찰되지 않고 정상핵형만 관찰됩니다. 만약, 염색체이상이 지속적으로 관찰된다면 생착 실패를 의미합니다.

(2) 성별이 다른 공여자로부터 이식을 받은 환자에서 공여자 성별에 해당하는 염색체만 관찰될 경우 생착 성공을 의미합니다. 추적 관찰 동안 환자 성별에 해당하는 염색체가 출현할 경우는 재발을 의미합니다.

Case 1-9. 급성림프구성백혈병(ALL)으로 진단받은 여자 환자가 남자 공여자에게 이식 받은 후 염색체 변화

29세 여자가 ALL로 진단받았으며, 남자 형제로부터 말초조혈모세포를 이식 받았습니다.

	염색체 검사결과
진단 시	46,XX,t(9;22)(q34;q11.2)[5]/47,idem,+21[15]
조혈모세포 이식 후 1개월(진단 후 6개월)	//46,XY[20]
조혈모세포 이식 후 2개월(진단 후 7개월)	47,XX,t(9;22)(q34;q11.2),+21[15]/ 47,idem,der(4)t(1;4)(q21;q31.3)[2]//46,XY[3]

진단 시 20개 중기세포 중 20개 모두 t(9;22)(q34;q11.2)가 관찰되었고, 그중 15개 세포는 t(9;22) 외에 +21도 추가로 관찰되었습니다. 성별이 다른 공여자로부터 이식 1개월 후, t(9;22)는 관찰되지 않고, 성염색체도 환자의 XX는 관찰되지 않고, 공여자의 XY만 관찰되어 생착되었다고 판단하였습니다. 그런데, 이식 2개월 후 ALL이 재발되었고, 염색체 검사결과 20개 세포 중 3개는 46,XY로 공여자핵형이었고, 나머지 17개 세포는 환자의 XX가 관찰되었고, 진단 시 관찰되었던 t(9;22)와 +21 염색체 이상이 관찰되었습니다. 17개 세포 중 2개 세포는 t(9;22)와 +21 외에 der(4)t(1;4) 염색체 이상이 추가적으로 관찰되어 클론진화(clonal evolution)로 생각되었습니다.

Case 1-10. inv(9) 정상변이형 염색체 이상을 가진 제대혈을 이식받은 환자

7세된 남자가 AML로 진단받았으며, 진단 시 염색체 결과는 46,XY[20]이었습니다. 제대혈 이식 후 염색체 검사를 시행한 결과 46,XY,inv(9)(p11q13)[20]이 관찰되었습니다. 성별이 같은 제대혈을 이식받았으므로, 환자의 성별과 동일하게 46,XY로 관찰되었으나, inv(9)(p11q13)은 환자의 진단 시에는 관찰되지 않았던 염색체 이상이었습니다.

inv(9)(p11q13)는 정상인 1%에서 관찰될 수 있는 정상변이형 염색체(normal polymorphism) 중 하나이며, 제대혈로부터 유래된 염색체 이상으로 생각되었습니다.

4. 재발 또는 질환 진행의 진단

진단 시 정상핵형이었으나 추적 관찰 중 염색체이상이 관찰될 경우, 또는 진단 시 비정상핵형이었던 환자에서 클론진화(clonal evolution)에 의해 염색체이상이 추가적으로 관찰될 경우 재발 또는 질환이 진행되고 있음을 시사합니다.

CML 환자에서 급성기로 진행됨에 따라 +der(22)t(9;22)(q34;q11.2), i(17)(q10), +8, +19, +21, +7, -17, -7, t(3;21)(q26;q22)와 같은 염색체이상이 추가로 관찰될 수 있습니다(그림 1-10, 1-11, 1-12). 질환이 진행될 때 이와 같은 클론진화가 70~80% 환자에서 관찰될 수 있다고 합니다. 그러나 추가적인 염색체이상이 관찰된 환자에서 질환이 반드시 진행되는 것은 아닙니다.

AML 중 t(8;21), t(15;17), inv(16)와 같은 예후가 좋은 염색체이상을 가진 환자에서 이차로 추가적인 염색체이상이 관찰될 때 나쁜 예후에 영향을 미치지 않는 것으로 보고되어 있습니다. 한편 inv(16)에서 +22가 있는 경우는 재발없이 생존율이 더 좋은 것으로 보고되어 있습니다(J Clin Oncol 2005;23;5705, J Clin Oncol 2004;15;3741).

혈액종양 환자에서 중성구 감소증이 있는 경우 G-CSF와 같은 growth factor 제제를 투여하면, 미성숙세포가 증가할 수 있는데, 이러한 현상이 재발인지 G-CSF 효과인지 세포형태학적 소견만으로는 감별이 어려울 수 있습니다. 이러한 경우 염색체 검사에서 진단 시 관찰되었던 이상이 지속적으로 관찰된다면 재발을 의미하고, 진단 시 관찰되었던 이상이 관찰되지 않고 정상핵형이라면 G-CSF 효과로 판정할 수 있습니다(case 1-12-1, 1-12-2).

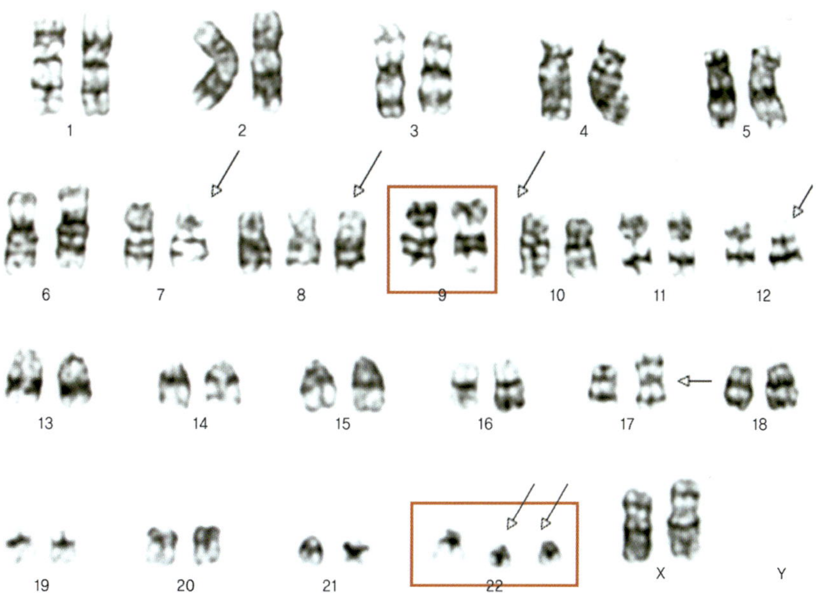

그림 1-10. 48,XX,der(7)t(7;17)(p13;q13),+8, t(9;22)(q34;q11.2), der(12)(12;19)(p11.2;p13.1),i(17)(q10),+der(22)t(9;22).

t(9;22)에 추가하여 clonal evolution과 연관된 여러 염색체 이상이 관찰됨. +der(22)t(9;22)는 extra Philadelphia chromosome이며, 최종적으로 Philadelphia chromosome이 총 2개임.

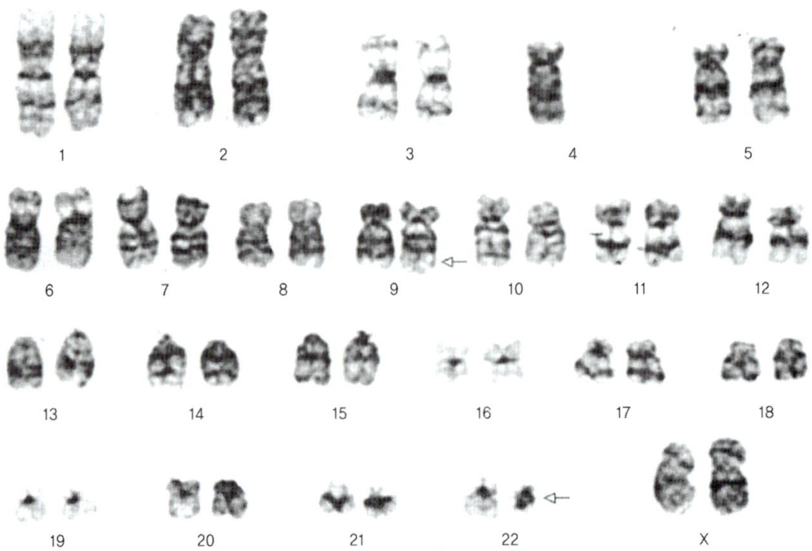

그림 1–11. 46, XX,der(9)t(9;22)(q34;q11.2), ider(22)(q10)t(9;22).
der(22)t(9;22)에 의해 생성된 장완이 isochromosome 형태를 가지게 되어 isoderivative chromosome으로 관찰됨. 이는 Philadelphia chromosome이 2개인 것으로 간주해야 함(4번 염색체 소실은 random loss 였음)

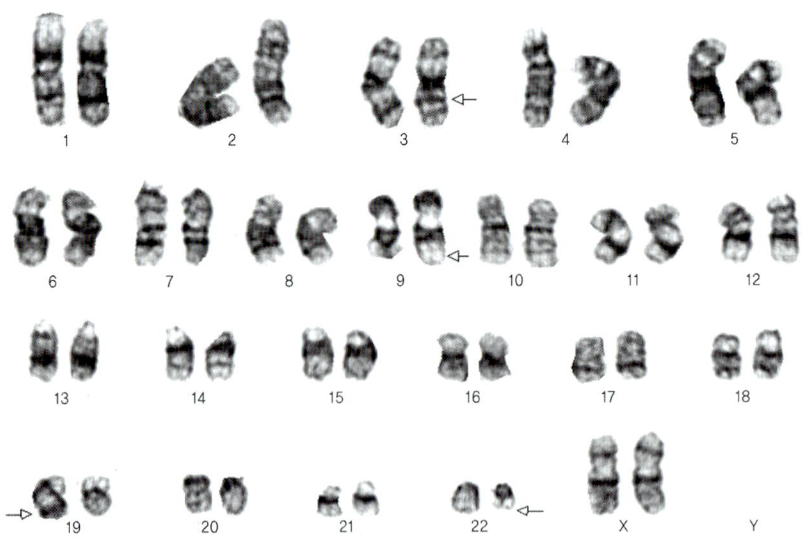

그림 1–12. 46,XX,inv(3)(q21.3q26.2),t(9;22)(q34;q11.2),add(19)(q13.4).
t(9;22)에 추가하여 3q의 inversion과 19번 염색체 이상이 관찰됨

Case 1-11. t(3;21) 재배열 양성인 AML 환자에서 재발 시 추가적 염색체 이상이 발견된 예

35세 남자가 AML 진단받았으며, 진단 시 염색체 결과는 46,XY,t(3;21)(q26.2;q22.1)[20] 이었습니다. 3개월 후 재발되었는데, 이때 염색체 결과는 46,XY,t(3;21)(q26.2;q22.1)[9]/50, idem, +8, +12, +13, +20[11] 이었습니다.

Tip 진단 시에는 t(3;21)(q26.2;q22.1)의 1가지 종류의 염색체 이상이 관찰되었는데, 3개월 후 질환이 더 진행되면서 클론진화(clonal evolution)에 의해 t(3;21) 외에 추가적인 염색체 이상이 관찰되었습니다. 즉, 20개 중기세포 중 11개 세포는 t(3;21) 외에 +8, +12, +13, +20이 추가로 관찰되어 질환이 진행되고 있음을 시사합니다.

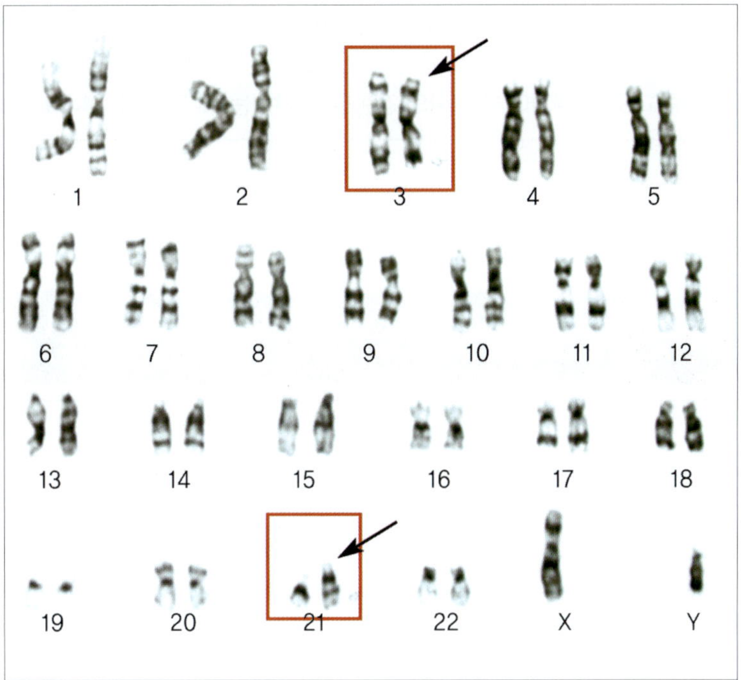

(a) 진단 시

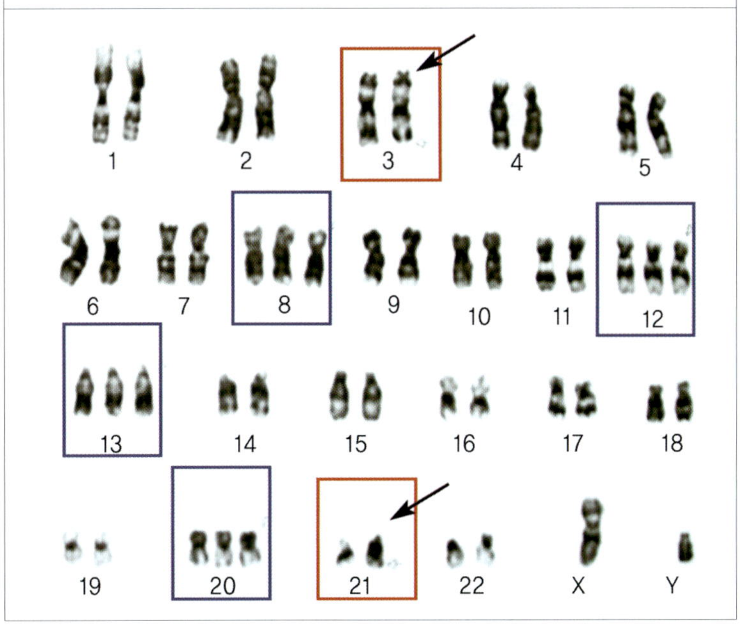

(b) 재발 시

그림 1-13. (a) 46,XY,t(3;21)(q26.2;q22.1) (b) 50,XY,t(3;21)(q26.2;q22.1),+8,+12,+13,+20.

Case 1-12-1. G-CSF 투여받고 골수모구가 증가된 MDS 환자에서 염색체 검사로 재발임을 확인한 증례

90세 남자가 MDS (MDS-EB)으로 진단받고 보존적 치료만 받아왔으며 1년 뒤 말초혈액 검사에서 헤모글로빈 7.5 g/dL, 백혈구 9,000/uL, 혈소판 28,000/uL였고, 백혈구 감별계산은 중성구 12%, 림프구 19%, 단구 35%, 골수모구가 34%였습니다.
본 환자는 중성구감소증으로 인해 G-CSF 제제를 투여받고 있었습니다. 말초혈액에서 골수모구가 증가된 것이 AML로 진행된 것인지, G-CSF 효과인지 감별 진단하기 어려웠습니다.
본 환자는 진단 당시 정상핵형이었는데, 금일 염색체 검사에서는 20개 중기 세포 중 14개에서 der(12)t(11;12)(q13;q24.1) 염색체 이상이 관찰되어 클론진화(clonal evolution)를 확인할 수 있었습니다. 따라서 G-CSF 치료가 골수모구를 증가시킬 수 있지만, 본 환자는 새로운 염색체 이상이 관찰되므로 MDS에서 AML로 진행된 것임을 확인할 수 있었습니다. 이와 같이 염색체 검사는 G-CSF 치료를 받고 있는 환자에서 질환의 진행을 진단하는 데 도움이 됩니다.

Case 1-12-2. G-CSF 투여받고 골수모구가 증가된 AML 환자에서 염색체 검사로 재발이 아님을 확인한 증례

50세 남자가 AML로 진단받고 2년 뒤 재발되어 이에 대한 항암치료를 받았습니다. 3개월 후 타인동종 조혈모세포를 이식받기 위해 이식 전 평가로 다시 골수검사를 시행하였습니다. 골수 검사 당일 말초액검사에서 헤모글로빈 11.3 g/dL, 백혈구 1,900/uL, 혈소판 31,000/uL였고, 백혈구 감별계산은 중성구 22%, 림프구 53%, 단구 25%였으며, 골수흡인액에서 골수모구가 16%로 증가되어 있었습니다. 환자는 그동안 호중구 감소증으로 인해 G-CSF 제제를 골수검사 당일을 포함하여 그 전에도 계속 투여받고 있었습니다. 따라서 골수에서 증가된 골수모구가 완전관해에 도달하지 못하여 관찰되는 소견인지 아니면 G-CSF 제제 투여 효과인지 감별이 어려웠습니다.
본 환자는 재발당시 +1, der(1;7)(q10;p10) 염색체 이상이 있었고, 간기세포 FISH에서 der(1;7)로 인해 초래되는 del(7q)에 해당하는 소견이 양성이었습니다. 이번 검사에서는 정상핵형이 관찰되었으며, FISH에서도 del(7q)는 음성이었습니다.
결론적으로 환자는 금일 세포유전학적 완전관해 상태이며, 골수에서 증가된 골수모구는 G-CSF 효과로 인한 것임을 확인할 수 있었습니다. 이와 같이 염색체 검사는 G-CSF 치료에 의해 골수검사의 해석이 어려운 경우에도 도움이 됩니다.
G-CSF 투여 시 골수모구가 증가하여 결과해석에 혼동을 초래할 수 있으므로, NCCN 지침에 따르면 골수 평가는 1주일 이상 G-CSF 투여 중단 후 시행할 것을 권고하고 있습니다.

5. 치료와 관련된 혈액종양과 재발의 감별 진단

치료 후 발생한 이차성 혈액종양과 재발된 경우 두 질환의 감별 진단에 염색체 검사가 유용합니다.

1) 항암제 치료를 받는 혈액종양 환자에서 혈구감소증이 발생했을 때 원인

진단 시 관찰되었던 염색체 이상과 동일한 이상 또는 연관된 이상이 관찰될 경우 그 종양이 재발된 것으로 간주해야 합니다. 반면, 진단 시 관찰되었던 염색체 이상은 관찰되지 않고 새로운 염색체 이상, 특히 치료와 관련된 혈액종양에서 관찰되는 염색체 이상이 관찰될 경우에는 치료와 관련된 종양을 더 의심해야 합니다.

MM 환자의 항암치료제는 알킬화제(alkylating agent)가 포함되어 있는데, 이 약제에 의해 치료관련 골수구계 종양(AML, MDS)이 발생할 수 있습니다. 따라서 MM 환자에서 재발 소견이 없는데 원인 모를 혈구 감소증이 있을 때는 치료관련골수구계 종양과 연관된 염색체 이상유무를 잘 관찰해야 합니다.

또한 AML의 관해유도 치료약제에 포함된 daunorubicin도 이차성으로 치료관련 골수구계 종양을 일으킬 수 있습니다.

2) 치료약제 종류에 따른 염색체 이상

혈액종양 환자는 치료약제로 인해 이차적인 AML 또는 MDS가 발생할 수 있는데, 약제의 종류에 따라 염색체 이상의 종류가 다르게 관찰될 수 있습니다(**표 1-8**)(제3장 **표 3-5** 참조).

알킬화제 화학요법 치료 후 발생한 경우는 주로 del(5q),-7/del(7q) 및 복잡한 핵형의 형태로 관찰되며, 국소이성화효소 Ⅱ 억제제 치료 후 발생한 경우는 11q23 부위의 *KMT2A* 재배열 또는 21q22 부위의 *RUNX1* 재배열과 연관된 이상 등이 관찰될 수 있습니다. 그러나 대부분의 환자는 알칼화제와 국소이성화효소 Ⅱ 억제제를 동시에 투여받는 경우가 더 많으므로 치료약제 종류에 따른 구분은 임상적 의의가 적습니다.

또한, MM에서 사용되는 lenalidomide 계통의 약제도 이차성으로 종양을 발생시킬 수 있는 것으로 보고되었습니다(NEJM 2012:366:1782, Blood 2012:119:2764, Lancet Oncol 2014:15:333).

표 1-8. 치료약제 종류에 따른 특징

	Alkylating agent	Topoisomerase II interactive drug
염색체이상	de(5q) -7,del(7q) complex	11q23 21q22
Preleukemia phase	MDS	None
Age	older	younger
Latency(잠재기)	5~7 year	6 month ~ 5 year
Drug의 종류	melphalan, chlorambucil cyclophosphamide, busulphan	etoposide, actinomycin D, doxorubicin, daunorubicin

Case 1-13. 다발성 골수종(MM) 환자에서 치료 후 발생한 MDS

69세 여자가 4년 전 MM으로 진단받고 치료받아 왔으며, 진단 당시 염색체 결과는 46,XX[20]로 정상핵형이었습니다. 최근 원인모를 혈소판감소증이 발생하였으며, 혈청과 요단백 전기영동검사를 시행하였는데, 비정상 소견은 관찰되지 않았고, 골수검사에서 골수종 세포도 관찰되지 않았습니다. 그런데, 골수의 각 세포계열에서 혈구이형성 소견이 관찰되었습니다.

염색체 검사에서는 46,XX,del(5)(q13q34)[5]/45,idem,–7[10]/46,XX[5]이 관찰되었습니다. 즉 20개 중기세포 중 5개는 정상핵형이고 5개는 del(5q)가 관찰되었으며 나머지 10개 세포는 del(5q)와 –7이 관찰되었습니다. MM이 재발된 증거는 없었고, del(5)(q13q34)와 –7은 MDS와 연관성이 높은 염색체 이상입니다. 따라서 MM 치료 약제에 의한 치료관련 MDS로 최종 진단하였습니다. 즉, 본 환자에서 원인 모를 혈소판감소증의 원인은 MDS로 인해 발생한 것으로 생각되었습니다.

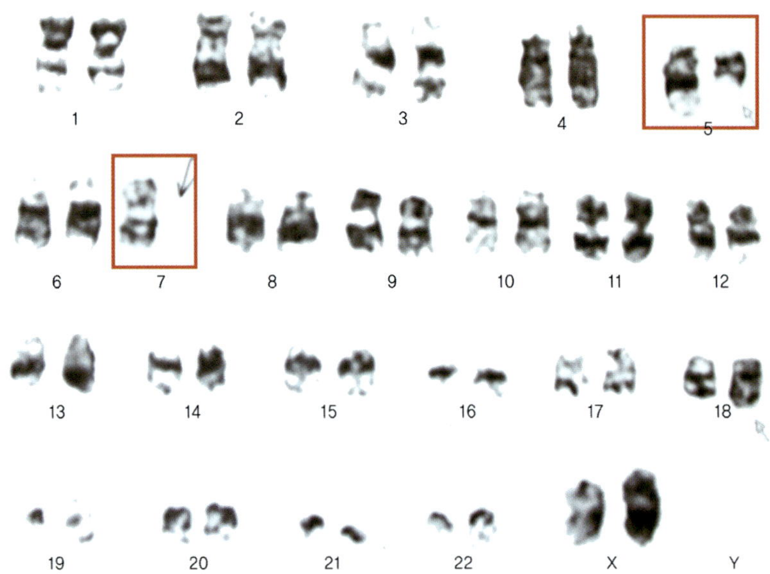

그림 1–14. 45,XX,del(5)(q13q34),–7

Tip MM 환자에서 치료 후 이차성으로 골수구계 종양(MDS, AML, MPN 등)이 발생할 수 있는데, 빈도는 1~3.4%로 보고되어 있습니다(Clin Lymphoma, Myeloma, Leukemia 2015:15:110, Blood 2013:121:4753, AJCP 2012:138:855, Blood 2012:119:2731, Blood 2008:111:94). 자가조혈모세포 이식 환자는 5년 후에 18%까지 발생 빈도가 높게 보고한 문헌도 있습니다(Bone Marrow Transplant 2007:40:759). 치료부터 골수구계 종양 발생 기간은 5~7년 정도로 보고되며, MDS가 가장 흔하고(70~80%), AML(10~20%)이 두 번째 흔하고 그 외에 MPN, MDS/MPN 등이 드물게 발생할 수 있습니다. 염색체 이상은 복잡핵형이 흔하고 예후는 아주 불량합니다.

Case 1-14. 림프종(Lymphoma) 환자에서 치료 후 발생한 MDS

34세 여자환자가 림프종(diffuse large B cell lymphoma)의 골수침범이 있었고, 항암제 치료와 자가조혈모세포 이식을 받은 이후 지속적으로 전혈구감소증이 발생하였습니다. 추적 관찰 기간 동안 골수에 재발이나 생착 실패의 증거는 없었습니다. 또한 전혈구감소증은 있으나 혈구이형성 소견은 뚜렷하지 않았습니다.

25개월째 MDS와 연관성 있는 +1,der(1;7)(q10;p10) 염색체 이상이 오른쪽 골수흡인액 20개 중기세포 중 1개에서 관찰되었으며, 왼쪽 골수흡인액에서는 정상핵형이었습니다(Clonality 기준에는 맞지 않지만, 골수구계 종양에 특이한 이상이므로 핵형에 기입함. 제5장 1. 클론성 참조). 최종적으로 본 환자에서 치료 후 발생한 전혈구감소증은 림프종 치료로 인해 발생한 치료 관련 MDS가 원인이었음을 확인할 수 있었습니다.

날짜	임상소견	염색체 결과
진단 시	lymphoma 골수침범, 항암제 치료시작	46,XX[20]
9개월	자가조혈모세포 이식	
10개월	전혈구감소증 지속 골수소견 : 재발, 생착실패, MDS 증거 없음	46,XX[20]
20개월	10개월과 동일한 소견	46,XX[20]
25개월	전혈구감소증 지속, 골수에서 MDS에 합당한 소견 관찰됨	왼쪽 : 46,XX[20] 오른쪽 : 46,XX,+1,der(1;7)(q10;p10)[1]/46,XX[19]

B. 염색체 검사의 한계점

G-분염법 염색체 검사는 혈액종양환자에서 기본적으로 시행하는 표준검사입니다. 그러나 미세한 염색체 결함 또는 복잡핵형(complex karyotype) 재배열은 G-분염법으로 정확하게 인지하기 어렵습니다. G-분염법에 의한 염색체 검사를 분석하기 위해서는 20개 이상의 분열하는 중기세포를 얻어야 하는데, 골수섬유화가 심하거나 치료약제로 인해 골수의 세포수가 적을 경우 중기세포를 충분히 얻을 수 없습니다. 또한 G-분염법 염색체 검사는 세포배양과정이 까다롭고, 분석하는데 시간이 많이 소요됩니다.

FISH 검사는 G-분염법의 이와 같은 단점이 보완된 유용한 검사 기법입니다(제2장 참조).

그러나 FISH는 사용한 probe에 해당하는 특정 타깃 재배열 유무에 대한 정보만 확인할 수 있고, 그 외 다른 부위에서 발생한 재배열 여부는 알 수 없는 제한점이 있습니다. 따라서 G-분염법과 FISH를 상호・보완적으로 이용하는 것이 가장 바람직합니다.

CML의 역사 (I)

(참고문헌 : Cancer Genet 2011:204:171)

1960년. Philadelphia 염색체의 발견 (Peter Nowell and David Hungerford)

Peter Nowell과 David Hungerford는 CML 환자에서 Philadelphia 염색체를 처음 발견하였습니다.

Peter Nowell (1928년 출생)는 미국의 펜실베니아대학에서 종양학을 전공한 생물학자였고, 다양한 종류의 백혈병세포를 관찰하면서 연구하고 있었습니다. 어느 날 뜻하지 않은 실수로 백혈병 세포를 배양한 슬라이드에 물을 떨어뜨리게 되었습니다. 이것은 정말 우연한 사고였는데, 물이 저장액 역할을 하여 세포가 팽창되고 염색체 확산(spreading)이 잘 되면서 중기세포를 잘 관찰할 수 있었습니다. 이는 CML 환자의 백혈병 세포에서 공통적으로 관찰되는 작은 크기의 염색체(Philadelphia 염색체)를 발견하는 결정적인 계기가 됩니다.

Nowell은 즉시 Fox Chase Institute for Cancer Research에서 일하고 있던 젊은 세포유전학자였던 David Hungerford (1927-1993)와 팀을 이루어서 연구를 진행하게 되었습니다. 나중에 Hungerford는 현재 검사실에서 염색체 확산을 위해 가장 많이 사용되고 있는 0.075M KCl 저장액을 처음으로 도입하고 발표하게 됩니다.

그들은 2명의 CML 백혈병 세포에서 공통적으로 관찰되는 작은 크기의 염색체 이상이 있음을 논문으로 보고하였습니다(Chromosome studies on normal and leukemic human leukocytes. J Natl Cancer Inst 1960:25:85-109). 그 후 7명의 CML 환자에서도 동일한 소견이 관찰됨을 초록(abstract) 형식으로 보고하였습니다(A minute chromosome in human granulocytic leukemia. Science 1960:132:1497. Abstract)(이런 어마어마한 연구결과가 짧은 초록형식으로 발표되다니 놀라울 뿐입니다).

그들은 모든 CML 환자에서 22번이 짧아져 있었으므로 22번 염색체가 결실된 것으로 생각하였습니다. 또한 이러한 작은 크기의 염색체 이상이 정상세포에서는 관찰되지 않음을 확인하여, 이것은 체질성이 아니고 CML과 연관된 후천성 염색체 이상일 수 있다고 생각하였습니다.

1960년 미국 덴버에서 열린 제 1회 염색체 표기법 국제 컨퍼런스에서는 CML에서 관찰된 짧아진 22번 염색체를 Peter Nowell과 David Hungerford가 처음 발견한 도시 이름을 따서 Philadelphia chromosome으로 명명하기로 하였습니다. 이것이 첫 번째 발견한 종양에 특이적인 염색체 이상이었으며, Theodore Boveri가 1914년 처음으로 주장했던 가설(후천적으로 획득한 염색체 이상에 의해 종양이 발생한다는 가설)을 뒷받침하는 증거가 되었습니다.

Nowell은 **"영웅은 찾고 있었던 곳이 아닌 다른 곳에서 예민한 감각으로 우연찮게 대단한 발견을 이루어낸다"**라고 말하였습니다. 또한 CML 환자에서 Philadelphia chromosome의 발견은 Nowell 혼자서는 도저히 이루어낼 수 없었던 일이며, Hungerford와의 아름다운 협동연구(happy collaboration)가 있었기에 가능했다고 합니다. Hungerford는 1973년 다발성 경화증(multiple sclerosis)을 진단받고 더 이상의 연구생활을 하지 못하고 1993년 사망하였습니다.

2 FISH (Fluorescence In Situ Hybridization) 검사의 유용성 및 한계점

A. FISH (Fluorescence In Situ Hybridization) 검사의 원리(그림 2-1)

FISH (Fluorescence In Situ Hybridization) 검사는 중기세포 또는 간기세포에서 표적(target) 유전자에 대한 특정 probe를 부합(hybridization)시킨 후 형광현미경으로 관찰함으로써, 특정 유전자이상에 대한 정보를 얻을 수 있는 방법입니다. 사용되는 probe는 표적 유전자에 상보적인(complementary) 염기 서열로 구성되어 있고 형광물질이 붙어 있어, 염색체나 핵 위에서 유전자 재배열을 직접 확인할 수 있습니다. 이와 같은 FISH 기술의 발전은 세포유전학과 분자유전학 사이를 접목하는 역할을 하였습니다.

FISH 검사는 G-분염법의 단점이 보완된 유용한 검사 기법입니다.

FISH 검사의 유용성과 한계점을 잘 이해해서 적절하게 이용한다면, 유용한 세포유전학 정보를 더 많이 얻을 수 있을 것입니다. 그러나 FISH 검사는 G-분염법 염색체 검사를 완전히 대치할 수 없으며, G-분염법 염색체 검사와 FISH 검사는 서로 상호보완적으로 이용되어야 합니다.

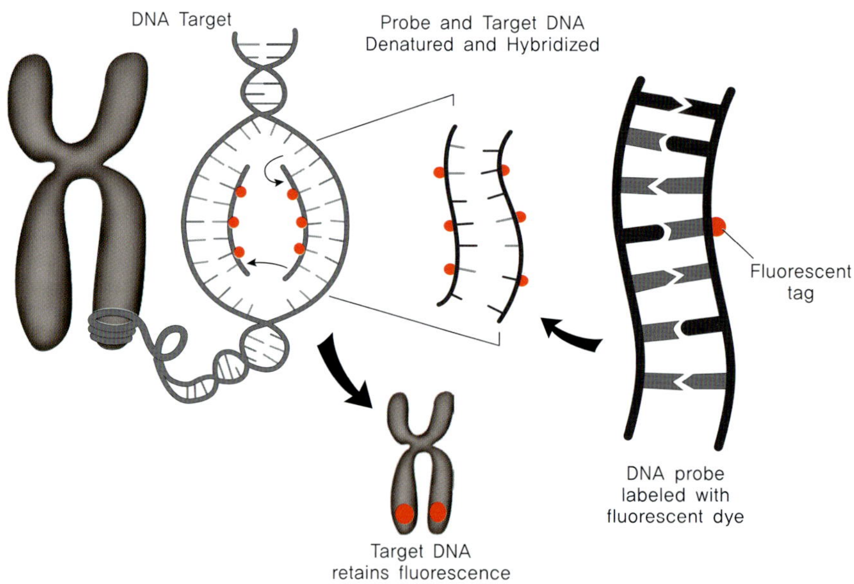

그림 2-1. FISH의 검사의 원리

B. FISH 검사의 유용성

1. 염색체 이상을 정확하게 인지

FISH는 미세한 염색체 결함, 복잡한 재배열이 있는 경우, 다양한 파트너 염색체 및 다양한 절단점에서 생산되는 재배열이 있는 경우, 종양세포의 중기세포를 충분히 얻을 수 없었던 경우에도 염색체 이상을 정확하게 인지하여, 유전자 재배열을 검출할 수 있습니다. 또한 염색체 배수성(ploidy)도 정확하게 인지할 수 있습니다.

1) 미세한 염색체 결함 검출

G-분염법에서 해상도가 400~500 band인 염색체에서는 5~10 Mb 크기, 850 band인 염색체에서는 2~5 Mb 크기 정도 되는 염색체 결함을 관찰할 수 있습니다. 따라서 2 Mb 크기 이하인 염색체 결함은 G-분염법으로 관찰이 불가능합니다.

FISH는 중기세포를 대상으로 관찰할 경우, 1~3 Mb 크기의 유전자 재배열을 검출할 수 있고, 간기세포를 대상으로 관찰한 경우는 100 kb에서 2 Mb 크기의 유전자 재배열을 관찰할 수 있습니다.

CML에서 9q와 22q 사이의 전형적인 상호전좌 형태가 아니고, 9번과 22번 염색체 사이에 미세한 삽입(submicroscopic insertion)에 의해 *BCR/ABL1* 재배열이 생성된 경우, G-분염법에서 9번과 22번 염색체가 정상형태로 관찰되어 *BCR/ABL1* 재배열 확인이 어렵습니다. 그러나 FISH를 시행하면, *BCR/ABL1* 재배열에 의한 융합시그널(fusion signal)이 비정상 22번 염색체 또는 비정상 9번 염색체에 존재하는 것을 확인할 수 있습니다(case 2-1).

t(9;22)에 의해 생성된 비정상 9번, 즉 der(9)t(9;22)에서 절단과 융합이 발생하는 근처 부위에 *ABL1* 또는 *BCR* 유전자의 결실이 발생할 수 있습니다. 이는 G-분염법으로 검출이 불가능하고 FISH 검사를 통해서만 검출할 수 있습니다. Imatinib 치료제가 도입된 이후로는 der(9) 결실 여부가 CML 치료성적에 영향을 미치지 않는 것으로 보고되어, FISH를 이용해서 der(9) 결실을 검출하는 임상적 중요성은 감소되었습니다(참고 2-1).

또한 *RARA* 유전자가 *PML* 유전자에 삽입 또는 *PML* 유전자가 *RARA*유전자에 삽입된 경우에도, G-분염법에서 15번과 17번 염색체가 정상형태로 관찰될 수 있으므로, 재배열을 확인하기 위해서는 *PML/RARA* FISH를 시행해야 합니다.

AML 중 inv(16)/t(16;16)(case 2-2), 다양한 파트너(partner) 염색체와 전위를 일으키는 *KMT2A* 재배열(case 2-3-1,2-3-2,2-3-3), 소아 ALL과 연관성이 높은 t(12;21), MM에서 관찰될 수 있는 t(4;14), t(14;16), 호산구증가증이 동반되는 종양에서 4q12 결실과 연관된 *PDGFRA* 재배열 등은 미세한 변화를 초래하므로 G-분염법 염색체검사에서 확인이 어려울 수 있고, FISH 검사로 재배열 유무를 정확하게 확인할 수 있습니다.

결론적으로 FISH 검사는 미세한 염색체 결함으로 G-분염법 검사에서 확인하기 어려운 재배열 유무를 유용하게 검출할 수 있습니다.

참고 2-1. der(9)t(9;22)에서 발생하는 *ABL1* 또는 *BCR* 유전자 결실

가) 3가지 형태(그림 2-2)

— *ABL1*의 5'segment 소실

— *BCR* 의 3'segment 소실

— *ABL1*의 5'segment와 *BCR*의 3'segment가 소실

문헌에 따르면 der(9)의 5'*ABL1* region의 결실 크기는 2 Mb에서 5 Mb까지 다양하였습니다(Cancer Genet Cytogenet 2006;170:89).

나) der(9)t(9;22)에서 발생하는 *ABL1* 또는 *BCR* 유전자 결실의 빈도

— CML 환자의 10~15% 정도에서 이와 같은 결실이 관찰되는 것으로 보고되며, 결실 환자 중, *BCR* 유전자의 결실이 5%에서 관찰되고 나머지 환자는 *ABL1*과 *BCR* 유전자가 모두 소실되거나 또는 *ABL1* 유전자가 결실된 형태로 관찰됩니다(J Clin Oncol 2010;28;2748, Cancer 2008;113;772).

— 이러한 양상은 전형적인 필라델피아염색체(Ph) 외에도 복잡형태(Complex) Ph 염색체에서도 관찰될 수 있는데, 복잡형태의 Ph 염색체에서 빈도가 더 높다고 보고하였습니다(40% vs 13%)(Cancer Genet Cytogenet 2007;173:97).

다) der(9)t(9;22)에서 발생하는 *ABL1* 또는 *BCR* 유전자 결실과 예후와의 관계

- CML 환자에서 Interferon으로 치료하던 시기에는 이러한 형태의 결실이 관찰될 경우 예후가 불량할 수 있으므로, FISH 검사를 통해 정확하게 결실 유무를 검출할 필요가 있다고 강조하였습니다. 그러나 티로신키나제저해제인 imatinib 치료가 도입된 후 연구결과에서는 der(9) 결실이 CML 환자의 예후에 영향을 미치지 않는 것으로 보고되어 있습니다(J Clin Oncol 2010;28:2748, Cancer 2008;113:772). der(9)t(9;22)에서 발생하는 *ABL1* 또는 *BCR* 유전자 결실이 관찰되는 시기는 주로 만성기 때부터 관찰됩니다.
- 정상세포를 제외한 대부분 세포에서 결실이 관찰되는 점들을 고려할 때, *ABL1* 또는 *BCR* 유전자의 결실은 질환이 진행되는 동안 획득되어 발생하는 것이 아니라, *BCR/ABL1* 재배열이 발생할 때 동시에 결실이 생기는 것으로 추측되고 있습니다(Cancer Genet Cytogenet 2007;178:49, J Clin Pathol 2003;56:471, Blood 2002;99:4547).

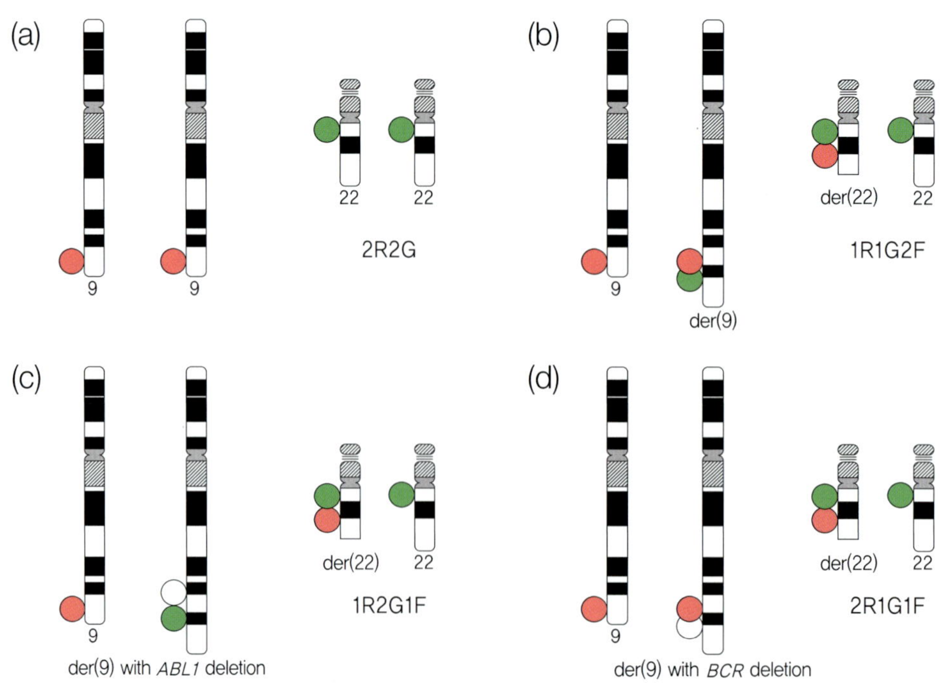

(e)

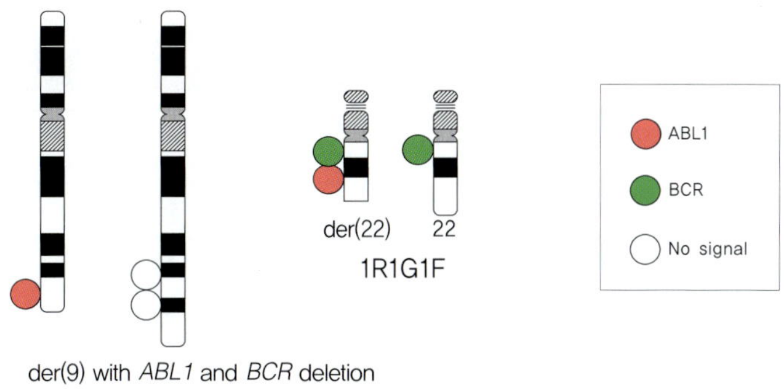

그림 2-2. der(9)t(9;22)(q34;q11.2)의 *ABL1* 또는 *BCR* 유전자 결실
(a) 정상 (b) t(9;22)(q34;q11.2)이 있고, 결실된 유전자는 없음
(c), (d), (e) : t(9;22)(q34;q11.2)이 있고, *ABL1* 또는 *BCR*의 결실된 유전자가 있음.

Case 2-1. 염색체 검사에서는 t(9;22)을 관찰하지 못하고 FISH에서 *BCR/ABL1* 재배열 양성을 확인한 급성림프구성백혈병(ALL)증례.

36세 남자가 ALL(B세포)로 진단받고, 염색체 결과는 46,XY,add(16)(q13)[5]/46,XY[15]였습니다. 본 환자에서 t(9;22) 염색체 이상이 의심되지 않았지만, FISH 검사 결과는 *BCR/ABL1* 재배열이 양성인 간기세포가 85%에서 관찰되었고, RT-PCR 검사에서도 *BCR/ABL1* 재배열이 양성임을 확인하였습니다.

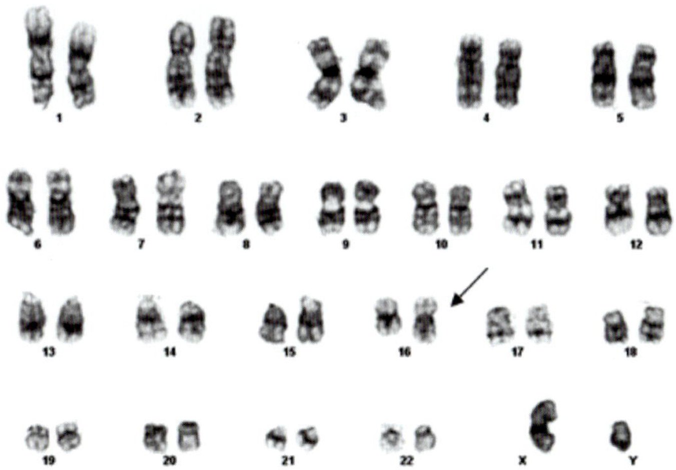

그림 2-3. 46,XY,add(16)(q13)

Tip 위의 환자는 9번과 22번 염색체는 정상처럼 보이고, 오히려 16번 염색체 이상이 관찰되었습니다. 이와 같이 9번 또는 22번 염색체 형태가 정상처럼 보여도, 미세한 형태의 필라델피아 염색체가 있을 수 있으므로, FISH 검사를 통하여 *BCR/ABL1* 재배열 유무를 확인해야 합니다.

Case 2-2. 염색체에서 단순한 16q 결실 형태처럼 보였으나 FISH에서 *CBFB* 재배열 양성 또는 음성이었던 급성골수성백혈병(AML)2 예.

다음 2개의 증례에서 모두 del(16)(q22~23)가 의심되었습니다

	환자 1	환자 2
나이/성별	42세/남자	23세/남자
진단명	AML	AML
염색체 결과	46,XY,del(16)(q22)[6]/46,XY[10]	46,XY,del(16)(q23)[20]
FISH 결과 *CBFB* break apart probe	nuc ish(CBFB×2)(5' CBFB sep 3'CBFB×1)[186/200]	nuc ish(CBFB×2)[200]

2개 증례에서 모두 16q 결실이 관찰되었는데, 1번 증례는 93% 간기세포에서 *CBFB/MYH11* 재배열이 양성이었습니다(그림 2-4(a,b)). 이와 같이 inv(16)(p13.1q22) 또는 t(16;16)(p13.1;q22)의 전형적인 형태가 관찰되지 않고, 단순히 del(16)(q22) 형태처럼 관찰되어도, *CBFB/MYH11* 재배열이 양성일 가능성이 있으므로, 반드시 FISH로 확인이 필요합니다. 다른 문헌에서도 AML 환자에서 del(16)(q22)가 관찰되었는데, FISH를 시행한 결과 t(16;16)(p13;q22) 재배열 양성임을 확인하였습니다(J Mol Diagn 2004;6:271–274).

반면, 2번 증례는 del(16)(q23)이 관찰되었지만 *CBFB/MYH11* 재배열이 음성이었습니다(그림 2-4(c,d)). AML 환자에서 *CBFB/MYH11* 재배열과 무관하게 단순히 16q의 결실이 관찰된 문헌보고가 있습니다(Cancer Genet Cytogenet 1999;113:25–28, Cancer Genet Cytogenet 2001;131:65–68).

2번 증례에서 del(16q)인데, *CBFB* FISH에서 시그널 소실 없이 정상 시그널이 2개 관찰되는 것은 FISH probe 타깃과 환자에서 결실이 발생한 부위가 다르기 때문입니다.

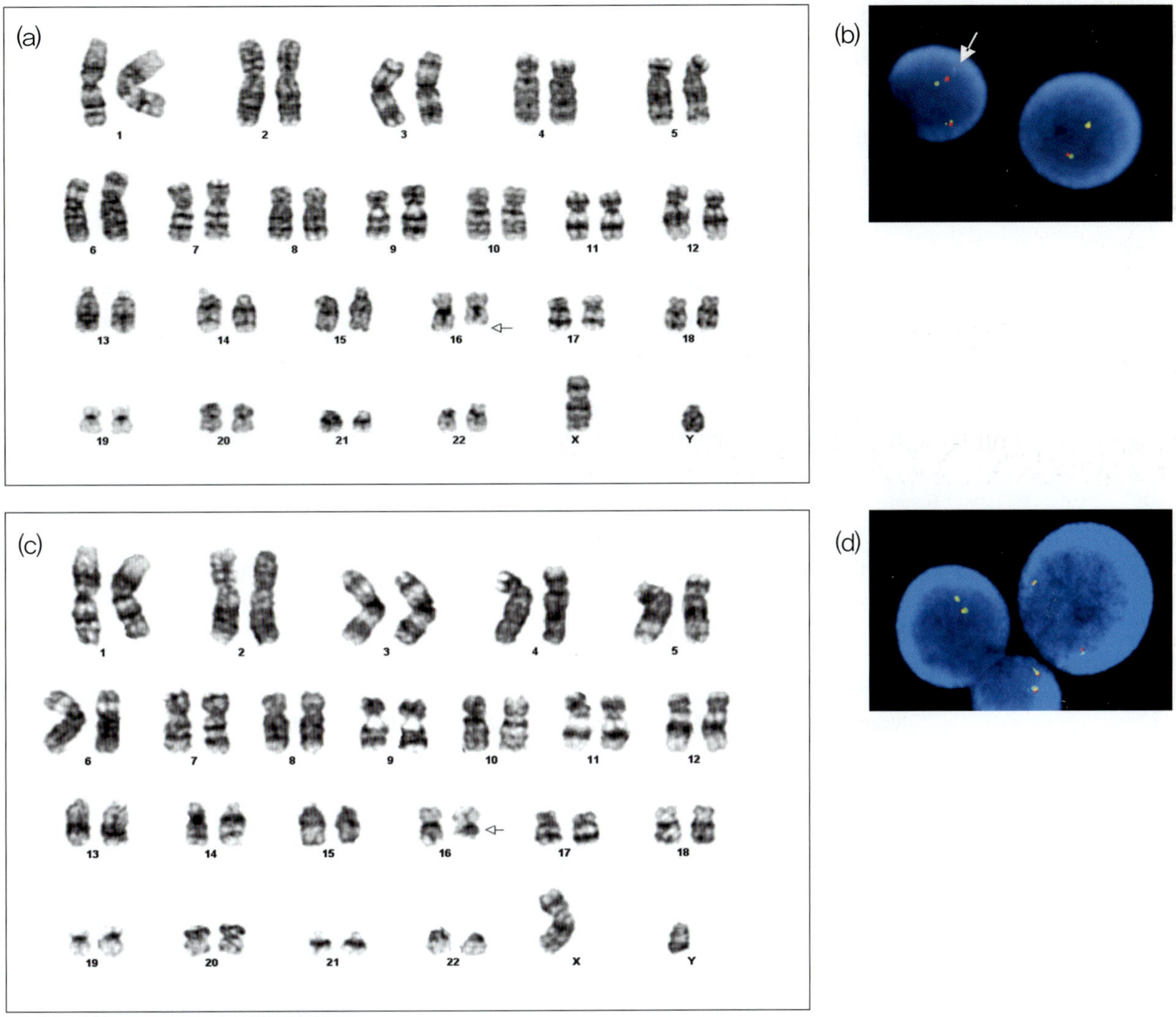

그림 2-4. (a) 46,XY,del(16)(q22) (b) *CBFB* breakapart probe(5'*CBFB*, red ; 3'*CBFB*, green). *CBFB* 재배열 양성 : 5'과 3'*CBF* 시그널이 분리되어 있음. (c) 46,XY,del(16)(q23) (d) *CBFB* 재배열 음성 : 5'과 3'*CBFB* 시그널이 인접해서 2개의 융합시그널로 관찰됨.

Tip 결론적으로 del(16)(q22)가 관찰되었을 때 *CBFB/MYH11* 재배열이 양성일 수도 있고, 단순히 결실된 형태일 수도 있으므로, 반드시 FISH로 확인하는 것이 필요합니다.

Case 2-3-1. 염색체에서 단순한 11q 결실 형태처럼 보였으나, FISH에서 *KMT2A* 재배열 양성이었던 예

- 8개월 여아, AML
- 염색체 결과 : 46,XX,del(11)(q23)[9]/46,XX[11]
- FISH : KMT2A breakapart probe

nuc ish(KMT2A×2)(5'KMT2A sep 3'KMT2A×1)[193/200]

〈해석〉

염색체 검사에서 20개 중기 세포 중 9개 세포에서 11q23 부위의 결실이 관찰되었습니다. 11q23에 위치하는 *KMT2A* 재배열 여부를 확인하기 위해 FISH를 시행한 결과 97% 간기세포에서 *KMT2A* 재배열이 양성임을 확인하였습니다. 다른 문헌에서도 G-분염법에서 단순한 11q23 결실형태로 관찰되었으나 FISH 검사를 통하여 *KMT2A* 재배열이 양성임을 확인하였습니다(Blood cells, Molecules and Disease 2010;44:268). 따라서 del(11)(q23)이 관찰될 때 단순히 결실된 형태가 아니라 *KMT2A* 유전자의 재배열이 있을 수 있으므로 반드시 FISH 방법으로 확인할 필요가 있습니다.

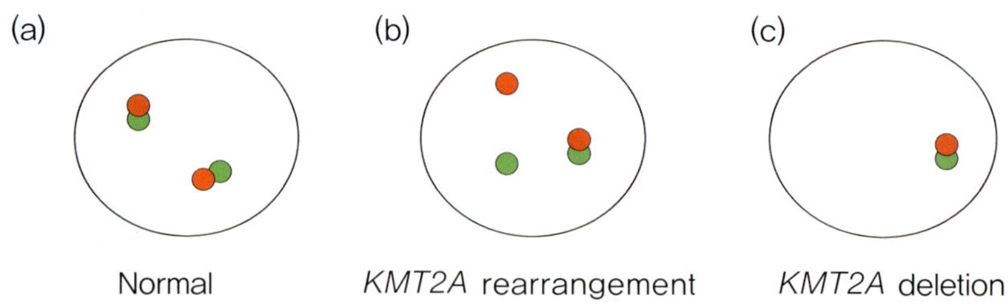

그림 2-5-1. *KMT2A* breakapart FISH.
(a) 정상 : 융합시그널이 2개 관찰됨
(d) *KMT2A* 재배열 : 정상 *KMT2A* 유전자인 융합시그널 1개와 재배열이 일어나 분리시그널이 관찰됨
(c) *KMT2A* 결실 : 정상 *KMT2A* 유전자 1개가 결실되어 나머지 정상 *KMT2A* 융합시그널 1개만 관찰됨

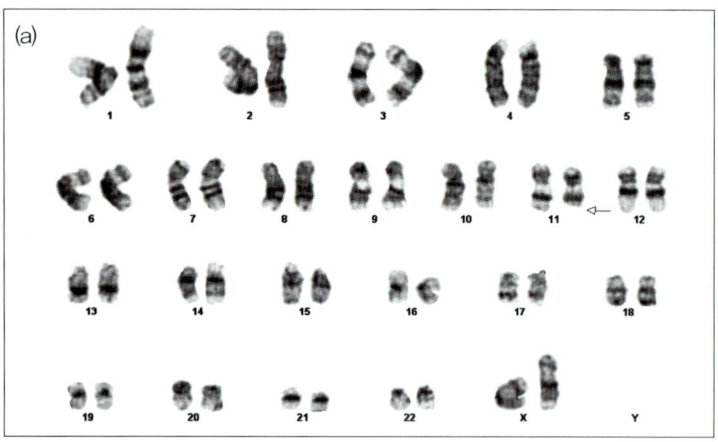

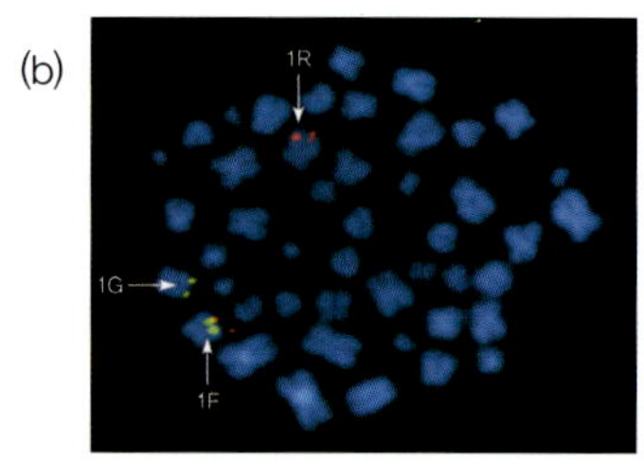

그림 2-5-2.
(a) 46,XX,del(11)(q23)
(b) *KMT2A* 재배열 양성 : *KMT2A*의 5' 와 3' 시그널이 분리(separate)되어 있음 (5' *KMT2A*, green ; 3' *KMT2A*, red)

Case 2-3-2. 염색체에서 11q 결실형태인데, KMT2A FISH에서는 재배열과 결실이 음성이었던 예

- 24세 남자, AML
- 염색체 결과 : 46,XY,del(11)(q13q22)[20]
- FISH : *KMT2A* breakapart probe
  nuc ish(KMT2A x2)[200]

〈해석〉

염색체 검사에서 20개 중기세포 모두 11q 결실형태가 관찰되어 *KMT2A* FISH를 시행하였는데, 100% 모두 정상 결과를 보였습니다. 이는 11q 결실이 *KMT2A*이 위치하는 11q23 이외의 부위(11q13~11q22 부위)에서 발생하였기 때문입니다. 이와 같이 FISH는 타깃 부위 이외에서 발생한 재배열은 검출할 수 없는 제한점이 있습니다.

KMT2A 재배열이 없이 단순히 del(11q)만 발생한 경우는 예후가 불량하지 않은 것으로 보고되므로, FISH로 확인하는 것이 중요합니다.

(a)

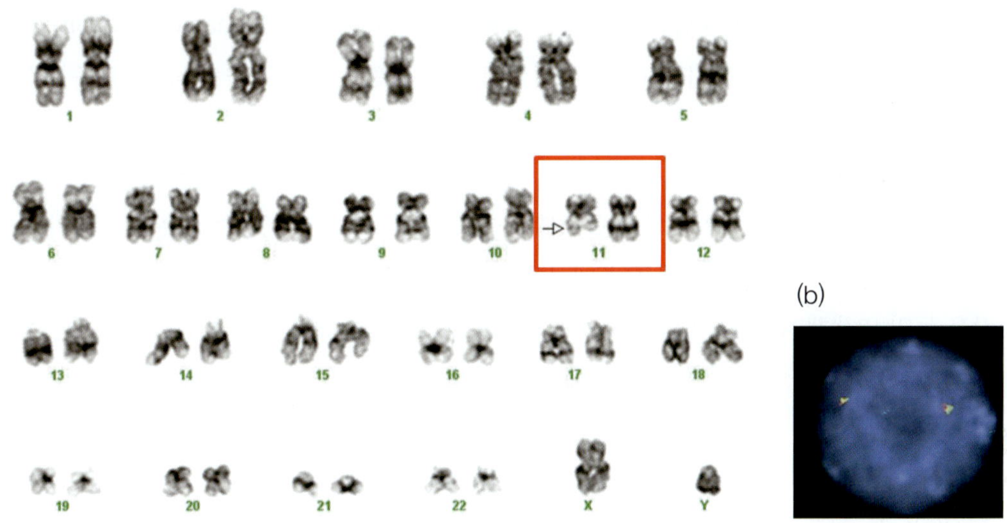

그림 2-6. (a) 46,XY,del(11)(q13q22)[20], (b) *KMT2A* 재배열 음성 : *KMT2A* breakapart FISH에서 2개의 정상 융합시그널이 관찰됨

Case 2-3-3. 염색체는 정상핵형인데 KMT2A FISH에서 결실이 관찰된 예

- 14세 남자, ALL
- 염색체 결과 : 46,XY[20]
- FISH : *KMT2A* breakapart probe
  nuc ish(KMT2A x1)[176/200]

〈해석〉

염색체 검사에서는 정상핵형이었는데, *KMT2A* FISH에서는 87% 간기세포에서 *KMT2A* 융합시그널(fusion signal)이 1개만 관찰되어 *KMT2A* 유전자의 결실이 의심되었습니다. 이러한 결실이 미세한 결함이라서 염색체 검사에서는 검출하지 못한 것으로 생각됩니다. 이와 같은 단순한 *KMT2A* 결실은 예후가 나쁘지 않은 것으로 보고되어 있습니다.

2) 복잡재배열(complex rearrangement) 검출

복잡재배열이 발생한 경우는 특정재배열과 연관된 염색체 이상이 전형적인 형태로 관찰되지 않을 수 있습니다. 이런 경우 G-분염법만으로 특정 염색체 이상을 정확하게 인지하기 어렵지만, FISH 검사에서는 특정 재배열 유무를 정확하게 확인할 수 있습니다.

CML을 예로 들면, 그림 2-7과 같은 기전에 의해 complex philadelphia 염색체(Ph)가 발생할 수 있습니다. 따라서 *BCR/ABL1* probe (dual color dual fusion probe)를 이용하여 FISH를 시행하게 되면, 2R2G1F (2개의 *ABL1* red 시그널, 2개의 *BCR* green 시그널, 1개의 융합시그널) 시그널 형태로 관찰될 수 있습니다. 즉, 비정상 9번에 *ABL1/BCR* 융합시그널이 관찰되지 않고, 22번 염색체로 전좌되고 남은 *ABL1* 유전자 일부만 관찰됩니다.

FISH 기법 중 multicolor FISH 또는 SKY (spectral karyotyping) 등을 적용하면, 염색체검사에서는 인지하기 어려운 복잡핵형(complex karyotype)에 포함된 재배열도 정확하게 인지(characterization)할 수 있습니다. Multicolor FISH 또는 SKY의 원리는 46개 각 염색체를 색깔별로 구분할 수 있도록, 다른 색깔을 가진 5개의 형광표지자를 혼합하거나 또는 비율을 달리 혼합하여(combinatorial labeling, ratio labeling) 24가지 다른 색깔의 painting probe를 제작한 후 중기세포의 각 염색체에 부합시킵니다. 이 기법은 각각의 염색체를 색깔별로 구분할 수 있으므로 복잡한 염색체 이상을 정확하게 인지하고 기원을 알 수 없는 염색체의 이상 변화를 알아내는 데도 유용합니다. 그러나 중기세포만 대상으로 할 수 있고, 중복(duplication), 결실(deletion), 역위(inversion) 같은 동일 염색체 내 재배열(intrachromosomal rearrangement)은 검출할 수 없고, 간기세포 FISH에 비해 해상도가 낮은 단점이 있습니다(제7장 2. Probe의 특성 참조).

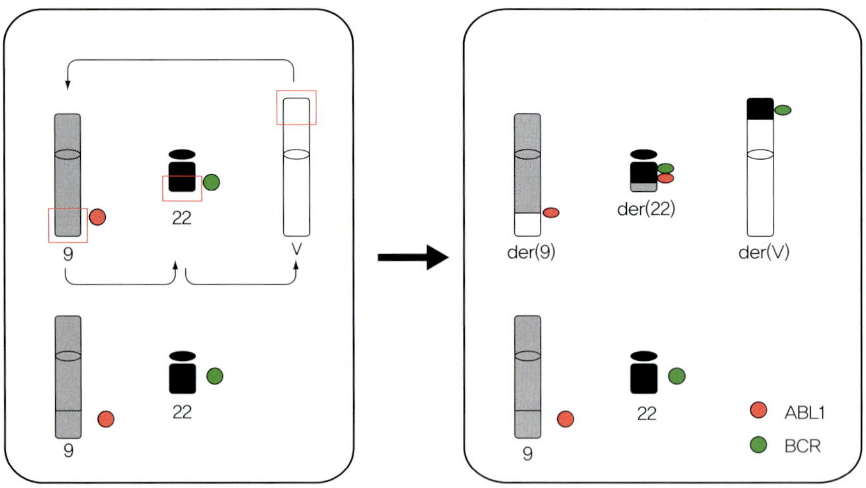

그림 2-7. Complex Ph 염색체 생성 기전(1단계 기전) (V; variable partner chromosome)

3) 다양한 파트너 염색체 및 다양한 절단점(breakpoint)에서 생성되는 재배열 검출

(1) Breakapart FISH probe는 다양한 파트너 염색체 사이에서 발생하는 재배열을 한 번에 스크리닝하기에 유용합니다. *KMT2A* 재배열은 120개 이상의 파트너 염색체와 재배열을 일으키므로 특정 염기서열

에 해당하는 프라이머를 제작하여 PCR로 일일이 검출하는 것은 실제적으로 불가능합니다. Breakapart probe FISH는 재배열을 일으키는 파트너 염색체 종류에 대한 정보는 줄 수 없지만 재배열 양성 유무는 쉽게 확인할 수 있습니다(그림 2-9, 그림 2-10, 그림 2-11).

(2) FISH probe는 유전자를 포함할 수 있는 영역이 PCR보다 커서 재배열이 발생되는 절단점(breakpoint)의 다양성에 영향을 적게 받습니다. 따라서 재배열을 일으키는 유전자의 절단점이 다양한 부위에서 발생하는 *KMT2A* 재배열, *CBFB* 재배열, 다양한 절단점을 가지는 *BCL2* 재배열과 연관 있는 t(14;18), *MYC*과 *IGH* 재배열과 연관 있는 t(8;14), 다양한 절단점이 위치하는 *CCND1* 재배열과 연관 있는 t(11;14) 이상을 검출하기 위해서는 PCR보다 FISH가 더 좋은 검사법입니다.

호산구증가증과 연관있는 *PDGFRA*의 재배열의 경우 *FIP1L1*에 존재하는 breakpoint가 다양하고, *FIP1L1*과 *PDGFRA* 사이에 다양한 in-frame 융합전사물(fusion transcript)을 생성할 수 있어서 모든 종류의 재배열을 RT-PCR 검사로 검출하는 것이 어려울 수 있습니다. *FIP1L1*과 *PDGFRA* 사이에 존재하는 *CHIC2* 유전자의 결실과 *FIP1L1/PDGFRA*의 융합(fusion)을 FISH 검사로 확인함으로써 PCR 검사의 한계점을 극복할

Case 2-4. BCR/ABL1의 복잡 재배열을 FISH에서 확인한 증례.

55세 여자는 세포형태학 소견을 고려해 볼 때 CML에 합당하였으며, 염색체 검사는 관찰한 20개 중기세포에서 모두 다음과 같은 이상이 관찰되었습니다. 즉 9번, 17번, 22번이 비정상 형태로 관찰되었으나 전형적인 t(9;22) 형태는 확인하기 어려웠습니다.

FISH를 시행한 결과 nuc ish(ABL1, BCR)×3(ABL con BCR×1)[193/200]. 즉 2R2G1F 양상으로 관찰되었습니다. RT-PCR은 *BCR/ABL1* 재배열이 양성이었습니다. 따라서 G-분염법의 염색체 결과는 최종 t(9;22;17)(q34;q11.2;q11.2)[20]이며, 복잡 Ph 염색체 형태로 판단하였습니다.

(a) (b)

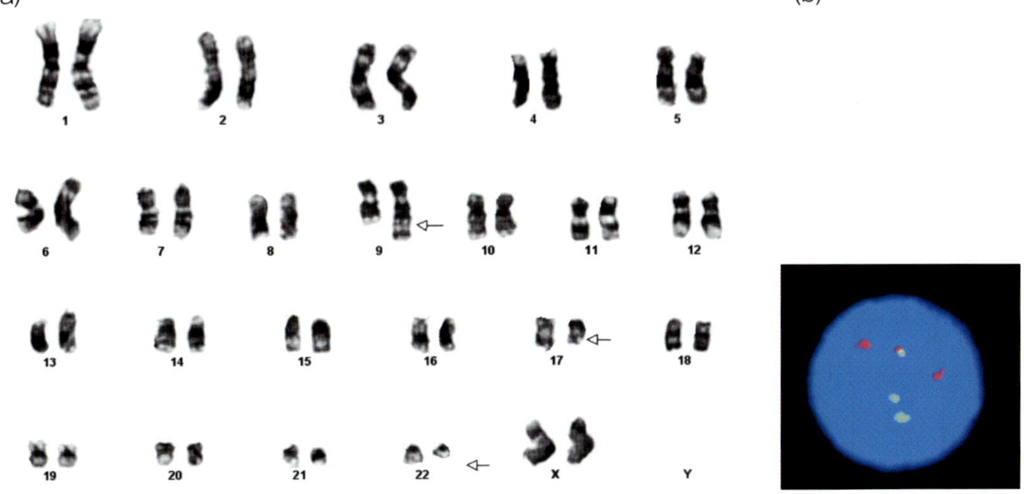

그림 2-8.

(a) 46,XX,t(9;22;17)(q34;q11.2;q11.2)

(b) BCR/ABL1 dual color dual fusion probe (*ABL1*, red; *BCR*, green). 2R2G1F

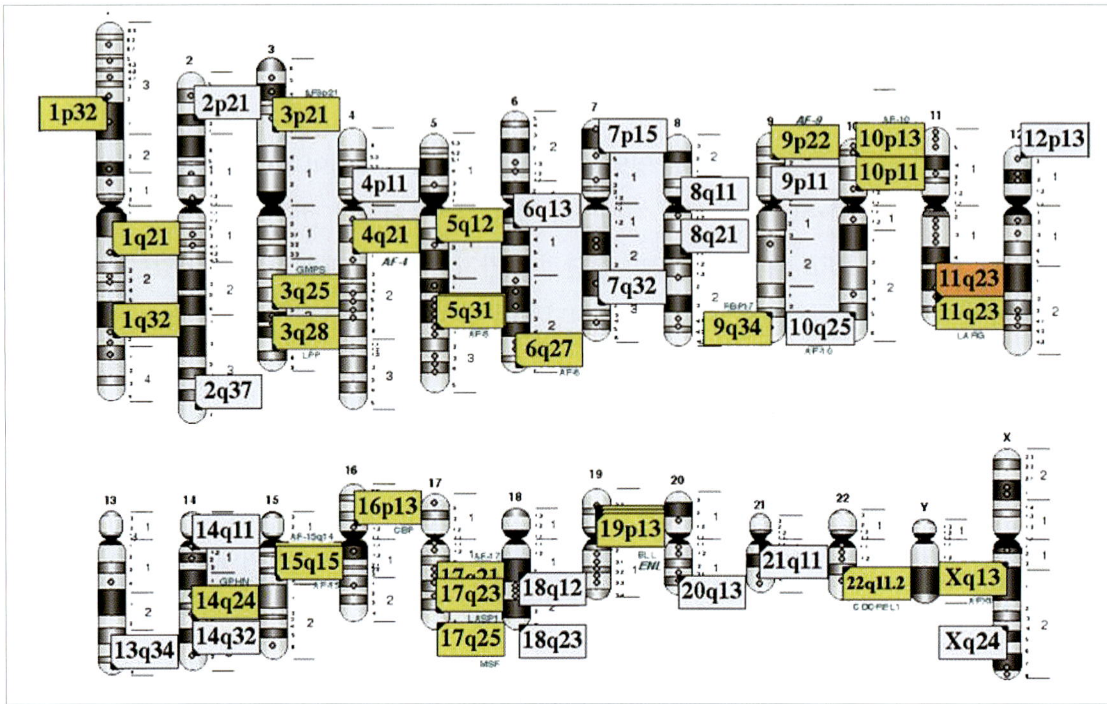

그림 2-9. *KMT2A*와 재배열을 일으킬 수 있는 다양한 파트너 염색체의 종류
(본 사진은 Marshalek R, BJH 2010;152;141에서 인용함)

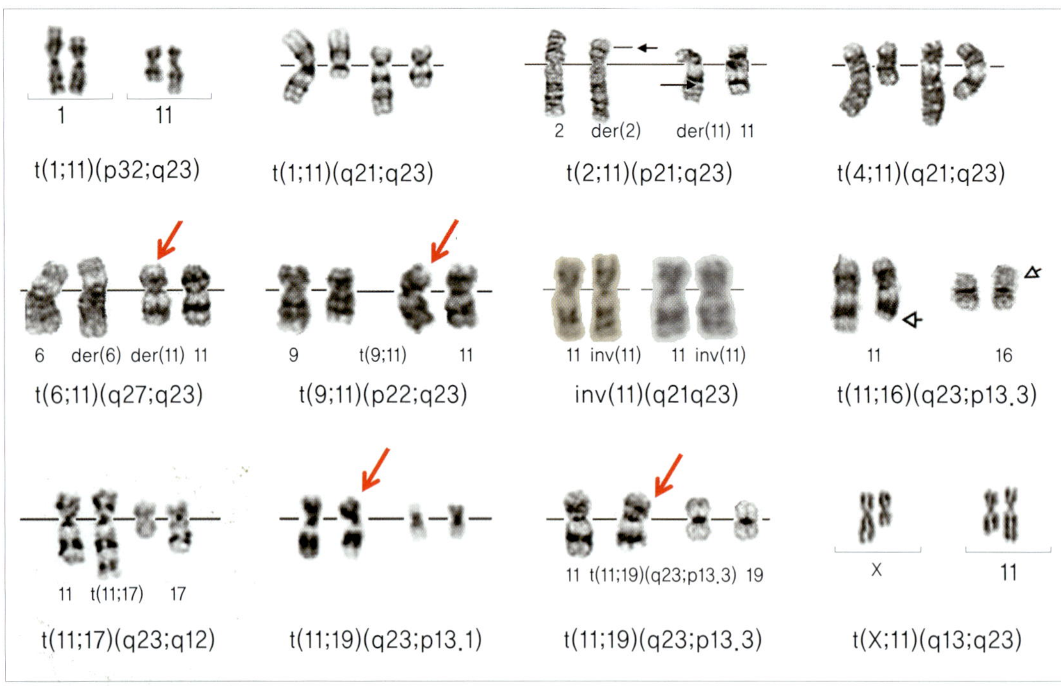

그림 2-10. 다양한 파트너 염색체에서 발생한 (*KMT2A*) 재배열의 예
t(6;11), t(9;11), t(11;19) 등의 이상은 미세한 결함 형태이므로 정상핵형으로 잘못 판독할 수도 있음.
(본 사진은 http://atlasgeneticsoncology.org/에서 발췌함)

수 있습니다.

결론적으로는 FISH probe는 넓은 부위에 존재하는 절단점을 포함할 수 있으므로, 절단점이 다양한 재배열을 검출하기 위해서 다수의 primer 세트로 multiplex PCR을 시행해야 하는 PCR보다는 FISH가 더 유용하게 이용될 수 있습니다.

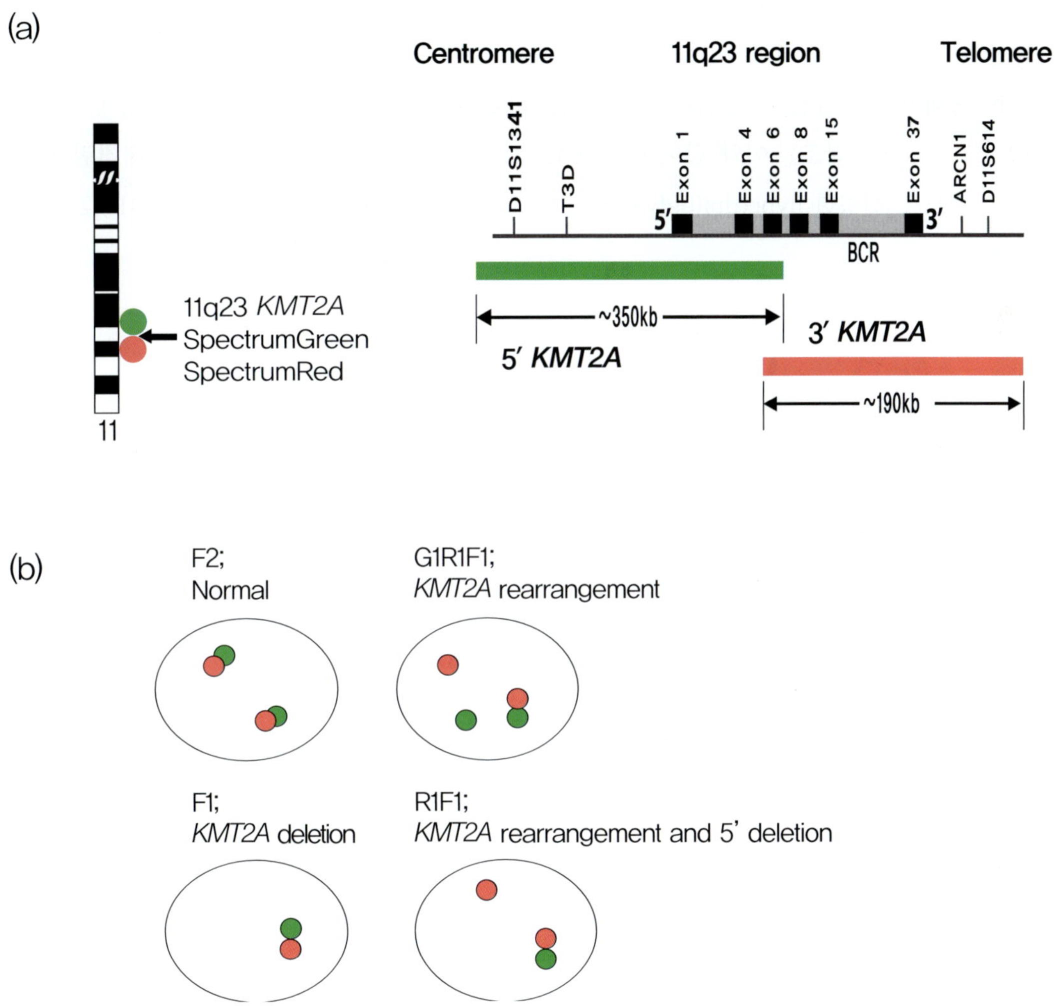

그림 2-11. *KMT2A* FISH

(a) *KMT2A* Breakapart probe 디자인의 예.

(b) 다양한 *KMT2A* Breakapart FISH 양상. *KMT2A* probe 디자인을 살펴보면 11q23 부위에서 5′*KMT2A*를 포함하여, centromere 방향으로 350 kb에 해당되는 부위를 녹색형광으로 제작함. 또한 *KMT2A*의 breakpoint cluster (BCR) region을 포함하는 부위를 오렌지형광으로 구성함. 따라서 정상 *KMT2A*의 경우 녹색과 오렌지시그널이 융합된 2개의 시그널이 관찰되고, 재배열이 양성일 경우, 녹색과 오렌지시그널이 분리(separate)된 형태인 G1R1이 관찰되고, 나머지 정상 11번 염색체는 1개의 융합시그널이 관찰됨. 만약 *KMT2A* 재배열이 발생하고 5′*KMT2A*이 결실된 경우라면 R1F1 형태로 관찰됨. 또한 재배열 없이 5′*KMT2A* 결실만 발생한 경우도 R1F1으로 관찰될 수 있음.

4) 배수성(ploidy)을 정확하게 인지

ALL에서 hyperdiploidy(염색체 개수 51~65개)는 예후가 좋은 군이고, hypodiploidy(염색체 개수 35~39개)와 near haploidy(염색체 개수 24~28개)는 예후가 나쁜 군이므로 이들을 정확하게 감별하는 것이 중요 합니다. G-분염법으로 중기세포를 분석할 때 염색체 개수가 너무 적은 세포는 무작위 소실(random loss)이 많은 중기세포로 잘못 간주하여 분석에서 제외될 수가 있으므로 주의해야 합니다. 염색체 6번, 8번, 10번, 18번, 21번, X, Y는 hypodiploidy 또는 near haploidy에서도 2개씩 존재하는 경향이 있으므로, 이들 염색체를 확인하여 무작위 소실이 있는 중기세포인지 아닌지 여부를 판단해야 합니다.

Haploidy를 나타내는 ALL 세포가 endoreduplication 하게 되면, 염색체 수가 중복(doubling)되어 마치 hyperdiploidy 형태처럼 관찰될 수 있습니다(endoreduplication이란 세포질 분열없이 염색체가 복제되는 상태를 의미함. 그림 2-12 참조). 이와 같이 endoreduplication에 의해 hyperdiploidy 형태처럼 관찰되는 환자는 예후가 나쁘므로 진정한 hyperdiploidy와 반드시 감별해야 합니다(Cancer Genet 2019;238;62, Blood 2017;129;420).

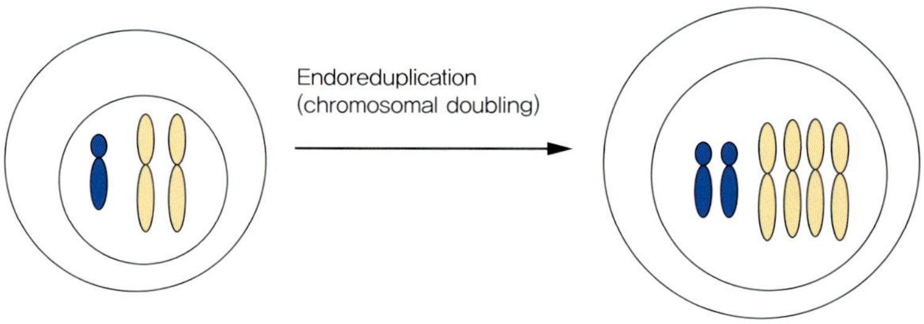

그림 2-12. Endoreduplication의 생성기전(Blood 2017;129:420)
Endoreduplication은 세포질분리(cytokinesis) 없이 염색체만 이중반복되는 현상이며, monosomy는 disomy, disomy는 tetrasomy 형태로 됨. Near haploidy의 64%, low hypodiploidy의 44%에서 발생할 수 있음

Haploidy에서 1개씩 존재하는 염색체는 endoreduplication이 발생하면 되어 2개처럼 관찰되고, haploidy에서 2개씩 존재하는 염색체(예. 21번)는 endoreduplication 되면서 4개씩 관찰되는 특징이 있습니다. 진정한 hyperdiploidy의 경우 염색체가 3개씩 존재하는 trisomy가 있는 반면에, endoreduplication에 의한 pseudo-hyperdiploidy의 경우 염색체가 3개인 형태는 거의 존재하지 않고, 2개 또는 4개씩 존재하는 것이 중요한 감별점이 될 수 있겠습니다. endoreduplication된 형태의 haploidy를 진단하기 위해 간기세포 FISH가 유용하게 이용될 수 있습니다. ALL 환자에서 hyperdiploidy를 진단할 때는 간기세포 FISH(4번, 10번, 17번, 21번, X/Y 등)를 시행해서 판단하는 것이 필요합니다(제3장, 표 3-8 참조).

Case 2-5. 간기세포 FISH를 이용하여 near haploidy의 endoreduplication 소견을 정확하게 진단했던 B-ALL (11세 남자) 증례

진단 시와 재발 시 결과를 비교해 보면, 진단 시는 haploidy 클론은 관찰되지 않고 endoreduplication된 형태의 염색체 개수가 48개인 클론만 관찰되었습니다. 진단 시 haploidy 클론은 생체 외에서 체세포 분열을 잘 하지 못하여 중기세포 분석에 포함이 되지 않은 것 같습니다. 재발되면서 endoreduplication된 클론보다 원래의 haploidy 클론이 우세해지면서, 중기세포와 간기세포에서 아래와 같은 소견이 관찰된 것으로 생각됩니다.

	진단 시	재발 시
G-분염법	48,X,+X,-Y,+21,+21[11]/46,XY[1]	24,X,-Y,+21[30]/48,idemx2[3]/46,XY[3]
간기세포 FISH		
4번 염색체	시그널 1개 : 4% 시그널 2개 : 96%	시그널 1개 : 82% 시그널 2개 : 18%
21번 염색체	시그널 2개 : 18% 시그널 4개 : 79%	시그널 2개 : 82% 시그널 4개 : 12%
12번 염색체	시그널 1개: 8% 시그널 2개: 56%	시그널 1개 : 84% 시그널 2개 : 10%
X/Y 염색체	XY : 8% X : 8% XX : 84%	XY : 15% X : 87% XX : 7%

G-분염법 염색체 결과를 살펴보면 진단 시 92%(11/12) 중기세포는 염색체 수가 48개로 hyperdiploidy처럼 관찰되었습니다. 이 당시 염색체 개수가 24개인 중기세포는 전혀 관찰되지 않았습니다. 그러나 재발 시에는 염색체 개수가 24개인 near-haploidy 클론이 83%(30/36) 중기세포에서 관찰되었으며, 염색체 개수가 48개인 중기세포는 8%(3/36)에서 관찰되었습니다.

간기세포 FISH 결과를 분석해 보면, 4번 염색체의 경우 진단 시 1개만 존재한 것이 4%였는데, 재발 시에는 82%에서 관찰되었습니다. 진단 시 2개가 주로 관찰된 것은 원래 1개만 존재하는 4번이 endoreduplication되어 관찰된 소견으로 생각됩니다. 21번의 경우는 haploidy에서도 주로 2개가 존재하는 것이 특징인데, 진단 시 21번이 endoreduplication되어 G-분염법 중기세포에서도 4개인 세포가 관찰되었고, 간기세포 FISH에서도 4개가 존재하는 세포가 79%에서 관찰된 것으로 생각됩니다. 진단 시 12번 염색체는 haploidy에 해당되는 시그널 1개인 것은 8%, endoreduplication되어 2개의 시그널이 관찰되는 세포는 56% 였습니다. 재발 시에는 12번 염색체 1개 시그널을 나타내는 세포가 84%로 증가하였습니다. X/Y FISH의 경우 X 시그널 1개와 Y 시그널 1개가 관찰되는 세포는 환자의 정상세포이고, X 시그널 1개만 관찰되는 것은 환자세포에서 Y 염색체가 소실된 세포로 생각됩니다. 환자가 남자인데 X 염색체가 2개인 것은 haploidy 클론에서는 X 염색체가 1개인데, endoreduplication에 의해 X 염색체가 2개로 중복된 것으로 생각됩니다.

(Cancer Genet Cytogenet 2001:128:108)

5) 종양세포의 중기세포를 충분히 얻을 수 없는 경우에도 검사가능

G-분염법은 골수섬유화가 심하거나 세포 충실도가 감소되어 골수에 충분한 수의 세포가 포함하지 않은 검체에서는 중기세포를 얻기 어려워 검사를 시행하기 어렵습니다. 또한 세포수가 충분하더라도 치료약제에 의해 생체 외에서 분열능력이 감소되는 경우는 중기세포를 얻기 어렵습니다. 림프구계 종양(CLL, MM, ALL, 림프종)은 종양세포가 생체 외에서 분열 능력이 감소되어 정상세포만 분열하여 정상핵형만 관찰될 수 있습니다.

골수구계 종양의 경우 진단 당시는 종양의 중기세포를 얻기 어렵지 않으나, 치료 후에는 종양세포의 분열능이 감소되어 정상세포만 분열할 수도 있습니다. 따라서 치료 후 비정상핵형이 사라지고 정상핵형만 관찰되는 경우라도 관해상태가 아닐 수 있으며, 이 경우 간기세포 FISH가 결과 판정에 도움이 될 수 있습니다.

G-분염법은 분열하는 중기세포만을 대상으로 하지만, FISH는 분열하지 않는 간기세포에서도 검사가 가능하므로 G-분염법의 한계점을 보완할 수 있습니다. 즉, 간기세포 FISH를 시행하면 종양세포의 중기세포를 충분히 얻지 못하는 경우에도 염색체 이상을 검출할 수 있습니다.

Case 2-6-1. 이식 후 재발된 환자에서 염색체 검사는 검출하지 못한 종양세포를 간기세포 FISH에서 확인할 수 있었던 증례

14세 남자가 t(9;22) 양성인 AML로 진단받았으며, 여자 형제로부터 조혈모세포 이식 후 재발이 의심되었는데, 이 당시 G-분염법에 의한 염색체 결과는 //46,XX[20]로 공여자의 정상핵형만 관찰되었습니다. 반면, 간기세포 FISH 검사에서는 40% 세포에서 XY 환자세포가 관찰되었고, 60% 세포는 XX 공여자 세포가 관찰되었습니다. 32% 간기세포에서 *BCR/ABL1* 재배열 양성인 세포가 관찰되었습니다.

이와 같이 G-분염법과 FISH 결과에 차이를 보인 것은, 환자의 세포가 생체 외에서 분열능력이 감소되어 중기세포를 관찰하지 못했고, FISH에서는 생체 외에서 분열능과 무관한 환자의 간기세포도 관찰이 가능했기 때문입니다.

결론적으로 치료 후 염색체 검사에서는 환자세포의 분열능력이 감소되어 공여자의 중기세포만 관찰될 수도 있으므로 분열능력에 영향을 받지 않는 간기세포 FISH가 유용합니다.

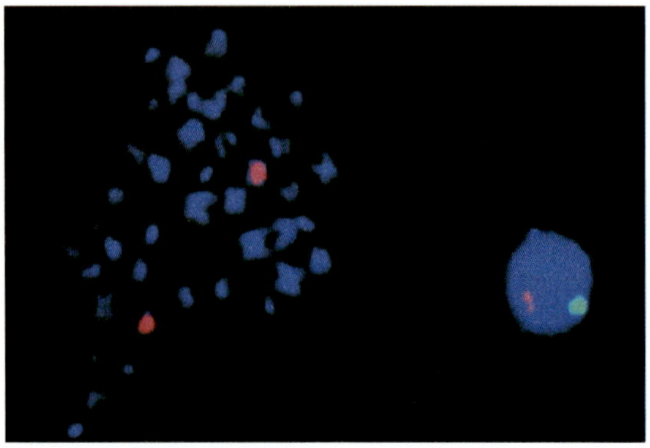

그림 2-13. CEP X/CEP Y probe (X, red; Y, green). 같은 검체 내에서 중기세포는 XX인 공여자세포이고, 간기세포는 XY 환자핵형임.

Case 2-6-2. 클론형성능(clonality) 기준에는 맞지 않지만 간기세포 FISH에서 클론형성능을 증명한 ALL

- 나이/성별 : 79세/여자
- 진단 : ALL(B-세포)
- G-분염법 : 72,XX,−X,+1,+4,−7,−9,+11,+12,+16,−17,+21,+22[1]/46,XX[19]
- 간기세포 FISH :
  nuc ish(CEP4×3)[44/200]/(CEP4×4)[90/200]
  nuc ish(ABL1×2, BCR×3)[53/200]/(ABL1×2, BCR×4)[87/200]
  nuc ish(CEP10×3)[102/200]
  nuc ish(KMT2A×4)[129/200]
  nuc ish(ETV6×4)[121/200]

G-분염법에서는 20개 중기세포 중 1개에서만 triploidy에 해당되는 염색체 이상이 관찰되어 클론형성능 기준에는 맞지 않았습니다(ISCN에서 제시하는 클론형성능의 기준은 획득의 경우 2개 이상의 중기세포, 소실은 3개 이상의 중기세포에서 관찰되는 경우를 의미함).
간기세포 FISH를 시행한 결과 염색체 종류마다 다르지만 22~66% 간기세포에서 비정상 결과를 나타내어 클론성 있는 염색체 이상임을 증명할 수 있었습니다.

2. 다양한 검체에 적용

G-분염법으로 중기세포를 얻으려면, 검체 내에 충분한 수의 분열하는 세포가 포함되어 있어야 합니다.

그러나 FISH 검사는 분열하는 세포뿐만 아니라, 분열하지 않는 간기세포에도 적용이 가능하고, 세포수가 적더라도 검사를 시행할 수 있는 장점이 있습니다. FISH 검사는 골수흡인액 및 말초혈액뿐만 아니라, 양수, 뇨, 체강액을 포함한 다양한 인체 내 검체로 시행할 수 있습니다. 또한 도말표본뿐만 아니라, cytospin 검체, touch print, 파라핀 조직절편, 동결조직절편 등에서도 적용이 가능합니다. G-분염법으로 이미 염색이 되어 있는 슬라이드도 적절한 전처리를 시행하면 FISH를 시행할 수 있습니다.

Case 2-7. 뇌척수에서 발생한 골수 외 재발을 FISH로 확인할 수 있었던 증례.

t(15;17) 염색체 이상을 가진 APL로 진단받은 53세 남자가 6개월 전 여자 공여자로부터 조혈모세포 이식을 받은 후 생착이 잘 되었고, 관해 상태를 잘 유지해 왔습니다. 그런데 최근 두통을 호소하였습니다.
일반혈액검사는 특별한 이상이 없었고 골수의 세포 형태학 검사에서도 APL이 재발된 소견은 관찰되지 않았습니다.
골수의 염색체 결과는 //46,XX[20]로 모두 공여자의 정상핵형만 관찰되었고, 골수흡인액으로 시행한 *PML/RARA* FISH에서도 재배열이 양성인 세포는 관찰되지 않습니다.
그러나 환자는 계속 두통을 호소하여 뇌척수액 검사를 시행하였는데, 뇌척수액의 총 백혈구 수는 250/uL였고, 대부분이 미성숙 세포였습니다. 뇌척수액 검체로 간기세포 FISH를 시행한 결과 98% 세포에서 *PML/RARA* 재배열이 양성이었습니다.
결론적으로는 조혈모세포 이식 후 뇌척수액에서 골수외 재발(extramedullary relapse)이 발생한 것이고, 환자는 이로 인해 두통을 호소한 것입니다.

Tip

본 환자에서 뇌척수액의 세포수는 G-분염법을 시행할 수 있을 정도로 충분하지 않았지만, 간기세포 FISH는 *PML/RARA* 재배열을 쉽게 확인할 수 있었습니다.
이와 같이 FISH는 다양한 조직 검체에서 검사할 수 있는 장점이 있습니다.
동종 조혈모세포 이식 후 골수는 정상이어도 골수 외 장소에서 백혈병이 재발되는 경우가 있습니다. 이는 골수에 비해 다른 조직은 조혈모세포 이식에 의한 이식편대백혈병 효과(graft versus leukemia effect)가 상대적으로 낮기 때문인 것으로 생각되고 있습니다.

3. 신속하고 간단하게 검사

G-분염법에 의한 염색체 검사를 시행하기 위해서는 직접법(direct culture)을 제외하고는 24시간 이상 세포를 배양해야 하며, 중기세포를 수획하기 위한 여러 과정들을 거쳐야 합니다. 또한 중기세포를 20개 이상 분석하는 데도 시간이 많이 걸립니다. 반면, 간기세포 FISH 검사는 세포 배양 과정이 필요하지 않으므로, 당일 또는 그 다음날에 결과를 알 수 있습니다(그림 2-14).

G-분염법 염색체 검사는 검사 과정과 판독 과정에서 고도의 훈련과 경험이 필요하여 습득하는데 시간이 오래 걸립니다. FISH 검사는 G-분염법보다는 비교적 검사 과정이 간단하고, 판독을 익히는 과정도 G-분염법보다 용이한 장점이 있습니다.

최근에는 FISH 검사과정의 자동화가 이루어져 더욱 신속하고 간단하게 검사를 시행할 수 있습니다.

4. 다수의 세포분석 가능

G-분염법은 200개 이상의 중기세포를 얻기 어려우므로 200개 이상의 중기세포를 판독하는 것은 현실적으로 불가능합니다. 일반적으로 G-분염법으로 20~25개 정도의 중기세포를 분석하게 되고, 예민도는 5% 정도 수준입니다.

반면 FISH는 200개 이상의 간기세포 판독이 가능하고, 500개 이상의 간기세포 분석 시 1% 이하로 존재하는 재배열도 검출할 수 있습니다.

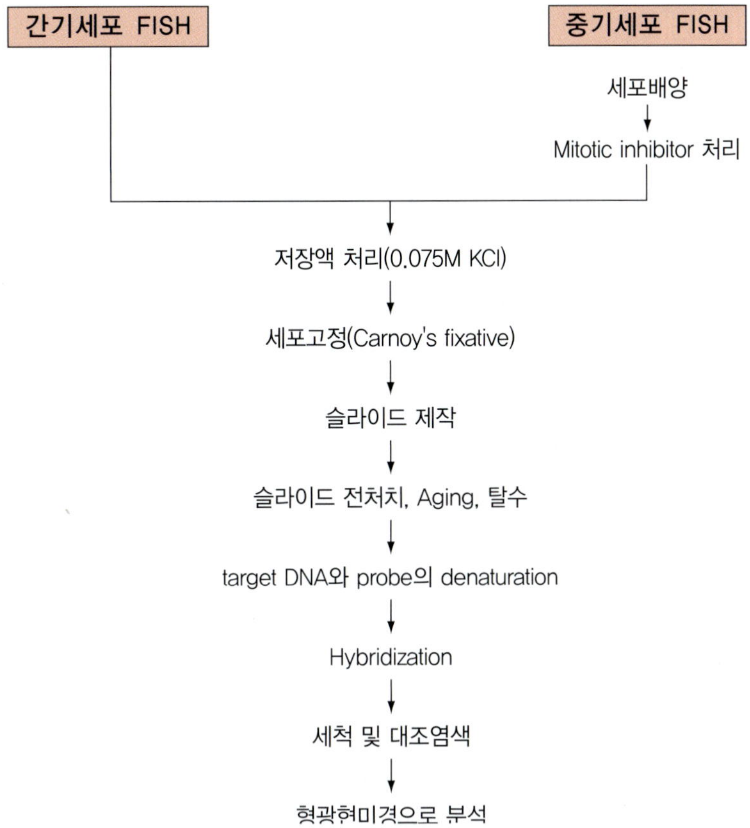

그림 2-14. FISH 검사 과정

Case 2-8. 소수 존재하는 종양세포를 간기세포 FISH로 확인이 가능했던 증례.

32세 여자	염색체 결과	*RUNX1/RUNX1T1* 간기세포 FISH
진단(AML)	46,XX,t(8;21)(q22;q22.1)[20]	83%
5개월	46,XX[20]	0.4%
7개월 재발	46,XX,t(8;21)(q22;q22.1)[20]	90%

40세 남자	염색체 결과	X/Y 간기세포 FISH
진단(AML)	46,XY[20]	
4개월	여자 공여자로부터 말초조혈모세포 이식	
5개월(이식 후 개월)	//46,XX[20]	0.3%
8개월(이식 후 개월) 재발	45~46,XY,der(10;13)(q10;q10),t(12;19)(q13;q13.3),-17,+mar1,+mar2[cp7]/46,XY,t(1;12)(q31;p13)[2]/46,XY[12]	49%

Tip 위의 두 환자에서 G-분염법 검사에서는 5개월에 모두 관해 상태였으나, 간기세포를 분석한 FISH 검사에서는 1% 미만의 환자 세포를 검출하였고, 추후 재발되었습니다.

C. FISH 검사의 한계

1. 특정한 재배열만 검출 가능

FISH 검사는 사용한 probe에 해당하는 특정 타깃 유전자 재배열에 대한 정보만 제공하는 것이며, 그 외 다른 위치의 유전자 재배열 정보는 알 수 없습니다.

BCR/ABL1 FISH는 *BCR/ABL1* 재배열 유무는 확인할 수 있으나, *BCR/ABL1* 재배열 외에 다른 염색체 이상의 존재 유무에 대한 정보는 알 수 없습니다. 즉 질환이 진행되어 염색체 이상이 추가로 생겼을 때 FISH 검사로는 발견할 수 없습니다. 반면, G-분염법에 의한 염색체 검사는 46개의 염색체를 모두 관찰하므로, 전체 염색체의 이상을 관찰하는 데 유용합니다.

2. FISH에서 검출할 수 있는 수준 이하의 미세한 결함은 검출 불가능

FISH 검사는 G-분염법에서 검출하지 못하는 미세한 염색체 결함도 검출할 수 있는 장점이 있으나, FISH에서도 검출할 수 있는 해상도(resolution)에 한계가 있습니다.

중기세포 FISH는 1-3 Mb, 간기세포 FISH는 100 kb에서 2 Mb 크기의 유전자 변화를 확인할 수 있지만, 그 이하의 미세한 이상은 검출이 불가능합니다. 예외적으로 extended chromatin/DNA fibers에 적용하는 간기세포 FISH는 1 kb 크기 이하의 유전적 이상도 검색이 가능합니다. 따라서 특정 재배열이 의심되는 환자에서 FISH 검사 결과가 음성이라면, 해상도가 더 높은 분자유전검사를 추가하여 확인하는 것이 필요합니다.

3. 분자유전학적 변이(variant)의 구분은 불가능

현미경하에서 동일한 구조적 이상처럼 관찰되어도 분자유전학적 수준에서는 차이가 있을 수 있습니다. 예를 들면, MM에서 관찰되는 t(11;14)(q13;q32)와 mantle cell lymphoma (MCL)에서 관찰되는 t(11;14)는 G-분염법에서 염색체 이상 형태가 동일해 보이지만, 분자유전학적으로는 MM의 경우 *IGH* locus의 switch region이 절단점(breakpoint)인 반면, MCL에서는 VDJ complex (variable, diverse and joining) 부위가 절단점 위치입니다. 이는 G-분염법 염색체 검사와 FISH에서는 감별할 수 없고, 분자유전검사에서만 차이를 확인할 수 있습니다.

BCR/ABL1 재배열에서 major type과 minor type의 구분은 FISH로는 불가능하고, RT-PCR 검사로만 확인이 가능합니다(그림 2–15). *PML/RARA* 재배열의 경우도 FISH에서는 재배열 양성 여부만 판정할 수 있고, *BCR1*, *2*, *3*의 각 변이(variant)를 구분하지 못하므로 RT-PCR 검사로 확인해야 합니다(그림 2–16).

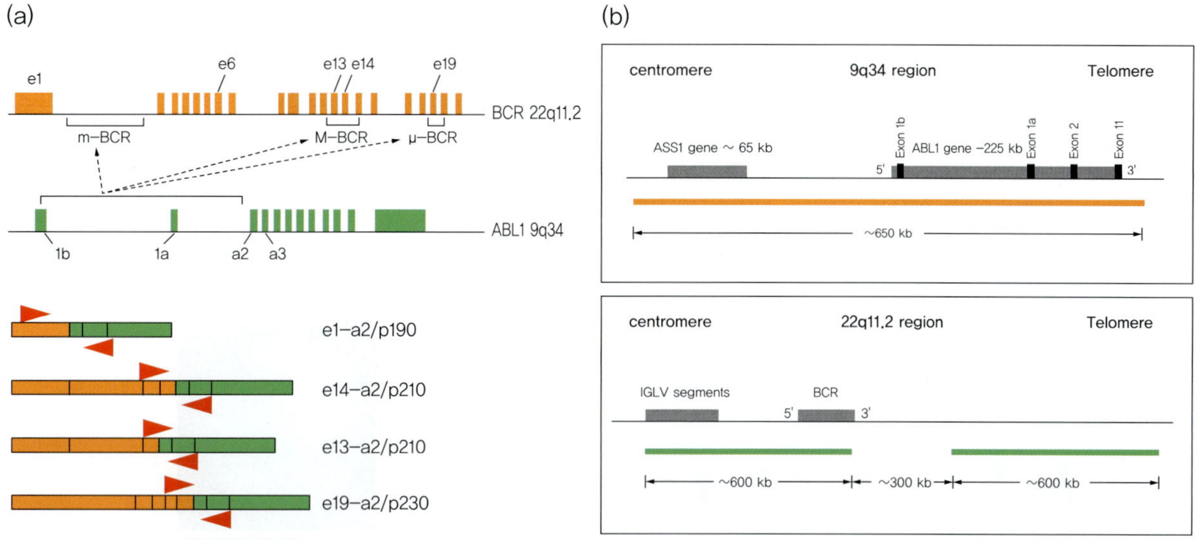

그림 2-15. *BCR/ABL1* 재배열의 변이(variant)

(a) *BCR/ABL1* 재배열 중 major *BCR/ABL1*(M-BCR), minor *BCR/ABL1*(m-BCR), μ-*BCR/ABL1*이 각각 다른 위치의 절단점(breakpoint)에서 발생됨을 나타냄. 따라서 각 변이를 검출하기 위해서는 여러 개의 primer 셋트가 필요함. primer는 ▶◀로 표시함.

(b) *BCR/ABL1* dual color dual fusion FISH probe 모식도. *BCR* FISH probe는 전체 *BCR* 유전자를 커버하도록 디자인되어 있으므로 재배열 양성 시 각 변이의 종류를 구분할 수 없으나 *BCR/ABL1* 재배열 양성 유무는 한 번에 알 수 있음.

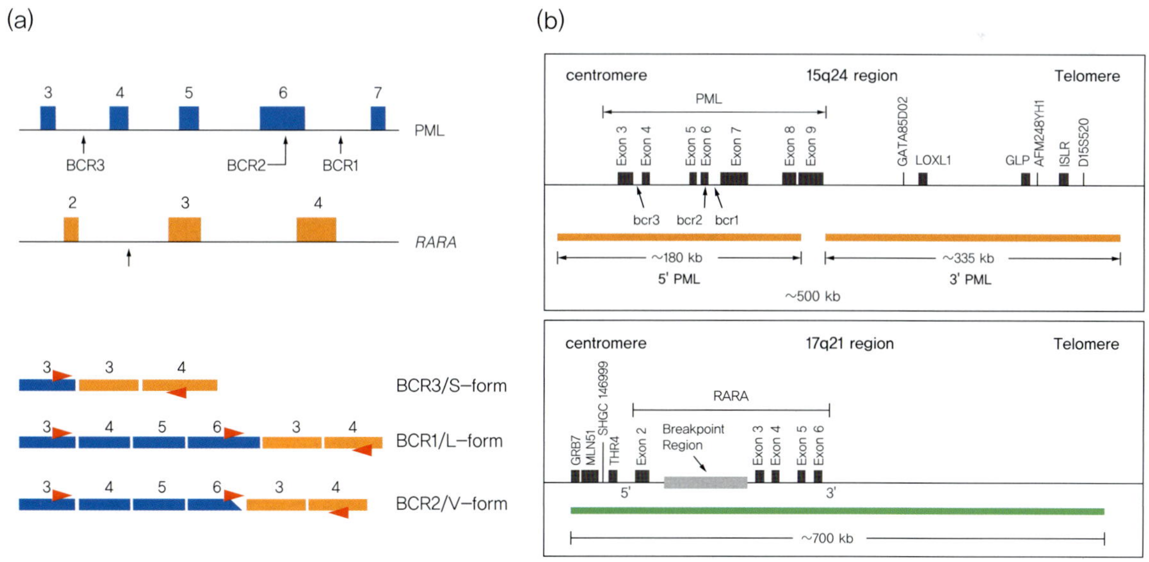

그림 2-16. *PML/RARA* 재배열의 변이(variant)

(a) *PML/RARA*의 BCR1, BCR2, BCR3 변이의 절단점(breakpoint)의 위치가 ↑로 표시됨. *RARA*의 절단점은 exon 2와 exon 3 사이로 일정함. 각 변이를 검출하기 위해서 필요한 primer는 ▶◀ 로 표시됨. 3개의 변이를 구분하기 위해서는 *BCR1*, 2, 3에 해당하는 primer를 각각 이용해서 PCR을 시행해야 함.

(b) *PML/RARA*의 dual color dual fusion FISH probe 모식도. 5'*PML* probe는 BCR1, BCR2, BCR3의 절단점을 모두 포함하도록 제작되었으므로 *PML/RARA* 재배열 양성 여부는 알 수 있으나 각 변이를 구분할 수 없음.

Case 2-9. PCR에서 *PML/RARA* 재배열 양성이었으나 FISH에서는 음성이었던 APL.

44세 여자의 골수 세포 형태와 면역표현형 검사는(HLA-DR 음성, CD34 음성, CD13 양성, CD33 양성) APL에 합당하였습니다.

- 염색체 결과 : 46,XX,i(17)(q10)[8]/46,XX,?del(7)(q31q33),i(17)(q10)[4]/46,XX[8]
- FISH 결과 : *PML/RARA* dual color, dual fusion probe
  nuc ish(PML×2,RARA×3)[122/200]

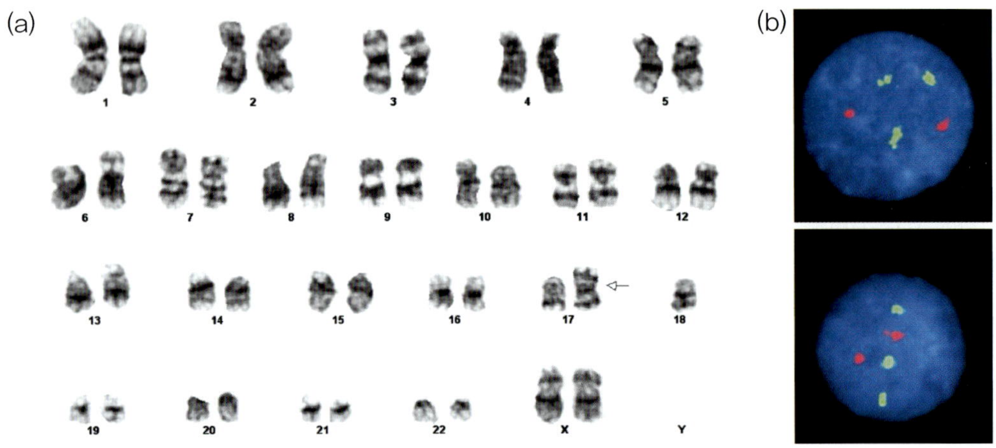

그림 2-17.

(a) 46,XX,i(17)(q10). 15번 염색체는 2개 모두 정상처럼 보임.

(b) *PML/RARA* dual color, dual fusion probe (*PML*, red; *RARA*, green). 2개의 *PML*(red) 시그널과 3개의 *RARA* (green) 시그널이 관찰되며, t(15;17) 재배열에서 관찰되는 *PML/RARA* 융합시그널은 관찰되지 않음.

해석

G-분염법에서 20개 중기세포 중 8개는 정상핵형이었고, 나머지 12개 세포에서는 i(17)(q10)가 관찰되었습니다. 그 중 4개 세포는 del(7)(q31q33)가 의심되는 염색체 이상이 추가적으로 관찰되었습니다. APL에 특이한 t(15;17)이 관찰되지 않았습니다. FISH 검사에서는 61% 간기세포에서 *PML* 시그널 2개, *RARA* 시그널 3개가 관찰되었고, t(15;17) 염색체 이상에 해당하는 *PML/RARA* 융합시그널은 관찰되지 않았습니다.

이와 같이 염색체 결과와 FISH는 모두 *PML/RARA* 재배열이 음성이었지만, RT-PCR 검사를 시행한 결과 *PML/RARA* 재배열이 양성이었습니다.

Tip 본 환자와 같이 FISH로도 검출이 어려운 미세한 재배열이 있으므로, 의심되는 재배열이 음성인 경우에는 다른 분자유전 검사를 추가해서 확인해야 합니다.

다른 문헌에서도 APL인 환자인데, G-분염법에서는 t(15;17) 염색체 이상은 관찰되지 않았으며, FISH 검사에서도 *PML/RARA* 양성세포가 관찰되지 않았습니다. 그러나 RT-PCR 검사와 염기서열분석에서 *PML/RARA* 재배열 양성임을 확인하였습니다. 이는 *PML/RARA* 재배열이 전좌 형태가 아닌 미세한 삽입(submicroscopic insertion) 형태로 발생하여 FISH의 해상도로 검출이 어려웠을 것으로 생각됩니다. 따라서 형태학적으로 APL이 의심되나 염색체 검사와 FISH에서 *PML/RARA* 재배열을 증명할 수 없을 때는 반드시 RT-PCR 검사를 추가하여 확인해야 합니다(Cancer Genet Cytogenet 2011:204:522, Cancer Genet 2010:203:278).

참고 2-2. PCR 검사의 장점과 제한점

혈액종양에서 여러 재배열 유무는 PCR 검사로도 확인할 수 있으므로, PCR 검사를 FISH 검사 대신 시행할 수도 있습니다.

▶ PCR 검사의 장점

PCR 검사는 FISH 보다 예민도가 높으므로, 최소 잔존질환을 검출하는 데 더욱 유용할 수 있습니다.
또한 FISH 검사는 재배열이 미세한 결함 형태로 나타나는 경우 위음성을 나타낼 수 있는데, PCR 검사는 이러한 재배열도 검출할 수 있습니다(예. case 2-9).

▶ PCR 검사의 제한점

— 수적 이상(염색체의 획득, 소실)은 PCR에서는 확인이 어렵지만, FISH에서는 시그널 수의 증가와 감소를 확인함으로써 쉽게 알 수 있습니다.
— 절단점(breakpoint)이 다양한 재배열의 경우는 PCR 검사에서 위음성을 나타낼 수 있습니다. 예를 들면, mantle cell lymphoma와 연관성이 높은 *IgH/CCND1* 재배열, follicular lymphoma와 연관성이 높은 *IgH/BCL2*와 같은 재배열은 절단점이 다양하므로, PCR보다 FISH 검사로 검출하는 것이 더 유리합니다.
— PCR 검사는 예민도가 높아 검사실 오염에 의한 위양성의 빈도가 높아질 수 있습니다. 또한 혈액종양이 없는 정상인에서도 PCR 검사에서 재배열이 양성 결과로 관찰될 수도 있습니다.

이와 같이 G-분염법에 의한 염색체 검사, FISH, PCR 검사는 각각의 장점과 단점을 가지고 있습니다. 따라서 어느 한 가지 검사법만을 고집하기보다는 각각의 장점과 제한점을 정확하게 파악하여, 서로 보완적으로 이용하는 것이 가장 바람직할 것입니다.

4. 분자유전 검사보다 낮은 예민도와 해상도

간기세포 FISH는 세포배양을 하지 않고 유전적 이상을 검출할 수 있는 장점이 있습니다. 이는 종양세포의 세포 분열능력과 무관하게 전체 세포 중에 존재하는 종양세포의 분포 비율을 대변할 수 있음을 의미합니다.

그러나 간기세포 FISH는 소수 존재하는 종양세포를 검출하기에는 예민도가 낮아 검출이 어려울 수 있습니다. 반면에 중기세포를 대상으로 하는 G-분염법의 경우 종양세포의 분포 비율이 낮더라도 생체 외에서 분열능이 높다면, 소수 존재하는 종양세포도 검출이 가능할 수 있습니다(case 2-10-1, 2-10-2)(제4장 **표 4-1** 참조).

또한 PCR은 해상도가 1 kb 이하 크기의 유전적 변이를 검출할 수 있는데 반해, FISH는 해상도가 간기세포 대상은 100 kb-2 Mb, 중기세포는 1-3 Mb 정도로 낮습니다.

참고 2-3. CLL 환자에서 염색체 이상을 검출하기 위한 G-분염법 중기세포 결과와 간기세포 FISH 결과 비교 연구

CLL 세포는 생체 외에서 분열능이 감소되어 있으므로 염색체 이상을 검출하기 위해 간기세포 FISH 검사를 주로 시행합니다. trisomy 12, del(13q), del(11q), del(17q)에 해당되는 probe를 이용해서 간기세포 FISH를 시행하면 60–80% 환자에서 염색체 이상 검출이 가능합니다. 그런데, G-분염법 염색체 검사 시 CpG-oligonucleotide DSP30와 IL-2 (DSP30/IL2)와 같은 유사 분열촉진제를 첨가하여 세포 배양을 시행할 경우 CLL 세포의 분열능을 촉진시켜서 80% 환자에서 염색체 이상 검출이 가능하다고 보고되어 있습니다.
한 연구에서 간기세포 FISH에서 정상결과였던 CLL 환자 중 22~36%은 DSP30/IL2 mitogen을 추가한 G-분염법으로 비정상 핵형이 관찰되었으며, 이들은 예후가 불량하였습니다(Blood 2012:119:2310). 따라서 간기세포 FISH에서 정상결과를 나타내는 환자에서도 G-분염법으로 비정상핵형 여부를 확인하는 것이 예후를 판정하는 데 중요할 수 있습니다.

참고 2-4. MDS에서 del(5q)를 검출하기 위한 G-분염법 중기세포 결과와 간기세포 FISH 결과 비교 연구

del(5q) 양성인 MDS 환자에서 치료 전에 G-분염법의 중기세포와 간기세포 FISH 결과를 비교하였습니다. 어떤 환자는 70% 이상의 중기세포에서 del(5q)가 관찰되었는데도 간기세포 FISH에서는 검출하지 못했다고 합니다(물론 G-분염법에서는 검출하지 못하고 간기세포 FISH에서만 검출했던 예도 있었음).

또한, lenalidomide 치료 후 10% 이상 환자에서 G-분염법에서만 염색체 이상 검출이 가능했고 간기세포 FISH에서는 검출하지 못했습니다(Haematologica 2011:96:319). 일반적으로 치료 후에는 생체 외에서 종양세포의 체세포분열능이 감소되어 G-분염법보다 간기세포 FISH에서 유전적 이상 검출률이 더 높습니다. 그러나 del(5q) 염색체 이상을 가지고 있는 환자 중 일부는 간기세포 FISH보다 G-분염법이 염색체 이상을 검출하는 데 더 예민함을 알 수 있습니다. 이는 del(5q) 양성인 세포가 소수 존재하지만, 생체 외 분열능이 높은 경우는 G-분염법의 중기세포에서는 검출이 가능하고, 간기세포 FISH에서는 검출하지 못한 것으로 생각됩니다. 염색체 이상의 종류에 따라 생체 외 분열능이 높을 수도 있고 낮을 수도 있으므로, G-분염법과 간기세포 FISH 중 염색체 이상을 검출하기에 어느 검사가 더 예민할지 알 수 없습니다.

결론적으로, 간기세포 FISH는 세포분열 능력과 관계없이 전체세포에서 종양세포가 존재하는 비율을 나타내는 것이며, 중기세포를 얻을 수 없는 검체에서는 염색체 이상을 검출하기에 유리합니다. 그러나 존재하는 분포비율이 낮지만 생체외 분열능이 높은 종양세포를 검출할 때는 G-분염법의 중기세포 검사가 염색체 이상 검출에 더 유리할 수도 있습니다.

Case 2-10-1. 염색체 이상을 가진 세포가 간기세포보다 중기세포에서 더 높은 비율로 관찰되는 증례.

36세 남자가 AML로 진단받았고 염색체 검사에서는 20q의 결실이 관찰되었습니다.
일반적으로 항암제 치료 후 백혈병 세포는 생체 외에서 분열 능력이 감소되어, 중기세포에서는 주로 정상세포가 관찰되고, 간기세포에서 염색체 이상을 가진 세포가 다수 관찰됩니다.
그러나 본 환자는 항암제 치료 후에 백혈병 세포의 생체외 분열 능력이 우세하여 비정상 핵형의 비율이 G-분염법의 중기세포가 간기세포보다 높았습니다.
종양 세포의 생체 외 분열 능력은 환자마다 다르고 예측할 수 없으므로, 치료 후 중기세포와 간기세포 분석 결과를 종합적으로 해석해야 합니다.

	G-분염법 염색체 이상 세포 %	간기세포 FISH 양성 세포 %
진단 시	100%	99%
30일 후	50%	12%
40일 후	100%	40%

Case 2-10-2. G-분염법에서는 trisomy 8이 관찰되었으나, 간기세포 FISH에서는 음성이었던 AML

*나이/성별 : 53세/남자
*진단 : AML
*G-분염법 : 47,XY,+8[3]/46,XY[17]
*간기세포 FISH : nuc ish(CEP8x2)[200]
nuc ish(RUNX1T1, RUNX1)x2[200]

AML 환자에서 trisomy 8이 20개 중기세포 중 3개(15%)에서 단독 염색체 이상으로 관찰되었습니다. 그러나 CEP8과 t(8;21)에 해당하는 *RUNX1/RUNX1T1* probe를 이용하여 간기세포 FISH를 시행한 결과에서는 trisomy 8에 해당되는 소견을 관찰할 수 없었습니다.
이와 같이 G-분염법과 간기세포 FISH 결과가 불일치를 보이는 것은 trisomy 8 양성 세포가 소수 존재하여 간기세포 FISH의 예민도 수준에서는 검출하지 못하였으나, G-분염법에서는 소수의 비정상 세포가 활발하게 분열하여 비정상 중기세포로 관찰되었기 때문입니다.

CML의 역사 (II)

1973년. t(9;22) 염색체의 발견(Janet Rowley)

Rowley는 CML에서 관찰되는 Philadelphia chromosome이 Peter Nowell과 David Hungerford가 처음에 생각했던 것처럼 22번 염색체의 단순한 결실형태가 아니라 9번과 22번 염색체간의 상호 전좌, 즉 t(9;22)임을 처음으로 증명하였습니다(Letter: a new consistent chromosomal abnormality in chronic myelogeneous leukemia identified by quinacrine fluorescence and Giemsa staining. Nature 1973:243:290). 이러한 발견은 quinacrine과 Giemsa 등 염색법 기술의 발전으로 가능하게 되었습니다.

또한 Rowley는 염색체 이상이 종양의 결과물이 아닌 발생 원인임을 증명한 첫 번째 인물입니다. 즉, t(9;22)이 모든 CML 환자의 대부분의 세포에서 관찰되는 사실을 미루어 볼 때 t(9;22)은 종양의 결과가 아니라 CML 발생을 일으키는 직접적인 원인이라고 주장하였습니다. 이러한 Rowley의 주장이 처음에는 받아들여지지 않다가 후에 다른 연구자들에 의해 *BCR/ABL1* 융합전사물(fusion transcript)이 형질전환활성(transforming activity)을 가지고 있음을 증명하면서 Rowley 주장이 맞았음을 받아들이게 됩니다.

1982–1990년. BCR/ABL1의 분자유전학적 특성 규명

Nora Heisterkamp, John Groffen, Witte와 동료들

여러 연구자들(Nora Heisterkamp, John Groffen 등)의 열정적인 협동 연구로 인해 9번 염색체와 22번 염색체의 절단점(breakpoint)을 규명하고 클론닝(cloning)에 성공하였으며, t(9;22)는 9번 염색체에 있는 *ABL1* 유전자와 22번 염색체에 있는 *BCR* 유전자가 융합전사물(fusion transcript)을 생성하고 비정상적인 단백 (p210)을 생성함을 밝혀내게 되었습니다(Nature 1983:306:239, Cell 1984:36:93).

또한 Witte와 그의 동료자들은 t(9;22)이 티로신키나제 활성도(tyrosine kinase activity)를 증가시키며, 형질전환동물(transgenic mice)에서 백혈병을 유발시키는 형질전환 활성(transforming activity)이 있음을 증명하였습니다.

결론적으로 *BCR/ABL1* 재배열이 CML의 직접적인 종양 유발 원인임을 증명할 수 있었습니다. 이러한 연구결과들은 1914년 Theodore Boveri가 주장한 "염색체 이상이 종양을 일으킨다"는 가설과 1973년 Rowely이 주장했던 "t(9;22)은 종양의 결과가 아니라 CML 발생을 일으키는 직접적인 원인"이었음을 확실하게 증명할 수 있게 되었습니다.

3 혈액종양의 질환별 염색체 이상

염색체를 분석할 때 각 종양과 연관된 염색체 이상의 종류를 분명히 인지하고 있어야, 중요한 염색체 이상을 놓치지 않고 검출할 수 있습니다.

본 장에서는 각 혈액종양과 연관성 있는 대표적인 염색체 이상의 종류와 특징을 살펴보고자 합니다.

자세한 사항은 웹사이트 "http://atlasgeneticsoncology.org"에 염색체 이상 사진과 함께 특징이 잘 정리되어 있으므로 참조하여 주십시오.

1. 급성골수성백혈병(AML, acute myeloid leukemia)

1) AML 진단과 염색체 이상

t(15;17)(q24;q22)와 같이 AML (acute promyelocytic leukemia, APL)에 특이적인 염색체 이상도 있지만, 그 외 염색체 이상은 AML에서만 관찰되는 것이 아니고 다른 계열의 혈액종양에서도 관찰될 수 있습니다. 즉, 염색체 이상은 AML을 진단하는 데 도움이 된다는 의미이며, 염색체 결과만으로 특정 혈액종양을 진단하는 것은 어렵습니다(단, 예외적으로 t(15;17)(q24;q22)이 관찰된 경우는 APL로 진단 가능함). 예를 들면, AML과 연관된 염색체 이상에 +8이 있는데, +8이 관찰되었다고 AML로 진단할 수는 없습니다. +8은 AML뿐만 아니라, MDS, MPN에서도 관찰될 수 있는 염색체 이상입니다. 다른 혈액학적 소견이 AML에 합당하고, 염색체 결과도 AML과 연관성 있는 염색체 이상인 +8이 관찰되었으므로, AML을 진단하는 데 도움이 된 것입니다.

AML의 세포 형태학적 특징과 연관성이 높은 염색체 이상이 있습니다. 예를 들면, 호산구증가증이 있는 AML에서는 t(8;21) 또는 inv(16) 염색체 이상이 동반되는 경우가 많습니다. 그러나, 호산구증가증이 있다고, t(8;21), inv(16)이 반드시 관찰된다는 의미는 아니며, 다른 염색체 이상이 관찰될 수도 있습니다. 또한 호산구증가증이 없는 AML에서도 t(8;21) 또는 inv(16) 염색체 이상이 관찰될 수 있습니다.

다음 **표 3-1**에 정리된 것과 같은 세포 형태학적 특징을 나타낼 때는 그와 연관된 염색체 이상을 주의 깊게 관찰할 필요가 있습니다.

표 3-1. 세포 형태학적 특징에 따른 염색체 이상의 종류

세포 형태학적 특징	염색체 이상
Basophilia	t(6;9)(p23;q34.1)
Eosinophilia	t(8;21)(q22;q22.1), inv(16)(p13.1q22)
Hemophagocytosis	t(8;16)(p11;p13), t(16;21)(p11;q22)
Thrombocytosis	inv(3)(q21.3q26.2), t(3;3)(q21.3;q26.2)

또한 t(8;21), inv(16) 또는 t(15;17) 염색체 이상이 관찰되는 경우는 골수모구가 20% 이하라도 MDS가 아닌 AML로 진단해야 합니다. t(9;11), t(6;9), inv(3)/t(3;3), t(1;22) 염색체 이상이 관찰되고 골수모구가 20%

이하인 경우는 AML로 진단하지는 않지만 AML로 진행될 위험성이 높음을 염두에 두어야 합니다.

2) AML과 연관된 염색체 이상의 종류

표 3-2-1, 3-2-2에 정리된 염색체 이상은 AML과 연관성 있는 염색체 이상으로 보고된 것 중 대표적인 것만 정리한 것이고, 드물게 관찰되는 염색체 이상은 포함되어 있지 않습니다. 또한 AML과 연관된 염색체 이상이 최근에도 지속적으로 보고되고 있으므로, 흔히 관찰되지 않는 염색체 이상이 관찰된 경우는, 인터넷이나 문헌 검색을 통하여 그 질환과 연관성이 있는 염색체 이상으로 보고되어 있는지 확인할 필요가 있습니다(제9장. 유용한 웹 참조).

연령에 따라서도 AML과 연관된 염색체 이상의 종류에 차이가 있습니다. 비정상핵형의 빈도는 성인 AML에서 55%, 소아 AML에서 70~80% 정도로 보고되었습니다. *KMT2A* 재배열은 영아에서 빈도가 높고, *CBF*-재배열은 소아에서 빈도가 높으며, monosomy 7, del(5q), inv(3)은 성인에서 빈도가 높습니다(Blood 2012;120;3187).

다운증후군 연관 AML에서는 t(8;21), inv(16)은 드물고, +21이 체질성 염색체 이상으로 관찰되고, t(1;22),+8, +11, dup(1q), del(6q), del(7p), dup(7q), del(16q) 등이 관찰됩니다.

표 3-2-1. AML 분류(WHO 2016)

AML wth recurrent genetic abnormality
t(8;21)(q22;q22.1), *RUNX1/RUNX1T1* *PML/RARA* inv(16)(p13.1q22), t(16;16)(p13.1;q22): *CBFB/MYH11* t(9;11)(p21.3;q23.3), *MLLT3/KMT2A* t(6;9)(p23;q34.1), *DEK/NUP214* inv(3)(q21.3q26.2),t(3;3)(q21.3;q26.2), *GATA2*, *MECOM* t(1;22)(p13.3;q13.3): *RBM15/MKL1* *BCR/ABL1* mutated *NPM1* biallelic mutations of *CEBPA* mutated *RUNX1*
AML with myelodysplasia related changes
Complex karyotype(3개 이상의 염색체 이상) Unbalanced abnormalities -7/del(7q),del(5q)/t(5q),i(17q)/t(17p),-13/del(13q),del(11q),del(12p)/t(12p),idic(X)(q13) Balanced abnormalities t(11;16)(q23.3;p13.3), t(2;11)(p21;q23.3), t(3;21)(q26.2;q22.1), t(1;3)(p36.3;q21.2) t(5;12)(q32;p13.2), t(5;7)(q32;q11.2), t(5;17)(q32;p13.2), t(5;10)(q32;q21.2), t(3;5)(q25.3;q35.1)

표 3-2-2. AML과 연관성이 높은 염색체 이상

염색체 이상	유전자
+1, der(1;7)(q10;p10)	
inv(3)(q21.3q26.2), t(3;3)(q21.3;q26.2), ins(3;3)(q21.3;q26.2)	*MECOM*(3q26.2), *GATA2*(3q21.3)
t(3;21)(q26.2;q22.1)	*MECOM*(3q26.2), *RUNX1*(21q22.1)
+4	
del(5q)	
t(6;9)(p23;q34.1)	*DEK*(6p23), *NUP214*(9q34.1)
del(7q), -7	
+8	
t(8;16)(p11;p13), t(8;22)(p11;q13) t(8;19)(p11;q13), inv(8)(p11q13)	*KAT6A*(8p11)
t(8;13)(p11;q12), t(8;9)(p11;q33) t(6;8)(q27;p11)	*FGFR1*(8p11)
t(8;21)(q22;q22.1)	*RUNX1*(21q22.1), *RUNX1T1*(8q22)
t(9;22)(q34;q11.2)	*BCR*(22q11.2), *ABL1*(9q34)
del(9q)	
t(4;11)(q21;q23.3) t(9;11)(p21.3;q23.3) t(6;11)(q27;q23.3) t(11;19)(q23.3;p13.3) t(11;19)(q23.3;p13.1) t(10;11)(p12;q23.3) t(1;11)(q21;q23.3)	*KAMT2A/AFF1* *KAMT2A/MLLT3* *KAMT2A/MLLT4* *KAMT2A/MLLT1* *KAMT2A/ELL* *KAMT2A/MLLT10* *KAMT2A/MLLT11*
+11,del(11)(q23)	
12p abnormality	
+13	
t(15;17)(q24;q21)	*PML*(15q24), *RARA*(17q21)
variant *RARA* t(11;17)(q23.2;q21) t(11;17)(q13.4;q21) t(5;17)(q35.1;q21) t(17;17)(q21;q21)	 *ZBTB16/RARA* *NUMA1/RARA* *NPM1/RARA* *STAT5B/RARA*
+15	
inv(16)(p13.1q22), t(16;16)(p13.1;q22), del(16)(q22)	*CBFB*(16q22), *MYH11*(16p13.1)
i(17)(q10)	
+19	
del(20q)	
+21	
+22	
-X or -Y	

3) AML 예후와 연관된 염색체 이상

t(8;21), inv(16), t(15;17) 염색체 이상은 예후가 좋은 군으로 조혈모세포 이식 없이 항암제 치료로 관해에 도달할 수 있습니다. 반면, 복잡핵형은 불량한 예후를 나타냅니다(**표 3-3**). 동일한 염색체 이상도 연령이 높을수록(≥60세) 불량한 예후를 보입니다.

표 3-3. 2017 ELN (European Leukemia NET)의 염색체 이상에 따른 예후 분류(Blood 2017;129:430)

Risk	Subsets
Favorable	t(8;21)(q22;q22.1); *RUNX1/RUNX1T1* Inv(16)(p13.1q22) or t(16;16)(p13.1;q22); *CBFB/MYH11* Mutated *NPM1* without *FLT3-ITD* or with *FLT3*-ITD low* Biallelic mutated *CEBPA*
Intermediate	Mutated *NPM1* and *FLT3*-ITD high* Wild-type *NPM1* without *FLT3*-ITD or with *FLT3*-ITD low t(9;11)(p21.3;q23.3); *MLLT3/KMT2A* Cytogenetic abnormalities not classified as favorable or adverse
Adverse	inv(3)(q21.3q26.2) or t(3;3)(q21.3;q26.2); GATA2, MECOM t(6;9)(p23;q34.1); *DEK/NUP214* t(v;11)(v;q23.3); *KMT2A* 재배열 t(9;22)(q34:q11.2); *BCR/ABL1* del(5q) -7 17p 재배열: del(17p), -17 Complex karyotype**, monosomal karyotype*** Wild type *NPM1* and *FLT3*-ITD high* Mutated *RUNX1* Mutated *ASXL1* Mutated *TP53*

Abbreviations: AML, acute myeloid leukemia; ITD, internal tandem duplication.; v, variable partner

* *FLT3*-ITD allelic ratio : low <0.5, high ≥0.5. DNA fragment 분석에서 *FLT3*-ITD 커브의 면적을 *FLT3* wild type 커브 면적으로 나눈 비율임.

** Complex karyotype is defined as three or more chromosome abnormalities in the absence of one of the WHO designated recurring translocations or inversions: t(8;21), inv(16) or t(16;16), t(15;17), t(9;11), t(v;11)(v;q23), t(6;9), inv(3) or t(3;3)

*** ≥2 autosomal monosomies or a single monosomy with additional structural abnormalities.

4) AML과 연관성 있는 각 염색체 이상의 특징

(1) t(1;22)(p13.3;q13.3)

주로 소아에서 acute megakaryoblastic leukemia (AMKL)와 연관해서 관찰되는 염색체 이상입니다. 특히 다운증후군을 가지고 있는 소아에서 빈도가 높고, 다운증후군이 없는 AMKL 소아보다 예후가 좋은 것으로 보고되어 있습니다.

t(1;22)은 1p13.3의 *RBM15* 유전자와 22q13.3의 *MKL1* 유전자 사이의 재배열을 발생시키며, 다운증

후군의 경우 *GATA1* 병적유전자 변이와 동반되어 관찰될 수 있습니다. 다운증후군이 없는 AMKL 환자는 후천성으로 발생한 trisomy 21이 연관성이 있습니다.

(2) +1,der(1;7)(q10;p10)

MDS 또는 AML에서 관찰될 수 있으며 예후는 불량한 것으로 알려져 있습니다.

(3) inv(3)(q21.3q26.2), t(3;3)(q21.3;q26.2)

가) 임상적 특징

① AML, MDS에서 관찰될 수 있으며, 일차성 또는 항암제 치료 후에 발생할 수 있습니다.

② AML이 발생하기 1~3개월 전에 요붕증(diabetes insipidus) 증상이 먼저 나타나기도 하며, 3q21q26 syndrome으로 불리기도 합니다.

③ inv(3), t(3;3) 이상은 융합전사물(fusion transcript)을 생성하는 기전이 아니라 3q21.3에 위치하는 *GATA2* 유전자의 enhancer가 재배치(repositioning)됨에 따라 3q26.2에 위치하는 *MECOM* 유전자 발현이 증가되는 것이 중요한 기전입니다. 이는 불량한 예후와 연관성이 있는 것으로 보고되어 있습니다.

나) 세포형태학적 특징

혈구이형성 및 거핵구 수적이상을 동반하는 경우가 많으나, 혈소판 증가증을 항상 동반하는 것은 아닙니다.

다) 세포유전학적 특징

① variants : t(3;3)(q21.3;q26.2), ins(3;3)(q21.3;q26.2)

② 추가적 염색체 이상

Monosomy 7, trisomy 8, 5q 결실이 추가적인 염색체 이상으로 동반될 수 있습니다.

inv(3) 또는 t(3;3)은 염색체 해상도가 나쁜 중기세포에서는 관찰이 쉽지 않으므로, monosomy 7이 단독 염색체로 관찰될 경우, 혹시 inv(3)과 같은 일차성 염색체 이상이 동반되어 있지 않은지 주의깊게 관찰할 필요가 있습니다.

(4) t(3;21)(q26.2;q22.1)

치료와 관련되어 발생한 AML 또는 CML에서 질환이 진행될 때 동반될 수 있는 염색체 이상이며, 미세한 염색체 결함 형태이므로 주의 깊게 관찰해야 합니다.

(5) del(5q)

AML 또는 MPN에서 단독으로 관찰되는 경우는 드물고, 다른 염색체 이상과 동반되어 복잡핵형(complex karyotype)에서 흔히 관찰됩니다. 또한 알킬화제제(alkylating agent) 치료 후 발생한 치료관련 골수구계 종양과 연관되어 관찰될 수 있습니다.

과거에 monosomy 5로 생각되었던 증례들은 분자유전학기법으로 연구한 결과 복잡불균형재배열(complex unbalanced rearrangement)로 생성된 5q결실이었으며, 5번 염색체 전체의 완전소실은 실제 거의 없는 것으로 생각됩니다(제5장. 그림 5-21 참조).

(6) t(6;9)(p23;q34.1)

가) 임상적 특징

예후는 불량한 것으로 알려져 있습니다.

나) 세포형태학적 특징

호염기구 증가(basophilia)를 동반하는 것이 특징입니다.

다) 세포유전학적 특징

① 추가적 염색체 이상 : trisomy 8, trisomy 13, trisomy 21

② 미세한 염색체 결함이고 보통 단독 염색체 이상으로 관찰됩니다. AML에서 호염기구 증가가 동반되어 있을 때는 t(6;9) 염색체 이상을 주의깊게 관찰해야 합니다.

(7) del(7q)

절단점은 다양한데, 주로 7q22~7q31 부위가 흔합니다. 5번 염색체 이상과 동반되어 관찰되는 경우가 많고, 예후는 불량합니다.

(8) Monosomy 7

가) 임상적 특징

① AML, MDS, MPN 등에서 관찰됩니다. 특히 JMML (juvenile myelomonocytic leukemia)과 연관성이 높은 이상입니다.

② 불량한 예후와 연관이 있습니다.

나) 세포유전학적 특징

클론 진화(clonal evolution)가 발생할 때 일차성 염색체 이상에 동반되어 흔하게 관찰되는 염색체 이상이며, 골수구 계열의 혈액종양에서 단독 염색체 이상으로 관찰되기도 합니다. 특히 5q 결실과 연관되어 monosomy 7이 관찰되는 경우가 많습니다.

(9) Trisomy 8

가) 임상적 특징

AML, MDS, MPN 등에서 관찰됩니다.

나) 세포유전학적 특징

클론 진화(clonal evolution)가 발생할 때 일차성 염색체 이상에 동반되어 흔하게 관찰되는 염색체 이상이며, 골수구 계열의 혈액종양에서 단독 염색체 이상으로 관찰되기도 합니다. 림프구 계열의 종양에서 단독으로 trisomy 8이 관찰되는 경우는 드뭅니다.

(10) t(8;16)(p11;p13)

가) 임상적 특징

① AML에서 일차성으로 드물게 관찰될 수 있으며, 혈액응고 이상이 동반되어 있는 젊은 환자에서 관찰될 수 있습니다. 피부에 백혈병이 침범되어 있는 경우도 흔합니다. 일차성으로 발생하는 경우는 주로 영아나 소아에서 관찰되며, 치료없이 자연적으로 관해되는 선천성 백혈병에서 보고되어 있습니다.

② 이차성으로 발생하는 경우는 방사선 치료 또는 항암제 치료 후 발생할 수 있습니다.

나) 세포형태학적 특징

백혈병 세포가 혈구세포를 탐식하고 있는 것을 관찰할 수 있습니다(haemophagocytosis).

다) 세포유전학적 특징

① variants : t(8;22)(p11;q13), t(8;19)(p11;q13), inv(8)(p11q13)

② 추가적 염색체 이상 : trisomy 1, trisomy 8

(11) t(8;21)(q22;q22.1)

가) 임상적 특징

① AML과 연관성이 높은 염색체 이상이며, 성인보다 소아에서 빈도가 높습니다.

② 주로 일차성 AML과 연관되어 관찰되지만 항암제 치료(topoisomerase II interactive drug) 후 또는 벤젠 노출 후 발생한 AML에서도 관찰될 수 있습니다.

③ t(8;21)이 관찰될 경우 골수모구가 20% 이하라도 MDS가 아닌 AML로 진단해야 하는 중요한 염색체 이상입니다.

④ 예후는 양호한 것으로 알려져 있습니다. 그러나 *KIT* 병적유전자 변이가 동반되어 있는 경우는 불량한 예후를 나타냅니다.

나) 세포형태학적 특징

① 호산구증가증이 흔히 동반됩니다. 그러나 호산구증가증이 없는 AML에서도 t(8;21)이 관찰될 수 있습니다.

② Auer rod도 흔히 관찰되며, 호중구에서 Auer rod가 관찰되기도 합니다.

③ 골수모구는 세포질이 풍부하고, 다수의 azurophilic 과립(granules)을 포함하며, 몇 개의 과립들이 비정상적으로 융합되어 매우 큰 과립형태로 관찰되기도 합니다.

④ 골수구 계열 세포에 이형성 변화(dysplastic change)가 심하게 관찰되는데, 비정상적인 granulation, homogenous pink colored cytoplasm, 세포질 가장자리를 따라 basophilic lining, pseudo Pelger-Huet anomaly 등이 관찰되기도 합니다(제1장. 그림 1-3 참조).

⑤ t(8;21) 염색체 이상을 가진 AML은 면역표현형검사에서 myeloperoxidase는 양성이나 CD13과 CD33은 음성일 수 있습니다. 또한 CD19와 CD34가 동시에 양성인 경우는 다른 AML에서는 드물고, t(8;21) 염색체 이상과 연관이 높습니다.

다) 세포유전학적 특징

① variants

전형적인 t(8;21) 형태는 현미경으로 관찰이 어렵지 않은데, 복잡전좌(complex translocation) 형태로 관찰될 때는 정확하게 인지하기 어려울 수 있습니다.

t(8;21)와 연관된 세포 형태학적 특징이 있는 경우, 주의 깊게 염색체를 관찰하고, FISH 또는 PCR 검사를 추가해서 *RUNX1/RUNX1T1* 재배열 여부를 꼭 확인해야 합니다.

② 추가적 염색체 이상

추가적인 염색체 이상을 동반하는 경우가 많은데, X 또는 Y 염색체의 소실, 9q 결실, trisomy 8, monosomy 7, 7q 결실, +21 등입니다. 특히 9q 결실은 t(8;21) 염색체 이상에 동반되어 이차성 염색체 이상으로 관찰되는 경우가 흔합니다. 따라서 t(8;21)이 확실하게 관찰되지 않더라도, 9q 결실이 있는 경우는 t(8;21) 염색체 이상 여부를 FISH 또는 PCR 방법으로 다시 확인할 필요가 있습니다.

다른 염색체 이상은 이차성 염색체 이상이 동반될 경우 예후가 나쁜데, t(8;21)에서 동반된 이차성 염색체 이상은 나쁜 예후와의 연관성이 낮은 것으로 보고되어 있습니다. t(8;21) 염색체 이상에서 *KIT* 병적유전자 변이 유무가 예후에 중요한 요인입니다. 즉, *KIT* 병적유전자 변이가 양성이면 예후가 나쁘고 음성이면 예후가 좋습니다.

③ 일부 소아에서 t(8;21) 염색체 이상이 태아 시기(in utero) 때부터 관찰될 수 있으며, 백혈병 증상이 발현되기 위해서는 출생 후 이차적 병적유전자 변이가 필요한 것으로 보고되어 있습니다.

④ t(8;21)은 골수구 계열 세포에서 관찰되며, 적혈구와 거핵구 계열 세포는 종양 클론이 아닙니다.

따라서 염색체 검사 시 직접 배양법만 시행하게 되면, 초기에 분열하는 정상 적혈구 계열의 중기세포만 관찰하게 되어, t(8;21) 염색체 이상의 검출이 어려울 수 있습니다. 따라서 t(8;21) 염색체 이상을 검출하기 위해서는 24시간 이상 배양하는 방법으로 염색체 검사를 시행해야 합니다.

(12) t(9;22)(q34;q11.2)

가) 임상적 특징

AML과 ALL에서는 불량한 예후를 가진 염색체 이상입니다. 일반적인 항암치료제로는 치료성적이 나쁘지만 티로신키나제 저해제 치료와 조혈모세포이식을 시행할 경우 생존율을 향상시킬 수 있습니다.

나) 세포유전학적 특징

① Variant; 복잡재배열 형태 또는 미세한 삽입형태로 재배열이 발생할 경우 정확하게 인지가 어려울 수 있으므로 RT-PCR 또는 FISH 검사로 *BCR/ABL1* 재배열 확인이 필요합니다.

② 진단 시 *CEBPA* 병적유전자 변이, *NPM1* 병적유전자 변이, inv(16)(p13.1q22), 또는 inv(3)(q21.3q26.2)이 있는 AML 환자에서 *BCR/ABL1* 재배열이 동시에 관찰될 수도 있습니다. 또한 AML 진단 시는 t(9;22)이 관찰되지 않다가 재발 시에 t(9;22)이 관찰되는 증례도 보고되어 있습니다(제5장. case 5-9 참조).

(13) *KMT2A*와 연관된 재배열

가) 임상적 특징

① *KMT2A* 재배열은 다양한 종류의 혈액종양에서 관찰될 수 있습니다. 즉, AML과 ALL (B세포와 T세포계열), biphenotype leukemia, 치료관련 골수구계 종양(특히 topoisomerase II inhibitor 치료 후) 등에서 관찰됩니다. 또한 영아 ALL의 경우 70~80%의 높은 빈도로 *KMT2A* 재배열이 관찰될 수 있다고 보고되어 있습니다(소아 ALL은 15~20%, 성인 ALL은 30% 이하에서 연관성이 있는 것으로 보고됨). 또한 AML with MDS related changes 또는 therapy-related AML의 경우 t(2;11)(p21;q23.3) 또는 t(11;16)(q23.3;p13.3) 등과 연관이 있을 수 있습니다.

② 임상적으로 다양한 특징을 보이는 이유는 *KMT2A*와 재배열을 일으킨 파트너 염색체의 종류가 다양하기 때문이며 그 종류에 따라 예후가 다릅니다. 성인 AML에서 t(9;11)을 가지고 있는 경우 좋은 예후를 보이고, t(6;11)인 경우 불량한 예후를 보입니다. 소아 AML의 경우도 비슷한 양상을 보이는데, t(1;11)의 경우 예후가 좋고, t(6;11)의 경우 나쁜 예후를 보인다고 합니다(Blood 2009;114;2489).

나) 세포유전학적 특징

KMT2A 재배열은 다양한 파트너 염색체와 다양한 종류의 재배열을 일으키고, 재배열을 일으키는 절단점(breakpoint)도 일정하지 않고 다양하여 유전학적으로 다양(genetically heterogeneous)한 특징이 있습니다(제2장. 그림 2-9, 10 참조).

① 다양한 파트너 염색체

*KMT2A*와 재배열을 일으키는 파트너 염색체의 종류는 굉장히 다양해서 현재 120개 이상의 종류가 보고되어 있습니다. 주로 t(4;11)(q21;q23.3), t(9;11)(p21.3;q23.3), t(11;19)(q23.3;p13.1 or p13.3), t(6;11) (q27;q23.3), t(10;11)(p12;q23.3) 등의 형태로 관찰될 수 있습니다. 드물게 1p32, 1q21, 2p21, 17q12~21, 17q25 부위와도 전좌를 일으킬 수 있습니다. 이러한 특성들이 *KMT2A* 재배열을 검출하는 검사를 어렵게 만드는 요소입니다. ALL의 경우 t(4;11)의 빈도가 가장 높고, 그 다음으로 t(11;19), t(9;11) 재배열이 주로 차지하고, AML의 경우, t(9;11), t(10;11), t(11;19), t(6;11) 등이 주로 연관이 있다고 보고되어 있습니다(BJH 2010;152;141).

*KMT2A*과 재배열을 일으킨 파트너 염색체의 종류에 따라 예후가 다르다는 특징이 있습니다. 성인 AML의 경우, t(9;11)인 경우 좋은 예후를 보이고, 나머지 재배열은 불량한 예후를 보입니다. 따라서 단순히 *KMT2A* 재배열 양성 여부만을 보고하는 것은 미흡하고, 어느 파트너 염색체와 재배열을 일으켰는지 정확하게 염색체 이상을 확인하고 보고하는 것이 중요합니다. 예를 들면, AML with t(9;11)(p21.3;q23.3); *KMT2A/MLLT3*과 같이 보고하여야 합니다.

② 다양한 재배열 종류

KMT2A 재배열 중 80%는 전좌 형태로 발생하고, 5%에서는 역위 또는 결실 형태, 15%에서는 삽입 또는 3way 전좌와 같은 복잡한 재배열이 생성되어 염색체 형태가 다양하게 관찰될 수 있습니다. 또한 재배열 형태가 미세한 형태로 발생한 경우는 G-분염법에서 확인이 어려울 수 있습니다.

③ 다양한 절단점(breakpoint)

KMT2A 유전자는 총 37개의 exon으로 구성되어 있는데, 이 중 BCR (breakpoint cluster region)은 exon 8부터 exon 13까지 걸쳐 있어 8 kb에 해당하는 넓은 부위에 분포하고 있습니다(Leukemia 2009;23;1490). 이와 같이 다양한 절단점의 존재가 *KMT2A* 재배열을 검출하기 어렵게 하는 요인이 될 수 있습니다. 따라서 *KMT2A*의 다양한 절단점을 커버할 수 있고, 다양한 파트너 염색체 종류와 무관하게 *KMT2A* 재배열 유무를 확인할 수 있는 *KMT2A* breakapart probe를 이용한 FISH가 가장 유용하게 이용될 수 있습니다.

다) *KMT2A* 재배열의 파트너 유전자에 따른 특징

① t(9;11)(p21.3;q23.3)

주로 영아와 소아 백혈병에서 관찰되며, 성인에서도 관찰될 수 있습니다.

ALL에서는 드물게 관찰되고, AML에서 더 흔하게 관찰되며, 주로 myelomonocytic 또는 monocytic형태의 AML과 연관성이 가장 높습니다.

*KMT2A*와 연관된 다른 염색체 이상보다는 예후가 좋은 것으로 알려져 있습니다.

② t(11;17)(q23.3;q21)

KMT2A 재배열과 연관되어 발생한 t(11;17) 염색체 형태는 APL에서 관찰되는 *RARA* 재배열에 의해 발생한 t(11;17)(q23.2;q21) 염색체 형태와 비슷하여 혼동을 초래할 수 있습니다. 따라서 FISH 또는 분자유전학적 검사법으로 *KMT2A* 재배열 여부를 확인할 필요가 있습니다.

③ t(11;19)(q23.3;p13.1 or p13.3)

19번 염색체의 절단점(breakpoint)이 다양할 수 있는데, 19p13.1(*ELL*)의 경우 주로 성인에서 관찰되고, 19p13.3(*MLLT1*)은 주로 소아 AML과 연관되어 재배열이 발생합니다.

라) 기타

① 11q23 부위의 결실(deletion)

단순히 결실된 것이 아니라 *KMT2A*의 전좌나 또는 삽입 형태일 수 있으므로, 반드시 FISH로 재배열 여부를 확인할 필요가 있습니다. 특히 t(6;11)(q27;q23.3)은 11q 결실로 잘못 판독하기 쉽습니다. 그러나 *KMT2A* 재배열과 상관없이 단순히 11q23 부위의 결실이 발생할 수도 있으며, 이는 *KMT2A* 재배열이 있는 환자보다 예후가 좋으므로 반드시 감별해야 합니다.

② Trisomy 11

KMT2A 유전자의 partial tandem duplication (PTD) 재배열과 연관성이 있으며, trisomy 11이 단독 염색체 이상으로 관찰되는 것은 골수구 계열 질환에 특이적이며, 다른 세포 계열의 질환에서는 거의 관찰되지 않습니다.

③ 11q23과 연관된 대부분의 염색체 이상이 미세한 염색체 결함 형태로 관찰되고, 어느 염색체 부위와 전좌를 일으켰을지 예측이 어려우므로 주의 깊게 관찰해야 합니다. 특히 영아에서 발생한 백혈병, biphenotypic leukemia 등에서는 *KMT2A* 재배열 여부를 더욱 신경써서 관찰하고, FISH, PCR 검사를 추가해서 확인할 필요가 있습니다.

또한 10p12.3(*MLLT10*)과 연관된 재배열은 전좌 형태가 아니라 *KMT2A*의 3' 부위가 10번 단완(p arm)에 역위삽입(inverted insertion)된 형태로 주로 관찰될 수 있습니다.

(14) t(15;17)(q24;q21)

가) 임상적 특징

① APL에 특이한 염색체 이상으로 다른 AML 아형 및 다른 혈액종양에서는 관찰되지 않으며, CML에서 전골수구전환(promyelocytic transformation)으로 진행되는 경우에 관찰될 수 있습니다. 대부분은 일차성 APL에서 관찰되며, 드물게 항암제(topoisomerase II interactive drug) 치료 후 발생한 AML에서 관찰될 수 있습니다.

② 급성파종성혈관내응고(disseminated intravascular coagulopathy, DIC)의 합병증이 흔하게 동반됩니다.

③ 예후는 좋은 것으로 알려져 있고, ATRA (retinoic acid) 치료에 반응이 좋습니다.

나) 세포형태학적 특징

① t(15;17)(q24;q21) 염색체 이상은 APL에 특이한 염색체 이상으로 다른 AML 아형에서는 거의 관찰되지 않으므로 진단 시 유용합니다.

② 백혈병 세포의 형태가 전형적인 APL 형태와 다르더라도, t(15;17)(q24;q21) 염색체 이상이 관찰되면 APL과 동일한 치료 방침에 따를 것을 권장하고 있습니다.

③ 면역표현형 검사에서 CD2 양성, HLA-DR 음성, CD34 음성인 경우 t(15;17) 염색체 이상과 연관성이 높습니다.

다) 세포유전학적 특징

① Variants : 미세한 결함(cryptic) 또는 복잡(complex) 전좌 형태로 재배열이 발생할 경우는 t(15;17) 확인이 어려울 수 있으므로, 임상적으로 APL이 의심되는 경우에는 FISH 또는 PCR 방법으로 *PML/RARA* 재배열 양성 여부를 확인하는 것이 필요합니다. ider(17)(q10)t(15;17)은 t(15;17)로부터 유래된 17번 염색체장완의 등완염색체(isochromosome) 형태인데, 최종적으로는 *PML/RARA* 재배열 유전자가 2 copies 존재하는 형태가 됩니다. 삽입(insertion) 형태의 재배열인 경우는 염색체 15번과 17번이 정상 염색체 형태로 관찰될 수 있으므로 *PML/RARA* 재배열 여부를 FISH 또는 PCR로 확인해야 합니다.

② 추가적 염색체 이상 : t(15;17)은 대부분 단독 염색체 이상으로 관찰되지만, 진단 시에도 이차적인 염색체 이상이 동반되는 경우가 있는데, 예후에는 영향을 미치지 않는 것으로 보고되어 있습니다. 추가적 염색체 이상으로는 +8, del(7q), del(9q), +21 등이 있습니다.

③ t(15;17) 이상이 포함된 중기세포는 정상세포에 비해 염색체 해상도가 나쁜 경우가 있으므로, 해상도가 나쁜 세포를 포함해서 분석하도록 합니다.

④ 염색체 검사 시 직접(direct) 배양법은 조기에 분열하는 적혈구 계열의 중기세포를 주로 관찰할 수 있습니다. APL에서 적혈구와 거핵구 계열의 세포는 종양 클론이 아니므로, 직접 배양법만 시행하게 되면 t(15;17)을 포함한 중기세포를 얻지 못할 수도 있습니다. 따라서 적어도 24시간 이상 배양한 검체에서 관찰하는 것이 필요합니다.

⑤ 드물지만 t(15;17) 염색체 이상이 진단 시에는 관찰이 되지 않다가 재발 시 뒤늦게 관찰되는 경우도 있습니다.

⑥ *RARA* 유전자 재배열과 연관된 염색체 이상(APL-like AML) : t(15;17)에 의한 *PML/RARA* 유전자 재배열 외에 다른 형태의 *RARA* 유전자 재배열을 일으키는 염색체 이상이 있는데, 이는 *PML/RARA* 재배열에 의한 전형적인 APL과 임상적 양상이 다르므로 반드시 구분이 필요합니다.

t(11;17)(q23.2;q21)은 17q의 *RARA* 유전자가 11q23의 *ZBTB16* 유전자와 재배열을 일으킨 것인데, t(15;17)에 의한 *PML/RARA* 재배열이 있는 경우와는 다르게 ATRA 치료에 반응하지 않고 예후도 나쁩니다. 세포형태도 전형적인 APL의 형태와 차이를 보이고, Auer rod도 거의 관찰되지 않습니다. 또한 *ZBTB16/RARA* 재배열과 연관된 t(11;17)(q23.2;q21)은 KMT2A/*RARA* 재배열과 연관된 t(11;17)(q23.3;q21)의 염색체 형태와도 비슷하므로 FISH 또는 PCR 방법으로 *RARA* 재배열인지 아니면 *KMT2A* 재배열인지 확인이 필요합니다. 그 외 *STAT5B/RARA*와 연관있는 t(17;17)(q21;q21) 재배열이 양성인 경우도 ATRA 치료성적이 좋지 않습니다. t(5;17)(q35.1;q21)은 *NPM1/RARA* 재배열, t(11;17)(q13.4;q21)은 *NUMA1/RARA* 재배열을 일으키게 되는데, 이들은 ATRA 치료에 좋은 반응을 보입니다.

(15) inv(16)(p13.1q22),t(16;16)(p13.1;q22)

가) 임상적 특징

① 주로 호산구증가증(비정상적인 호산구 과립이 특징임)이 동반된 AML에서 관찰될 수 있습니다.

② 대부분은 일차성 AML에서 관찰되며, 드물게 항암제 치료(topoisomerase II interactive drug) 후 발생한 AML에서 관찰될 수 있습니다.

③ inv(16)이 관찰되는 경우 골수모구가 20% 이하라도 MDS가 아닌 AML로 진단해야 합니다.

④ 젊은 나이에 발생하고 장기종대(organomegaly), 백혈구 증가증(hyperleukocytosis), 과립구육종(granulocytic sarcoma) 등이 잘 동반됩니다.

⑤ 예후는 좋은 것으로 알려져 있습니다. 그러나 *KIT* 또는 *FLT3* 병적유전자 변이가 양성인 경우 예후가 불량한 것으로 보고된 연구도 있으나 영향을 미치지 않는다는 다른 연구결과들도 있습니다.

나) 세포형태학적 특징

면역표현형 검사에서 CD34와 CD13이 강하게 표현되고, CD33이 약하게 표현되는 특징이 있습니다.

다) 세포유전학적 특징

① variants : t(16;16)(p13.1;q22), del(16)(q22)

*CBFB/MYH11*과 연관된 재배열은 미세한 변화(cryptic)로 관찰되므로, 염색체 해상도가 좋은 경우라도 주의 깊게 관찰하지 않으면 놓치기 쉽습니다. 또한 16q가 결실된 형태로도 관찰될 수 있는데, *CBFB/MYH11* 재배열 없이 단순히 결실된 형태일 수도 있고, 재배열이 양성일 수도 있으므로 FISH 또는 PCR 등의 방법으로 *CBFB/MYH11* 재배열 유무를 확인해야 합니다.

② 추가적 염색체 이상

inv(16)은 단독 염색체 이상으로 관찰되기도 하지만, 35~40% 환자에서 +8, +22, +21, del(7q)와 같은 이차성 염색체 이상이 동반되는 경우도 있습니다. 특히 +22는 혈액종양에서 inv(16)에 국한해서 추가로 관찰되는 이차성 염색체 이상이며, 다른 일차성 염색체 이상과 동반되는 경우는 거의 없습니다. 따라서 inv(16)을 관찰하지 못하였어도, +22이 관찰되면 inv(16)이 있는지 여부를 다시 잘 관찰하고, FISH나 PCR로 확인도 필요합니다.

동반되는 이차성 염색체 이상의 빈도를 살펴보면, trisomy 22가 가장 흔하고 그 다음에 trisomy 8, del(7q)등이 동반될 수 있습니다. 이차성 염색체 이상이 동반된 경우는 치료성적에 영향을 미치지 않는 것으로 보고되어 있는데, trisomy 22가 동반되어 있을 경우 예외적으로 무재발생존율(relapse free survival, RFS)과 전체생존율(overall survial)이 좋다고 보고되어 있습니다. 또한 trisomy 8이 동반된 경우 무재발생존율에는 영향이 없었으나 생존율이 짧았습니다(Blood 2013:121:170).

(16) Trisomy 15

trisomy 15는 노화현상 중 하나로 관찰될 수 있으며, 성염색체 소실이 관찰되는 것과 같이 연령이 증가함에 따라 클론성과 무관하게 관찰될 수 있습니다. Trisomy 15는 단독으로 관찰되거나 또는 -Y와 동반되어 관찰됩니다.

(17) del(20q)

골수구계 혈액 종양에서 관찰되며, MPN, MDS, AML에서 관찰될 수 있습니다. 절단점의 위치가 다양하고, 정확한 절단점의 위치를 알기 어려울 때도 있는데, 일반적으로 20q11에서 20q12 사이에 위치합니다.

(18) Trisomy 21

가) 임상적 특징

특정 질환에 국한되지 않고 AML, MDS, MPN 등 다양한 질환에서 관찰됩니다.

나) 세포유전학적 특징

클론 진화(clonal evolution)가 발생할 때 일차성 염색체 이상에 동반되어 흔하게 관찰되는 이차성 염색체 이상 중 하나이며, 골수구 계열의 혈액종양에서 단독 염색체 이상으로 관찰되기도 합니다. 선천성 백혈병에서는 trisomy 21이 다운증후군과 연관된 체질성 염색체 이상일 수도 있으므로 감별진단이 필요합니다.

(19) X 또는 Y loss

t(8;21) 또는 t(9;22) 염색체 이상이 있는 환자에서 이차성 염색체 이상으로 성 염색체 소실이 관찰될 수 있으며, 성 염색체 소실은 예후에 영향을 미치지 않는 것으로 보고되어 있습니다. 혈액종양과 무관하게 노화현상 중 하나로 성 염색체 소실이 단독으로 관찰될 수도 있습니다.

여자 환자의 골수에서 X 염색체 소실의 빈도는 남자에서 관찰되는 Y 염색체 소실보다는 드물게 나타나며, 노화 현상 중 하나로 간주되기도 하지만 클론성이상일 수도 있습니다.

2. 골수형성이상증후군(MDS, Myelodysplastic syndrome)

1) MDS 진단과 염색체 이상

MDS와 연관성 있는 염색체 이상은 AML에서 관찰되었던 염색체 이상과 유사합니다. 예를 들면, 5q 결실, -7, +8, 20q 결실과 같은 염색체 이상은 AML뿐만 아니라 MDS에서도 관찰될 수 있습니다. MDS는 염색체의 소실(monosomy), 결실(deletion), 불균형 전좌(unbalanced translocation)에 의한 재배열이 주로 관찰되며, 균형전좌(balanced translocation)는 AML에 비해 상대적으로 드뭅니다. 특히 t(8;21), t(15;17), inv(16)이 관찰된 경우는 골수모구가 20% 이하라도, MDS가 아니라 AML로 진단해야 합니다.

MDS의 아형에 따라 염색체 이상이 관찰되는 빈도는 다양한데 MDS-EB (MDS with excess of blasts)는 50~70%에서 염색체 이상이 관찰될 수 있습니다. 일차성으로 발생한 MDS에서 염색체 이상의 빈도는 50%이고 종양치료 후 이차성으로 발생한 MDS에서는 염색체 이상 빈도가 90%까지 높게 보고되어 있습니다.

혈구감소증 환자에서 **표 3-4**에 있는 염색체 이상이 관찰되면서, 이형성(dysplasia)이 뚜렷하게 관찰되지 않을 때는 “presumptive diagnosis of MDS”로 진단하는 것이 추천됩니다(WHO 2016 기준). 반면, 혈구감소증 환자에서 이형성이 관찰되지 않으면서 +8, del(20q), -Y가 단독 염색체 이상으로 관찰되는 경우는 일단은 MDS로 바로 진단하지 말고 미결정클론성 혈구감소증(clonal cytopenia of undetermined significance)으로 간주하고 추적 관찰이 필요합니다(제4장. **표 4-11** 참조).

표 3-4. MDS와 연관된 염색체 이상

- 불균형(Unbalanced) 재배열
  +8, -7/del(7q), del(5q), del(20q), -Y, i(17q) or t(17p)
  -13/del(13q),del(11q), del(12p) or t(12p), del(9q), idic(X)(q13)
- 균형(Balanced) 재배열
  t(2;11)(p21;q23.3), t(11;16)(q23.3;p13.3), t(3;21)(q26.2;q22.1), t(1;3)(p36.3;q21.2),
  inv(3)(q21.3q26.2)/t(3;3)(q21.3;q26.2), t(6;9)(p23;q34.1)

2) MDS 예후와 염색체 이상

MDS는 혈구감소증 정도, 골수모구 비율 외에 염색체 이상의 종류가 예후 결정에 중요합니다(제1장 **표 1-3, 1-4** 참조). MDS는 예후에 따라 특별한 치료 없이 관찰만 할 수도 있고, 항암제나 조혈모세포 이식을 해야 하는 경우도 있으므로, 예후 판정을 위한 염색체 이상의 관찰이 중요합니다.

IPSS (International Prognostic Scoring System)에 따르면 예후가 좋은 염색체 이상에는 정상핵형, 5q 결실, 또는 20q 결실, Y 염색체 소실이 단독으로 있는 경우가 포함됩니다. 예후가 나쁜 염색체 이상에는 복잡핵형(complex karyotype), 또는 7번 염색체 이상이 포함됩니다. 나머지 염색체 이상은 중간(intermediate) 정도의 예후를 갖는 염색체 이상으로 분류합니다. Y 염색체의 소실은 혈액종양이 없는 노인에서 노화 현상(aging phenomenon) 중 하나로도 관찰될 수 있습니다.

3) del(5q) 염색체 이상의 특징

(1) 절단점

5q 결실 염색체 이상은 절단점 부위가 다양하여, 다양한 형태의 염색체로 관찰될 수 있습니다. 단독5q 결실증후군에서 결실되는 부위는 5q33 부위가 흔하고, AML과 MDS에서는 주로 5q22~5q31 부위에 절단점이 있는 경우가 많습니다.

(2) 단독5q 결실증후군(Isolated 5q deletion syndrome)

del(5q) 염색체 이상이 단독 또는 -7 및 del(7q)를 제외한 1개 염색체 이상이 동반된 경우이며, 고령의 여자에서 주로 발생하고, 대적혈구빈혈(macrocytic anemia), 혈소판 수 정상 또는 증가, 골수에서 특징적인 거핵구 세포 형태(hypolobulated micromegakaryocytes)를 나타냅니다. Lenalidomide (thalidomide 계통) 약제에 치료 효과가 있으므로, 염색체 이상 확인이 중요합니다. 또한 급성 백혈병으로 진행되는 빈도가 낮고 좋은 예후를 나타냅니다. 그러나 *TP53* 병적유전자 변이가 동반된 단독5q결실증후군은 불량한 예후를 나타내는 것으로 보고되어 있습니다. 또한 염색체 이상은 5q 결실이 단독으로 관찰되나, 단독5q 결실증후군의 특징을 나타내지 않는 증례들도 있으며, 이 경우 예후는 좋지 않은 것으로 보고되어 있습니다.

한국인 MDS 환자에서 단독5q결실증후군의 빈도는 2.2%로 보고되었으며, 중국(1.9~4.1%), 일본(1.3%)과 비슷하나, 서양에 비해 빈도가 낮은 것으로 보고하였습니다(이탈리아 8~9%, 미국 5.9%, 독일 및 호주 10%, Cancer Genet Cytogenet 2010;203:193). 또한 전형적인 단독5q결실증후군의 특징과 다르게, 국내환자를 대상으로 한 연구에서는 혈소판감소증이 동반되었고, 짧은 기간 내에 급성 백혈병으로 진행되어 예후가 나빴습니다(Korean J Hematol 2007;42:43).

다른 국내 연구에서도 지속적인 혈소판감소증이 있었습니다(Ann Lab Med 2014;34:466).

3. 치료관련 골수구계 종양(Therapy related myeloid neoplasm)(표 3-5)

최근 고형암과 혈액종양 환자에서 알킬화(alkylating) 제제와 국소이성화효소 Ⅱ 억제제(topoisomerase Ⅱ inhibitor) 등의 항암제 치료 후 발생하는 치료관련 골수구계 종양(therapy related myeloid neoplasm, t-MN)의 빈도가 점점 증가하고 있습니다(Best Practice & Res Clin Haematol 2013:26:309, Int J Exp Pathol 2014:7:3512). t-MN에는 치료관련 AML (therapy related AML, t-AML), 치료관련 MDS (t-MDS), 치료관련 MDS/MPN (t-MDS/MPN)이 포함됩니다.

치료관련 골수구계 종양이 발생하는 고형암 중에서는 유방암과 림프종이 가장 빈도가 높습니다. 또한 최근에는 자가면역질환에서 항대사물질(antimetabolite, azathioprine) 치료 후 t-MN이 발생할 수 있다고 보고하였으며, 신경과 질환인 다발성 경화증(multiple sclerosis) 환자에서 국소이성화효소 Ⅱ 억제제 치료 후 APL (acute promyelocytic leukemia)이 발생한 증례도 보고되었습니다.

한 국내 연구(Blood Res 2013:48:185)를 살펴보면 t-MN 환자 중에서 64%는 고형암 치료 후 발생하였고, 나머지 36%는 혈액종양 치료 후 발생하였습니다. 고형암 중에서는 유방암의 빈도가 가장 높았습니다.

t-AML 예후에 관해서는 일차성 AML과 동일하게 환자의 나이, 전신상태(performance status), 염색체 결과 등이 중요한 예후 인자로 보고되었습니다. 특히 일차성 AML에서 좋은 예후를 보이는 t(15;17), inv(16), t(8;21) 염색체를 가진 t-AML는 일차성 AML과 같이 치료에 반응이 우수하다고 보고하였습니다(그러나 생존율은 일차성 AML에 비해 나쁜 것으로 보고되어 있습니다)(Leuk Res 2012:36:1547).

t-AML에서 염색체 이상의 특징은 일차성 AML에 비해 비정상핵형의 빈도가 더 높습니다. 일차성 AML에서 비정상핵형은 50% 정도인데, t-AML은 75~90% 환자에서 비정상핵형을 보이고, 특히 복잡핵형의 빈도가 높고, t(15;17), inv(16), t(8;21)는 빈도가 상대적으로 낮습니다(t-AML의 7-22%). 항암제 종류에 따라 연관성 있는 염색체 이상의 종류가 다를 수 있는데(**표 3-5**), 대부분의 환자는 한 가지 종류의 치료만 받는 경우는 드물고 알킬화제와 국소이성화효소 Ⅱ 억제제를 동시에 투여 받는 경우가 많으므로, 치료 약제에 따른 염색체 이상 구분은 임상적 의의가 적습니다.

del(17p) 이상은 다른 혈액종양에서도 관찰될 수 있으나, 치료관련 골수구계 종양과 연관성이 높고, 예후가 나쁩니다. 17p 결실이 있는 경우 골수구계의 세포가 특징적인 이형성(dysplasia)을 나타냅니다.

표 3-5. 항암제 종류에 따른 염색체 이상

Alkylating 계열, nitrosoureas 계열 약제	
약제 종류	cyclophosphamide, melphalan, carmustine (BCNU), lomustine (CCNU)
염색체 이상	• complex karyotype, -7, 7q 결실, 5q 결실 • 12p 결실, -17, 17p 결실, 13q 결실, -18, 20q 결실 • der(1;7)(q10;p10), partial trisomy 1q • t(1;3)(p36;p21) • inv(3)(q21.3q26.2), t(3;3)(q21.3;q26.2) • t(6;9)(p23;q34.1) • t(8;16)(p11;p13)
Topoisomerase II-inhibitor	
약제 종류	etoposide, teniposide, doxorubicine,daunorubicin, epirubicin, mitozantrone, bimolane, razoxane, dactino*my*cin
염색체 이상	• 11q23 (*KMT2A*)재배열 • 21q22 (*RUNX1*) 재배열 t(3;21)(q26.2;q22.1), t(8;21)(q22;q22.1), t(16;21)(q23;q22) • 11p15 (*NUP98*) 재배열 t(7;11)(p15;p15), t(10;11)(q23;p15) 등 • 그 외 t(6;9)(p23;q34.1), t(8;16)(p11;p13) t(9;22)(q34;q11.2), t(15;17)(q24;q21), inv(16)(p13.1q22)

4. 만성골수성백혈병(CML, chronic myeloid leukemia)

* t(9;22)(q34;q11.2)

가) 임상적 특징

① t(9;22)는 AML과 ALL, acute biphenotypic leukemia에서도 관찰되므로, CML에서만 관찰되는 특이한 염색체 이상은 아닙니다. 그러나 CML의 95% 이상에서 관찰되며, CML의 진단에 결정적인 염색체 이상입니다.

② ET (essential thrombocythemia)가 의심되는 환자에서 t(9;22)가 관찰될 경우는 CML의 variant로 진단하고 CML과 동일하게 치료해야 합니다.

③ *BCR/ABL1* 재배열과 t(9;22) 염색체 이상이 음성인 CML은 "atypical CML"로 분류되며, 전형적인 CML과는 다른 분류에 속하는 질환이고, 예후도 더 나쁘므로, 반드시 감별 진단해야 합니다.

나) 세포유전학적 특징

① 미세한 결함(cryptic) 또는 복합(complex) 전좌

전형적인 t(9;22) 형태가 아닌 미세한 결함 형태의 전좌(예 : 9q34의 *ABL1* 유전자가 22q11.2의 *BCR* 유전자에 삽입된 형태로 재배열이 발생할 경우, 현미경상에서 9번 염색체와 22번 염색체가 정상형태로 보일 수 있음), 또는 복잡 전좌일 경우 전형적인 t(9;22) 형태로 관찰되지 않으므로 t(9;22)를 인지하기 어려울 수 있습니다. 전형적인 t(9;22) 염색체 이상이 관찰되지 않더라도, *BCR/ABL1* 재배열이 양성인 경우는 모두 동일한 CML 질환에 포함됩니다.

따라서 CML이 의심되는 환자에서 t(9;22)의 전형적인 염색체 형태가 관찰되지 않는 경우는 FISH 또는 PCR 검사를 통하여 *BCR/ABL1* 재배열 여부를 반드시 확인해야 합니다.

② 대부분의 환자는 진단 당시 중기세포의 100%에서 t(9;22) 염색체 이상이 관찰되는데, 5% 정도 환자에서는 소수의 정상세포가 같이 관찰될 수도 있습니다. 그러나 질환이 진행되는 과정에서 정상세포가 사라지고, 중기세포가 모두 t(9;22) 염색체 형태로 바뀌게 됩니다.

③ 클론 진화(clonal evolution)와 연관된 염색체 이상

CML에서 질환이 진행되어 가속기(accelerated phase) 또는 급성기(blastic phase)로 전환되면, t(9;22) 염색체 외에 클론 진화에 의해 추가적인 염색체 이상이 관찰될 수 있습니다. 특히, 이러한 염색체의 출현은 다른 혈액학적 소견이나 임상적 소견이 나빠지기 전에 관찰될 수 있으므로, 질환의 진행을 조기에 발견할 수 있는 중요한 단서가 될 수 있습니다. 그러나 질환이 진행되는 환자 모두 추가적인 염색체 이상이 관찰되는 것은 아니고 70~80% 정도의 환자에서 관찰됩니다. 나머지 20~30% 환자에서는 질환이 진행되는 상황이라도, 추가적인 염색체 이상이 관찰되지 않을 수 있습니다. 또한 추가적인 염색체 이상이 관찰되었다고 모두 질환이 진행되는 것은 아니므로, 해석에 주의해야 합니다. 만성기 CML 환자의 5%에서도 t(9;22) 외에 추가적인 염색체 이상이 동반되어 관찰될 수 있는데,

추가적인 염색체 이상이 없었던 환자와 비교하여 세포유전학적 또는 분자유전학적 관해에 도달하는 시간은 더 길었으나 생존율은 차이가 없었다고 합니다(Blood 2012;120;761).

클론진화와 연관된 염색체 이상은 +8, +der(22)t(9;22)(q34;q11.2) (extra Philadelphia chromosome), i(17)(q10), +19, +21, +17, -7 등이 있고, 그 외에도 -17, +6, +10, +14, t(3;21)(q26.2;q22.1), inv(3)(q21.3q26.2), t(8;21)(q22;q22.1), t(15;17)(q24;q12), inv(16)(p13.1q22) 등이 있습니다. 17p 부위는 *TP53* 종양억제 유전자가 위치하며, 이 부위가 결실된 경우 불량한 예후와 연관성이 있습니다. i(17)(q10)은 17p 결실이 발생한 뒤 남아 있던 17q가 중복된 형태입니다.

5. 필라델피아 염색체 음성인 MPN

다른 혈액종양과 마찬가지로, MPN에만 특이한 염색체 이상은 없습니다. 따라서 염색체 이상 결과만으로 다른 혈액종양과 MPN를 감별 진단할 수 없습니다. 또한 MPN에 포함된 여러 종양(PV, ET, PMF)도 그 종양에만 특이한 염색체 이상은 없으므로, 염색체 이상의 종류로 MPN 아형을 분류하는 것은 불가능합니다.

MPN 질환에서 염색체 검사를 시행하는 목적 중 가장 중요한 것은 t(9;22) 염색체 이상, 즉 필라델피아염색체 유무를 확인하는 것입니다. 필라델피아염색체가 양성인 경우, 전형적인 CML의 양상을 나타내지 않더라도, CML로 진단하고 CML에 준해서 치료해야 하기 때문입니다. 또한 MPN에서 동반되는 혈구증가증이 반응성이 아니고 클론성임을 증명하기 위해 염색체검사가 필요합니다.

필라델피아염색체 음성인 MPN에서 주로 관찰되는 염색체 이상은 +8, +9, del(20q), del(13q) 등이며 질환이 진행될 경우, del(5q), -7/del(7q), del(17p), 1q 획득 등이 동반될 수 있습니다. 특히, PV에서 +9 또는 9p 획득은 *JAK2* 병적유전자 변이의 동형접합(homozygous) 형태와 연관성이 있을 수 있습니다. ET의 경우 관찰되는 염색체 이상의 빈도는 10% 정도로 낮습니다. PMF 환자의 예후를 예측할 수 있는 scoring 시스템 중에서 DIPSS plus (Dynamic International Prognostic Scoring System)는 염색체 이상이 3개 이상인 복잡핵형, 또는 +8, -7/7q, i(17q), del(5q), del(12p), inv(3), 11q23 재배열이 단독 또는 2개 염색체 이상으로 존재할 때 예후가 불량한 염색체 이상으로 정의하고 있습니다.

6. 골수형성이상/골수증식종양(MDS/MPN, Myelodysplastic/Myeloproliferative neoplasm)

MDS/MPN 분류에 속하는 종양들을 진단하기 위해서는 필라델피아염색체 및 *BCR/ABL1* 재배열이 음성임을 확인하는 것이 중요합니다. Juvenile myelomonocytic leukemia는 필라델피아염색체와 *BCR/ABL1* 재배열이 음성이며, 30~40%에서는 monosomy 7이 관찰됩니다. CMML (chronic myelomonocytic leukemia)도 필라델피아 염색체가 음성이며, +8, 5q 결실, -7, 7q 결실, +8, 12p 부위의 구조적 이상, i(17)(q10) 등이 관찰됩니다.

Atypical CML의 80%에서 염색체 이상이 관찰되는데, 흔히 관찰되는 염색체 이상은 +8, 12p 결실 등이 있습니다.

7. *PDGFRA, PDGFRB, FGFR1*, 또는 *PCM1-JAK2* 재배열과 호산구증가증이 동반된 골수구계/림프구계 종양(Myeloid and lymphoid neoplasms associated with *PDGFRA, PDGFRB, FGFR1, PCM1-JAK2)*

PDGFRA 재배열은 주로 비만세포증식증이 동반된 CEL (chronic eosinophilic leukemia), 호산구증가증이 동반된 AML, T-ALL에서 관찰될 수 있습니다. *PDGFRB* 재배열은 호산구증가증과 비만세포증식증이 동반된 CMML과 연관성이 높고, *FGFR1* 재배열은 호산구증가증이 동반된 T-ALL, CEL, lymphoma, AML 등에서 관찰될 수 있습니다. *PCM1-JAK2* 재배열은 T 또는 B세포 ALL에서 관찰될 수 있고 left-shifted erythroid predominance 및 lymphoid aggregates와 같은 특징을 보일 수 있습니다.

WHO 2016 진단기준에서는 *PDGFRA*, *PDGFRB*, *FGFR1*, *PCM-JAK2* 재배열의 존재가 확인되면, 위의 다양한 기저종양과 별개로 "myeloid and lymphoid neoplasm with eosinophilia and abnormalities of *PDGFRA*, *PDGFRB*, *FGFR1*, *PCM1-JAK2*"으로 진단하도록 되어 있습니다. 따라서 호산구증가증이 동반되어 관찰될 경우는 *PDGFRA*, *PDGFRB*, *FGFR1*, *PCM1-JAK2*의 재배열 검사를 추가해야 합니다. 이러한 재배열은 아주 드물게 발생하는데, HES (Hypereosinophilic syndrome)로 의심되었던 환자의 3~56%까지 다양한 양성 빈도를 보였다고 합니다(Leuk 2008;22;1999).

PDGFRA 또는 *PDGFRB* 재배열 양성 환자는 티로신키나제억제제(tyrosine kinase inhibitor) 치료에 잘 반응하는 특징을 가지고 있습니다(*FGFR1* 재배열 양성 환자에서는 티로신키나제억제제 치료에 잘 반응하지 않음). 또한 *PCM1-JAK2* 재배열 양성 환자는 *JAK2* 저해제에 반응을 보일 수 있습니다.

4q12에 위치하는 *PDGFRA*, 5q33.1에 위치하는 *PDGFRB*, 8p11에 위치하는 *FGFR1* 유전자가 관여되어 다양한 형태의 재배열이 관찰될 수 있습니다.

PDGFRA 재배열은 4q12에 위치하는 *CHIC2* (cystein-rich hydrophobic domain 2) 유전자를 포함하는 800 kb 크기의 미세한 결실이 발생됨에 따라 *PDGFRA*와 *FIP1L1* 사이의 융합유전자가 생성되고, 이는 티로신키나제를 활성화시키게 됩니다. 이 재배열은 미세한 형태이므로 통상적인 염색체 검사로는 확인이 어렵고 FISH 또는 RT-PCR로 확인이 가능합니다. 그 외 *PDGFRA*가 다른 파트너 염색체와 전좌를 일으키는 기전에 의해서도 티로신키나제가 비정상적으로 활성화될 수 있습니다(그림 3-1).

5q33에 위치한 *PDGFRB* 유전자 재배열은 t(5;12)(q33;p13)에 의해 *ETV6/PDGFRB* 융합유전자를 생산합니다. 그외 20개 이상의 다른 파트너 염색체와도 재배열을 일으킬 수 있습니다. 8p12에 위치한 *FGFR1* 유전자 재배열은 t(8;13)(p11;q12)에 의해 생성된 *ZMYM2/FGFR1* 융합유전자가 특징적입니다. *PDGFRB*와 *FGFR1*, *PCM1-JAK2* 재배열은 염색체 검사에서도 확인이 가능합니다. *PCM1-JAK2* 재배열은 t(8;9)(p22;p24.1) 염색체 이상과 연관이 있습니다.

4q12, 5q33, 8p11가 관여된 전좌 중에서도 *PDGFRA*, *PDGFRB*, *FGFR1* 유전자 재배열은 생성하지 않는

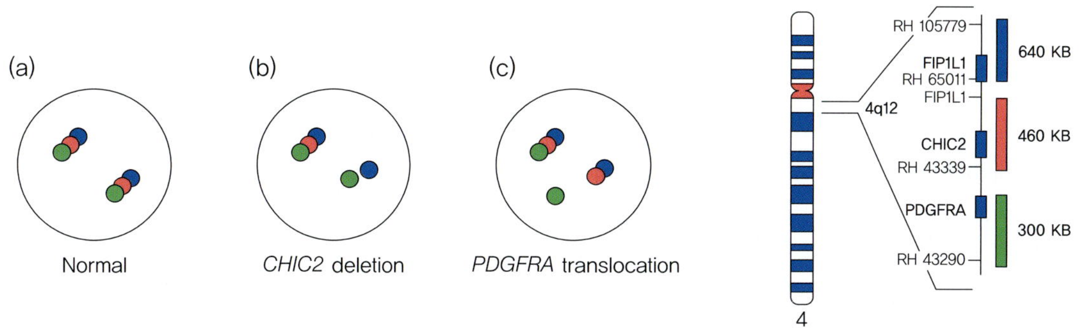

그림 3-1. *PDGFRA* FISH

경우도 드물게 있으므로 주의해야 합니다(이 경우는 티로신키나제억제제 치료 효과 없음). 또한 *PCM1*외의 다른 유전자가 *JAK2*와 재배열을 일으킨 경우, 즉 t(9;12)(p24.1;p13.2)와 연관된 *ETV6-JAK2*, 또는 t(9;22)(p24.1;q22)와 연관된 *BCR-JAK2* 재배열이 있는 경우는 *BCR-ABL1*-like B-ALL로 따로 분류해야 합니다.

8. B세포 계열 급성림프구성백혈병(B-ALL, B-acute lymphoblastic leukemia)

1) B-ALL과 연관된 염색체 이상의 종류(표 3-6)

ALL에서 구조적 염색체 이상과 연관되어 백혈병이 발생하는 기전은 융합유전자를 생산하는 기전과 암유발유전자가 immunoglobulin gene(14q32)에 인접하여 위치함으로써 암유발유전자를 활성화시키는 기전으로 나눌 수 있습니다.

ALL에서 관찰되는 염색체 이상의 종류는 연령에 따라 차이를 보이는데, 영아인 경우는 85%가 *KMT2A* 유전자 재배열과 연관된 염색체 이상을 보입니다. 반면 소아에서는 *KMT2A* 재배열이 5% 정도이고, hyperdiploidy 또는 *ETV6/RUNX1* 재배열이 25% 빈도로 흔하게 관찰될 수 있습니다. 성인에서는 t(9;22)(q34;q11.2) 염색체 이상이 25%에서 관찰되고, *KMT2A* 재배열과 hyperdiploidy 이상은 드물게 관찰됩니다. 따라서 ALL 검체를 분석할 때 연령에 대한 정보를 미리 알고 관찰하면, 염색체 이상을 검출하는 데 도움이 됩니다. 또한 다운증후군 환자의 경우 ALL의 발생 빈도가 20배 이상 높은데, 염색체 이상의 종류도 다운증후군이 아닌 소아에서 발생한 ALL 경우와 차이를 보입니다(Mol Genet Metabolism 2012:107:25). 다운증후군 연관 ALL에서는 일반적인 소아 ALL에서 흔하게 관찰되며 좋은 예후와 연관성이 있는 *ETV6/RUNX1*, high hyperdiploidy 등의 빈도가 낮습니다(다운증후군 ALL 15%, 일반 소아 ALL 55%에서 관찰됨). 또한 소아 ALL에서 불량한 예후와 연관성이 높은 t(9;22), t(4;11), hypodiploidy도 다운증후군 연관 ALL에서는 빈도가 낮습니다. 반면에, 다운증후군 연관 ALL 환자는 cytokine receptor인 *CRLF2*의 발현을 증가시키는 재배열(*PAR1* 미세결실, *IGH* 전좌)의 빈도가 높습니다(다운증후군 ALL 60%, 일반 소아 ALL 10%). 그 외 다운증후군 연관 ALL에서는 +X, t(8;14)(q11;q32), del(9p) 등이 관찰될 수 있다고 합니다.

표 3-6. B-세포 ALL과 연관성 있는 유전자 변이의 특징

(Br J Haematol 2017;176:867, Blood 2017;130:413, Blood 2015;125:3978)

Subtype	유전적변이	빈도	예후	기타
High hyperdiploidy	51~67개 염색체	소아 25% 성인 7%	좋음	
Low hyperdiploidy	47~50개 염색체	14%	중간	
Hypodiploidy	31~39개 염색체	1~2%	불량	*TP53*, *IKZF2* 변이와 연관
Near haploidy	24~30개 염색체		불량	*IKZF2*, *RAS*, *PI3K* 변이와 연관
t(12;21)(p13;q22)	*ETV6/RUNX1*	소아 20% 성인 2%	좋음	
t(1;19)(q23;p13)	*TCF3/PBX1*	4%	중간	
t(17;19)(q22;p13)	*TCF3/HLF*	< 0.5%	불량	
KMT2A 재배열		소아 8% 성인 10%		
t(1;11)(q21;q23)	*KMT2A/MLLT11*			
t(4;11)(q21;q23)	*KMT2A*/AFF1		불량	영아 *KMT2A*의 50%
t(9;11)(p21;q23)	*KMT2A/MLLT3*			영아 *KMT2A*의 15%
t(10;11)(p12;q23)	*KMT2A/MLLT10*			영아 *KMT2A*의 5%
t(11;19)(q23;p13.3)	*KMT2A/MLLT1*			영아 *KMT2A*의 25%
t(9;22)(q34;q11.2)	*BCR/ABL1*	소아 2-4% 성인 25%	중간 /불량	*IKZF1* 결실과 연관
BCR/ABL1-like	*IGH/CRLF2* *P2RY8/CRLF2*	7~8%	불량	*BCR/ABL1*-like 중 50%. *JAK1*, *JAK2*, *IKZF1* 변이와 연관. DS-ALL의 50%
	ABL1, *ABL2*, *CSF1R*, *PDGFRB*	5~6%	불량	*BCR/ABL1*-like 중 10~20%
	EPOR, *JAK2*	2%	불량	*BCR/ABL1*-like 중 10%
iAMP21	multiple copies of *RUNX1*	2%	불량	Robertsonian translocation (15;21)과 연관성 높음
dic(7;9)(p11-12;p12-13), dic(9;12)(p13;p12-13), dic(9;20)(p13;q11)	*PAX5/LOC392027* *PAX5/ETV6*, *SL-CO1B3* *PAX5*/various	2%		*PAX5* 결실, 염기서열변이 등도 발생할 수 있음
t(5;14)(q31;q32)	*IL3/IGH*	<1%		
ERG 결실/염기서열변이		7%	좋음	
IKZF1 결실/염기서열변이		소아 15%	불량	70~80% of *BCR/ABL1* positive ALL, 30% of high-risk *BCR/ABL1* negative ALL
*JAK*1/2	*JAK2* R683G 등			18-35% of DS-ALL 11% of high risk *BCR/ABL1* negative ALL

약자 : DS-ALL, Down syndrome associated ALL

2) B-ALL에서 예후와 연관된 염색체 이상

ALL에서 질환의 예후와 치료 방침을 결정하는 데 염색체 검사가 중요한 역할을 합니다.

t(9;22)(q34;q11.2), *KMT2A* 재배열, near haploidy(염색체 개수가 30개 이하), low hypodiploidy/near triploidy(염색체 개수가 31~39/60~78개), intrachromosomal amplification of chromosome 21 (iAMP 21)을 가진 환자는 예후가 나쁘고, t(12;21)(p13.2;q22.3)과 high hyperdiploidy(염색체 개수가 51~67개)인 경우 예후가 좋습니다(Blood 2014:124:1434).

3) B-ALL과 연관된 수적 이상

표 3-7. B-ALL에서 염색체 수 이상(Br J Haematol 2017:176:867, Blood 2017;129:420)

분류	염색체수	빈도	예후	기타
High hyperdiploidy	51~67	25%	Favourable	
Low hyperdiploidy	47~50	14%	Intermediate	
High hypodiploidy	40~45		heterogeneous	
Low hypodiploidy	32~39(31~39)	1%	Unfavourable	모든 연령 *TP53* mutations
Near haploidy	24~31(24~30)	1%	Unfavourable	주로 소아(5세) RAS signaling

(1) high hyperdiploidy

염색체 개수가 50개 이상이며(51~67개), 4번, 6번, 10번, 14번, 17번, 18번, 21번, X 염색체가 획득되는 경우가 흔합니다. 그중 염색체 21번의 획득(3개 또는 4개)이 가장 흔하고 X, 6번, 14번, 18번, 4번, 17번, 10번 염색체 빈도 순으로 획득이 관찰됩니다(Haematologica 2013:98:1424). hyperdiploidy는 예후가 좋은 염색체 이상입니다. 몇몇 연구에서는 +4, +10, +17, +18이 같이 관찰될 때 예후가 좋다고 보고하였지만, 다른 연구에서는 어떤 특정 염색체의 trisomy가 중요한 것이 아니라 염색체 개수가 hyperdiploidy인 것 자체가 예후에 가장 중요한 요소라고 보고하였습니다(Blood 2013:121:2415). 1q 중복, 6q 결실이 포함되어 있을 경우는 예후에 영향을 미치지 않으나, t(9;22), t(4;11), t(1;19)이 포함된 경우는 hyperdiploidy라고 하더라도, 예후가 나쁜 것으로 간주해야 합니다.

ALL에서 hyperdiploidy는 예후가 좋으므로, 정상핵형 또는 세포배양에 실패하여 중기세포를 관찰할 수 없었던 경우라도, FISH 검사를 추가하여, hyperdiploidy 여부를 확인하는 것이 필요합니다.

(2) low Hypodiploidy/near triploidy (31~39/60~78개 염색체)

Low hypodiploidy는 염색체 개수는 주로 31~39개이며, 예후가 나쁜 염색체 이상입니다. Hypodiploidy는 주로 성인에서 관찰되고 이러한 염색체 이상을 가진 중기세포를 무작위소실(random loss)이 많은 중기 세포로 간주하여 분석에서 제외시킬 수 있으므로 주의해야 합니다. 소실 양상은 무작위하게 관찰되지 않고 주로 염색체 4번, 5번, 6번, 8번, 9번, 10번, 11번, 18번, 19번, 21번, 22번, X, Y는 2개씩 존재하는 경향이 있습니다(특히 21번은 2개씩 존재). Low hypodiploidy가 중복(doubling, endoreduplication)되어 near triploidy(60~78개 염색체)처럼 관찰될 수 있습니다. 또한 이러한 염색체 이상을 가진 환자에서 *TP53* 병적유전자 변이가 93%로 높게 관찰되었다고 보고하였습니다(Genes Chromosomes Cancer 2014:53:524).

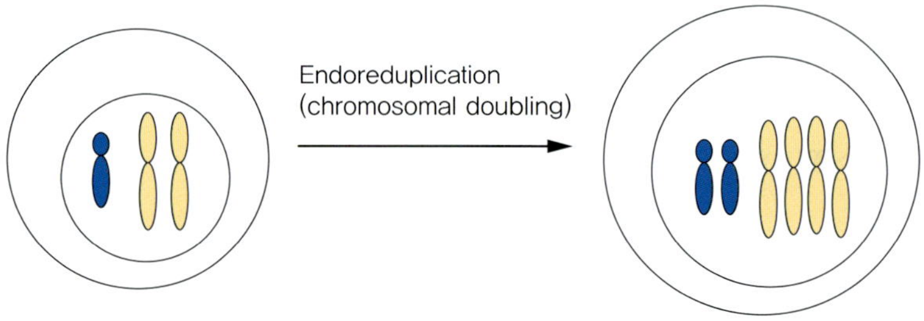

그림 3-2. Endoreduplication의 생성기전(Blood 2017;129:420)
Endoreduplication은 세포질분리(cytokinesis) 없이 염색체만 이중반복되는 현상이며, monosomy는 disomy, disomy는 tetrasomy 형태로 됨. Near haploidy의 64%, low hypodiploidy의 44%에서 발생할 수 있음

(3) Near haploidy (hyperhaploidy)

염색체 개수가 주로 30개 이하로 존재하며, 주로 소아에서 관찰됩니다. 이러한 염색체 이상을 가진 중기세포를 무작위염색체소실(random loss)이 많은 중기세포로 간주하여 분석에서 제외시키는 오류를 범할 수 있으므로 주의해야 합니다. Near haploidy에서 염색체 6번, 8번, 10번, 14번, 18번, 21번, X, Y는 2개씩 존재하는 경향이 있습니다. 또한 2번, 3번, 4번 7번, 13번, 15번, 16번 17번 염색체는 소실되는 경향이 있습니다.

Near haploidy가 중복(doubling, endoreduplication)되어 hyperdiploidy 형태로 관찰될 수도 있습니다. 어떤 경우는 near haploidy 세포는 관찰되지 않고, haploidy가 중복되어 생성된 hyperdiploidy 형태만 관찰될 수도 있습니다(제2장. case 2-5 참조). Hyperdiploidy는 예후가 좋은 염색체 이상에 포함되고, haploidy가 중복된 형태의 hyperdiploidy는 예후가 나쁜 염색체 이상이므로 반드시 감별해야 합니다(표 3-8). 진정한 hyperdiploidy인 경우 염색체가 trisomy 형태로 관찰되며, haploidy의 중복에 의해 생성된 것은 염색체가 2개 또는 4개 형태로 존재하므로, 이러한 점들로 감별할 수 있습니다. 예를 들면 14번과 21번이 각각 4개씩 존재하고 다른 염색체는 2개씩 존재한다면, haploidy 세포가 중복된 형태를 의심해야 합니다(Cancer Gent 2019;238;62, Blood 2017;129;420).

표 3-8. Masked hypodiploidy와 high hyperdiploidy의 감별방법(Blood 2017;129:420)

	masked hypodiploidy	high hyperdiploidy
염색체 개수	endoreduplication 시 60~78개	51~67개
G-분염법	대부분 tetrasomy 형태 * tetrasomy 염색체 종류 : X/Y, 1,5,6,8,10,11,14,18,19,21,22	대부분 trisomy 형태 * trisomy 염색체 종류 : X,4,6,10,14,17,18,21
간기세포 FISH	2개의 클론 -monosomy & disomy 클론 -disomy & tetrasomy 클론	1개의 클론 - disomy & trisomy 클론 (가끔 tetrasomy 포함)

4) B-ALL에서 각 염색체 이상의 특징

(1) t(1;19)(q23;p13)

가) 임상적 특징

① B-ALL에서 관찰됩니다.

② 소아 백혈병인 경우 태아 시기부터 염색체 이상이 관찰됩니다.

③ 백혈구 수가 높고, 예후가 나쁜 것으로 알려져 있습니다. 그러나 최근에는 강력하고 집중적인 치료로 성적이 향상되었습니다.

나) 세포유전학적 특징

① variant : t(17;19)(q22;p13)-*TCF3/HLF* 재배열-불량한 예후와 연관

② 균형 전좌(Balanced) 또는 불균형 전좌(Unbalanced) 형태로 관찰될 수 있습니다.

- 균형 전좌 형태 : t(1;19)(q23;p13)
  불균형 전좌 형태 : +1, der(19)t(1;19)(q23;p13)
- 불균형 전좌 형태가 더 흔하게 관찰됩니다(75%).
- 균형 또는 불균형 전좌형태에 따라서 예후 또는 임상적 특징은 차이가 없습니다.

③ t(1;19)가 관찰되더라도 *TCF3/PBX1* 재배열을 생성하지 않은 경우는 이 분류에 포함시키지 않습니다.

(2) t(4;11)(q21;q23)

가) 임상적 특징

① 영아 ALL의 40~50%에서 관찰되며, 소아나 성인 ALL에서는 드뭅니다. 또한 AML, biphenotpyic leukemia에서도 관찰될 수 있습니다. 어떤 경우는 진단 시 ALL이었다가 치료 중간에 골수구계 표현형을 나타내기도 하고, 또는 재발 시 골수구 계열의 백혈병으로 전환되어 나타나기도 합니다.

② 총 백혈구수와 모세포의 수가 높고, 간비대, 비장비대, 중추신경계 침범 등이 특징입니다.

③ 예후는 매우 불량합니다.

나) 세포형태학적 특징

면역표현형에서 CD19 양성, CD10 음성인 것이 특징입니다.

다) 세포유전학적 특징

① 주로 단독 염색체 이상으로 관찰되나, hyperdiploidy 핵형에 포함되어 관찰될 경우도 있습니다. Hyperdiploidy는 예후가 좋은 염색체 이상이나, t(4;11)이 포함된 hyperdiploidy 환자는 예후가 나쁜 것으로 간주해야 합니다.

② t(4;11) 염색체 이상이 복잡전좌(complex translocation) 형태로 발생하면, 검출이 어려울 수 있으므로 FISH, PCR 검사를 추가하여 확인해야 합니다.

(3) t(5;14)(q31;q32)

림프모구($CD19^+$,$CD10^+$)수가 적고 호산구증가증이 동반되어 있는 것이 특징입니다. t(5;14)(q31;q32)의 경우 5q에 위치하는 *IL3* 유전자가 14q32에 위치하는 *IGH*에 인접하게 되면서 *IL3* cytokine 발현과 분비를 증가시키며, 호산구의 polyclonal expansion을 초래하는 것으로 생각되고 있습니다. 어떤 경우는 B-ALL에서 호산구증가증 없이 t(5;14) 염색체 이상이 관찰되기도 합니다. 호산구증가증이 있으면서 림프구 계열아세포의 비율이 적게 존재할 경우, 특히 t(5;14) 염색체 이상과 연관성이 높다고 보고되어 있습니다.

(4) 6q 결실

림프구 계열의 혈액종양에서 주로 관찰되며, 성인에서는 소아보다 빈도가 낮습니다.

절단점이 다양하며, 주로 이차성 염색체 이상으로 관찰되지만, 30%에서는 단독 염색체 이상으로 관찰되기도 합니다.

(5) 9p 부위의 염색체 이상

가) 임상적 특징

ALL의 10%에서 관찰되며, 주로 T세포 ALL에서 관찰되지만, B세포 ALL에서도 관찰될 수 있습니다.

나) 세포유전학적 특징

① 9p21-pter 부위의 결실(deletion) 또는 불균형 전좌(unbalanced translocation)로 인해 9p의 소실을 가져오게 됩니다.

② dic(9;12)(p13.2;p12.2)

Early B-lineage leukemia에서 특이적으로 관찰되며, 예후가 좋은 것으로 알려져 있습니다. Trisomy 8이 이차성 염색체 이상으로 관찰됩니다.

③ dic(9;20)(p13.2;q11.2)

주로 early B-lineage ALL에서 관찰되며, 미세한 염색체 이상이므로 현미경으로 관찰이 어려울 수 있습니다. dic(9;20)에 의해 단순히 monosomy 20이 있는 것처럼 관찰될 수 있으므로, 이 경우는 dic(9;20)(p13.2;q11.2)의 가능성을 확인할 필요가 있습니다. 또한 +21이 이차성 염색체 이상으로 관찰될 수 있습니다.

④ del(9p) : 세포유전학적 변화가 미세하여 놓칠 수 있으므로 FISH로 확인이 필요합니다. 예후와의 연관성은 아직 확실히 밝혀져 있지 않습니다.

(6) t(9;22) (q34;q11.2)

가) 임상적 특징

① 성인 ALL의 25~30%, 소아 ALL의 5%에서 관찰되고, 영아 ALL에서는 드뭅니다.

② Biphenotypic/Bilineage Leukemia에서 가장 흔한 염색체 이상 중 하나입니다.

나) 세포유전학적 특징

① ALL에서 hyperdiploidy는 예후가 좋은 염색체 이상이지만, t(9;22)(q34;q11.2)가 포함된 hyperdiploidy의 경우는 예후가 나쁘므로, t(9;22) 여부 확인이 중요합니다. 따라서 염색체 해상도가 나쁜 ALL인 경우라도, 염색체 개수와 t(9;22) 확인은 반드시 필요합니다.

② t(9;22) 양성 ALL에서 추가적인 염색체 이상이 있는 경우 CML의 클론 진화(clonal evolution) 시 관찰되는 염색체 이상의 종류와 비슷하게 +8, extra-philadelphia 염색체가 관찰됩니다. 그 외 CML에서는 i(17)(q10)이 흔히 관찰되는데, t(9;22) 양성 ALL의 경우 -7, +X, del(9p)가 흔히 동반됩니다.

③ B cell development를 조절하는 transcription factor, 예를 들면 *IKZFI* (Ikaros), *PAX5* (paired box5) 유전자 결실 동반과 연관성이 높습니다.

(7) t(11;19)(q23;p13.3)

영아 ALL의 10%에서 관찰될 수 있으며, 염색체 결함이 미세하여 현미경으로 관찰하기 어려울 수 있습니다. 염색체 해상도가 나쁜 경우는 특히 검출이 어렵습니다. t(11;19)는 acute biphenotypic leukemia 또는 AML에서도 관찰됩니다.

(8) t(12;21)(p13;q22)

가) 임상적 특징

① 소아 ALL의 20~30%에서 관찰되며, 자궁 내 태아 때부터 관찰되기도 합니다.

② 예후는 좋은 것으로 알려져 있습니다.

나) 세포유전학적 특징

① 미세한 염색체 결함 형태이므로 현미경으로 이 염색체 이상을 검출하는 것은 불가능합니다. 소아 ALL은 정상 핵형으로 관찰되더라도 t(12;21)에 대한 FISH 또는 PCR 검사를 추가해야 합니다.

② 추가적 염색체 이상

- del(12p)가 이차성 염색체 이상으로 흔히 동반될 수 있으며, 정상처럼 보이는 나머지 12번 염색체가 t(12;21)에 의해 생성된 der(12)t(12;21)일 수 있습니다. 즉, 12번 염색체 2개 중 1개는 del(12p)이고 나머지 1개는 der(12)t(12;21) 형태입니다. 따라서 ALL에서 12p 결실 형태만 관찰되는 경우도 t(12;21) 이상유무를 FISH 또는 PCR로 확인이 필요합니다.
- +21 또는 i(21)(q10)처럼 보이는 염색체 이상이 동반되어 있는 경우도 FISH 또는 PCR 검사로 t(12;21) 확인이 필요합니다. +21처럼 보인 염색체는 사실은 +der(21)t(12;21)이고, i(21)(q10)은 ider(21)(q10)t(12;21)의 형태일 가능성이 있기 때문입니다. 해상도가 좋은 중기세포라도 정상 21번 염색체와 der(21)t(12;21)을 구분하기는 쉽지 않습니다.
- 그 외 del(3q), del(6q), 9p 이상, +10, del(11q), del(16q) 등이 추가적인 염색체 이상으로 관찰될 수 있으므로, 이러한 염색체 이상이 관찰될 경우 t(12;21) 확인이 꼭 필요합니다.

(9) 14q32 (*IGH*) 재배열

ALL에서 드물게(5%) 관찰되는 *IGH* 재배열은 주로 균형전좌이며 t(8;14)(q11.2;q32.3), t(14;14)(q11.2;q32.3), t(14;19)(q32.3;q13.1), t(14;20)(q32.3;q13.1) 등이 포함됩니다. 드물지만 t(5;14)(q31.1;q32.3)은 *IL3-IGH* 융합유전자를 생성하며, 호산구증가증이 동반된 B-ALL과 연관성이 있습니다.

그 외 t(6;14)(p22.3;q32.3), t(9;14)(p13.2;q32.3) 등도 보고되어 있습니다. 미세한 염색체 이상 중 t(X;14)(p22.3;q32.3), t(Y;14)(p11.3;q32.3)은 다운증후군을 가진 B-ALL (DS-ALL)과 연관성이 높은 것으로 보고되어 있습니다. DS-ALL에서 *IGH* 재배열은 16% 빈도로 보고되었습니다(J Clin Oncol 2014:32:1453).

이러한 전좌형태는 X/Y pseudo-autosomal region에 있는 *CRLF2* cytokine receptor가 *IGH* enhancer에 근접해서 위치(juxtaposition)하게 됨에 따라 *CRLF2*의 과발현을 초래하는 것으로 알려져 있습니다. 전좌 외에도 del(X)(p22.3p22.3) 또는 del(Y)(p11.32p11.32)와 같은 중간결실(interstitial deletion)에 의해 *CRLF2*가 *P2RY8* promotor에 인접하게 되면 *CRLF2*의 비조절(deregulation)을 초래할 수 있습니다. *CRLF2*의 이상은 *JAK2*의 활성화된 병적유전자 변이와 연관성이 있습니다. 다운증후군에서 *IGH* probe를 이용한 FISH를 시행하여 *CRLF2* 재배열을 검출하는 것이 필요합니다. *IGH* 전좌는 일차성 염색체 이상 또는 이차성 염색체 이상으로 관찰될 수 있으며, 주로 청소년기와 젊은 성인에서 주로 관찰됩니다. 또한 *IGH* 전좌가 있는 ALL은 예후가 나쁜 것으로 보고되어 있습니다(J Clin Oncol 2014:32:1453). *IGH*와 전좌를 일으키는 파트너 유전자는 *CRLF2* (Xp22,Yp11) 외에도 *EPOR*(19p13), *IDA*(6p21), *CEBP* family 등이 있습니다.

(10) Intrachromosomal amplification of chromosome 21q (iAMP21)

(Blood 2015;125;1383, AJCP 2015;144;103, Cancer Genet 2017;218;10, Leukemia 2014:28:1015, J

Clin Oncol 2013:31:3389, Br J Hematol 2010:151:132, Genes Chromosomes Cancer 2007:46:318).

iAMP21은 21q 염색체 내에서 증폭이 일어난 형태인데, 소아 ALL의 2%에서 관찰될 수 있으며, 예후가 나쁜 것으로 보고되어 있습니다. 그러나 강화요법(intensification regimen)으로 치료할 경우 성적을 향상시킬 수 있다고 합니다.

iAMP(21)은 21번 1개에서 복잡하고 다양한 재배열(획득, 역위, 결실 등)이 발생하여 최종적으로 *RUNX1* 유전자를 포함하는 21q 부위의 증폭(amplification)이 초래된 형태입니다. 이는 21q의 subtelomeric 부위의 절단 및 소실이 발생하고, 자매염색분체(sister chromatids)끼리 다시 재융합이 반복되는 breakage-fusion-bridge (BFB)와 chromothripsis 기전에 의해 발생되는 것으로 추측되고 있습니다.

iAMP(21)을 검출하기 위해 염색체 21q에 위치하는 *RUNX1*을 타깃으로 하는 probe (예. *RUNX1*/*ETV6* probe)를 이용하여 중기세포 FISH를 시행하는 것이 유용합니다. iAMP(21)는 FISH를 시행했을 때 1개의 비정상 21번 중기염색체에서 3개 이상의 *RUNX1* 시그널이 관찰(또는 1개 간기 세포에서 5개 이상의 *RUNX1* 시그널이 관찰)되는 것으로 정의합니다. 만약 간기세포만 시행하는 경우는 1개 세포에서 5개 이상 증가된 시그널이 iAMP(21q)인지 아니면 hyperdiploidy, triploidy, tetraploidy 등에 의해 정상형태의 21번 염색체 증가로 인한 시그널 증가인지를 감별하기 어렵습니다. 드물지만 *RUNX1* 시그널 증폭이 21q 외의 다른 염색체 위치에서 관찰될 수도 있습니다.

iAMP(21)은 환자마다 증폭되는 정도가 다양한데, 일반적으로 세포당 5~20개 시그널이 관찰되지만, 어떤 경우는 시그널이 너무 많거나 인접해서 집락(cluster)을 이루는 경우는 시그널 수를 정확하게 인지하기 어려운 경우도 있습니다. 또한 환자마다 시그널의 강도(intensity)와 크기(size)가 다양한 것으로 보고되어 있습니다.

G-분염법에서 iAMP(21)를 나타내는 염색체 형태는 환자마다 다양해서 add(21q), dup(21q), der(21) 또는 -21과 함께 마커(marker)염색체를 가진 형태로 관찰될 수 있습니다. 어떤 경우는 정상핵형만 관찰될 수도 있는데, 이는 iAMP(21)를 가진 비정상클론이 생체 외에서 분열을 하지 않아 정상 중기세포만 관찰되었기 때문이며, 이러한 경우는 간기세포 FISH에서만 확인이 가능합니다.

iAMP(21)은 일차적 염색체 이상으로 생각되며, t(9;22), (12;21), high hyperdiploidy 등의 이상이 있는 환자에서는 거의 관찰되지 않는 것으로 보고되어 있습니다. 또한 체질성 염색체 이상인 der(15;21)(q10;q10)과 연관성이 높다고 알려져 있습니다. iAMP(21)이 있는 경우 +X, 7q 결실, monosomy7, *ETV6* 결실, *RB1* 결실 등의 이차적 염색체 이상이 동반된다고 합니다. 따라서 이러한 염색체 이상이 관찰될 경우, iAMP(21)을 확인하기 위해 *RUNX1* 유전자를 포함하는 probe를 이용하여 FISH 검사를 추가하는 것이 필요합니다.

(11) *BCR/ABL1*-like ALL (translocations involving tyrosine kinases or cytokine receptors)

BCR/ABL1-like ALL은 *BCR/ABL1* 융합전사물은 검출되지 않지만 gene expression profile에서 *BCR/ABL1* 양성인 ALL과 유사한 발현양상을 보이는 ALL을 의미합니다. 이는 tyrosine kinase 또는 cytokine receptor signaling을 활성화시키는 다양한 유전적 변이와 연관성이 있습니다(표 3-9).

BCR/ABL1-like ALL 중 가장 흔한 유전적 변이는 *CRLF2* 발현이 증가되는 형태이며, 이는 다운증후군과 연관된 ALL에서도 흔하게 관찰되는 이상입니다. *BCR/ABL1*-like ALL 중 50%는 *CRLF2* 발현 증가 이상이

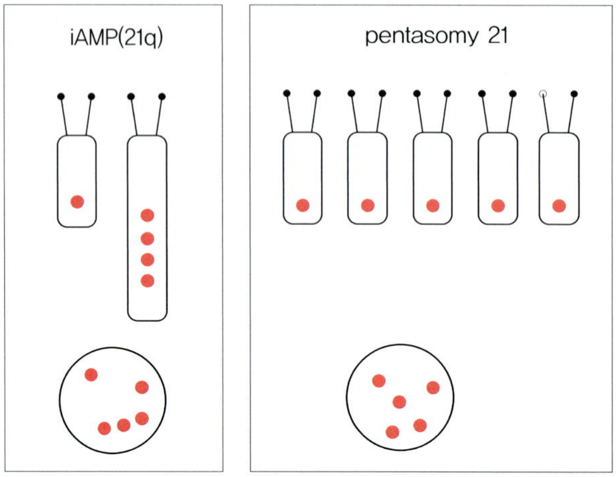

그림 3-3. intrachromosomal 21q와 pentasomy 21. *RUNX1* probe를 이용하여 간기세포 FISH를 시행한 경우는 iAMP(21q)와 pentasomy 21 모두 시그널이 5개씩 관찰되어 구분할 수 없음.
중기세포 FISH를 시행할 경우 iAMP(21q)의 경우 1개의 21번 염색체에서 *RUNX1* probe 시그널이 4개 관찰되고, pentasomy 21의 경우 5개의 21번에서 각각 1개씩 관찰됨.

고, 10%는 *EPOR* 및 *JAK2*와 연관된 변이, 10~20%는 *ABL*군과 연관된 변이입니다.

CRLF2 발현이 증가되는 기전은 2가지인데, 14q32에 위치하는 *IGH*와 X염색체에 위치하는 *CRLF2*간의 전좌로 인해 *CRLF2*가 *IGH* enhancer에 인접함에 따라 발현이 증가할 수 있습니다. 또한 Xp22.33 (pseudo-autosomal 부위)에 위치하는 *P2RY8*와 *CRLF2* 유전자 사이의 *PAR1* 유전자 결실 (interstitial deletion)로 인해 *P2RY8* promotor 부위에 *CRLF2* 유전자가 근접해서 위치함에 따라 발현이 증가할 수 있습니다.

반면에 *ABL* class에 속하는 유전자들은 다양한 파트너 유전자와의 chimeric in-frame fusion 기전에 의해 tyrosine kinase domain이 활성화되게 됩니다.

BCR/ABL1-like ALL은 *BCR/ABL1*, *ETV6/RUNX1*, *TCF3/PBX1*, *KMT2A* 등의 재배열과 동시에 양성인 경우는 거의 없는 것으로 보고되어 있습니다(mutually exclusive). 그러나 *IKZF1*, *PAX5*, *EBF1* 결실 등의 유전적 변이는 동반될 수 있습니다 (tyrosin kinase fusion 환자에서는 *IKZF1* 결실이 잘 동반되고, *CRLF2* 재배열 양성인 환자에서는 *JAK2* 병적유전자 변이가 주로 동반되는 것으로 알려져 있습니다).

소아 ALL의 10~15%, 젊은 성인의 25%에서 관찰되고 연령이 증가할수록 빈도가 높아지는 것으로 보고되어 있습니다. 통상적인 항암제 치료 시 재발률이 높고 치료 실패율도 높은 불량한 예후를 보입니다. 따라서 *ABL* class 재배열을 가진 환자는 tyrosine kinase inhibitor, *JAK-STAT* 경로 활성화 이상을 가진 환자는 *JAK* inhibitor에 치료 효과를 보일 수 있습니다.

표 3-9. *BCR/ABL1*-like ALL의 종류 및 특징
(Best Practice & Res Clin Hematol 2017:1-10, European J Cancer 2017;82:203)

Class	Kinase gene	Fusion partner genes	Type	Method of identification	Potential TKI
JAK/STAT	*CRLF**	*IGH-CRLF2* *P2RY8-CRLF2*	Translocation Fusion to promoter (*P2RY8*)	FISH FISH, MLPA	*JAK* inhibitor PI3K/mTOR inhibitor
	*JAK2**	*BCR, ETV6, EBF1, PAX5* 등 20개	In frame fusion	FISH, RT-PCR, TS	*JAK* inhibitor PI3K/mTOR inhibitor
	*EPOR**	*IGH*, IGK, *LAIR1, THADA*	cryptic	TS	*JAK* inhibitor
	*JAK*1, *JAK*3, *SH2B3*, *IL7R* et al		Mutation	Sequencing	*JAK* inhibitor
ABL	*ABL1**	*ETV6, NUP214, ZMIZ1* 등 12개	In frame fusion	FISH, RT-PCR, TS	Dasatinib
	*ABL2**	*PAG1, RCSD1, ZC3HAV1*	In frame fusion	FISH, RT-PCR, TS	Dasatinib
	CSF1R	*MEF2D, SSBP2, TBL1XR1*	In frame fusion	FISH, RT-PCR, TS	Dasatinib
	*PDGFRA**	*FIP1L1*	In frame fusion	FISH, RT-PCR, TS	Dasatinib
	*PDGRFB**	*ETV6, EBF1, ATF7IP* 등 7개	In frame fusion	FISH, RT-PCR, TS	Dasatinib
	LYN	*NCOR1, GATA-D2A*	In frame fusion	RT-PCR, TS	Dasatinib
Others	*FLT3*	*ZMYM2*	In frame fusion	RT-PCR, TS	*FLT3* inhibitor
	NTRK3	*ETV6*	In frame fusion	RT-PCR, TS	*ALK* inhibitor
	FGFR1	*BCR*	In frame fusion	RT-PCR, TS	*FGFR* inhibitor
	BLNK	*DNTT*	In frame fusion	RT-PCR, TS	unknown

* ; commercial breakapart probe 를 이용하여 FISH 검사로 검출 가능
약자 : MLPA, multiplex ligation dependent probe amplification ; TS, transcriptome sequencing ; TKI, tyrosine kinase inhitor

9. T세포계열 급성림프구성백혈병(T–ALL, T–acute lymphoblastic leukemia)(표 3–10)

T-세포계열의 ALL은 미세한 염색체 결함이 흔하고 비정상세포의 체외 분열능이 낮아 염색체 이상이 관찰되는 빈도가 낮고, B-세포 계열에서 관찰되었던 염색체 이상의 종류와 차이가 있습니다. 그러나 B-세포 계열에서 관찰되었던 del(6q), del(9p) 등 일부 염색체 이상은 T-세포 ALL에서도 관찰될 수 있습니다.

T-세포 ALL에서 가장 중요한 재배열은 TCR (T cell receptor)과 연관된 염색체 이상입니다. TCR와 다양한 파트너 염색체 간에 전좌가 일어나게 되면, 융합유전자는 생성하지 않지만 파트너 유전자가 TCR locus의 조절부위(regulatory regions)와 인접하게 됨으로써 파트너 유전자의 과발현을 초래하고 전사(transcription)의 비조절(dysregulation)을 초래하게 됩니다.

T cell receptor (*TCR)-α /δ(TRA/D)* 위치는 14q11.2, *TCR-β(TCRB)*는 7q34, *TCR-γ(TCRG)*는 7p14 부위에 있습니다.

TCR와 연관된 전좌 외에 *TAL1* (1p32) 유전자의 비조절(deregulation)에 의해서도 T세포 ALL 발생 기전에 관여합니다. 소아 T-ALL의 30%에서 *TAL1*의 이상이 관찰되며, 가장 흔한 것은 1p32의 결실로 인해 *SIL*의 촉진부위(promotor)가 *TAL1*에 근접위치(juxtaposition) 하게 됩니다. 이 결실은 G-분염법 염색체 검사에서 관찰하기가 어렵고, PCR 검사로 검출할 수 있습니다. 이외에도 빈도는 적지만 t(1;14)(p32;q11.2), t(1;7)(p32;q34)가 연관된 재배열이 있습니다.

최근에 T-ALL에서 *BCR/ABL1* 재배열 검출을 위한 FISH 검사 중 우연히 *ABL1*이 증폭(amplification)된 소견을 확인하게 되었습니다. 이것은 9q34에 위치하는 *NUP214*와 *ABL1*이 융합(fusion)된 형태의 500 kb 정도의 DNA 조각(fragment)입니다. 즉 *ABL1*과 *NUP214*에 절단이 일어난 후 circularization 과정을 통해 *NUP214/ABL1*의 융합(fusion)된 형태가 extra chromosomal units (episomes)에 존재하며, 1개 세포당 평균 20~50개까지 관찰될 수 있습니다. FISH에서 *ABL1* 유전자의 증폭이 관찰된 환자에서 RT-PCR을 시행한 결과 *NUP214/ABL1* 융합이 모두 관찰되었다고 합니다. T-ALL의 6% 정도에서 관찰되며 티로신키나제 저해제인 imatinib에 치료반응을 보이는 것으로 보고되어 있습니다.

표 3-10. T-세포 ALL과 연관성 있는 유전자 변이의 특징
(Br J Haematol 2017;176:867, Blood 2017;130:413, Blood 2015;125:3978)

Subtype	유전적 변이	빈도	예후	기타
t(10;14)(q24;q11) t(7;10)(q34;q24)	*TLX1/TRD* *TLX1/TRB*	5-10%	좋음	*PHF6* 병적유전자 변이와 연관
t(7;19)(q34;p13)	*LYL1/TRB*	<1%	불량	
t(1;14)(p32;q11) t(1;7)(p32;q34) 1p32 deletion	*TRA/TAL1* *TRB/TAL1* *TAL1* deletion	3% <1% 15-25%	좋음	
t(5;14)(q35;q32)	*TLX3/BCL11B*	소아 20-25%	불량	*TLX3*(5q35) 재배열로 *HOX11L2* 비정상 발현 초래. 미세한 결함형태라서 FISH 검사로 검출가능
t(7;11)(q34;p15) t(11;14)(p15;q11)	*TRB/LMO1* *TRD/LMO1*	<1%		
t(7;11)(q34;p13) t(11;14)(p13;q11)	*TRB/LMO2* *TRD/LMO2*	5-10%	좋음	
t(8;14)(q24;q11)	*TRA/MYC*	1%	불량	*MYC* 활성화와 연관
7p15 전좌	*HOXA10*, *HLXA9* 과발현	3%	불량	
t(11;v)(q23;v)	*KMT2A*	5%	불량	다양한 파트너염색체
t(10;11)(p12;q21)	*PICALM/MLLT10*	5-10%	불량	*EZH2* 변이와 연관
9q34 증폭	*NUP214/ABL1*	5-15%	불량	티로신키나제저해제에 효과 FISH로 검출가능
NOTCH1 병적유전자 변이	*NOTCH1*	50-60%	좋음	*CDKN2A*, *FBXW7* 결실과 연관
FBXW7 병적유전자 변이	*FBXW7*	15%		*NOTCH1* 병적유전자 변이와 연관
CDKN2A/B 결실	*CDKN2A/B*	50-60%		

약자, *TRA*, T cell receptor alpha; *TRB*, T cell receptor beta ; *TRD*, T cell receptor delta ; V, variant.

10. 성숙B세포 종양(Mature B cell neoplasm)

이 종양은 90%에서 염색체 이상을 가지고 있는데, 이는 다른 혈액종양보다 높은 빈도로 염색체 이상을 관찰할 수 있음을 의미합니다. 그러나 실제로 이 종양은 염색체 이상을 검출하기 위한 중기세포를 얻기 어렵고, 정상핵형인 경우가 많습니다. 왜냐하면 골수흡인액에 림프종 세포가 적은 수만 포함되어 있는 경우가 많고, 림프종 세포는 생체 외에서 분열능이 감소되어 있으므로 유사분열촉진제(mitogen)를 첨가하여도 종양세포의 분열 반응이 잘 일어나지 않을 수 있기 때문입니다. 따라서 정상세포의 핵형만 관찰되어 염색체 이상을 관찰하기가 쉽지 않습니다. 그러나 최근에는 간기세포 FISH를 이용하면서 염색체 이상의 검출빈도가 높아졌습니다. 림프종이 백혈병기(leukemic phase)로 진행되어 골수흡인액에 많은 수의 종양세포가 포함될 경우는 염색체 이상을 발견할 수 있는 빈도가 높아집니다.

NHL에서 염색체 이상이 관찰될 경우 3가지 이상의 복잡한 염색체 이상을 가진 복잡핵형(complex karyotype)으로 관찰되는 경우가 많고, 중기세포마다 다양한 핵형(heterogeneity)을 보이는 복합핵형(composite karyotype) 형태로 관찰되므로, 염색체 분석이 쉽지 않습니다. 복잡한 핵형이 관찰되는 경우는 예후가 더 나쁘고 질환이 많이 진행되어 있음을 의미합니다.

Mature B cell neoplasm과 연관된 염색체 이상은 *IGH* (14q32)와 다른 파트너 염색체 부위가 전좌를 일으키는 것이 가장 중요한 기전입니다. 변이형으로는 *IGH* (14q32) 대신 light chain kappa (2p12) 또는 lambda (22q11)가 관여해서 재배열을 일으킵니다. 전좌를 일으킨 파트너 유전자는 각각 *BCL1* (11q13), *BCL2* (18q21), *BCL6* (3q27), *BCL8* (15q11~q13), *PAX5* (9p13) 등 입니다(Histopathology 2011:58:128).

Mantle cell lymphoma, follicular lymphoma, Burkitt lymphoma의 경우 각 질환과 연관 있는 암유전자(oncogene)가 14q에 위치하는 immunoglobulin heavy-chain promotor 유전자의 통제하에 위치하게 됨에 따라, 암유전자(oncogene)가 지속적으로 활성화되고 과발현(overexpression)되는 기전으로 종양이 발생합니다. 반면, MALT lymphoma는 11q에 위치하는 *BIRC3* 유전자가 18q에 위치하는 *MALT1* 유전자와 융합단백질(chimeric fusion protein)을 형성하여 종양 발생에 관여하게 됩니다.

표 3-11. Mature B cell neoplasm과 연관된 특이한 염색체 이상

질환명	염색체 이상	유전자
Mantle cell lymphoma	t(11;14)(q13;q32)	*BCL1*, *CCND1* (11q13), *IGH* (14q32)
Follicular cell lymphoma	t(14;18)(q32;q21)	*BCL2* (18q21), *IGH* (14q32)
Burkitt lymphoma	t(8;14)(q24;q32)	*MYC* (8q24), *IGH* (14q32)
MALT lymphoma	t(11;18)(q21;q21)	*BIRC3* (11q21), *MALT1* (18q21)

1) Chronic lymphocytic leukemia (CLL)/ Small lymphocytic lymphoma (SLL)

CLL 세포는 생체 외에서 체세포 분열을 잘하지 못하여 G-분염법 염색체 검사에서는 비정상핵형을 관찰하기 어려울 수 있는데, 간기세포 FISH를 적용 시 80% 이상의 빈도로 유전적 이상을 검출할 수 있습니다.

표 3-12. CLL과 연관성이 높은 염색체 이상

CLL 염색체 이상	유전자	빈도
del(13)(q14)	*RB1, miR15a, miR16*	50~60%
del(11)(q22)	*ATM*	20%
Trisomy 12		10~20%
del(17)(p13)	*TP53*	10%
del(6q)		
t(2;18)(p12;q21) t(18;22)(q21;q11) t(14;18)(q32;q21) t(14;19)(q32;q13)		1~2%

(1) del(6q)

CLL 뿐만 아니라 ALL을 포함하여 다른 림프구 계열 종양과 연관성이 높은 염색체 이상입니다. 결실되는 부위는 MYB 유전자를 포함하는 6q21~q23.3 부위와 6q25~q27 부위가 대표적입니다. 따라서 *MYB* 부위만을 커버하는 probe로 FISH를 시행하면 다른 부위에서 발생한 6q 결실을 확인할 수 없습니다.

(2) del(11q)

주로 11q21-23 부위의 간질성 결실(interstitial deletion) 형태로 관찰되며, 불량한 예후와 연관이 있습니다. 젊은 나이, 림프절 종대가 심하며, 비전형적인 세포 형태 등의 특징을 가지고 있습니다. 특히 *ATM* 유전자(11q22)의 결실과 연관성이 높습니다.

(3) t(11;14)(q13;q32)

세포형태가 CLL로 의심되더라도 t(11:14) 염색체 이상이 관찰될 경우는 atypical mantle cell lymphoma (MCL)로 간주해야 합니다. MCL은 CLL보다 예후가 나쁘고 치료방침이 다르므로 두 종양을 정확하게 감별 진단하는 것이 중요합니다.

(4) Trisomy 12

Trisomy 12는 골수구계 종양에서 관찰되는 경우는 거의 없고, 주로 CLL에서 관찰됩니다. 단독 염색체 이상 또는 다른 염색체 이상에 동반되어 관찰될 수 있으며, 전형적인 CLL보다는 CLL/PLL (prolymphocyte) 종양에서 더 흔히 관찰됩니다. Trisomy 12가 단독으로 관찰되는 경우는 정상핵형인 경우와 비슷하게 중간 예후군에 포함되나, 다른 염색체 이상과 동반되어 있는 경우는 예후가 나쁜 것으로 알려져 있습니다.

(5) del(13q)

전형적인 형태의 CLL에서 주로 관찰되며, CLL과 연관된 염색체 이상 중 빈도가 가장 높습니다(50%). 결실되는 13q14 부위의 범위는 환자마다 다양한데, *RB1* 유전자를 포함하는 넓은 부위의 13q 결실이 발생할 경우 크기가 작은 결실이 있는 환자보다 예후가 나쁘다고 보고되어 있습니다(Genes Chromosomes Cancer 2014:53:788, Hematol Oncol 2012:30:46, Clin Cancer Res 2011:17:6778, Genes Chromosomes Cancer 2011:50:633). 어떤 경우는 2개의 13번이 모두 결실되어 동형접합(homozygous) 형태로 결실이 된 경우도 있습니다.

특히 del(13q)는 2개의 microRNA, 즉 *miR15a*와 *miR16*의 결실을 초래하고, 이는 세포사멸을 차단하는 *BCL2*의 과발현을 유발할 수 있습니다.

(6) 17p 이상

CLL에서 불량한 예후와 연관이 있습니다.

(7) IGH 재배열

CLL 환자의 10% 이상에서 *IGH* 재배열이 관찰되는 것으로 보고되며, t(14;19), t(14;18), t(8;14) 등의 이상과 연관성이 있습니다. t(14;19)(q32;q13)가 CLL에서 *IGH* 재배열과 연관된 가장 흔한 염색체 이상으로 알려져 있으며, 이는 불량한 예후와 연관이 있습니다. 그 외 t(14;18)(q32;q21)은 trisomy 12와 동반되는 경우가 많고 예후는 불량하며 Hodgkin lymphoma로 전환될 수 있다고 합니다. CLL에서 관찰되는 t(14;18) 재배열이 발생한 절단점(breakpoint)은 follicular lymphoma에서 관찰되는 부위와는 다릅니다. t(8;14)(q24;q32)는 B-CLL에서 드물지만, 불량한 예후와 연관이 있습니다.

(8) IGH 결실

CLL 환자의 30%에서 관찰되며, *IGH*의 5'부위에서 주로 결실이 발생합니다. *IGH* 결실 자체는 불량한 예후인자가 아닙니다. 그러나 *IGH* 결실이 있는 경우 CLL에서 불량한 예후인자 중 하나인 *IGH* variable region)의 unmutated 현상과 연관이 있을 수 있으므로 FISH를 이용하여 *IGH* 결실을 검출하는 것이 유용할 수도 있습니다.

2) Mantle cell lymphoma

(1) t(11;14)(q13;q32)

가) 임상적 특징

① t(11;14)는 mantle cell lymphoma에 특이한 염색체 이상으로 진단에 도움이 되는데, G-분염법으로 70~75%에서 관찰되는 것으로 알려져 있습니다. FISH를 사용할 경우 검출률을 95%까지 높일 수 있습니다.

② t(11;14)는 mantle cell lymphoma 외에 multiple myeloma에서도 관찰될 수 있습니다. 그러나 세포형태가 CLL 또는 SLVL (splenic lymphoma with villous lymphocytes)로 의심되는 환자에서 t(11;14)가 관찰되는 경우는 mantle cell lymphoma의 variant 형태를 의심해야 합니다.

나) 세포유전학적 특징

① t(11;14)(q13;q32);11q13 부위에 위치한 *CCND1* 유전자가 *IGH*의 상단(proximity)에 위치하게 되어 *CCND1*의 비조절(dysregulation)이 초래되고, 과발현(overexpression)을 초래하게 됩니다.

② 변이형(variant) : t(11;22)(q13;q11), t(2;11)(p12;q13)

③ 추가적 염색체 이상으로 +3, 13q14 부위 결실, 전체 또는 부분 trisomy 12, 17p 결실 등이 관찰될 수 있습니다.

④ Tetraploidy 염색체 이상은 mantle cell lymphoma의 blastoid 변이형(variant)과 연관성이 있고, 예후는 불량합니다. 일부 환자에서 *MYC* 재배열과 연관된 8q24 이상이 관찰되기도 하며 불량한 예후를 보입니다.

⑤ mantle cell lymphoma 환자의 대부분은 *CCND1* 재배열 양성이지만 5%에서 *CCND1* 재배열 음성일 수 있는데, 12p13에 위치하는 *CCND2* 또는 6p21에 위치하는 *CCND3*가 관련하여 각각 t(12;14)(p13;q32) 또는 t(6;14)(p21;q32)와 같은 미세한 염색체 이상을 발생시킬 수 있습니다.

⑥ *IGH*/CCND1 FISH에서 *CCND1* 시그널이 3개 관찰될 경우, 1개는 정상 *CCND1* 시그널이고, 2개는 *IGH* 외의 다른 immunoglobulin 유전자가 관여된 전좌(예 : *IGK, IGL*)로 인해 *CCND1*분리시그널(separate signal)로 관찰될 수도 있습니다.

⑦ 신경계발달에 관여하는 trancription factor 중 하나인 *SOX11* 유전자 재배열은 90%의 mantle cell lymphoma에서 관찰되며 *CCND1* 음성인 mantle cell lymphoma에서도 양성이므로 진단에 도움이 될 수 있습니다. *SOX11*은 일부 Burkitt lymphoma와 lymphoblastic lymphoma를 제외하고 나머지 B-세포 림프종양에서 재배열음성으로 알려져 있습니다.

3) Follicular lymphoma

(1) t(14;18)(q32;q21)

t(14;18)은 대부분의 follicular lymphoma에서 관찰되며(90%), *IGH*와 *BCL2* 유전자 간에 전좌로 *BCL2*과 발현을 초래합니다. 변이형인 t(2;18)(p12;q21)(*IGK/BCL2*), t(18;22)(q21;q11)(*IGL/BCL2*)재배열 형태로 관찰될 수도 있습니다. 이 염색체 이상은 예후와는 무관한 것으로 보고되어 있습니다. 추가적 염색체 이상으로 del(6q), +7, +8, +der(18)t(14;18), 17p 재배열 등이 관찰될 수 있습니다. 일부환자에서 *BCL6*와 연관된 3q27 이상이 관찰되기도 하는데, 이는 DLBCL에서 *BCL6* 재배열이 발생하는 절단점 위치와는 차이가 있는 것으로 알려져 있습니다. 또한 *BCL2* 재배열이 음성이면서 1p36 결실을 가진 diffuse follicular lymphoma도 보고되어 있습니다.

4) MALT lymphoma(Extranodal marginal zone B-cell lymphoma of mucosa associated lymphoid tissue)

60% 환자는 +3이 관찰되고, 25~50%에서는 t(11;18)(q21;q21)이 관찰됩니다. t(11;18) 염색체 이상은 diffuse large B-cell gastric lymphoma에서는 관찰되지 않으므로, 두 질환의 감별진단에 도움이 됩니다. Helicobactor pylori 감염과 연관되어 발생한 gastric MALT lymphoma의 경우 항생제에 치료 반응을 보이는데, t(11;18) 염색체 이상을 가지고 있는 경우는 항생제 치료에 반응을 보이지 않으므로 염색체 확인이 중요합니다.

t(11;18)(q21;q21)은 11q21에 위치하는 *BIRC3*와 18q21에 위치하는 *MALT1* 사이의 융합유전자가 생성됩니다. 이는 NHL 중 immunoglobulin 유전자가 관여하지 않는 유일한 전좌입니다.

변이형(variant) 중 하나인 t(14;18)(q32;q21)은 *MALT1* 유전자가 *IGH* 위치로 재위치(relocation)됨에 따라 종양을 발생시키는 데 관여하게 됩니다.

t(11;18)은 주로 소화기계 또는 폐에서 종양을 발생시키고, t(14;18)은 주로 소화기계 외의 기관(눈, 피부, 간 등)에 종양을 발생시킵니다. 특히 MALToma와 연관 있는 t(14;18)(q32;q21)은 follicular lymphorma에서 *BCL2/IGH* 재배열과 연관된 t(14;18) 염색체 형태와 비슷하여 구분이 되지 않습니다.

따라서 *BIRC3/MALT1* dual fusion FISH와 *IGH* break-apart FISH를 통합해서 시행하는 것이 재배열의 종류를 정확하게 감별하는데 유용합니다.

5) Diffuse large B-cell lymphoma (DLBCL)

DLBCL의 30%에서는 3q27 부위의 *BCL6* 전암유전자(proto-oncogene)와 연관된 염색체 이상이 관찰됩니다. *IG* (immunoglobulin)유전자가 *BCL6* 유전자의 파트너 염색체인 경우 t(3;14)(q27;q32)(*IGH/BCL6*), t(2;3)(p12;q27)(*IGK/BCL6*), t(3;22)(q27;q11)(*IGL/BCL6*) 형태로 재배열이 발생합니다. 그 외 30개 이상의 다양한 파트너 염색체와 전좌를 일으킬 수 있으며, 통상적인 염색체 검사에서 확인이 어려운 경우가 많아 FISH 또는 PCR을 추가하는 것이 필요합니다. DLBCL의 20~30%는 follicular lymphoma와 연관성이 높은 t(14;18) 염색체 이상이 관찰됩니다. DLBCL 환자에서 *MYC* 재배열이 10~15%에서 관찰되는데, 동반된 경우는 예후가 아주 불량합니다. Burkitt lymphoma에서는 *IGH/MYC* 재배열이 70~80%로 빈도가 높습니다. 반면, DLBCL에서 *MYC*의 파트너 유전자는 *IGL* 또는 *IGK*와 같은 l*igh*t chain immunoglobulin과 non-immunoglobulin 유전자가 50% 정도를 차지합니다. 따라서 *MYC* breakapart FISH probe를 일차적으로 적용하고 *IGH/MYC* probe를 이차적으로 추가하면 *MYC* 재배열 검출률을 더 높일 수 있습니다(Mod Pathol 2014;27:958). DLBCL 중 ABC (activated B cell) 아형은 +3, 3q 획득, +18, 6q 부위의 결실 등이 관찰될 수 있으며, 질환이 진행될수록 복잡핵형(complex karyotype)이 관찰됩니다. GCB (germinal center B cell) 아형은 주로 1q, 7, 12q 획득, t(14;18) 등이 관찰됩니다. 특히 *MYC*과 *BCL2* 재배열이 동시에 양성인 double hit 림프종과 연관성이 있습니다.

6) Burkitt lymphoma

(1) t(8;14)(q24;q32), t(2;8)(p12;q24), t(8;22)(q24;q11.2)

가) 임상적 특징

예후는 불량합니다.

나) 세포유전학적 특징

① t(8;14)(q24;q32)가 85%로 가장 흔한 형태이고, t(8;22)(q24;q11.2)는 10%, t(2;8)(p12;q24)는 5% 정도에서 관찰됩니다. *MYC* 유전자는 8q24에 위치하고 *IGH*는 14q32에 위치합니다. 또한 2p12에 kappa light chain (*IGK*), 22q11.2에 lambda light chain (*IGL*) 유전자가 위치합니다.

② 유전자 이상 : Burkitt 림프종에서 관찰되는 *MYC* 유전자 재배열은 일차적 변이로 생각되며, DLBCL를 비롯한 다른 림프종에서도 *MYC* 유전자 재배열이 동반될 수 있는데, 이 경우는 이차적 변이로 종양의 진행과 연관이 있는 것으로 생각되고 있습니다.

③ 8q24의 *MYC* 유전자가 *IGH* 부위로 전좌됨에 따라 *MYC* 유전자 기능 조절의 이상을 초래하여 종양을 발생시키게 됩니다. 반면, t(2;8), t(8;22)의 경우는 *MYC* 유전자가 8q24 부위에 그대로 있고, 2p12와 22q11.2 부위의 *IGK*와 *IGL*가 각각 *MYC*에 인접(juxtaposition) 됨에 따라 *MYC*유전자 조절에 초래하게 됩니다. 결론적으로 3가지 형태 모두 *MYC* 유전자의 전사(transcription)를 지속적으로 활성화시켜 종양 발생을 일으키게 됩니다.

④ Burkitt lymphoma의 30~40%는 추가적인 염색체 이상 없이 t(8;14) 또는 variant 염색체만 관찰되고 나머지에서는 1~2개의 추가적인 염색체 이상이 관찰됩니다(1q, +7, +12, 13q 이상). 반면에 DLBCL은 8q24와 연관된 재배열을 포함하여 복잡핵형(complex karyotype)으로 관찰되므로, Burkitt 림프종과 DLBCL의 감별점이 되기도 합니다.

⑤ Burkitt lymphoma와 형태학적 특징과 유전자 발현 프로파일은 비슷하면서 *MYC* 재배열은 음성이고 11q 유전적 변이가 관찰되는 경우는 "Burkitt-like lymphoma with 11q aberration" 분류에 포함시킵니다(WHO 2016 new provisional entity).

7) High-grade B cell lymphoma with *MYC* and *BCL2* and/or *BCL6* rearrangements

이 종양은 Burkitt 림프종과 DLBCL의 어느 한쪽 진단기준에 맞지 않고 *MYC* 연관 재배열과 *BCL2* 및 *BCL6* 재배열을 동시에 가지고 있으며(double-hit, triple-hit lymphoma), 불량한 예후를 나타내는 특징이 있습니다. *MYC* 재배열은 t(8;14), t(2;8), t(8;22) 형태이거나 또는 non-immunoglobulin 유전자와 연관된 t(8;9)(q24;p13), t(3;8)(q27;q24) 등으로 관찰됩니다.

MYC, BCL2, BCL6 재배열을 검출하기 위해 FISH가 유용하며, 특히 복잡형태로 재배열이 발생한 경우는 G-분염법만으로 정확한 인지가 어렵습니다.

8) 다발성골수종(MM, Multiple myeloma)(표 3-13)

MM 환자에서 형질세포는 생체 외에서 세포 분열을 잘하지 못하여 G-분염법에서 정상핵형으로 관찰될 수 있습니다. 만약 비정상핵형이 관찰되었다면 종양부하(tumor burden)가 증가되어 있고, 분열능이 높은 종양(high mitotic rate)임을 시사하며, 불량한 예후와 연관이 있습니다. MM에서 염색체 이상이 관찰되었다면 주로 복잡핵형(complex karyotype) 형태이며, 1명 환자당 평균 8~10개 이상의 염색체 이상이 관찰될 수 있다고 합니다.

MM과 연관성 있는 염색체 이상과 예후와 연관된 임상적 의의는 표에 정리하였습니다.

MM에서 일차적 염색체 이상은 2가지로 분류할 수 있는데, 여러 개의 trisomies(염색체 3,5,7,9, 11,15,19,21)를 가지고 있는 hyperdiploidy와 immunoglobulin heavy chain (*IGH*) 재배열을 가지고 있는 nonhyperdiploidy입니다. Hyperdiploidy를 가진 일부 MM 환자(10%)에서 *IGH* 재배열이 동시에 관찰되기도 합니다. non-hyperdiploidy 군은 hypodiploid, pseudodiploid, near tetraploid로 나눌 수 있습니다. hypodiploid 또는 pseudodiploid 클론이 중복(duplication)되면 near-tetraploid 형태처럼 관찰될 수 있습니다.

표 3-13. MM과 연관성 있는 유전자 변이의 특징
(Blood Cancer J 2015;5:e365, Blood 2016;127:2955)

Subtype	유전적 변이	빈도	MM risk*	SMM risk	검출방법
Hyperdiploidy	Trisomy 염색체 3,5,7,9,11,15,19,21	40%	standard	intermediate	G-분염법 FISH, array
IGH translocation		30%			
t(4;14)(p16;q32)	*FGFR3/MMSET/IGH*	15%	intermediate	high	FISH
t(14;16)(q32;q23)	*MAF/IGH*	4%	high	standard	FISH
t(14;20)(q32;q12)	*MAFB/IGH*	<1%	high	standard	FISH
t(11;14)(q13;q32)	*CCND1/IGH*	20%	standard	standard	G-분염법 FISH
t(6;14)(p21;q32)	*CCND3/IGH*	4%	standard	standard	FISH
combined *IGH* translocation and hyperdiploidy	*IGH* and trisomy	15%	uncertain+	standard	G-분염법 FISH, array
1q21 gain	*CSK1B, ANP32E*	40%	intermediate	high	G-분염법 FISH, array
isolated monosomy 14		5%			G-분염법 FISH, array
Normal karyotype		3%	standard	low	G-분염법 FISH, array
del(17p)	*TP53*	10%	high	high	G-분염법 FISH, array
del(1p)	*CDKN2C, FAF1, FAM46C*	30%			G-분염법 FISH, array
del(8p)		25%			G-분염법 FISH, array
del(13q)	*RB1*, DI3S319	44%			G-분염법 FISH, array
del(16q)	*WWOX, CYLD*	35%			G-분염법 FISH, array
MYC translocation	*MYC*	15~20%			G-분염법 FISH
KRAS/NRAS mutation	*MAPK* pathway	20%			염기서열법
BRAF mutation	*MAPK* pathway	10%			염기서열법

약자 : SMM, smoldering multiple myeloma
*, mSMART (Mayo stratification of myeloma and risk adapted therapy) 기준에 따른 분류는 high/intermediate/standard로 나눔. IMWG (international myeloma working group) 기준은 high/standard/low risk로 구분하며 t(4;14), del(17p)의 유무로 high와 low risk로 구분하고, 나머지 유전적 이상을 standard risk에 포함시킴
+, 예후가 좋은 군에 속하는 hyperdiploidy와 예후가 나쁜군에 포함되는 *IGH* 재배열, del(17p), 또는 1q gain이 동시에 동반된 경우 예후 관련해서는 연구자마다 의견이 다름. 최종 예후가 나쁘다는 보고와 나쁜 예후를 상쇄시킨다는 보고가 있음 (Blood 2015;125:831, Blood 2015;126:2713, Blood 2012;119:2100).

MM의 이차적 염색체 이상으로는 del(13q), del(17p), del(1p), 1q 증폭, *MYC* 재배열 등이 포함됩니다. MM에서 관찰되는 수적 이상은 염색체 3번, 5번, 7번, 9번, 11번, 15번, 19번의 획득과 염색체 X, 1p, 8번, 13번, 14번, 16q, 22q의 소실이 연관성이 높습니다.

구조적 이상은 1번, 11번, 14번 염색체와 연관된 구조적 이상의 빈도가 높은데, del(17p), t(4;14), t(14;16)은 불량한 예후와 연관성이 있습니다. 특히 병기결정에 있어서 del(17p), t(4;14), t(14;16)은 high risk에 포함되며 병기 결정에 중요한 요소입니다(revised international staging system for myeloma). 또한 7q 부위의 결실은 약물 저항성을 나타내는 것과 연관이 있습니다. 염색체 9번에 위치하는 *PAX5* 유전자 발현의 변화는 CD19 발현이 억제되는 것과 연관성이 있습니다(정상 형질세포는 CD19 양성인데, MM의 악성형질 세포는 CD19 음성입니다).

종양세포가 생체 외에서 분열능력이 감소되어 중기세포에서 염색체 이상을 관찰하기가 어려우므로, 간기세포 FISH 검사가 재배열을 검출하는 데 유용합니다. 질환이 진행될수록 염색체 이상이 관찰되는 빈도가 높게 보고되어 있습니다. 검사를 시행하는 골수흡인액 검체에는 비정상 형질세포 외에도 정상세포가 혼합되어 있으므로 검출 예민도가 감소할 수 있습니다. 따라서 형질세포만을 타깃으로 FISH를 판독하거나 또는 형질세포를 농축(enrichment)시킨 후 간기세포 FISH를 시행해야 유전자 이상의 검출률을 높일 수 있습니다.

간기세포 FISH에서 관찰된 비정상 세포 비율 자체가 예후에 영향을 미치지는 않습니다. 예를 들면, FISH에서 어떤 유전적 이상이 10% 양성인 환자와 60% 양성인 환자 간에 예후가 달라지지는 않습니다. 그러나 예외적으로 del(17p)는 60% 이상의 세포에서 양성인 경우 예후가 더 나쁘다고 합니다(J Clin Oncol 2010:28:4630).

환자가 진단 당시 고위험군의 염색체 이상을 가지고 있었다면 추적관찰 기간 동안 동일한 이상이 있는지 여부를 다시 확인할 필요는 없습니다. 예를 들면, 환자가 진단 당시 t(4;14)를 가지고 있었는데, 재발 시 t(4;14) 유무를 다시 재확인할 필요는 없습니다. 그러나 추가적인 이상이 동반되었는지 유무를 확인하기 위해 재발 시 G-분염법과 FISH를 시행할 필요는 있습니다.

환자가 진단 당시 저위험도군에 포함되었다면, 재발 시 위험도를 재평가하기 위해 G-분염법과 FISH를 시행해야 합니다. 왜냐하면 기존에 소수 존재하던 고위험군의 비정상 클론이 재발 시 검출한계 이상으로 증식되어 관찰될 수 있기 때문입니다. 환자가 진단 당시 저위험도였지만 재평가 시 고위험군의 염색체 이상이 관찰될 경우, 고위험군으로 재분류하여 이에 맞게 치료 방침을 세워야 합니다(Blood 2011:117:4696).

한국인 대상의 연구결과를 보면 MM 환자에서 비정상핵형을 보인 빈도는 20~42%였고, 염색체 개수가 44개 미만의 hypodiploidy, 47~50개의 hyperdiploidy, 13q 결실, 구조적 염색체 이상이 6개 이상인 경우에서 불량한 예후를 보인 것으로 보고하였습니다(Eur J Haematol 2013:92:313, Ann Hematol 2014;93:1353).

(1) Hypodiploidy

염색체 개수가 46개 미만이며 *IGH* 재배열을 동반하는 경우가 흔하며, 예후가 나쁜 군에 속합니다. 주로 t(4;14), t(14;16), t(14;20) 재배열이 동반되어 관찰될 수 있으며, 8번, 11번, 13번, 14번, 16번 소실이 동반되어 관찰될 수 있습니다.

특히, hypodiploidy 클론이 중복(doubling, endoreduplication)되어 염색체 개수가 70~90개로 증가하고, 구조적 이상 형태도 2배로 증가되어 관찰될 수 있습니다. 또한 MM에서 13번과 17번은 소실이 많은데, 중복되어 13번과 17번이 2개인 정상 개수처럼 관찰될 수 있습니다. hypodiploidy 클론은 생체 외에서 분열능력이 감소되어 있고, 중복된 tetraploidy 클론만 증식되어 우세하게 관찰될 수 있습니다.

(2) Hyperdiploidy

염색체 개수가 46개를 초과하는 경우로, 구조적 이상이 동반되는 경우는 드뭅니다. 그러나 15% 정도 환자에서 *IGH* 재배열과 trisomy가 동시에 관찰될 수 있습니다. 주로 염색체 3번, 5번, 7번, 9번, 11번, 15번, 19번, 21번이 획득됩니다. 17p 결실이 동반되지 않으면 예후는 나쁘지 않습니다(standard-risk).

True hyperdiploidy와 hypodiploidy 클론이 중복된 환자는 예후가 완전히 다르므로 FISH를 이용하여 정확하게 감별하는 것이 필요합니다.

Hyperdiploidy를 검출하기 위해 유용한 FISH probe는 5번, 9번, 15번이고, 2개 이상 염색체에서 획득이 관찰될 때 hyperdiploidy로 판정할 수 있습니다. 위음성은 9%로 보고되어 있습니다(Leuk 2005:19:275).

Hypodiploidy(염색체 개수가 46개 미만)인 환자에서 5번, 9번, 15번 FISH를 probe를 적용했을 때, 5번, 9번, 15번 염색체는 대부분 정상개수를 나타내어 diploidy처럼 관찰된다고 합니다(위양성 2%). 따라서, 5번, 9번, 15번 FISH probe는 hyperdiploidy를 검출하기에는 유용하지만, nonhyperdiploidy를 검출하기에는 예민도가 낮습니다(Leuk 2005;19;275).

(3) Hyperhaploidy

Hyperhaploidy는 염색체 개수가 24~34개이며, 3번, 5번, 7번, 9번, 11번, 15번, 18번, 19번, 21번 염색체는 2개씩 존재하고 나머지 염색체는 1개씩(특히 1p, 6q, 13q, 16q) 존재하게 됩니다(hyperdiploidy은 3번, 5번, 7번, 9번, 11번, 15번, 18번, 19번, 21번 염색체가 3개씩 존재하는 것이 차이점 임). 또한 hyperhaploidy 클론이 endoreduplication(세포질은 분열하지 않고, 염색체만 이중반복되는 형태)되면 염색체 개수가 58~68개인 hypotriploidy 형태처럼 관찰될 수 있습니다. Hyperhaploidy은 불량한 예후를 보이는 것으로 보고되어 있습니다(Leuk 2017;31:637).

(4) *MYC* 재배열

MM에서 *MYC* 재배열은 이차적 염색체 이상이며 hypodiploidy 또는 hyperdiploidy 클론 모두에서 관찰될 수 있습니다. t(11;14)와 *MYC* 재배열이 연관된 t(8;14) 등이 동시에 관찰될 경우 질환이 진행되는 것으로 생각됩니다.

(5) del(13q)/-13

13번 염색체 이상은 MM 환자의 50%에서 관찰되는데, 대부분은 monosomy 13이며(85%) 나머지는 13q14.2~q14.3 부위를 포함하는 위치에서 결실이 발생할 수 있습니다. del(13q)의 10~20%는 G-분염법으로 확인이 가능하나 대부분 미세한 결함 형태이므로 FISH 검사를 추가하는 것이 유용합니다.

(6) del(17p)

17p13.1에 위치하는 *TP53* 결실과 연관성이 있고, 질환이 진행하면서 클론 진화(clonal evolution) 중 하나로 관찰됩니다. 불량한 예후와 연관성이 높습니다.

(7) Chromosome 1이상

MM에서 1p 결실과 1q 재배열이 관찰될 수 있습니다. 1p 결실은 1p12와 1p31 사이에서 주로 발생하며, 1q 재배열은 1q21부터 1q23 부위 또는 전체 1q 부위에서 발생할 수 있으며 불량한 예후와 연관이 있습니다.

1q 재배열은 다양한 형태로 발생할 수 있는데, 1q12~q23 부위의 이중중복(duplication), 1q 등완염색체(isochromosomes), 1q jumping 전좌 등입니다(Cancer Genet 2011:204:3).

(8) *IGH* rearrangements

t(11;14)(q13;q32.3), t(4;14)(p16.3;q32.3), t(14;16)(q32.3;q23.1)이 대표적이며, 그 외 t(6;14)(p21.1;q32.3), t(14;20)(q32.3;q12)도 관찰될 수 있습니다. 특히 t(4;14)와 t(14;16)은 불량한 예후와 연관성이 있으며, 미세한 결함형태이므로 FISH 검사로 확인이 가능합니다.

t(11;14)는 MM 환자의 20~25% 정도에서 관찰되는데, mantle cell lymphona에서 11q13의 절단점은 특정 최소부위(minimal region)에 국한된 것에 반해 MM에서 절단점은 11q13의 광범위한 부위를 침범할 수 있습니다. 또한 MM에서 드물게 관찰되는 IgM 타입은 LPL (lymphoplasmocytic lymphoma)와 감별진단이 어려울 수 있습니다. MM은 t(11;14)와 연관성이 높은 데 반해, LPL에서는 t(11;14)가 거의 관찰되지 않고 *MYD88* 또는 *CXCR4* 유전자 변이가 양성인 소견이 감별진단에 도움이 된다.

t(4;14)와 t(14;16) 은 hypodiploidy 클론에서 del(13q), del(17p)와 동반되는 경우가 흔합니다.

11. 성숙T세포종양(Mature T-cell neoplasm)

1) T-cell prolymphocytic leukemia (T-PLL)

(1) inv(14)(q11q32)

T-PLL의 70% 환자에서 관찰되며, 변이형태로 t(14;14)(q11;q32), t(X;14)(q28;q11)가 관찰될 수 있습니다. 또한 8번 염색체 이상도 관찰될 수 있는데, i(8)(q10), t(8;8)(p11.2;q12), 8q 획득 등의 형태로 관찰될 수 있습니다.

2) Anaplastic large cell lymphoma (ALCL)

(1) t(2;5)(p23;q35)

Hodgkin lymphoma 중 nodular sclerosing type과 형태학적으로 구분하기 어려운 경우가 있는데, t(2;5) 염색체 이상은 Hodgkin lymphoma에서는 관찰되지 않고, ALCL에서 관찰되므로 감별 진단에 도움이 됩니다. t(2;5)는 2p23에 위치한 *ALK* 유전자와 5q35에 위치한 *NPM1* 사이의 융합유전자 생성으로 *ALK*를 활성화시키게 됩니다. *ALK* 유전자는 *NPM1* 외에도 다양한 파트너 염색체와 전좌를 일으킬 수 있습니다. *ALK* 양성 환자의 85%는 t(2;5) 형태이고 나머지 15%는 변이(variant) 형태로 관찰됩니다.

ALK 유전자 재배열이 음성인 ALCL은 특이한 염색체 이상은 보고되어 있지 않고 6p25에 위치한 *IRF4/DUSP22* 재배열과 연관성이 있습니다.

3) Angioimmunoblastic T-cell lymphoma

염색체 이상은 보통 복잡핵형 형태로 관찰되는데, 11q13의 획득이 일차적 이상으로 생각됩니다. trisomy 3 또는 trisomy 5가 관찰될 수 있습니다.

4) Hepatosplenic T-cell lymphoma

i(7)(q10)이 특징적인 염색체 이상입니다. Trisomy 8이 관찰되기도 합니다.

5) Peripheral T-cell lymphoma

7q, 8q, 17q 염색체의 획득 또는 4q, 5q, 6q 염색체 소실 등이 관찰될 수 있습니다.

12. 호지킨림프종(Hodgkin lymphoma)

이 종양에서 염색체 이상에 대한 보고는 드물고 연구가 많이 되지 않았습니다. 왜냐하면, 종양의 특성상 생체 외에서 정상세포가 주로 분열하고, 종양세포는 거의 분열하지 않아 염색체 이상을 가진 종양세포의 중기세포를 얻기 어렵기 때문입니다.

염색체 이상이 관찰되는 경우는 복잡한 핵형(complex karyotype)으로 관찰되며, ploidy 변화도 초래할 수 있어, 분석이 어려울 때가 많습니다.

t(14;18)(q32;q21)과 t(2;5)(p23;q35)는 Hodgkin lymphoma에서는 관찰되지 않으므로 다른 림프종과 감별 진단에 도움이 됩니다.

CML의 역사(Ⅲ)

1996년 최초의 CML 타깃 치료제, Imatinib 개발(Brian Druker and Nicholas Lydon)

1996년 Brian Druker와 Nicholas Lydon가 CML 치료제인 티로신키나제억제제(tyrosine kinase inhibitor)인 imatinib을 개발하면서, 암 치료의 패러다임에 파격적인 변화를 가져오고, 타깃 치료의 새로운 장을 열게 됩니다.

Nicholas Lydon은 Ciba-Ge*igh* (현재 Norvartis) 회사 소속 과학자였으며, Thomas Robert와 함께 키나제억제제(kinase inhibitor) 연구 프로젝트를 수행하고 있었고, 이때 Druker는 Thomas 연구실에서 박사 후 펠로우쉽 과정(postdoctoral fellowship)을 밟고 있었습니다. 그 후 Druker는 James Griffin과 *BCR/ABL1* 시그널링에 관한 협동연구를 시작하였습니다.

1993년 Druker는 Oregon Health and Science University에서 *BCR/ABL1* driven model을 만들었으며, Lydon과 다시 연락하였습니다. Lydon은 그 동안 연구해서 발견한 다양한 티로신키나제억제제를 보내주었으며, Druker는 STI571 (Imatinib)이 정상 키나제 활성을 저해하지 않으면서 CML 세포를 가장 특이적이고 선택적으로 사멸시킨다는 것을 알게 되었습니다.

1995년 12월 미국혈액학회(American Society of Hematology, ASH)에서 위의 실험결과(preclinical data)들을 발표하였고, 몇몇 연구자들이 관심을 보였으나, 임상시험(clinical trial)을 시도하기 위해서는 몇 가지 문제가 제기되었습니다(약물독성은 심각하지 않은지? 과연 단독 키나제를 표적으로 하는 것이 항암치료에 효과가 있을지? 제약회사의 입장에서 CML과 같이 수요가 적은 시장에서 충분한 이익을 볼 수 있을지?). 이러한 문제점으로 인해 임상시험을 시작하지 못하고 있을 때, Druker는 그 당시 효과적인 다른 어떤 치료도 남아있지 않은 CML 환자에게 처음으로 imatinib 치료를 시도하였고 치료 효과가 있음을 밝히면서 결정적인 터닝포인트가 되었습니다. 드디어 1998년에 제1상 임상시험을 하였고, 2001년에 제2상 임상시험을 마친 후 바로 imatinib이 FDA로 공인을 받게 되어 환자의 치료에 이용하게 되었습니다.

Druker는 다음과 같은 말을 남겼습니다. **“성공은 열정, 소질, 인내와 약간의 행운이 만났을 때 찾아온다.”**

2001~2002년. 2세대 티로신키나제억제제의 개발(Charles Sawyers, Druker)

Sawyers은 imatinib의 초기 임상시험에 공동연구자로 참여했던 사람입니다. 그는 몇 가지 기전에 의해 imatinib에 저항이 생겨 CML이 재발하게 되고, 재발 시 티로신키나제가 다시 재활성화되는 것을 알게 되었습니다. 마침내 Sawyers는 Bristol-Myers Squibb과 함께 imatinib에 잘 반응하지 않는 CML 환자에게도 효과가 있는 2세대 티로신키나제억제제인 Sprycel (dasatinib)을 개발하게 됩니다.

또한 Druker는 *ABL1* 키나제 부위와 imatinib 사이의 결정적인 접촉 부위에 병적유전자 변이가 생긴다는 것을 확인하였고, 이에 따라 2세대 티로신키나제억제제인 Nilotinib을 개발하게 됩니다.

현재는 T315I 병적유전자 변이 환자에서도 치료 효과를 기대할 수 있는 ponatinib(AP24534) (pan *BCR/ABL* inhibitor)도 개발되었습니다.

오늘날 CML 환자는 완치를 목표로 연구가 진행되고 있습니다. 1960년 처음으로 Philadelphia 염색체를 발견한 이후 오랜 시간 동안 많은 연구자들의 열정과 헌신이 있었기에 CML 환자들에게 엄청난 혜택이 가고 있는 것을 생각하면 정말 가슴이 벅찹니다.

4 세포분자유전 검사의 선택

혈액종양의 분자유전학적 기전이 밝혀지고 이를 검출할 수 있는 다양한 검사기법이 소개되었습니다. 그러나 모든 검사기법을 임상진료에 적용할 수는 없고 정확한 진단, 치료방침 결정 및 치료효과 판정에 도움이 되는 유용한 정보를 최대한 얻을 수 있으면서 검사비용을 최소화할 수 있는 효율성이 높은 검사를 선택해야 합니다.

따라서 가장 적절한 검사를 선택하기 위해서는 다음 3가지 사항들을 고려해야 합니다.
* 각 검사기법의 특성 및 장단점은 무엇인가?(**표 4–1**)
* 그 질환에서 진단과 예후를 판정하는데 가장 유용한 유전적 변화는 무엇인가?
* 그 유전적 변화를 검출할 수 있는 가장 좋은 검사기법은 무엇인가?(**표 4–2**)
* 여러 가지 검사를 추가했을 때 얼마나 검출률을 높일 수 있는가?

표 4–1. 혈액종양에서 이용되는 각 검사기법의 특성 비교(Clin Genet 2013:84:315, Heredity 2012:108:75)

검사기법	G-분염법	FISH		SKY/M-FISH	mband FISH	PCR	Chromosomal microarray		Sequencing	
		interphase	metaphase				array CGH	SNP array	sanger	NGS
해상도	5 Mb	1~2Mb	5 Mb	5 Mb	5 Mb	<1kb	<100 kb	<100 kb	bp	bp
예민도	5%	1%	5%	5%	1~5%	10^{-4}~10^{-6}	20%	20%	20%	<1%
DNA/RNA 추출 검체 적용	-	-	-	-	-	+	+	+	+	+
genome wide 구조적 이상	+	-	-	++	-	-	-	-	+	++
genome wide 수적 이상	+	-	-	+	-	-	++	++	-	+
(균형) translocation	+	++	++	+	+	+	-	-	+	++
duplication /deletion	+	++	++	-	+	+/-	++	++	-/+	++
insertion	+	+	+	+/- (intrachromosomal insertion은 검출 못함)	+	-	-	-	-/+	++
inversion	+	+	+	-	+	+	-	-	-/+	++
copy number change	+	+	+	-	-	-	++	++	-	+
CN-LOH	-	-	-	-	-	-	-	++	-/+	++

약자: SKY, spectral karyotyping; M-FISH, multicolor FISH; mband FISH, multicolor banding FISH; CGH, comparative genomic hybridization; NGS, next generation sequencing; CN-LOH, copy-neutral loss of heterozygosity; SNP, single nucleotide polymorphism

표 4-2. 혈액종양과 연관된 유전적 이상을 검출하기 위한 우선 순위 검사기법 예

유전적 이상	연관종양	우선순위 검사기법
t(9;22)(q34;q11.2)	CML, AML, ALL	1순위: G-분염법, 2순위: FISH, RT-PCR
t(8;21), t(15;17), inv(16)/t(16;16)	AML	1순위: G-분염법, 2순위: FISH, RT-PCR
del(5q), -7/del(7q)	AML, MDS	1순위: G-분염법, 2순위: FISH
KMT2A	AML, ALL	1순위: FISH, 2순위: RT-PCR, G-분염법
FLT3, NPM1, CEBPA	AML	DNA PCR
KIT mutation	AML (CBF leukemia) systemic mastocytosis	DNA PCR
t(12;21)	ALL	RT-PCR, FISH
copy number change	다양한 혈액종양	G-분염법, FISH
JAK2 V617F, *CALR, MPL*	MPN (PV, ET, PMF)	DNA PCR
PDGFRA	myeloid and lymphoid neoplasms with eosinophilia	1순위: FISH, 2순위: RT-PCR
PDGFRB, FGR1	myeloid and lymphoid neoplasms with eosinophilia	1순위: FISH, 2순위: RT-PCR, G-분염법
t(8;14), t(11;14), t(14;18)	lymphoma	1순위: FISH, 2순위: RT-PCR, G-분염법

A. 검사기법에 따른 선택

기본 검사는 G-분염법 염색체 검사이며, 그 외 FISH, PCR, 어레이 기반 핵형분석, 염기서열 분석 등 다양한 분자유전검사를 이용할 수 있습니다.

각 검사기법의 장점과 한계점을 잘 이해하여 서로 보완적으로 이용하도록 하며, 목적에 맞는 검사법을 적절하게 선택하는 것이 중요합니다.

1. G-분염법 염색체 검사

G-분염법 염색체 검사는 전장유전체(whole genome) 수준에서 염색체 이상을 검색할 수 있는 장점이 있지만, 중기세포만을 대상으로 분석하고 해상도가 5 Mb 정도로 낮아 미세한 염색체 결함은 검색이 어려우며, 복잡한 염색체 이상이 포함되어 있는 경우 정확한 핵형분석이 어려운 단점이 있습니다(제1장. G-분염법 염색체 검사 참조).

2. FISH

FISH는 중기세포뿐만 아니라 간기세포에서도 검사가 가능하고 해상도가 G-분염법보다 높아 미세한 염색체 이상을 검출할 수 있는 장점이 있습니다. 그러나 표적(target) 유전자에 대한 특정한 재배열만 검색이 가능한 단점이 있습니다(제2장. FISH 검사 참조).

3. PCR

1) PCR과 연관된 검사기법 선택 시 고려할 사항

(1) 무엇을 대상으로 한 검사를 할 것인가? (DNA 또는 mRNA)

PCR 방법은 DNA 또는 RNA를 대상으로 검사를 시행하게 됩니다. 병적유전자 변이를 검출하기 위해서는 DNA를 대상으로 검사합니다. 혈액종양과 연관된 융합전사물(fusion transcript)을 검출하기 위해서는 mRNA를 대상으로 하고 RT-PCR (reverse transcriptase polymerase chain reaction)을 이용합니다.

왜냐하면 재배열을 일으킨 염색체 절단이 발생한 부위의 유전자 범위가 넓기 때문에 DNA를 이용한 PCR 법으로는 융합유전자의 검출이 어렵기 때문입니다.

(2) 어떤 검사 원리를 이용할 것인가?

(3) 병적유전자 변이는 이미 잘 알려진 것인가? 검출해야 할 병적유전자 변이 종류는 몇 개인가?

(4) 정량적인 결과를 필요로 하는가? 아니면 단순히 정성결과로 충분한가?

PCR은 양성 또는 음성 결과를 확인하는 정성 PCR과 대상유전자의 양을 측정하는 정량 PCR로 나눌 수 있습니다. 실시간 정량 PCR (real time quantitative PCR, qPCR)은 PCR 주기마다 실시간으로 대상유전자의 검출 정도를 확인합니다. 대상유전자의 양이 많을수록 PCR의 log phase의 초기 증폭 시작점(threshold cycle, Ct)이 더 빠른 원리를 이용하여 정량을 할 수 있습니다. 이미 유전자량을 알고 있는 표준물질을 증폭시켜서 이에 대한 calibration 정량곡선을 구한 후 각 검체에서 얻어진 Ct 값을 대입하면 환자의 대상 유전자를 정량할 수 있습니다.

(5) 임상적으로 유용한 검사의 예민도는 어느 정도 되어야 하는가?

예를 들면, *JAK2* V617F 병적유전자 변이는 1% 이하의 분석 예민도가 권장되고 있으므로, 이에 맞는 DNA PCR 검사기법을 선택해야 합니다. Sanger 직접 염기 서열분석법은 예민도가 20%이므로 *JAK2* 병적유전자 변이 검출을 위한 검사로 적절하지 않고, 예민도가 높은 allele specific PCR (amplification refractory mutation system), melting curve analysis PCR, pyrosequencing 등을 이용하여 검사해야 합니다.

2) 혈액종양에서 PCR 검사를 시행하는 목적

혈액종양에서 진단 및 예후결정, 종양의 클론성 결정, 치료 모니터링을 위해 PCR 검사를 시행합니다.

표 4-3. 혈액종양에서 PCR 검사를 시행하는 목적

목적	예제
진단 및 예후결정	- APL : *PML/RARA* - AML with normal karyotype : *FLT3*/ITD, *NPM1*, *CEBPA* - MPN : *JAK2*, *CALR*, *MPL*
종양의 클론성(tumor clonality) 결정	abnormal B and T cell lymphoid malignancy : Immunoglobulin and T cell receptor rearrangement
치료 모니터링	CML : *BCR/ABL1* quantitative PCR APL : *PML/RARA* qualitative/quantitative PCR

3) G-분염법에서 관찰된 유전적 이상을 PCR 검사로 추가 확인해야 하는 이유

G-분염법에서 염색체 이상의 형태가 비슷하더라도 다른 유전자의 재배열(fusion transcript)일 가능성이 있습니다.

문헌보고를 보면 ALL 환자에서 t(4;11)(q21;q23) 형태가 관찰되었고, KMT2A breakapart FISH를 시행한 결과도 양성이었는데, t(4;11)과 연관성이 있는 것으로 잘 알려진 *KMT2A*/AFF1에 대한 PCR을 시행한 결과 음성이었습니다. 원인은 이 환자는 *SEPT11* 유전자가 *KMT2A*에 융합된 재배열 형태였음이 밝혀졌습니다(Cancer Genet Cytogenet 2010:201:48). 다른 증례에서는 t(11;17)(q23;q21) 형태를 가진 환자들에서 염색체 이상의 형태는 동일해 보였으나 분자유전학적 수준에서는 *KMT2A/MLLT6*, *KMT2A/LASP1*, *KMT2A/SEPT9*, *ZBTB6/RARA* 등 다양한 융합전사물(fusion transcripts)과 다양한 splice variants가 관찰되었습니다(Genes Chromosomes Cancer 2006:45:1041). *KMT2A* 재배열의 경우 파트너 유전자의 종류에 따라서도 예후가 달라질 수 있으므로, G-분염법 또는 FISH에서 *KMT2A* 재배열이 의심되는 경우는 의심되는 파트너 유전자와의 재배열이 맞는지 PCR로 확인하는 것이 필요합니다.

또 다른 예는 low grade extranodal marginal zone of B cell (MALT) lymphoma에서 t(14;18)(q32;q21)이 관찰될 수 있는데, 이는 염색체 형태가 follicular lymphoma에서 관찰되는 t(14;18)과 유사하지만, MALT lymphoma는 *MALT1/IGH* 재배열과 연관성이 있고, follicular lymphoma는 *BCL2/IGH* 재배열과 연관성이 있습니다. 따라서 G-분염법에서 염색체 이상 형태가 비슷하더라도 각 특정 재배열에 해당하는 FISH 또는 PCR 검사로 확인하는 것이 필요합니다.

4) G-분염법에서 관찰된 유전적 이상을 PCR로 추가 확인할 때 한계점

재배열이 발생된 절단점(breakpoint)이 다양한 경우는 PCR로 유전적 이상을 검출하기가 어려울 수 있습니다. AML에서 t(8;21)의 경우 *RUNX1*과 *RUNX1T1*의 절단점(breakpoint)이 거의 일정하므로 RT-PCR로 검출하기가 용이합니다. inv(16)/t(16;16)와 연관 있는 *CBFB/MYH11* 재배열은 RT-PCR로 90% 검출(*CBF/MYH11* fusion type A)이 가능하지만, 일부 재배열은 *CBFB*가 alternate breakage site를 보이거나 *MYH11*의 절단점이 이질성(heterogeneity)을 보여서 RT-PCR로 검출이 어려울 수도 있으며, 이 경우는 FISH가 도움이 될 수 있습니다. 즉, 재배열이 발생된 절단점(breakpoint)이 다양한 경우는 PCR보다는 FISH가 더 유용합니다. 예를 들면 t(14;18)(q32;q21)에서 *BCL2*의 절단점은 넓게 분포하므로 multiplex PCR을 시행하더라도 80% 정도만 검출이 가능합니다. 반면, FISH는 유전자의 넓은 부위를 커버할 수 있는 probe를 이용하므로 검출률을 더 높일 수 있습니다. t(11;14)(q13;q32)의 경우 *CCND1*의 절단점이 넓은 부위에 걸쳐 다양하게 존재하고, t(8;14)(q24;q32)와 variant 이상의 경우도 *MYC*의 절단점이 넓게 분포하므로 PCR보다 FISH가 검출에 더 유리합니다. 또한 PCR은 염색체의 획득, 소실, 결실, 중복 등을 검출하기 어려운 단점이 있습니다.

4. 염색체마이크로어레이법(Chromosomal microarray)

1) 어레이기반 핵형분석법의 장단점

어레이기반 핵형분석법(array based karyotyping)은 어레이 비교게놈교잡법(array comparative genomic hybridization)과 단일염기다형성어레이(single nucleotide polymorphism array)가 있습니다. 이 기법들은 전장유전체 수준에서 수적유전체 변화를 검색할 수 있고 해상도가 높은 장점이 있습니다. DNA의 수적 변화를 검출할 수 있는 해상도는 어레이의 밀도(density)에 따라 다르지만, 100 kb 크기 이하의 미세한 변화도 검출이 가능합니다. 그러나 해상도가 높아짐에 따라 종양과 연관된 유전적 변화 외에 임상적 의의를 알 수 없는 유전적 변화도 동시에 검출되므로 해석에 어려움이 있습니다. 또한 DNA의 수적 변화를 초래한 유전적 변화는 검출할 수 있지만 균형재배열은 검색할 수 없고 예민도가 낮은 단점이 있습니다.

2) 염색체 마이크로어레이법의 종류

(1) 어레이 비교게놈교잡법(array comparative genomic hybridization)의 원리

BAC (bacterial artificial chromosome) probe 또는 oligonucleotide probe를 기반으로 한 어레이 위에 각각 다른 색깔로 형광을 입힌 환자 DNA와 정상 DNA를 경쟁적으로 부합(hybridization)시켜서 시그널을 비교함으로써 DNA의 수적 변화를 전장유전체 수준에서 검색할 수 있습니다.

(2) 단일염기다형성 어레이(SNP-A, single nucleotide polymorphism array)의 원리

SNP-A가 처음 개발된 목적은 원래 전장유전체 수준에서 단일염기다형성의 유전형 분석(genotyping)을 하기 위해 고안된 검사기법입니다. SNP-A는 각 유전자 부위에 부합(hybridization)하는 시그널의 강도가 해당 부위의 수적변화(copy number)와 밀접한 연관성이 있으므로 전장유전체 수준에서 DNA의 수적변화를 검색하는데 이용할 수 있습니다.

SNP-A는 DNA의 수적변화 외에 유전형분석 결과를 기반으로 heterozygous calls 빈도에 대한 정보를 제공하므로 copy neutral LOH (loss of heterozygosity)를 확인할 수 있습니다. copy neutral LOH (CN-LOH)는 DNA의 수적 변화 없이 한쪽 부모로부터 받은 부위가 중복된 형태로 존재하는 것을 말합니다. 즉, CN-LOH는 양쪽의 상동염색체의 유전체 구성이 완전히 동일하게 되는 상태입니다. 이는 특정부위의 유전자 소실이 선행된 후 소실된 부위가 후천적으로 발생한 중복(duplication)으로 인해 uniparental disomy 상태가 된 것을 말합니다. 또한 유사분열재조합(mitotic recombination)에 의해서도 CN-LOH가 발생할 수 있습니다. CN-LOH가 발생한 부위는 종양발생과 연관하여 후천적 돌연부위가 중복(homozygous mutation)된 위치일 가능성이 높습니다(Clin Cancer Res 2011;17:3913).

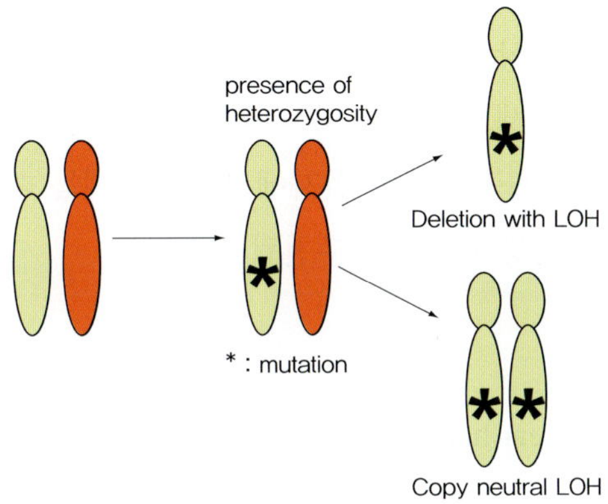

그림 4-1. LOH (Loss of Heterozygosity).
1개의 allele에서만 병적유전자 변이(mutation)가 발생한 경우 정상기능을 하는 나머지 allele가 있으므로 종양이 발생하지 않음(presence of heterozygosity). 정상 allele를 가진 염색체가 소실(deletion with LOH) 되거나 병적유전자 변이가 발생한 allele가 이중반복(copy neutral LOH, 염색체 수는 2개임)될 경우는 종양이 발생함(loss of heterozygosity)

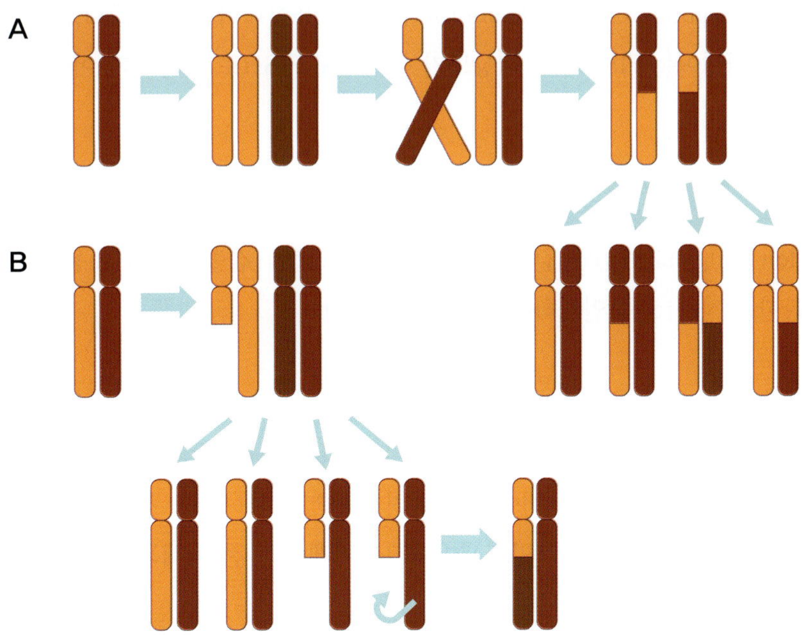

그림 4-2. CN-LOH 생성 기전 (Blood 2010;115:2731-2739 발췌)
(A) CN-LOH can occur as the result of mitotic recombination between homologous chromosomes. Depending on how the chromosomes are sorted during mitosis, daughter cells with CN-LOH can arise.
(B) CN-LOH can also arise as the consequence of deletion followed by recombination using the homolog as a template for correction.

3) 염색체마이크로어레이법의 적응증

• 참고문헌

Am J Clin Pathol 2018;150:375, Genes, Chromosomes and Cancer 2016;55:480, Genes, Chromosomes and Cancer 2013;52:44)

혈액종양의 종류에 따라 연관된 유전이상의 양상과 특성이 다르므로 이에 따라 염색체마이크로어레이법을 적응하는 것이 필요합니다. 림프구계 종양 세포는 진단 당시 생체 외에서 분열능이 감소되어 정상세포만 분열하는 경향이 있습니다. 따라서 진단 시 림프구계 종양 환자에서는 전체게놈 대상의 수적 이상을 검출하기 위해 통상적으로 염색체마이크로어레이를 시행하는 것이 추천됩니다.

(1) B-ALL 환자

가) pseudohyperdiploidy (doubled near haploid clone)로부터 true hyperdiploidy를 감별 진단하는 데 염색체마이크로어레이가 유용합니다. Pseudohyperdiploidy의 경우 monosomy와 tetrasomy 소견이 주로 관찰되고, true hyperdiploidy는 trisomy 소견이 관찰될 수 있습니다(제3장. **표 3–8** 참조).

나) iAMP21 (intrachromosomal amplification of chromosome 21)을 검출하고 polysomy 21과 감별 진단하기에 유용합니다. iAMP의 경우 21번 염색체 중 *RUNX1* 유전자부위에 국한해서 증폭이 관찰되고, polysomy 21은 21번 염색체 전체부위에 걸쳐서 획득이 관찰됩니다.

다) 미세한 유전자결실 (submicroscopic deletion) 검출에 유용합니다(예. *IKZA1, ERG, CDKN2A/B* 등). 염색체 마이크로 어레이는 FISH보다 해상도가 높으므로 FISH로 검출하기 어려운 작은 크기의 결실도 검출이 가능합니다.

(2) CLL 환자

del(11q), +12, del(13q), del(17p)와 같은 수적이상을 한 번에 검출하기에 유용하고 복잡핵형(complex karyotype)에서 정확한 수적 이상을 인지하는데도 유용합니다.

(3) AML/MDS 환자

세포배양 실패 및 분석할 수 있는 중기세포가 적을 때 del(5q), del(7q)/-7, +8, del(13q)/-13, del(11q), del(17p), del(20q)와 같은 수적이상을 한 번에 검출하기 유용합니다. FISH 적용 시 여러 개의 probe로 여러 번의 FISH 검사를 적용해야 하는데 반해, 염색체마이크로어레이는 전체 게놈 대상이므로 수적 이상을 한번에 검출할 수 있는 장점이 있습니다.

(4) Burkitt-like lymphoma with 11q aberrations

MYC 재배열이 음성인 Burkitt lymphoma 환자에서 11q 이상을 검출하는 데 유용합니다.

(5) Chromothripsis (submicroscopic complexity) 검색(제6장. 그림 6-52 참조)

Chromothripsis는 특정 염색체 전체 또는 일부분에서 획득, 소실, 정상 등의 수적변화가 교대로 생기는 복잡한 양상의 변화를 의미하는데, 염색체마이크로어레이 검사를 통해 확인이 가능합니다. 이는 불량한 예후와 연관이 있습니다(J Lab Med Qual Assur 2014;36:107 참조).

5. 염기서열분석법(Sequencing)

1) 염기서열분석법의 종류

(1) 개별염기서열분석법

가) Sanger 방식의 염기순서 검사

Sanger 방식의 염기순서 검사는 dideoxy chain termination 원리를 이용하고 모세관전기영동(capillary electrophoresis)을 기반으로 염기서열을 분석하는 검사입니다. DNA 검체를 dATP, dGTP, dCTP, dTTP와 형광이 표지된 시발체와 함께 terminator 역할을 하는 ddATP, ddGTP, ddCTP, ddTTP를 같이 넣고 반응시켜 ddNTP가 결합되어 반응이 정지되는 염기로 끝나는 다양한 크기의 DNA 조각들을 전기영동으로 분석하는 원리입니다. Sanger 염기순서검사는 개별 유전자 부위의 비교적 긴 bp (600 bp)를 대상으로 염기 변이를 확인할 수 있지만, 개별 유전자 또는 특정 유전자 부위만을 대상으로 유전자 변이를 분석할 수 있고, 여러 유전자 부위를 동시에 분석하는 것은 불가능합니다.

나) Pyrosequencing

Pyrosequencing은 “sequencing by synthesis”의 원리를 이용한 염기순서 검사 방법이며, dATP, dCTP, dGTP, dTTP를 차례로 넣어주면서 pyrophosphate를 이용하여 해당 염기가 들어갔을 때 생성되는 빛을 검출하여 DNA 주형의 염기를 결정하는 방법입니다. Pyrosequencing은 병적유전자 변이 검출에 유용하나 한 번에 읽을 수 있는 염기순서의 길이가 Sanger 염기검사보다도 짧은 단점이 있어서, 주로 단일염기다형성 검출 및 DNA 메틸화 검사 등에 이용되고 있습니다.

(2) 차세대염기서열분석법(NGS, next generation sequencing), 대용량염기서열분석법(MPS, massive parallel sequencing)법

기존에는 개별 유전자 또는 특정 유전자 부위를 각각 검색했던 데 반해, 최근에는 전체 유전자를 대상으로 수십만 내지 수십억 개의 염기서열반응을 동시에 진행함으로써 1회의 실험으로 전체 유전체의 염기서열정보 검색이 가능한 검사기법이 도입되었습니다. 이러한 기법을 대용량 염기서열분석(MPS, massive parallel sequencing) 또는 차세대염기서열분석(NGS, next generation sequencing)으로 불리는데, 대용량으로 포괄적 유전체분석(comprehensive genetic analysis)이 가능한 장점을 가지고 있습니다. 즉, 전체 유전자를 대상으로 단일염기변이(SNV, single nucleotide variant) 외에 수적변이(CNV, copy number variant), 구조적 재배열

(translocation, complex rearrangement 등)을 한 번에 확인할 수 있습니다.

포괄적 유전체분석이 가능한 NGS의 장점을 이용하여 혈액종양에서 새롭고 (novel) 중요한 유전적 변이 발굴이 가능했고, 종양 클론의 이질성(heterogeneity)을 확인할 수 있었으며, 종양의 발생 및 재발 기전 등을 밝혀내는 성과를 이루었습니다(BMC Genomics 2015:16:S5:1).

2) 차세대염기서열분석법(NGS, next generation sequencing)의 원리 및 종류

NGS의 원리는 장비회사마다 다양하지만 기본적인 과정을 살펴보면 우선 핵산을 적당한 길이의 절편으로 만든 후 절편 양 끝에 어댑터를 결합시킵니다(library preparation). 이렇게 준비된 외가닥 절편을 클론으로 증폭시키는 과정을 거치고(clonal amplification), 염기서열반응(sequencing)을 진행합니다. 염기서열반응 기법도 장비마다 다양한 원리를 이용합니다. 이렇게 얻어진 일차데이터를 분석 소프트웨어를 이용하여 read alignment, variant identification, variant annotation and prioritization의 과정을 거쳐서 후보 염기변이를 선정하게 되며, 이를 임상적으로 해석하는 과정을 거치게 됩니다. NGS가 진단용 검사로 이용되기 위해서는 검사 수행 과정뿐만 아니라, 결과 분석 및 해석 과정에서의 표준화도 중요합니다.

NGS는 전체유전자를 대상으로 하는 전체유전체염기서열(whole genome sequencing), 전체 exome을 대상으로 하는 전체엑손염기서열(whole exome sequencing), 특정 질환 관련성이 분명하게 알려진 특정유전자를 패널로 구성한 다중유전자패널검사(targeted sequencing) 등으로 분류될 수 있습니다. 특히 다중유전자패널검사는 진단용 검사로 임상에서 활발하게 이용되고 있습니다.

3) 혈액종양에서 이용되는 다중유전자패널검사의 구성 및 임상적 유용성

NGS 패널검사에 포함되는 유전자는 포괄적인 문헌고찰을 통하여 진단, 예후, 치료방침 결정에 중요한 유전자를 모두 포함하는 것이 필요합니다(표 4-4). 국내의 경우 혈액종양 NGS 패널 검사는 급여종목이며, 보건복지부에서는 표 4-5와 같이 필수적으로 포함되어야 하는 유전자를 제시하고 있습니다 (2019년 6월 기준).

표 4-4. 혈액종양에서 진단, 예후, 치료약제 선택, 최소잔존질환 검출 목적으로 시행하는 NGS 패널 구성의 예 (참고문헌 : The Hematologist. ASH news and reports. 2016;13(3) Minireview).

Actionable Cate-gories	Mutated Genes	Clinical Significance
Diagnostic	"MDS" genes: *TET2, DNMT3A, TP53, SF3B1, SRSF2, U2AF1, ZRSR2, ASXL1, RUNX1, EZH2, NRAS,* etc.	Markers of clonal hematopoiesis: to distinguish MDS from other benign causes of cytopenias
	CSF3R	Diagnostic marker for chronic neutrophilic leukemia (and more rarely atypical CML)
	MYD88 L265P	Diagnostic marker for lymphoplasmacytic lymphoma/Waldenstrom macroglobulinemia
	BRAF V600E	Diagnostic marker for hairy cell leukemia
	JAK2 (V617F or exon 12), *CALR* (exon 9), *MPL*	Distinguish clonal myeloproliferative neoplasm from benign mimics
Prognostic	*NPM1, CEBPA*	Favorable risk in AML (without a *FLT3* mutation)
	RUNX1	Independently associated with a poor prognosis in MDS and AML
	TP53	Independently associated with a poor prognosis in MDS and AML
	DNMT3A	Adverse effect on outcome in cytogenetically normal AML
	ASXL1	Independently associated with a poor prognosis in MDS and CMML
	KIT	Poor prognosis in *CBF* AML
	U2AF1	Associated with a poor prognosis in MDS
	ZRSR2	Associated with a poor prognosis in MDS
Therapeutic	*FLT3*	Tyrosine kinase inhibitors in phase I/II clinical trials for AML(midostaurin, sorafenib, gilteritinib, crenolanib, quizartinib, etc.)
	IDH1/IDH2	*IDH1* and *IDH2* anti-metabolite inhibitors in clinical trials for AML (AG-120, AG-221)
	JAK2, MPL, CALR	Ruxolitinib
	BRAF	Vemuratinib
	KIT	Tyrosine kinase inhibitors in clinical trials for AML and systemic mastocytosis (midostaurin)
Minimal Residual Disease	Any driver mutations identified in the diagnostic specimen	Mutation persistence after therapy predicts future relapse

표 4–5. 국내 보건복지부 고시에 따른 혈액종양 NGS 패널에 포함되어야 하는 필수 유전자 (고시 2019–75호)

종양	필수유전자
급성골수성백혈병	*CEBPA, FLT3, JAK2, KIT, NPM1, RUNX1, TP53, IDH1, IDH2*
골수형성이상, 골수증식종양	*ASXL1, CALR, CSF3R, DNMT3A, JAK2, MPL, RUNX1, SETBP1, SF3B1, SRSF2, TET2*
급성림프구성백혈병	*TP53, RB1, JAK2, NRAS, IKZF1*
형질세포종	*NRAS, KRAS, TP53*
악성림프종	*MYD88, BRAF, TP53*

또한 실제 환자를 담당하는 임상의와 의논하여 기존에 의뢰되던 염색체검사, FISH 검사, 분자유전검사, array 검사 등과 상호보완적으로 이용될 수 있는 가장 적합한 유전자로 NGS 패널을 구성하는 것이 중요합니다 (Cancer Genet 2017;216:128). 예를 들면, WHO 2016 기준으로 AML with recurrent genetic abnormalities를 진단하기 위한 NGS 패널 구성은 염색체검사, RT-PCR, FISH 방법에서 검출이 어려운 *NPM1*, *CEBPA*, *RUNX1* 유전자를 포함시키는 것이 효율적입니다 (**표 4–6**).

ALL의 경우도 각 유전적변이 종류마다 예민도가 높고 정확하게 잘 검출할 수 있는 검사기법이 다르므로 이를 고려해서 NGS 패널을 구성하는 것이 바람직합니다(**표 4–7**). 예를 들면, iAMP21 (intrachromosomal amplification of chromosome 21) 검출을 위해서는 FISH가 가장 좋은 검사법이므로 NGS 패널 검사에 일차적으로 포함시킬 필요가 없습니다. 또한 NGS는 수적 이상 검출을 목적으로 개발된 것이 아니므로 수적 이상 검출에는 제한점이 있습니다. NGS 데이터를 이용하여 수적 이상 검출률을 높이기 위한 다양한 알고리즘과 소프트웨어가 소개되고 있지만, 현재 임상 진단에서 수적 이상 검사목적으로 일차적으로 NGS는 권장되지 않으며 적절한 가이드라인도 존재하지 않습니다. 따라서 ALL에서 hyperdiploidy 또는 hypodiploidy 여부를 전체 게놈을 대상으로 확인하고자 한다면 염색체 검사 또는 array 기반 검사가 더 유용하고, NGS 검사를 일차적으로 시행하는 것은 권장되지 않습니다.

반면에 *BCR-ABL1*-like ALL은 tyrosine kinases 활성화에 관여하는 다양한 파트너유전자와 전좌를 일으키거나 병적유전자 변이를 유발하므로 단독 유전자 검사로 시행하기보다는 여러 개의 유전자를 한 번에 검사할 수 있는 NGS 패널 검사가 유용하게 이용될 수 있습니다. 결론적으로 검출하고자 하는 유전자 변이의 종류에 따라 염색체검사, FISH 검사, array 기반 핵형 검사, 개별염기서열검사, NGS 검사를 목적에 맞게 선택하여 상호보완적으로 이용하는 것이 효율적입니다.

표 4-6. AML with recurrent genetic abnormalities by WHO 2016을 진단하기 위한 우선적인 검사방법 선택의 예제

분류	검사방법
AML with t(8;21)(q22;q22); *RUNX1-RUNX1T1*	염색체
AML with inv(16)(p13.1q22) or t(16;16)(p13.1;q22); *CBFB-MYH11*	염색체
APL with *PML-RARA*	염색체
AML with t(9;11)(p21.3;q23.3); *MLLT3-KMT2A*	염색체 > FISH, RT-PCR
AML with t(6;9)(p23;q34.1); *DEK-NUP214*	염색체
AML with inv(3)(q21.3q26.2) or t(3;3)(q21.3;q26.2); *GATA2, MECOM*	염색체
AML (megakaryoblastic) with t(1;22)(p13.3;q13.3); *RBM15-MKL1*	염색체
AML with *BCR-ABL1* (provisional entity)	염색체 > RT-PCR, FISH
AML with mutated *NPM1*	NGS
AML with biallelic mutations of *CEBPA*	NGS
AML with mutated *RUNX1* (provisional entity)	NGS

표 4-7. B-cell lymphoblastic leukemia/lymphoma, with recurrent genetic abnormalities by WHO 2016을 진단하기 위한 우선적인 검사방법 선택의 예제

분류	검사방법
B-cell lymphoblastic leukemia/lymphoma with hypodiploidy	염색체> array>FISH
B-cell lymphoblastic leukemia/lymphoma with hyperdiploidy	염색체> array>FISH
B-cell lymphoblastic leukemia/lymphoma with t(9;22)(q34;q11.2)[*BCR-ABL1*]	염색체> RT-PCR, FISH
B-cell lymphoblastic leukemia/lymphoma with t(v;11q23)[*KMT2A* rearranged]	염색체> FISH >RT-PCR
B-cell lymphoblastic leukemia/lymphoma with t(12;21)(p13;q22)[*ETV6-RUNX1*]	FISH, RT-PCR
B-cell lymphoblastic leukemia/lymphoma with t(1;19)(q23;p13.3)[*TCF3-PBX1*]	염색체> FISH, RT-PCR
B-cell lymphoblastic leukemia/lymphoma with t(5;14)(q31;q32)[*IL3-IGH*]	염색체> FISH, RT-PCR
B-cell lymphoblastic leukemia/lymphoma with intrachromosomal amplification of chromosome 21 (iAMP21)	FISH
B-cell lymphoblastic leukemia/lymphoma with translocations involving tyrosine kinases or cytokine receptors ('*BCR-ABL1*-like ALL')	NGS

또한 NGS를 이용한 최소잔존질환(MRD, minimal residual disease) 검색의 유용성에 대한 연구결과가 활발히 보고되고 있는데, 국내 보건복지부 고시에서는 진단 시 또는 재발 시 시행한 NGS만 급여로 인정하므로 현재는 연구용으로만 가능하고 임상 진료용으로는 적용하지 못하고 있습니다(2019년 6월 기준).

4) 유전자 변이 명명법 및 임상적 해석

염기서열분석법에서 검출된 유전자의 변이는 HGVS (Human Genome Variation Society) nomenclature에 따라서 명명하고 있습니다(http://varnomen.hgvs.org/recommendations/general/).

Sanger 염기서열분석법은 제한된 타깃 유전자만을 검사하므로 검출되는 변이 수가 적었지만 NGS 검사가 적용되면서 검출되는 변이의 수도 많고 그 임상적 의미에 대해서도 복잡하여 해석이 어려운 경우가 많습니다. 검출된 유전자 변이 해석에 관한 지침은 AMP/ASCO/CAP (the American College of Medical Genetics, American Society of Clinical Oncology and College of American Pathologists)에서 제시한 tier system이 사용되고 있는데, 이는 유전자 변이들을 임상적 증거 수준(진단적, 예후적, 치료적 증거)과 중요도 등에 따라 분류를 합니다(표 4-8).

(Standards and guidelines for the interpretation of reporting of sequence variants in cancer : a joint consensus recommendation of the American College of Medical Genetics, American Society of Clinical Oncology and College of American Pathologists. J Mol Diag 2017:19:4-23).

Tier 1과 2의 경우는 임상적 의미가 잘 알려져 있는 변이이므로 이를 근거로 진단, 예후, 치료방침 결정에 적용할 수 있습니다. Tier 3에 해당하는 VUS의 경우는 해당변이의 임상적 의미를 정확히 모르는 변이를 의미하며, 추후 임상연구에 따라 tier 1,2 또는 tier 4로 재분류될 가능성을 가지고 있습니다. 따라서 tier 3에 해당되는 유전자 변이 결과만을 근거로 진단, 예후 및 치료방침 결정에 이용하는 것은 적절하지 못합니다. 일반적으로 tier 4는 보고하지 않습니다.

NGS에서 검출되는 변이에 대한 해석은 환자의 임상정보 및 다른 검사소견을 종합하고 임상적 연관성을 고려하여 해석하는 것이 가장 중요합니다.

표 4-8. 혈액종양NGS 결과의 해석 지침 (J Mol Diag 2017:19:4-23)

Tier 분류	의미
Tier 1	variants of strong clinical significance
Tier 2	variants of potential clinical significance
Tier 3	variants of unknown clinical significance (VUS)
Tier 4	benign or likely benign variants

5) 혈액종양에서 타깃 패널 검사의 장점 · 단점 및 고려할 사항

(1) 장점

가) 대용량 유전정보 분석 가능

관련된 다양한 유전자를 동시에 검사하고자 할 때, 또는 특정 1개의 유전자를 검사할 경우라도 유전자 변이가 발생하는 hot spot이 없어서 해당 유전자의 전체 exon을 모두 검사해야 하는 경우는, NGS 패널 검사가 유용하게 이용될 수 있습니다. 그러나 특정유전자의 특정 유전자 변이를 확인하고자 할 때는 기존의 분자유전검사가 비용과 결과보고시간 면에서 더 효율적일 수 있습니다.

나) 핵산 각각의 외가닥(single strand) 염기서열을 독립적으로 분석하므로, major allele와 minor allele를 분리하여 분석할 수 있고, 상대적 정량이 가능합니다(VAF, variant allele frequency, %).

(2) 단점

가) 수적 이상 검출의 어려움

NGS는 short read sequencing을 시행하는 것이므로 큰 크기(large size)의 삽입(insertion), 결실(deletion) 등의 변이는 검출이 어려울 수 있습니다. 최근에 NGS로도 크기가 큰 수적 이상을 잘 검출할 수 있도록 여러 가지 알고리즘에 대한 연구가 진행되고 있는데, 현재 전체게놈 수준에서 크기가 큰 수적이상을 잘 검출할 수 있는 것은 염색체검사와 array 검사이며, 특히 높은 해상도로 잘 검출할 수 있는 것은 array 검사 기법입니다.

나) 특정 유전자 변이 검출 어려움(Arch Pathol Lab Med 2017:141:759)

FLT3-ITD 유전자 변이는 절편분석법(fragment analysis) 방법이 검출률이 더 우수하고 NGS 방법으로는 검출이 어려울 수 있습니다. *CEBPA* 유전자 변이의 경우 GC rich 부위라서 NGS에서 검출이 잘 안 될 수도 있습니다. 일부 유전자 부위는 NGS 패널 특성상 coverage가 떨어져 검출이 어려울 수 있음을 고려해야 합니다.

(3) NGS 결과에서 고려할 사항(Blood Cancer J 2018:8:113)

가) Somatic 변이와 병적 germline 변이(pathogenic germline variant)의 구분

배선경향골수구계종양(germline predisposition syndrome)과 연관 있는 것으로 알려져 있는 유전자가 50% (heterozygous) 혹은 100% (homozygous)에 가까운 VAF (Variant allele frequency)로 관찰될 경우 germline 변이일 가능성이 있으므로 해석에 주의해야 합니다. 이를 감별하기 위해 가장 좋은 방법은 피부 섬유아세포 검체에서 동일한 변이가 관찰되는지 확인하는 것입니다. Germline 변이라면 피부 섬유아세포에서도 혈액종양세포에서 관찰된 동일한 변이가 관찰될 것입니다. 또는 치료 후 관해에 도달하면 somatic 변이의 VAF는 감소하는데, germline 변이는 치료 반응을 보일 때도 VAF가 안정적으로 50% 또는 100%로 관찰되는 소견이 감별진단에 도움이 됩니다.

나) Somatic 변이와 CHIP (clonal hematopoiesis of indeterminate potential)의 구분

CHIP은 특별한 혈액질환이 없는 정상인에서 클론성으로 관찰되는 유전적 변이인데, 70세 이상에서 10% 이상 관찰될 수 있으며, MDS와 연관성 있는 somatic 유전적 변이 종류와 유사하므로 감별이 어려울 수 있습니다. Somatic 변이인 경우 임상경과와 VAF의 변화 추세가 연관성이 밀접하게 있으므로 이를 감별진단에 이용할 수 있습니다.

B. 혈액종양 종류에 따른 검사의 선택

각 혈액종양에서 적절한 검사기법을 선택하기 위해서는 다음 2가지 사항을 고려해야 합니다.

* 각 종양과 연관된 유전자의 종류와 해당 유전체 변화의 특성을 정확히 파악해야 합니다. 예를 들면 CML과 연관성이 있는 *BCR/ABL1* 재배열은 비정상적인 융합전사물(fusion transcript)을 생성하는 특성을 가지고 있고, 이를 검출하고자 한다면, 염색체 검사, FISH, PCR 검사를 모두 선택할 수 있습니다. 반면 PV와 연관성이 있는 *JAK2* 병적유전자 변이를 검출하기 위해서는 염색체 검사 및 FISH로는 검출할 수 없고, PCR 같은 분자유전검사를 선택해야 합니다.

* 검사 목적을 분명히 정해야 합니다.

그 종양을 진단하기 위한 것인지, 추적관찰을 위한 것인지, 특히 최소잔존질환을 검출하기 위한 것인지, 또는 이식 후 생착판정을 위한 것인지에 따라서도 검사기법을 달리 선택해야 합니다. 예를 들면, *BCR/ABL1* 재배열 검출에 있어서 진단 시는 염색체 검사, FISH, PCR 검사를 모두 선택할 수 있지만, 최소잔존질환을 검출하기 위해서는 PCR 검사를 선택해야 합니다. 또한 이식 후 생착여부를 판정하기 위해서는 STR (short tandem repeat) 검사를 선택할 수 있습니다.

1. 급성골수성백혈병(AML, acute myeloid leukemia)

• 참고문헌

NCCN 2019 (National Comprehensive Cancer Network, www.nccn.org)
Blood 2017;130:411 (AML, European LeukemiaNet)
Blood 2009;113:1875(APL, European LeukemiaNet)
Blood Rev 2018;32:508
Lab Med Online 2020;10:10(혈액종양 초진단 검사항목 지침 개정)

1) 진단 시

APL을 진단하기 위해서 *PML/RARA* 재배열을 G-분염법, FISH 또는 RT-PCR로 반드시 확인해야 합니다. 이러한 재배열을 확인하기 전이라도 임상적으로 APL이 의심되면 ATRA 치료를 시작하고, 추후에 *PML/RARA* 재배열이 음성으로 나오면 그때 ATRA 약제를 중단하고 다른 AML 치료를 시작하기도 합니다.

non-APL인 AML은 연령(60세 이상과 60세 이하)에 따라서 관해유도(induction) 치료방침이 결정되고, 관해유도 후 치료(postremission therapy)는 염색체 이상과 분자유전이상에 따른 예후 분류에 따라서 치료방침이 다르게 결정됩니다.

표 4-9. AML과 연관있는 유전적 변이(Blood 2017;130:411)

유전적 변이		빈도	예후	검출방법
t(8;21)(q22;q22.1)	*RUNX1/RUNX1T1*	7%	좋음	G-분염법, FISH, RT-PCR
inv(16)(p13.1;q22) t(16;16)(p13.1;q22)	*CBF/MYH11*	5%	좋음	G-분염법, FISH, RT-PCR
t(15;17)(q24;q21) variant*	*PML/RARA*	13%	좋음	G-분염법, FISH, RT-PCR
t(9;11)(p21.3;q23.3) other *KMT2A* 재배열	*MLLT3/KMT2A*	4%		G-분염법, FISH, RT-PCR
t(6;9)(p23;34.1)	*DEK/NUP214*	1%	불량	G-분염법, FISH, RT-PCR
inv(3)(q21.3q26.2) t(3;3)(q21.3;26.2)	*GATA2, MECOM*	1%	불량	G-분염법, FISH, RT-PCR
t(1;22)(p13;3;q13.3)	*PBM15/MKL1*	< 1%		G-분염법, FISH, RT-PCR
t(9;22)(q34;q11.2)	*BCR/ABL1*	1%	불량	G-분염법, FISH, RT-PCR
NPM1		29%	좋음	PCR
FLT3-ITD, TKD		37%	불량	PCR, 염기서열법
biallelic *CEBPA*		9%	좋음	염기서열법
RUNX1		10%	불량	염기서열법
IDH1/2		15-20%		염기서열법
MLL-PTD		5%	불량	PCR, 염기서열법
TP53		2%	불량	결실 : FISH 병적유전자 변이 : 염기서열법
KIT		5%		염기서열법
chromatin (*ASXL1, STAG2,* *BCOR, EZH2* 등)		13%	불량	염기서열법
RNA splicing (*SF3B1, SRSF2,* *U2AF1, ZRSR2* 등)		5%	불량	염기서열법

*, *PML/RARA* 외에 *RARA* variant를 검출하기 위해서는 RARA breakapart FISH 적용

(1) G-분염법 염색체 검사

염색체 검사는 전체유전체를 대상으로 이상을 검출할 수 있는 기본 검사이며, 염색체 이상의 종류가 치료 후 관해률, 재발률, 생존율 등의 예후를 예측할 수 있는 가장 중요한 인자입니다. 특히 염색체 이상의 종류에 따라 관해 후 치료 방침이 결정되므로 모든 AML 환자에서 진단 시 기본적으로 시행해야 합니다.

(2) FISH

생체 외에서 분열능이 감소되어 있는 종양의 경우 간기세포를 대상으로 하는 FISH를 통상적으로 시행하

는 것이 필요합니다. 그러나 AML의 경우 진단 당시 백혈병세포가 생체 외에서 분열을 잘 하므로 G-분염법 염색체 검사만으로도 AML와 연관된 중요한 염색체 이상을 대부분 검출할 수 있습니다. 문헌에 따르면 염색체 검사에 추가해서 FISH를 시행한 경우 4~8% 정도에서만 추가적인 이상을 검출할 수 있다고 합니다(KJH 2010:45:171, KJLM 2009:29:371, KJCP 2001:21:445). 단, 중요한 전제조건은 표준화된 지침에 따라서 정확하게 핵형분석이 시행되어야 한다는 점입니다.

따라서 AML 진단 당시 FISH는 선택적으로 시행하는 것이 효율적일 것으로 생각됩니다(예외적으로 *KMT2A* 재배열 FISH는 통상적으로 시행하는 것이 좋습니다).

가) G-분염법에 추가하여 통상적으로 FISH가 추가되어야 하는 경우

KMT2A 재배열은 파트너 염색체가 다양하고, 미세한 결함 형태인 경우가 많아, G-분염법만으로 놓치기 쉬우므로 FISH로 확인이 필요합니다.

또한 *KMT2A* 유전자의 절단점은 exon 5부터 exon 11에 걸쳐서 8.3 kb의 넓은 영역에서 발생할 수 있습니다. 이와 같이 절단점이 다양(breakpoint heterogeneity)한 경우 여러 개의 primer를 사용하는 multiplex RT-PCR을 시행하더라도 모든 재배열을 검출하지 못할 수 있습니다.

반면에 FISH는 KMT2A breakapart probe가 *KMT2A* 유전자의 넓은 영역을 커버할 수 있으므로 절단점의 위치에 거의 제한 받지 않고 대부분의 재배열 검출이 가능합니다. 그러나 파트너 염색체를 알 수 없는 단점이 있습니다.

나) G-분염법 검사 시행 후 선택적으로 FISH를 추가해야 하는 경우

ㄱ. 염색체 검사에서 중기세포를 얻지 못한 경우 시행

ㄴ. 염색체 검사에서 정상핵형으로 관찰된 경우, 미세한 염색체 결함을 추가적으로 확인하기 위해 시행

ㄷ. 염색체 검사에서 복잡핵형(complex karyotype)인 경우 염색체 이상의 종류를 정확하게 인지하기 어렵고 AML의 반복염색체 이상(recurrent chromosomal abnormalities)을 간과할 수 있으므로 이를 확인하기 위해 시행

ㄹ. 염색체 검사에서 특이한 염색체 이상(specific chromosomal abnormalities)을 확인한 경우, 이에 해당하는 FISH probe의 타깃을 치료 후 추적관찰로 이용 가능한지 확인하기 위해 시행

치료 후에는 AML에서도 생체 외에서 분열이 잘 되지 않아 간기세포 FISH로 염색체 이상의 존재여부를 확인하는 것이 더 유용합니다. 따라서 추적관찰 시 사용할 FISH probe 타깃이 진단 당시 관찰된 염색체 이상을 커버하고 검출할 수 있는지 확인해 두는 것이 필요합니다.

(3) RT-PCR

AML과 연관있는 염색체 이상 및 융합전사물(fusion transcript)을 검출하기 위해서 RT-PCR 검사를 적용할 수 있습니다. 진단 당시 AML은 G-분염법 염색체 검사만으로도 중요한 염색체 이상을 대부분 검출할 수 있습니다. 문헌에 따르면 염색체 검사에 추가해서 RT-PCR을 시행한 경우 1~14% 정도에서 추가적인 이상을 검출

할 수 있었다고 합니다(Cancer Genet CYtogenet 2006:165:1, Haematologica 2005:30:513). 따라서 G-분염법 염색체 검사에서 AML과 연관된 특이한 재배열을 확인하지 못한 경우에 RT- PCR 검사를 선택적으로 시행하는 것이 효율적입니다(FISH를 선택적으로 시행해야 하는 경우와 동일).

또한 종양 세포가 형태학적으로 특정 염색체 이상의 존재가 의심되는데, G-분염법이나 FISH에서 해당 재배열을 관찰하지 못하였을 때 PCR 검사가 유용하게 이용될 수 있습니다.

가) G-분염법 염색체 검사 후 FISH보다 PCR을 선택해야 하는 경우

ㄱ. FISH에서 검출하지 못한 융합전사물(fusion transcript)을 PCR로 검출할 수도 있습니다. 예를 들면 APL에서 *PML/RARA*의 재배열이 작은 삽입형태(small insertion)로 발생한 경우는 유전자의 넓은 영역을 커버하는 FISH probe로는 검출하기 어려우나 PCR로는 가능할 수 있습니다. G-분염법과 FISH에서 *PML/RARA* 재배열과 연관된 이상을 검출하지 못하였는데, RT-PCR에서 *PML/RARA* 재배열이 양성이었던 증례들이 드물지 않게 보고되어 있습니다(Cancer Genet 2014:207:48, Clin Lymphoma Myeloma Leuk 2013;13:507, Cancer Genet 2012:205:537, Cancer Genet 2011:204:522, JAMA 2011:305:1577, Cancer Genet Cytogenet 2010:203:278). 따라서 형태학적으로 APL이 의심되나 염색체 검사와 FISH에서 음성인 경우는 반드시 RT-PCR을 추가해서 확인해야 합니다.

ㄴ. 치료 후 최소잔존질환(MRD, minimal residual disease)의 모니터링을 위해서는 융합전사물(fusion transcript)의 절단점(breakpoint)와 isoform을 정확하게 확인하는 것이 필요합니다. FISH는 재배열의 양성 유무를 판단할 수 있지만, 융합전사물의 절단점 및 isoform에 대한 정보는 줄 수 없습니다. PCR 검사는 이러한 정보를 정확하게 얻을 수 있습니다. *PML/RARA* 재배열 양성인 경우, 치료 후 최소잔존 질환을 모니터링하기 위해서는 PCR 검사로 isoform (bcr1, bcr2, bcr3)을 진단 시 정확하게 확인해 두어야합니다.

나) RT-PCR보다 FISH를 선택해야 하는 경우

ㄱ. PCR은 +8, del(5q), -7/del(7q), del(17p) 등 결실 및 수적이상은 검출하지 못합니다. 또한 여러 종류의 *KMT2A* 재배열을 한 번에 검출할 수 있는 multiplex RT-PCR을 시행하더라도 primer에 포함되지 않은 파트너염색체와 재배열을 일으킨 *KMT2A* 재배열은 검출할 수 없습니다. 따라서 이러한 이상을 검출하기 위해서는 FISH 검사가 PCR보다 더 유용합니다.

ㄴ. RT-PCR 검사를 시행할 때 주의할 사항은 RNA는 쉽게 분해(degradation)되므로 검체처리를 신속하게 해야 합니다(실온에서 6시간 이상 방치된 검체는 RNA 검사에 부적절함. CLSI MMOS-A2 기준). 반면에 FISH는 DNA를 대상으로 하므로 1일 실온(22~25℃) 보관되었던 검체나 3일 냉장보관(2~6℃)되었던 검체에서도 FISH 검사가 가능합니다.

(4) 병적유전자 변이 검출

AML의 예후 및 치료방침을 결정하기 위해서는 염색체 이상 외에 *FLT3*-ITD, *NPM1 CEBPA*에 대한 병적유전자 변이 유무가 중요하므로 진단 시 필수적인 검사입니다. 그리고 t(8;21) 또는 inv(16)/t(16;16) 양성인 CBF (core binding factor) leukemia인 경우 *KIT* 병적유전자 변이 검사를 시행합니다.

또한 대용량 염기 서열분석 기법이 도입되면서 AML과 연관된 중요한 유전체 이상이 추가적으로 알려졌는데, 염색체 결과와 최근 밝혀진 여러 종류의 병적유전자 변이 결과(*FLT3*-ITD, *NPM1 CEBPA*, *IDH1/2*, *ASXL1*, *KMT2A*-PTD, *RUNX1*, *PHF6*, *TET2*, *DNMT3A*, *TP53*)를 종합하여 기존보다 더 세분화된 예후 분류체계가 제시되어 있습니다(NEJM 2012 366:1079, Blood 2012:120:2963).

2) 치료 후 추적관찰 시

(1) G-분염법

APL 외의 다른 AML의 경우 초기반응(early response) 평가를 위해 관해유도 후 7~10일에 형성저하증(hypoplasia)과 세포수 감소(cytoreduction) 여부를 확인하는 골수 검사를 시행하고 4~6주 후 혈액학적 회복 시에 관해 여부 판정을 위한 골수 검사를 시행합니다. 이때 진단 당시 염색체 이상이 있었던 환자는 염색체 검사도 동시에 시행하여 정상핵형으로 바뀌었으면 세포유전학적 완전관해(cytogenetic complete response)로 판정할 수 있습니다. 강화요법(consolidation) 치료 후에는 골수검사를 주기적으로 시행하지 않고 말초혈액에서 비정상적인 세포가 관찰되거나 혈구감소증이 발생했을 때 골수검사를 시행합니다(임상시험에서는 처음 2년 동안 3개월마다 골수검사를 시행하기도 합니다). 이때 골수 염색체 검사를 시행하여 재발인지 아니면 치료연관 MDS/AML 인지 감별하는 것이 필요합니다. AML 치료 후에는 백혈병의 중기세포를 관찰하기 어려울 수 있으므로 진단 당시 관찰되었던 유전적 변화를 FISH 또는 PCR 검사를 추가하여 확인하는 것이 필요합니다.

(2) 치료 후 최소 잔존질환(MRD, minimal residual disease) 모니터링을 위한 분자유전검사

• 참고문헌
Blood 2018;131:1275
Blood 2014:124:3345, Curr Opin Hematol 2015:22;139,
Best Practice & Res Clin Haematol 2014:27:265
J Clin Oncol 2015:33:1258.

CML의 경우 치료 후 MRD 검출을 위한 PCR 모니터링 지침이 잘 정립되어 있으나, APL을 제외한 나머지 AML에서 관해 후 MRD 검출에 대한 지침은 정립 중입니다. 세포유전학적 완전관해(cytogenetic complete response)는 진단 시 비정상핵형이었던 환자가 정상핵형으로 된 것으로 정의하며, 분자유전학적 완전관해(molecular complete response)는 분자유전학적 검사에서 음성으로 전환되었음을 의미합니다.

가) APL에서 MRD의 유용성

APL의 경우 강화요법(consolidation) 후 분자유전학적 관해(molecular remission) 여부를 확인하기 위해 골수검체로 *PML/RARA* RT-PCR 검사를 시행합니다. 관해유도 후 *PML/RARA* 재배열 유무에 대한 RT-PCR 평가는 임상적으로 의미가 없는데, 이때 PCR 양성은 치료저항 및 실패보다는 단순히 성숙지연(delayed maturation)을 반영하는 것입니다. 즉, APL은 관해유도 후 골수는 형태학적으로 관해상태인데, *PML/RARA* 재배열은 양성일 수 있습니다. 따라서 APL에서 강화요법 후에 분자유전학적 관해(molecular remission)를 평가해야 하고, 그 이전에 하는 것은 권장되지 않습니다.

강화요법 후 PCR 양성은 재발을 예측하는 데 유용합니다. PCR이 음성인 경우 유지요법(maintenance) 치료를 하면서 2년 동안 3개월 간격으로 PCR로 모니터링을 합니다(골수검체가 재발을 발견하는데 더 예민하지만, 말초혈액으로 시행할 수도 있습니다. 저위험도(low risk) 환자에서는 강화요법 후 분자 유전학적 관해 상태가 잘 유지되어 재발될 가능성이 적지만 중간(intermediate) 또는 고위험도(high risk) 환자에서는 분자유전학적 재발(molecular relapse) 위험도가 높아 조기에 진단하기 위해 주기적인 모니터링이 꼭 필요합니다.

강화요법 후 시행한 PCR이 양성인 경우 2~4주 안에 골수 검체로 다시 재검하고, PCR에서 최종 양성이 확인되면 재발에 대한 치료를 시작해야 합니다. 이와 같이 MRD 검출에 따른 선행치료(preemptive therapy)가 재발(frank relapse)을 감소시키고 생존율을 향상시킬 수 있는 것으로 보고되어 있습니다.

APL에서 *PML/RARA* PCR 검사는 말초혈액이 골수검체보다 1.5 log 정도 예민도가 떨어지는 것으로 알려져 있습니다. PCR로 모니터링 시에는 예민도가 10^{-4}인 검사 방법으로 하며, 되도록 동일한 예민도를 유지하는 동일한 검사실에 검사를 의뢰하는 것이 좋습니다.

최근에는 *PML/RARA* 재배열을 정성 PCR이 아니고 정량 PCR로 시행하는 것이 더 유용한 것으로 알려져 있으며, 재발 환자는 *PML/RARA* 전사물(transcript)이 1개월에 1 log씩 증가하는 것으로 보고하였습니다(Blood 2014:124:3345).

골수의 염색체 검사가 필요한 경우는 말초혈액 PCR 검사에서 음성이 유지되지만 혈구감소증이 발생한 경우이며, APL 치료 후 발생한 이차성 MDS/AML의 가능성도 있으므로 새로운 염색체 이상 유무를 확인하기 위해 시행합니다.

나) APL 외의 AML에서 MRD의 유용성

RUNX1/RUNX1T1, *CBFB/MYH11*, *BCR/ABL1*, *NPM1* 병적유전자 변이에 대한 MRD 검사는 유용하다고 보고되어 있습니다. *FLT3*/ITD 병적유전자 변이는 불안정하여 MRD 마커로는 적절하지 않은 것으로 보고되어 있습니다. C-*KIT* 병적유전자 변이에 대한 MRD 모니터링의 유용성도 아직은 확실치 않습니다. *WT1* 발현에 대한 모니터링은 AML에서 특정한 유전적 이상을 가지고 있지 않아도 공통적으로 적용할 수 있는 장점이 있지만, 낮은 예민도와 특이도로 인해 통상적인 MRD 검사로 사용하기에 제한점이 있습니다.

ㄱ. *NPM1* 병적유전자 변이

NPM1 병적유전자 변이는 지속적으로 양성을 나타내거나 병적유전자 변이 양이 증가 추세인 경우 재발을 예측할 수 있는 좋은 지표로 보고되어 있습니다(Blood 2013:121:2213). 한 연구에서는 관해유도 후 *NPM1*

병적유전자 변이 양이 3 log 이상 감소될 경우 매우 좋은 예후를 보인다고 보고하였습니다(J Clin Oncol 2011:29:2709). 또한 타인동종 조혈모세포 이식 후 주기적인 *NPM1* MRD 모니터링은 예후를 예측할 수 있고 면역억제제 치료 또는 공여자 림프구 주입(donor lymphocyte infusion) 치료방침을 세우는 데도 유용하다고 보고하였습니다(Blood 2013:122:83).

ㄴ. *RUNX1/RUNX1T1*와 *CBFB/MYH11* 재배열

RUNX1/RUNX1T1 또는 *CBFB/MYH11* 재배열이 PCR로 검출될 경우 재발 위험도가 높아, 유용한 예후 지표로 알려져 있습니다. CBF AML에서 강화요법 후 장기간 관해상태를 유지하고 있는 환자에서도 낮은 레벨로 PCR 양성이 관찰될 수 있습니다. *RUNX1/RUNX1T1* 전사물이 2차 강화요법 종료 후에 치료 전과 비교하여 3 log 이상 감소되지 않으면 치료성적이 나쁜 것으로 보고되어 있습니다. 또한 지속적으로 MRD가 높게 측정되거나 처음에 분자유전학적으로 반응을 보였다가 전사물 양이 점차 증가하는 추세인 경우 재발될 가능성이 높은 것으로 보고되었습니다(Blood 2014:124:3345).

다) AML에서 MRD 임상 적용을 위해 남은 과제

ㄱ. 어떤 MRD 마커를 사용할 것인가?

AML에서 MRD를 위해 가장 좋은 마커가 무엇인지에 대해 연구가 진행 중이지만 *PML/RARA*와 연관 있는 APL을 제외하고 나머지 AML은 유전적으로 다양하고 복잡하므로 모든 AML의 MRD 검출에 적용할 수 있는 1개의 마커를 선택하기는 어렵습니다. 전체 게놈을 분석할 수 있는 대용량염기서열분석법이 이러한 제한점을 해결해 줄 수 있을지 연구 중입니다. 대용량염기서열 분석법의 경우 검사원리상 핵산 각각의 외가닥(single strand) 염기서열을 독립적으로 분석하므로, major allele와 minor allele를 분리하여 분석할 수 있고, 상대적 정량이 가능하므로 MRD 검사에 적용이 가능할 것으로 기대되고 있습니다. 최근에는 AML에서 분자유전학검사를 이용한 MRD (molecular MRD) 외에도 유세포분석(immune MRD)을 이용한 MRD의 유용성에 대해서도 소개되고 있습니다.

ㄴ. MRD는 언제 측정하고, MRD에 적합한 모니터링 간격과 검체는 무엇인가?

MRD 측정은 일반적으로 관해유도 후 또는 타인동종조혈모세포 이식 전에 평가하고, 사용한 치료약제에 따라 추가로 평가가 필요할 수 있습니다.

AML에서 MRD를 모니터링하기 위해 어떤 검체로 얼마 간격으로 어떤 검사기법을 이용해서 모니터링하는 것이 가장 적합한지에 대해서도 지침이 필요합니다. AML 재배열의 종류에 따라 재발역동학(relapse kinetics)이 다르고 백혈병 세포의 배가시간(doubling time)도 다르므로 각 재배열에 따라 MRD를 시행해야 하는 간격도 다를 수 있습니다(Blood 2011:117:2577).

*PML/RARA*의 경우 배가시간(doubling time)이 12일로 짧으며, MRD가 양성으로 나온 후 혈액학적으로 재발되기까지의 시간도 짧습니다(말초혈액에서 MRD 양성인 경우 35일, 골수에서 MRD 양성인 경우 60일). 따라서 적어도 3개월 간격으로 MRD를 측정하는 것이 필요합니다. 반면에 *CBFB/MYH11* 재배열의 경우 배

가시간(doubling time)이 36일로 상대적으로 길고, 말초혈액에서 MRD 양성 후 재발되기까지의 시간이 6개월 정도로 알려져 있습니다. 따라서 말초혈액 MRD를 6개월 간격으로 시행하고 골수 MRD는 필요하지 않다고 합니다.

3) 배선경향골수구계종양(myeloid neoplasms with germline predisposition)의 진단

(1) 배선경향골수구계종양의 특징

배선경향골수구계종양은 germline 유전자 변이로 인해 골수구계종양이 발생되는 것인데, 빈도는 확실히 알려져 있지 않았고, 가족성 AML/MDS의 50%는 아직도 원인유전자를 발견하지 못하였습니다.

WHO 2016 분류에 따르면 배선경향골수구계종양은 3가지 그룹으로 분류하고 있으며 이와 연관된 유전자 변이는 **표 4-10**에 정리하였습니다. 첫번째 그룹은 혈액종양으로 진단받기 전에 가족력 및 다른 장기이상 소견이 없고, 혈구 감소가 지속되는 시기도 없이 급성으로 AML/MDS가 발생하는 집단입니다. 특히 *DDX41* 유전자 변이가 있는 경우는 다양한 투과도(variable penetrance)로 인해 가족력이 없고 긴 잠재기(long latency) 후 고령에서 혈액종양이 발생할 수 있어 진단 시 배선경향골수계종양을 의심하기 어려울 수 있습니다.

두 번째 그룹은 혈소판 수 및 기능이상만 있고, 다른 장기 이상은 없었던 환자에서 AML/MDS가 발생하는 환자군입니다. 세 번째 집단은 골수구계종양이 발생하기 전에 혈구감소 및 장기이상 등의 증후군이 동반되어 나타나는 환자군입니다.

(2) 배선경향골수구계종양 진단의 중요성

배선경향골수구계종양의 정확한 진단이 중요한 이유는 치료방침 결정에 영향을 미치기 때문입니다. 배선경향골수계종양 중 초기에 저세포성 골수(hypocellular marrow) 소견이 동반되는 경우는 재생불량성빈혈로 오진하여 면역억제제 치료를 시도할 수 있고 치료반응을 기대하기 어렵습니다. 또한 다른 증상없이 혈소판감소증과 출혈증상만 동반되는 경우는 특발성혈소판감소증으로 오진하여 스테로이드 투여, 비장절제 등 부적절한 치료를 시작할 수 있습니다. 또한 배선경향골수계종양은 표준항암치료 용량에도 독성을 나타낼 수 있으므로 저용량 항암요법을 고려해야 하며, 조기에 조혈모세포이식을 시행하는 것이 필요합니다. 특히 공여자 선택 시 가족검사를 시행하여 배선경향골수계종양과 연관된 유전자 변이가 없는 가족만을 공여자로 선택해야 하며, 그렇지 못할 경우 타인조혈모세포이식을 고려해야 합니다.

또한 배선경향골수구계종양으로 진단받은 환자의 가족들은 유전자검사 및 유전상담을 시행하고, 정기적으로 혈액학적 모니터링이 필요합니다.

(3) 배선경향골수계종양 관련 유전자 검사가 필요한 경우

환자가 유전성질환 증후군에서 자주 동반되는 임상증상을 가지고 있는 경우, 가족 중 2명 이상이 MDS/AML로 진단받은 경우, 또는 소아 및 젊은 나이에 혈액종양이 발생한 경우, 치료연관골수구계종양(therapy-related myeloid malignancies)이 발생한 경우 등은 배선경향골수계종양 가능성을 의심해 보아야 합니다.

또한 배선경향골수계종양은 monosomy 7 단독염색체 이상이 관찰되는 경우가 흔하고, trisomy 21, trisomy 8, del(5q) 등의 이상과 연관성이 높으므로 이러한 염색체 이상이 젊은 환자에서 관찰되는 경우는 배선경향골수계종양 가능성을 의심해 보아야 합니다.

골수구계 종양환자의 말초혈액 또는 골수에서 biallelic *CEBPA*, biallelic *DDX41, GATA2, RUNX1* 유전자 변이가 관찰된 경우는 somatic 유전자 변이뿐만 아니라 germline 유전자 변이 가능성도 고려해 보아야 합니다. 정상핵형인 AML의 10% 정도에서 관찰되는 biallelic *CEBPA* 유전적 변이 중, 1개 allele는 germline일 가능성이 있으므로 이에 대한 확인이 필요합니다. 일반적으로 N-terminal 부위 변이는 germline 변이이고 C-terminal 부위 유전자 변이는 somatic 변이인 것으로 보고되어 있습니다. Germline *CEBPA* 유전자 변이를 가지고 있는 환자에서는 산발적으로 발생한 AML보다 발병 연령이 빠른 것으로 알려져 있습니다(평균 20대).

특히 variant allele frequency가 50% 혹은 100%에 가까운 경우 germline 유전자 변이의 가능성도 완전히 배제하기 어려우므로, somatic과 germline 유전자 변이를 감별하기 위해 추가적인 검사가 필요할 수 있습니다.

(4) 배선경향골수계종양과 연관된 유전자 변이 검사 방법

배선경향골수계종양을 진단하기 위해서는 염기서열분석검사로 해당되는 유전자변이(**표 4-10**)를 검색해야 하며, 검사하려는 유전자 개수 등을 고려하여 NGS 패널로 검사하는 것이 효율적일 수 있습니다. 배선경향골수계종양과 연관된 유전자검사는 피부에서 얻은 섬유모세포가 가장 좋은 검체이며, 혈액이나 골수 등은 종양세포가 혼합될 수 있으므로 해석에 주의해야 합니다.

표 4-10. 배선경향골수구계종양(myeloid neoplasms with germline predisposition)과 연관된 유전자 변이

유전자 변이	연관종양
Without preexisting cytopenia(s) and other organ dysfunction prior to myeloid malignancy presentation	
CEBPA	AML
DDX41	AML, MDS, CML, NHL, Hodgkin lymphoma
14q32.2 duplication (including *ATG2B, GSKIP*)	AML, MPN, CMML
With preexisting platelet disorders, but without other organ dysfunction	
ANKRD26	AML, MDS
ETV6	AML, MDS, ALL
RUNX1	AML, MDS, ALL
With preexisting cytopenia(s) and other organ dysfunction prior to myeloid malignancy presentation	
GATA2	Marrow failure, AML, MDS
SAMD9	Marrow failure, AML, MDS
SAMD9L	Marrow failure, AML, MDS
SRP72	Marrow failure, MDS
FANCB, FANCC, BRCA2 (FANCD1), FANCE, FANCF, FANCG, FANCI, BRIP1 (FANCJ), FANCL, FANCM, PALB2 (FANCN), RAD51C, SLX4 (BTBD12)	Fanconi's anemia, AML, MDS
SBDS, EFL1, DNAJC21	Shwachman-Diamond syndrome, AML, MDS, ALL
RPS19, RPS17, RPS24, RPL35A, RPL5, RPL11, RPS7, RPS26, RPS10, GATA1	Diamond-Blackfan anemia, AML, MDS, ALL
ELANE, CSF3R, GFI1 HAX1, G6PC3 WAS	Severe congenital neutropenia
NOP10, NHP2, WRAP53, RTEL1, TERT, CTC1	Telomere biology disorders, AML, MDS
NF1, PTPN11, KRAS, NRAS, SOS1, RAF1, CBL, SHOC2, HRAS, BRAF, MEK1, MEK2, SPRED1	JMML associated with neurofibromatosis, Noonan syndrome or Noonan syndrome like disorders
Trisomy 21, *GATA1*	Down syndrome, transient abnormal myelopoiesis, AML, MDS, ALL
TP53	Li-Fraumeni syndrome, AML, MDS, ALL, therapy related myeloid neoplasm
MLH1, MSH2, MSH6, and *PMS2, EPCAM*	Mismatch repair syndrome, AML, MDS, NHL, ALL

2. 골수형성이상증후군(MDS, myelodysplastic syndrome)

• 참고문헌

NCCN 2019 (National Comprehensive Cancer Network, www.nccn.org)
Blood 2013:122:2943 (European LeukemiaNet)
J Mol Diag 2014:16:145
Lab Med Online 2020;10:10(혈액종양 초진단 검사항목 지침 개정)

1) 진단 시

(1) G-분염법 염색체 검사

MDS 진단 시 클론성 종양임을 증명하고, 예후 및 치료방침을 결정하기 위해 G-분염법 염색체 검사는 필수적으로 시행(mandatory)해야 합니다. 예후를 결정하는 IPSS(또는 IPSS-R, WPSS)의 score를 결정할 때, 염색체 결과가 중요한 인자입니다. 혈구세포감소증이 있는 환자에서 MDS 연관 염색체 이상(제3장 2. MDS 참조)이 관찰될 경우 MDS로 진단할 수 있습니다. 그러나 형태학적으로 이형성이 관찰되지 않는 환자에서 +8, -Y, del(20q)가 단독으로 관찰될 때는 MDS로 진단하기 어렵습니다.

(2) FISH

G-분염법에서 중기세포를 관찰하지 못한 경우는 간기세포 FISH를 추가하는 것이 권장됩니다. 그러나 MDS의 경우 G-분염법으로 중기세포를 20개 이상 관찰했다면 간기세포 FISH를 추가하는 것이 검출률을 더 높이지 못하고 유전적 변화의 추가적인 정보를 얻는데 유용하지 못하므로 반드시 시행할 필요는 없습니다. 연구결과에 따르면 FISH는 G-분염법과 결과 일치도가 90%이며, G-분염법에서 검출하지 못한 이상을 단지 3~9%에서 추가적으로 검출하였습니다(Leuk Res 2013;37:416, Anticancer Res 2011;31:1007, KJH 2010;45:171, Am J Clin Pathol 2010;133:260, Leuk Res 2010;34:420, Haematologica 2008;93:1001). 따라서 MDS의 경우 G-분염법에서 중기세포 관찰을 실패한 경우만 FISH 검사를 추가하면 됩니다.

(3) 병적유전자 변이 검사

MDS와 연관된 여러 종류의 병적유전자 변이가 알려져 있는데, 80% 이상의 환자에서 적어도 1개 이상의 병적유전자 변이가 검출되는 것으로 알려져 있습니다. 또한 40%의 MDS 환자는 RNA splicesome과 연관된 병적유전자 변이, 즉 *SF3B1, SRSF2, U2AF1* 병적유전자 변이 중 1개를 가지고 있다고 합니다. *SF3B1* 병적유전자 변이는 ring sideroblast (RS)의 존재와 연관성이 높고, 특히 MDS-RS에서 흔하게 관찰될 수 있습니다(80% 이상). MDS에서 혈소판증가증이 있는 경우는 *JAK2* 병적유전자 변이 양성과 연관이 있을 수 있습니다.

병적유전자 변이 검사는 MDS의 클론성을 증명하고 예후를 예측하는 데 유용하므로 추천(suggested) 검사로 되어 있습니다(European LeukemiaNet, Blood 2013;122:2943).

이러한 병적유전자 변이가 있을 때 클론성이 있는 혈구 생성을 의미하므로 양성질환으로 인한 혈구감소증과 MDS를 감별하는 데 도움을 줄 수 있습니다. 그러나 MDS의 다른 진단기준에 부합하지 않은 상태에서 병적유전자 변이 존재만으로 MDS를 진단해서는 안됩니다. 또한 병적유전자 변이 종류와 예후의 연관성이 알려져 있지만, 아직은 MDS의 치료방침을 정하는 기준으로 적용할 수는 없습니다.

최근 차세대염기서열법 적용으로 다양한 유전적 변이를 한 번에 예민하게 검출할 수 있게 되었고, 혈액질환이 없는 정상인의 말초혈액에서 MDS와 연관있는 동일한 체세포(somatic) 병적유전자 변이(표 4-12)가 검출될 수 있음이 보고 되었습니다.

특별한 혈액질환이 없는 정상인에서 골수이형성과 혈구세포감소 없이 somatic 병적유전자 변이 또는 클론성 염색체 이상이 관찰되는 군을 CHIP (clonal hematopoiesis of indeterminate potential)으로 분류하게 되었습니다. CHIP의 발생빈도는 40세 이하에서는 드물고 연령이 증가함에 따라 빈도가 증가하는데, 70세 이상에서는 10% 이상 관찰될 수 있으며, CHIP에서 혈액종양으로 진행할 위험도는 1년에 0.5~1% 정도로 알려져 있습니다(Nat Med 2014;20:1472, NEJM 2014;371:2477, NEJM 2014;371:2488). 따라서 CHIP을 가진 군은 6개월마다 혈액검사를 모니터링 할 것을 권장하고 있습니다(NCCN 2019).

CHIP에서 가장 흔한 병적유전자 변이 종류는 *DNMT3A* (60%)이고 *TET2*(10%), *ASXL1*(10%)도 흔하게 관찰됩니다. 반면 *U2AF1*, *RUNX1*, *TP53*, *SF3B1*은 CHIP에서는 드물고 MDS에서 주로 관찰되는 병적유전자 변이입니다(Curr Hematol Malig Rep 2015;10:282). 또한 CHIP에서 관찰되는 병적유전자 변이의 VAF (variant allele frequency)는 적어도 2% 이상 존재하는 것으로 보고되어 있습니다. 혈구감소를 보이는 젊은 사람에서 MDS 연관 병적유전자 변이가 높은 VAF로 관찰될 경우는 병적유전자 변이가 혈구감소의 주요한 원인일 가능성이 높습니다.

반면, 혈구감소를 보이는 고령에서 MDS 연관 병적유전자 변이가 관찰되지 않는 경우 혈구감소는 MDS 외의 다른 원인을 우선적으로 고려해야 합니다. 또한 골수이형성이 없어서 MDS 기준에는 맞지 않지만 혈구세포가 감소되어 있고 병적유전자 변이 양성 또는 클론성 염색체 이상을 나타내는 CCUS (clonal cytopenia of unknown significance)로 분류되는 군의 빈도는 MDS보다 더 높은 것으로 보고되었습니다(Blood 2015;126:2355, Blood 2015;126:9)

CHIP이 관찰되는 군에서 병적유전자 변이의 VAF가 10% 이상이면서 2개 이상의 병적유전자 변이를 가지고 있는 경우, spliceosome 유전자 병적유전자 변이 또는 *RUNX1*, *JAK2* 병적유전자 변이가 있는 경우는 MDS, MPN, AML이 발생할 양성예측률이 높다고 알려져 있습니다. 반면 *DNMT3A, TET2, ASXL1*이 단독 병적유전자 변이로 관찰될 경우는 골수구계 종양 발생 예측률이 낮습니다.

표 4-11. 골수구계 스펙트럼
(NCCN 2019, Oncotarget 2017;8:73483, Blood 2015;126:2355, Blood 2015;126;9)

특징	ICUS	IDUS	CHIP	CCUS	MDS
somatic mutation	-	-	+/-	+/-	+/-
clonal karyotypic abnormality	-	-	+/-	+/-	+/-
골수 이형성	-	+	-	-	+
혈구세포감소	+	-	-	+	+

약자: ICUS, idiopathic cytopenia of unknown significance; IDUS, idiopathic dysplasia of unknown significance ; CHIP, clonal hematopoiesis of indeterminate potential ; CCUS, clonal cytopenia of unknown significance ; MDS, myelodysplastic syndrome.

표 4-12. Clonal hematopoiesis와 관련 있는 유전자(MDS 연관) 변이의 종류와 특징 (NCCN 2019)

병적유전자 변이 유전자	빈도	임상적 의의
TET2	20~25%	정상핵형과 연관. CMML에서 흔함(40~60%). 정상 CBC를 가진 노인에서 일부 관찰될 수 있음
DNMT3A	12~18%	불량한 예후. 정상 CBC를 가진 노인에서 일부 관찰될 수 있음
TP53	8~12%	불량한 예후. 주로 복잡핵형(50%)과 del(5q)(15~20%)에서 동반됨. Lenalidomide에 대한 저항 및 재발을 예측
SF3B1	18~30%	MDS with ring sideroblasts (80%)에서 흔함. 좋은 예후. CLL(15%)에서도 양성
SRSF2	10~15%	불량한 예후. CMML에서 흔함(40~50%).
U2AF1	8~12%	불량한 예후
ZRSR2	5~10%	불량한 예후
ASXL1	15~25%	불량한 예후. CMML에서 흔함(40~50%)
RUNX1	10~15%	불량한 예후, 드물게 가족성에서 관찰
EZH2	5~10%	불량한 예후. CMML에서 흔함(12%)
NRAS	5~10%	불량한 예후. CMML과 JMML에서 흔함(15%)
CBL	< 5%	CMML과 JMML에서 흔함(15%)
JAK2	< 5%	중간예후. MDS/MPN-RS&T (ring sideroblasts & thrombocytosis) (50%)
SETBP1	< 5%	질환의 진행과 연관. CMML(5~10%)과 JMML에서 흔함(7%)
IDH1/2	< 5%	AML에서 흔함
ETV6	< 5%	불량한 예후, 드물게 가족성에서 관찰
STAG2	5~10%	불량한 예후
NF1	< 5%	CMML (5~10%), JMML (30%)(체질성)
PHF 6	< 5%	MDS-EB와 연관
BCOR	< 5%	불량한 예후, CMML (5~10%)

2) 추적관찰 시

(1) G-분염법

MDS 추적관찰 시 G-분염법 검사는 세포유전학적 관해 여부를 알기 위해 유용하며, 검사 횟수는 환자의 위험도와 치료 지침에 따라 달라질 수 있습니다.

새로운 염색체 이상의 출현 없이 진단 시 염색체 이상이 전혀 관찰되지 않는다면 세포유전완전반응(complete cytogenetic response)이며, 염색체 이상이 적어도 50% 감소되었다면 세포유전 부분반응(partial cytogenetic response)으로 판정합니다.

(2) FISH

MDS 진단 시에는 FISH를 필수적인 검사로 시행할 필요가 없지만, 치료 후에는 약제의 영향으로 종양세포의 중기세포가 분열을 잘 하지 못할 수 있으므로, 추적관찰 시에는 진단 시 관찰되었던 염색체 이상을 타깃으로 하는 FISH를 추가하는 것이 좋습니다.

따라서 진단 당시 G-분염법에서 염색체 이상이 확인되었다면, FISH probe가 염색체 이상에 대한 타깃을 커버하는지 확인하는 과정이 필요합니다. 예를 들면, del(5q)는 주로 5q13과 5q33 부위 사이에서 발생하는데, 주로 사용되는 상품화된 FISH probe는 5q31를 타깃으로 합니다. 만약 다른 부위에서 del(5q)가 발생했다면 G-분염법 염색체 검사에서는 del(5q)가 관찰되나, FISH에서는 정상결과를 보일 수 있습니다. 따라서 치료 후 사용하려는 FISH probe가 모니터링 마커로 적절한지 진단 당시 확인하는 것이 필요합니다.

3. 만성골수성백혈병(CML, chronic myeloid leukemia)

• 참고문헌

NCCN 2019 (National Comprehensive Cancer Network, www.nccn.org)
Blood 2013:122:872 (European LeukemiaNet, ELN)
Lab Med Online 2020;10:10 (혈액종양 초진단 검사항목지침 개정)

1) 진단 시

(1) G-분염법 염색체 검사

CML 진단을 위해 골수에서 t(9;22) 염색체 이상을 증명해야 하며, 따라서 염색체 검사를 필수로 시행해야 합니다.

(2) FISH

CML 진단 시 G-분염법 또는 PCR 검사로 *BCR/ABL1* 재배열을 확인한 경우는 FISH를 꼭 시행할 필요는 없습니다. 예외적으로 골수에서 중기세포를 수획하지 못하여 t(9;22) 염색체 이상을 관찰하지 못했거나, 변이형태(variant) 및 미세한 전좌(cryptic translocation) 형태의 염색체 이상이라서 G-분염법검사로 확인하지 못한 경우에 FISH를 시행합니다.

(3) 정성 PCR과 정량 PCR

CML 환자는 치료 후 모니터링을 정량 PCR로 시행합니다. *BCR/ABL1* 융합전사물(fusion transcript)이 드문 변이형태일 경우 정량 PCR에 포함된 probe의 타깃과 달라 probe가 부합하지 못하여 위음성을 초래할 수도 있습니다. 따라서 추적관찰 시 MRD 모니터링 마커로 사용하기 위해서는 진단 당시 정성 PCR을 통해 정확한 isoform을 확인한 후 정량 PCR이 해당 isoform을 타깃으로 증폭이 가능한지 확인하는 것이 중요합니다. 변이형태의 *BCR/ABL1* 재배열을 검출해야 할 때 정성 PCR과 정량 PCR의 primer 및 probe 디자인이 다를 경우 결과에 차이를 보일 수 있습니다(case 4-1).

표 4-13. CML에서 진단과 치료 후 필요한 검사의 선택

진단 시	* 골수흡인액을 이용한 G-분염법 * 말초혈액을 이용한 *BCR/ABL1* 정량 PCR
치료 중	* 골수흡인액을 이용한 G-분염법 : CCyR 도달할 때까지 3,6,12개월 실시 6개월에 CCyR 도달했다면 12개월에 실시 12개월에 CCyR 도달하지 못했다면 18개월에 골수염색체 검사 실시 MMR 도달한 이후는 염색체 검사 생략 가능 원인 모를 혈구감소증이나 말초혈액 혈구세포의 이형성 관찰 시에는 골수 염색체 검사 실시 * 말초혈액을 이용한 *BCR/ABL1* 정량 PCR : MMR 도달할 때까지 3개월마다 실시하고 MMR 도달 시 3~6개월마다 실시
치료 실패 질환 진행	* 말초혈액을 이용한 *BCR/ABL1* 정량 PCR * *ABL* kinase 병적유전자 변이 검사 * 골수흡인액을 이용한 G-분염법

약자 : CCyR, complete cytogenetic response ; MMR, major molecular response

2) 추적관찰 시

CML 치료 후 추적관찰 시에도 골수흡인액의 G-분염법과 말초혈액의 정량 PCR이 유용한 검사입니다. CML 환자의 추적관찰 시 FISH는 최소 잔존질환(MRD, minimal residual disease)을 검출하기에는 예민도가 낮아 유용하지 않습니다.

(1) G-분염법 검사

세포유전완전반응(Complete cytogenetic response, CCyR)은 G-분염법 염색체 검사에서 적어도 20개 중기세포를 분석했을 때 t(9;22) 염색체 이상이 없는 경우로 판정할 수 있습니다.

치료 시작 후 세포유전완전반응에 도달할 때까지 3개월, 6개월, 12개월에 골수검체로 G-분염법 염색체검사를 시행하며, 치료 후 12개월에 세포유전완전반응에 도달하지 못했다면 18개월에 골수의 G-분염법 염색체 검사를 시행합니다. 12개월에 *BCR/ABL1* 융합전사물이 0.1% 이하로 감소되는 분자유전주요반응(major molecular response, MMR)에 도달했다면 골수의 염색체 검사는 더 이상 필요하지 않습니다.

추적관찰 시 t(9;22) 염색체 이상 음성인 중기세포에서 클론성 염색체 이상이 5~10% 환자에서 관찰될 수 있는데, 불량한 예후와는 연관성이 없는 것으로 보고되어 있습니다. 그러나 -7/del(7q)이 관찰될 경우는 MDS 및 AML이 발생할 수 있으므로 주의 깊게 관찰할 필요가 있습니다. 또한 원인 모를 혈구감소증 또는 말초혈액의 혈구세포가 이형성(dysplasia)를 보일 때 t(9;22) 염색체 이상이 음성인 세포에서 염색체 이상이 있는지 여부를 알기 위해 골수 염색체 검사가 필요합니다. t(9;22) 염색체 이상이 양성인 세포에서 trisomy 8, +der(22)t(9;22)(q34;q11), i(17)(q10), trisomy 19, ider(22)(q10)t(9;22)(q34;q11), 3q26.2 재배열, 복잡핵형 등이 관찰될 때는 불량한 예후와 연관이 높고, 질환이 진행되고 있다는 증거가 될 수 있습니다.

Case 4-1. G-분염법, FISH, 정성 PCR 검사는 *BCR/ABL1* 재배열 양성인데, 정량 PCR에서 음성이었던 증례.

24세 남자가 CML, 만성기로 진단받았고 진단 당시 결과는 다음 표와 같았습니다. G-분염법, FISH, 정성 PCR에서 모두 *BCR/ABL1* 재배열 양성에 합당한 결과가 나왔는데, 정량 PCR에서만 음성이 나왔습니다. 이는 정량 PCR 시약에 포함된 primer/probe가 major *BCR/ABL1* (b2a2, b3a2) 또는 minor (e1a2) 형태만 검출할 수 있도록 디자인되어 있고, 환자에서 관찰된 e1a3 형태를 검출할 수 있는 primer/probe는 포함되어 있지 않았기 때문입니다. FISH는 변이(variant) 및 isoform을 감별할 수 없으나, 재배열 양성 자체는 확인이 가능합니다. 그러나 예민도가 낮으므로 FISH를 MRD 마커로 사용할 수 없습니다.

CML의 경우 정량 PCR로 MRD를 모니터링하는 것이 필요한데, 본 환자의 경우는 e1a3 드문 형태의 변이형을 가지고 있어, 정성 PCR로만 모니터링을 시행하고 있습니다.

위의 증례와 비슷하게 APL 환자에서 진단 당시 G-분염법, FISH, 정성 PCR에서 모두 t(15;17)과 연관된 *PML/RARA* 재배열이 양성이었는데, 정량 PCR에서만 음성이 나왔습니다(Cancer Genet Cytogenet 2009:188:103). 이와 같은 결과 차이는 *PML/RARA* 재배열 발생에 추가하여 *RARA* exon 3 부위에 46 bp 결실이 발생하여 정량 PCR에 포함된 probe가 타깃 부위에 부합(hybridization)하지 못하여 위음성을 초래한 것이 원인이었습니다.

따라서 MRD 지표로 사용하려면 드문 변이형도 검출할 수 있는지 여부를 진단 당시 정량 PCR로 반드시 확인해야 합니다.

염색체 결과	46,XY,t(9;22)(q34;q11.2)[20]
FISH (*BCR/ABL1*) (dual color dual fusion probe)	재배열 양성 (85% 간기세포)
정성 *BCR/ABL1* PCR	재배열 양성 (e1a3 type)
정량 *BCR/ABL1* PCR (ipsogen)	음성

(2) *BCR/ABL1* 정량 PCR

분자유전주요반응(major molecular response, MMR)은 *BCR/ABL1* 전사물량이 0.1% 이하(international scale)로 되는 것 또는 IS (international scale) 결과가 불가능한 경우는 진단 시 결과를 기준으로 3 log 이상 감소된 경우를 말합니다. 분자유전완전반응(complete molecular response)은 4.5 log 이하의 예민도를 가지는 정량 PCR 검사에서 *BCR/ABL1* 전사물량이 0.032% 이하에 도달한 경우를 의미합니다.

세포유전완전반응에 도달한 이후는 2년 동안 3개월마다 말초혈액으로 정량 PCR로 모니터링하고 그 이후는 3~6개월마다 시행합니다.

분자유전주요반응에 도달했던 *BCR/ABL1* 전사물양이 1 log 이상 증가한다면, 1~3개월 후에 정량 PCR을 다시 재확인해야 하며, 분자유전주요반응에 도달하지 않았던 환자에서 1 log 이상 증가한 경우는 골수검체로 G-분염법 염색체 검사를 실시해야 합니다. 또한 분자유전주요반응 소실이 확인되면 골수의 염색체 검사를 시행하여 세포유전완전반응 소실 여부를 확인해야 합니다.

(3) *ABL1* 병적유전자 변이 검사

ABL1 kinase domain 병적유전자 변이 검사는 티로신키나아제 치료에 부적절한 반응을 보일 때(3개월과 6개월에 세포유전부분 반응이 없거나 *BCR/ABL1* 전사물량이 10% 이상인 경우, 또는 12개월과 18개월에 세포유전부분 반응에 도달하지 못한 경우), 혈액학적 또는 세포유전 반응이 소실되었을 때, *BCR/ABL1* 전사물량이 1 log 이상 증가하고 분자유전 주요반응이 소실되었을 때, 가속기 또는 급성기로 질환의 진행이 의심될 때 시행해야 합니다. 특히 T315I 병적유전자 변이가 있는 경우는 imatinib, dasatinib, nilotinib, bosutinib 약제에 치료 내성을 보입니다.

(4) 치료효과 반응 평가

최적반응(optimal response)을 보이는 환자는 사용하던 치료 약제를 그대로 유지하면 되고, 치료 실패(failure)일 경우는 약물 용량을 증량하거나 다른 종류의 치료 약제로 변경해야 합니다. 또한 치료 실패의 경우는 G-분염법, PCR에 추가하여 병적유전자 변이 분석을 시행해야 합니다. 경고(warning)에 해당하는 반응을 보이는 환자는 치료약제를 적절한 시간에 변경할 수 있도록 자주 모니터링 해야 합니다. 치료 12개월 후 분자유전주요반응에 도달했다면 치료반응은 3~6개월마다 정량 PCR로 추적관찰하며, G-분염법 염색체 검사는 시행하지 않아도 됩니다.

표 4-14. CML의 1차 티로신키나아제 치료 후 반응 정의 (ELN 2013 기준)

	Optimal	Warning	Failure	
3개월	*BCR/ABL1* ≤10% and/or Ph+ ≤35%	*BCR/ABL1* >10% and/or Ph+36-95%	non CHR and/or Ph>95%	치료효과에 도달하지 못할 경우는 환자의 순응도(compliance)와 약물 간 상호작용을 확인할 필요 있음. 병적유전자 변이 검사가 필요
6개월	*BCR/ABL1*<1% and/or Ph+0%	*BCR/ABL1* 1~10% and/or Ph+1~35%	*BCR/ABL1* >10% and/or Ph+>35%	
12개월	*BCR/ABL1* ≤0.1%	*BCR/ABL1* 0.1~1%	*BCR/ABL1* >1% and/or Ph+>0%	12개월 이후 MMR에 도달한 이후에는 3~6개월마다 정량 PCR로 모니터링하고 염색체 검사는 치료실패인 경우에 시행.
Then, and at any time	*BCR/ABL1* ≤0.1%	Ph 음성중기세포에서 -7/del(7q)	Loss of CHR Loss of CCyR Loss of MMR Mutations 검출 Ph 양성 중기 세포에서 추가적인 염색체 이상	Loss of MMR을 확진하기 위해서는 2번 연속 검사를 시행하고 1회는 *BCR/ABL1* transcript level이 〉1% 임을 확인

CHR, complete hematologic response; MMR, major molecular response, *BCR/ABL1* ≤0.1%
CCyR, complete cytogenetic response; Ph, Philadelphia chromosome

표 4-15. CML의 2차 티로신키나아제 치료 후 반응 정의 (ELN 2013 기준)

ELN	Optimal	Warning	Failure	
Baseline	not applicable	No CHR or loss of CHR on imatinib or Lack of CyR to first line TKI or high risk	not applicable	
3개월	*BCR/ABL1* ≤10% and/or Ph+ <65%	*BCR/ABL1* >10% and/or Ph+ 65~95%	no CHR or Ph >95% or new mutations	
6개월	*BCR/ABL1* ≤10% and/or Ph+ <35%	Ph+ 35~65%	*BCR/ABL1* >10% and/or Ph+ >65% and/or new mutation	
12개월	*BCR/ABL1*<1% and/or Ph+ 0%	*BCR/ABL1* 1~10% and/or Ph+ 1~35%	*BCR/ABL1* >10% and/or Ph+ >35% and/or new mutation	
Then, and at any time	*BCR/ABL1* ≤0.1%	Ph 음성 중기세포에서 -7/del(7q) or *BCR/ABL1* >0.1%	Loss of CHR or Loss of CCyR or PCyR Loss of MMR new mutations Ph 양성 중기세포에서 추가적인 염색체 이상	Loss of MMR을 확진하기 위해서는 2번 연속 검사를 시행하고 1회는 *BCR/ABL1* transcript level이 >1%임을 확인

CHR, complete hematologic response; MMR, major molecular response, *BCR/ABL1* ≤0.1%; CCyR, complete cytogenetic response; TKI(tyrosine kinase inhibitor); PCyR, partial cytogenetic response; Ph, Philadelphia chromosome

4. 필라델피아염색체 음성 골수증식종양 (Philadelphia chromosome negative MPN, myeloproliferative neoplasm)

1) 진단 시

MPN 환자는 모두 *BCR/ABL1* 재배열 검사를 시행하여 *BCR/ABL1* 재배열 양성인 CML과 non-CML 환자를 구분하는 것이 가장 중요합니다. non-CML인 MPN 중 PV, ET, PMF을 진단하기 위해 다음과 같은 검사를 시행합니다.

PV의 주요(major) 진단 기준에 *JAK2* 병적유전자 변이 양성이 포함되어 있고, ET와 PMF의 경우 주요(major) 진단기준에 *JAK2, CALR, MPL* 병적유전자 변이 양성이 포함되어 있습니다. 따라서, 필라델피아 음성 MPN이 의심되는 환자는 분자유전 검사를 이용하여 병적유전자 변이 검사를 필수적으로 시행해야 합니다. 그 외 *ASXL1, EZH2, IDH1/2, SRSF2, TP53* 병적유전자 변이가 양성일 경우 생존율과 무병률이 낮은 것으로 보고되어 있습니다.

PV의 진단기준에는 염색체 검사가 포함되어 있지 않으나, ET와 PMF의 경우 클론성을 증명하기 위한 비정상 염색체 이상의 존재 여부가 진단기준(minor)에 포함되어 있으므로, 염색체 검사도 필수적으로 시행해야 합니다(Blood Res 2014:49:211).

또한 PMF의 예후를 예측하는 모델 중, DIPSS plus (Dynamic International Prognostic Scoring System plus)에는 불량한 염색체 이상의 존재(3개 이상 염색체 이상, +8, -7/del(7q), i(17q), del(5q), del(12p), inv(3), 11q23 재배열)가 예후를 예측하는 중요한 인자로 포함되어 있습니다. 따라서 이를 증명하기 위해 염색체 검사를 시행하고, 중기세포를 관찰하지 못했을 때는 FISH 검사를 보조적으로 시행할 수 있습니다.

또한 MIPSS70-plus(mutation enhanced IPSS) 예후 예측 기준에 포함되는 불량한 염색체 이상은 정상핵형 또는 del(20q), del(13q), +9, 염색체 1번의 전좌/중복, -Y, 성염색체 이상의 단독이상을 제외한 모든 염색체 이상으로 정의하고 있습니다. 또한 HMR (high molecular risk) 병적유전자 변이 유무 및 2개 이상 존재하는지 여부가 MIPSS70-plus 기준에 포함되는데, *ASXL1, EZH2, SRSF2, TP53, IDH1, IDH2*이 대상유전자입니다(NCCN 2019, JCO 2018;36:310).

그 외 다른 MPN에서도 염색체 검사를 통해 클론성이 있는 종양임을 증명하는 데 도움이 될 수 있습니다.

또한 chronic neutrophilic leukemia의 90%에서 *CSF3R* 병적유전자 변이가 존재하므로, 이에 대한 분자유전 검사가 진단에 도움이 될 수 있습니다.

표 4-16. MPN, MDS/MPN, mastocytosis와 연관있는 유전적 변이(Blood 2017;130:411)

	유전적 변이	빈도	검출방법	기타
BCR/ABL1 양성 MPN	*BCR/ABL1*	100%	G-분염법 FISH RT-PCR	
BCR/ABL1 음성 MPN	*SETBP1*		염기서열법	atypical CML과 높은 연관
	JAK2	75%	PCR 염기서열법	PV 빈도> 95% ET 빈도 50~60% PMF 빈도 50~60%
	CALR	17%	PCR 염기서열법	ET 빈도 30% PMF 빈도 30%
	MPL	3%	PCR 염기서열법	ET 빈도 3% PMF 빈도 : 8%
	ASXL1	7~25%	염기서열법	
	CSF3R	100%	염기서열법	CNL에서 양성
CMML	*TET2*	61%	염기서열법	
	SRSF2	47%	염기서열법	
	ASXL1	44%	염기서열법	
MDS/ MPN-RS-T	*SF3B1*	67%	염기서열법	
	JAK2	44%	PCR 염기서열법	
Mastocytosis	*KIT*	81%	염기서열법	

약자, PV, polycythemia vera; ET, essential thrombocythemia; PMF, primary myelofibrosis; CNL, chronic neutrophilic leukemia; CMML, chronic myelomonocytic leukemia; MDS/MPN-RS-T, Myelodysplastic/myeloproliferative neoplasm with ring sideroblasts and thrombocytosis.

Case 4-2. 36세 남자에서 혈소판증가증이 클론성 종양이었음을 염색체 검사로 증명한 증례.

36세 남자가 갑자기 의식변화와 오른쪽 사지마비가 왔으며, 뇌출혈이 있었습니다. 이에 대한 수술 및 내과 치료를 받았으며, 현재는 안정된 상태로 재활치료를 받고 있는 상태입니다. 그런데, 내원 당시부터 혈소판이 500,000~600,000/uL이었으므로, MPN을 배제하기 위해 골수검사를 시행하게 되었습니다.

골수 검사 당일 CBC는 헤모글로빈 12.0 g/dL, 백혈구 10,800/uL, 혈소판 571,000/uL였고, 백혈구 감별계산은 중성구 60%, 림프구 22%, 단구 5%, 호산구 9%, 호염기 2%, 후골수구 1%였으며, 이 당시 CRP 1.3 mg/dL (참고치 <0.3 mg/dL)로 약간 증가되어 있었습니다.

골수검사에서 세포충실도는 정상범위였고(40%), 거핵구 수는 정상이거나 약간 증가되어 있었으며, 각 세포계열에서 형태학적으로 특별한 이상은 관찰되지 않았습니다.

MPN 종양 중 ET의 50%에서 양성으로 관찰될 수 있는 *JAK2* V617F 병적유전자 변이는 음성이었습니다. 염색체 결과는 20개 중기세포 중 50%에서 t(13;18)(q14;q21)이 관찰되었고, 간기세포 FISH에서 13q14 결실이 30% 세포에서 관찰되었습니다.

결론적으로 본 환자는 젊은 나이이지만 혈소판 증가증이 클론성 혈액종양으로 발생한 것임을 염색체 이상을 확인함으로써 진단할 수 있었습니다(일반적으로 MPN은 젊은 연령에서 빈도가 드묾).

Case 4-3. 25세 여자에서 혈소판증가증이 클론성 종양이었음을 *JAK2* 병적유전자 변이로 증명한 증례.

25세 여자가 어지러움증을 주소로 내원하였으며, CBC는 헤모글로빈 14.0 g/dL, 백혈구 13,000/uL, 혈소판 970,000/uL였고, 백혈구 감별계산은 중성구 74%, 림프구 15%, 단구 3%, 호산구 5%, 호염기 3%였으며, 이 당시 CRP는 정상범위였습니다. 혈소판이 증가되어 있어, MPN을 배제하기 위해 골수검사를 시행하게 되었습니다.
골수검사에서 세포충실도는 증가되지 않았으며(40%), 거핵구 수는 증가되어 있었으며, 거핵구의 모양은 ET에서 보는 특징적인 소견(large size, hyperlobated form 등)이 관찰되었습니다. 그 외 다른 세포계열에서 특별한 이상은 관찰되지 않았습니다.
MPN 종양 중 ET의 50%에서 양성으로 관찰될 수 있는 *JAK2* V617F 병적유전자 변이가 양성이었습니다. 염색체 결과는 20개 중기세포 모두 정상핵형이 관찰되었습니다.
결론적으로 본 환자는 염색체 검사에서 클론성을 증명할 수 없었으나, *JAK2* 병적유전자 변이 검사를 통하여 혈소판증가증이 클론성 혈액종양으로 발생한 것임을 확인할 수 있었습니다.

2) 추적관찰 시

Ph 음성인 MPN에서 추적 관찰을 위해 G-분염법, FISH가 필수검사에 포함되어 있지는 않습니다.

ELN (European LeukemiaNet)과 IWG-MRT (International Working Group-Myeloproliferative Neoplasm Research and Treatment)는 새로운 약제 치료 후 치료효과 판정 기준을 제시하였는데(Blood 2013:121:4778, Blood 2013:122:1395), 분자유전완전반응(complete molecular response)은 전에 존재하던 이상이 발견되지 않을 때입니다. 부분반응(partial response)은 치료 전보다 mutant allele burden이 적어도 50% 이상 감소되었을 때로 정의합니다(단, 치료 전에 mutant allele burden이 적어도 20% 이상 존재한 환자에게만 적용이 가능합니다). 그러나 실제 PV와 ET의 경우 분자유전반응여부가 관해여부를 판정하는 기준에 포함되어 있지는 않습니다.

PMF의 치료효과 판정 기준 중 세포유전학관해는 치료 후 적어도 10개의 중기세포를 분석하고 전에 관찰되었던 염색체 이상이 관찰되지 않을 때를 말합니다. 세포유전부분반응(partial cytogenetic response)은 비정상 염색체 이상이 50% 이상 감소했을 때로 정의합니다(치료 전 적어도 10개의 중기세포 중 비정상 염색체를 가지고 있었던 환자에 국한해서 적용할 수 있습니다).

5. 골수형성이상/골수증식종양 (MDS/MPN, myelodysplastic/myeloproliferative neoplasm)

MDS/MPN은 *BCR/ABL1* 재배열 음성이 중요한 진단기준 중 하나이므로, 이를 확인하기 위해 G-분염법(또는 PCR, FISH) 검사를 시행해야 합니다. 또한 *JAK2*, *CALR*, *MPL* 유전자 병적유전자 변이가 관찰될 경우 MDS/MPN보다는 MPN 진단을 먼저 고려해야 합니다. CMML의 경우 5q31-33 전좌와 연관된 *PDGFRB* 유전자 재배열검사를 시행해야 합니다. 또한 CMML은 *TET2*(40~60%), *SRSF2*(40~50%), *ASXL1*(40~50%), *RUNX1*(15~20%), *NRAS*(10~20%), *CBL*(10~20%) 병적유전자 변이가 흔하게 관찰될 수 있습니다.

Atypical CML의 경우 *SETBP1* 또는 *ETNK1*, CNL의 경우는 *CSF3R* 병적유전자 변이와 연관이 높습니다.

JMML은 -7 염색체 이상과 연관성이 높고, *PTPN11*(40~50%), NRAS(15~20%), KRAS(10~15%), CBL(15~18%), NF1(10~15%) 병적유전자 변이가 흔히 관찰될 수 있습니다. 또한 MDS/MPN with ring sideroblasts and thrombocytosis의 경우 *SF3B1* 병적유전자 변이와 함께 *JAK2* (또는 *CALR*, *MPL*) 병적유전자 변이가 같이 동반되는 경우가 흔합니다.

6. 급성림프구성백혈병(ALL, acute lymphoblastic leukemia)

NCCN 2019 (National Comprehensive Cancer Network, www.nccn.org)

Br J Haematol 2010:151:132

1) 진단 시

가) B-ALL

ALL의 경우 진단 당시 생체 외에서 종양세포의 분열능이 감소되어 있으므로 G-분염법 염색체 검사와 함께 간기세포를 대상으로 하는 FISH를 통상적으로 시행하는 것이 필요합니다. 문헌에 따르면 염색체 검사에 추가해서 FISH를 시행한 경우 50% 이상 추가적인 이상을 검출할 수 있었습니다(KJH 2010:45:171, KJLM 2009:29:371).

소아 B-ALL에서 진단 및 예후판정에 중요한 유전적 변화는 구조적 이상, 수적이상, 미세한 이상으로 분류할 수 있습니다. 임상적으로 가장 중요한 이상은 t(9;22)(q34;q11.2), t(4;11)(q21;q23), near haploidy이므로 이를 예민하게 검출할 수 있는 검사를 가장 우선적으로 선택해야 합니다. 한 문헌에서 소아 B-ALL 진단 시 우선적으로 검출해야 하는 유전적 이상과 이에 가장 적합한 검사방법을 제시하였습니다(**표 4-17** 참조).

t(9;22) 이상을 검출하기 위해서는 RT-PCR과 G-분염법 염색체 검사가 우선적으로 선택되어야 하며, G-분염법 염색체검사에서 중기세포를 수확하지 못했거나 정상핵형으로 관찰된 경우는 FISH 검사를 이차적으로 선택할 수 있습니다. 또한 near haploidy는 RT-PCR로는 검출할 수 없으므로 G-분염법 염색체 검사나 FISH 등으로 검출해야 합니다. t(12;21)의 경우는 G-분염법 염색체 검사로 검출할 수 없으므로, RT-PCR이나 FISH로 확인해야 합니다. RT-PCR은 *ETV6/RUNX1* 재배열 유무에 대한 정보만 제공하지만 FISH를 이용할 경우 추가적인 정보도 얻을 수 있습니다. 즉, *ETV6/RUNX1* 재배열 외에 상동염색체 *ETV6*의 결실, *RUNX1* 획득 및 증폭 등의 결과도 확인이 가능합니다.

TCF3/PBX1 재배열과 연관있는 t(1;19)(q23;p13.3)은 과거에 불량한 예후군에 포함되었지만, 최근 치료지침으로는 불량한 예후에 포함되지 않고 필수적으로 검사하지 않아도 됩니다. 그러나 t(1;19)보다는 드물게 관찰되지만 모든 치료에 불량한 예후를 보이는 t(17;19)(q22;p13.3)에 대한 검사는 포함시키는 것이 좋습니다.

iAMP21 이상은 *RUNX1*을 포함하는 21q 부위의 증폭(amplification)을 초래하는데, 이러한 이상은 RT-PCR 검사로는 확인이 불가능하고 *RUNX1* 시그널의 증폭을 관찰할 수 있는 *ETV6/RUNX1* FISH가 가장 좋은 검사법입니다.

IGH/CRLF2 재배열은 FISH로 확인할 수 있습니다. 또한 *P2RY8/CRLF2* 재배열은 FISH나 MLPA(multiplex ligation dependent probe amplification) 검사로 검출할 수 있습니다. 또한 이러한 재배열이 궁극적으로 *CRLF*의 과발현(overexpression)을 초래하므로 mRNA의 정량 PCR이나 단백 발현 검사로 확인이 가능합니다.

그 외 *BCR/ABL1*-like ALL과 관련된 다양한 유전자 변이를 검출하기 위해 적절한 검사기법을 선택해야 합니다(제3장. **표 3–9** 참조).

IKZF1 결실은 미세한 결함이므로 G-분염법, FISH로는 검출할 수 없고, MLPA 검사기법으로 확인이 가능하며, 불량한 예후인자로 알려져 있지만 아직 통상적인 필수 검사에 포함되지는 않습니다. 또한 *IKZF1* 결실은 *BCR/ABL1* 양성인 ALL 환자의 80% 이상에서 관찰될 수 있으며, 티로신키나제저해제에 치료저항을 보일 수 있습니다.

이와 같이 유전적 이상의 종류에 따라 이를 검출할 수 있는 가장 좋은 검사법이 다를 수 있으므로, 가장 적절한 검사를 선택할 수 있도록 해야 합니다.

표 4–17. 소아 B–ALL에서 중요한 유전적 이상 및 검사방법(Br J Haematol 2010:151:132)

검사 우선순위	유전적 이상	연관된 유전자	적합한 검사방법
1	t(9;22)(q34;q11.2)	*BCR/ABL1*	RT-PCR, cytogenetics, FISH
	t(4;11)(q21;q23)	*KMT2A/AFF1*	RT-PCR, cytogenetics, FISH
	near haploidy	수적 이상	cytogenetics, FISH, DNA index, array
2	t(4;11) 외에 다른 파트너 염색체와의 *KMT2A* 재배열	*KMT2A*	FISH, cytogenetics, RT-PCR
	t(17;19)(q22;p13)	HLF3/TCF3	cytogenetics, FISH, RT-PCR
	t(12;21)(p13;q22)	*ETV6/RUNX1*	RT-PCR, FISH
	iAMP21	*RUNX1*	FISH
	high hyperdiploidy	수적 이상	cytogenetics, FISH, DNA index,array
3	IGH translocation	*IGH*	FISH (IGH breakapart)
	IGH-CRLF2 t(X;14)(p22;q32), t(Y:14)(p11;q32)	*CRLF* overexpression	FISH (breakapart probe flanking *CRLF*) 정량 PCR, protein expression
	P2RY8-CRLF2	*CRLF* overexpression	FISH (breakapart probe flanking *CRLF*), MLPA, 정량 PCR, protein expression
	IKZF1	*IKZF1* deletion	MLPA

MLPA, multiplex ligation probe amplification

나) T-ALL

T cell receptor 유전자와 연관된 전좌 재배열은 G-분염법 또는 FISH 검사로 검출할 수 있습니다. t(5;14)(q35;q32) 재배열은 미세한 결함이라서 FISH 검사로 검출이 가능합니다. 1p32의 중간결실(interstitial deletion)로 인한 *TAL1* 유전자가 *SIL* 유전자와 융합되는 이상은 RT-PCR로 검출이 가능합니다. *NOTCH1*와 *FBXW7* 유전자이상은 염기서열법으로 병적유전자 변이 검출이 가능합니다(제3장 **표 3-10** 참조).

Early T precursor ALL에서 관찰되는 *FLT3, NRAS, KRAS, DNMT3A, IDH1/2* 유전자 이상 검출을 위해 염기서열법이 필요합니다.

2) 추적 관찰 시

ALL에서 MRD 검출은 치료반응을 평가하고, 재발을 조기에 진단하는데 유용하다고 알려져 있습니다.

MRD를 검출하기 위한 검사기법으로는 유세포분석, Immunoglobulin and TCR gene rearrangement의 정량 PCR, *BCR/ABL1* 융합전사물의 정량 RT-PCR이 대표적입니다.

각각의 장단점이 다르므로 이를 감안하여 적절한 검사법을 선택해야 합니다.

7. 다발성골수종(MM, multiple myeloma)

• 참고문헌

NCCN 2019 (National Comprehensive Cancer Network, www.nccn.org)
Blood 2011:117:4691 (International Myeloma Workshop Consensus)
Lancet Oncol 2014:15:e538

1) 진단 시

MM 진단 시 치료방침 결정을 위해 위험도(risk stratification)를 분류하는 것이 중요한데, 염색체 이상을 검출하는 것이 중요하므로 G-분염법 염색체 검사는 모든 환자에서 시행해야 합니다. MM은 생체 외에서 분열을 잘하지 못하여 정상세포만 분열할 수 있으므로 G-분염법에 추가하여 간기세포 FISH가 꼭 필요합니다.

특히 t(4;14), del(17p), t(14;16), 1q 증폭에 관한 FISH를 진단 시 꼭 시행할 것을 권장하고 있습니다. 간기세포 FISH를 시행할 때 형질세포분리(plasma cell sorting) 및 immunoFISH 등과 같은 방법을 적용하여 형질세포만을 타깃으로 유전적 이상을 관찰하는 것이 검출 예민도를 높이는 데 중요합니다.

2) 추적 관찰 시

MM은 치료 후 추적 관찰 시 혈액과 요의 단백전기영동검사(protein electrophoresis), 면역고정전기영동(immunofixation electrophoresis), 혈청 유리형경쇄 정량검사, 골수에서 형질세포 비율(형태학적 검사, 조직면역화학검사, 유세포분석 등을 이용), 영상검사 등으로 치료 반응여부를 판정합니다. G-분염법 및 간기세포

FISH 검사는 치료효과 판정을 위해 필수적으로 시행하지 않습니다. 그러나 재발되거나 질환의 진행이 의심되는 환자에서는 예후 분류를 다시 결정하기 위해 G-분염법과 간기세포 FISH를 다시 시행해야 합니다.

진단 당시 이미 예후가 불량한 염색체 이상이 관찰되었던 환자는 재발 시 동일한 염색체 이상을 다시 확인할 필요는 없고, 다른 추가적인 이상이 동반되었는지 여부를 확인하면 됩니다. 즉, 진단 시 t(4;14) 양성으로 고위험도에 포함되었던 환자에서 재발 시 t(4;14) 이상을 다시 확인하기 위해 동일한 FISH probe로 검사할 필요는 없고 그 외 다른 추가적인 이상이 있는지 확인이 필요합니다. 그러나 진단 당시 불량한 염색체 이상이 없었던 환자의 경우는 재발 시 불량한 예후와 연관된 이상을 검출하기 위해 G-분염법과 간기세포 FISH 검사를 시행해야 합니다.

또한 치료 후 원인 모를 혈구감소증이 관찰될 때는 이차성 치료연관 MDS/AML가 발생했을 가능성이 있으므로 골수검사와 G-분염법 염색체 검사를 시행해야 합니다.

8. 림프종(Lymphoma)

• 참고문헌

NCCN 2019 (National Comprehensive Cancer Network, www.nccn.org)
Blood 2017;130(4):410.
J Clin Oncol 2017;35(23):2708.

1) 진단 시

(1) 세포/분자 유전검사의 목적

림프종의 경우는 몇 가지 예외(CLL, Burkitt lymphoma, double hit lymphoma 등)를 제외하고는 필수검사라기보다는 진단 및 분류에 도움이 되는 추천 검사입니다. 성숙 B 세포종양과 NK/T 세포종양에서 면역표현형검사(immunophenotyping)에 추가하여 세포/분자 유전검사 결과를 종합하면 감별진단에 유용할 수 있습니다.

림프종 치료방침 결정 및 치료효과 평가를 세포/분자 유전검사로 하지는 않습니다. 치료방침결정은 주로 병기(stage)와 림프종의 장기 침범 정도에 따라 결정되고 치료효과 평가는 주로 영상검사(PET-CT, CT)로 판정합니다(LUGANO response criteria).

(2) FISH

림프종과 관련된 유전적 변이를 검출하기 위한 검사로써 재배열이 발생하는 절단점(breakpoint)이 일정한 부위에 국한해서 존재하는 경우는 PCR 검사를 적용할 수 있습니다. 그러나 대부분의 림프종에서는 재배열이 발생하는 절단점이 넓은 부위에 걸쳐 있으므로, PCR 방법보다는 FISH 방법이 더 유용하게 이용될 수 있습니다.

예를 들면 t(14;18)과 연관 있는 *BCL2/IGH*의 경우 재배열이 일어나는 *BCL2*의 절단점이 다양하여 PCR 검사로 시행하게 되면 여러 개의 primer 세트를 이용해야 하며, primer에 포함되지 않은 타깃은 위음성 결과를 초래하게 됩니다. 따라서 더 넓은 유전자 부위를 한 번에 커버할 수 있는 probe를 이용하여 FISH를 시행하는 것이 더 유용합니다. 림프종과 연관된 유전자 이상과 이를 검출하기 위한 검사법을 표에 정리하였습니다(**표 4-18**).

표 4-18. 림프종과 연관된 재배열을 검출하기 위한 우선순위 검사기법

유전적 이상	관련 종양	우선순위 검사기법
t(14;18), *BCL2/IGH*	90% follicular lymphoma 20~30% DLBCL	1순위 : FISH, 2순위 : PCR
t(11;14), *CCND1/IGH*	nearly 100% mantle cell lymphoma	1순위 : FISH, 2순위 : PCR
3q27/*BCL6*	30% DLBCL	FISH
t(8;14), *MYC*/IGH variant *MYC*	100% Burkitt lymphoma 5~10% DLBCL double hit lymphoma	FISH
t(11;18), *BIRC3/MALT1*	extranodal marginal zone lymphoma (20~30%)	1순위 : FISH, 2순위 : PCR
t(14;18), *MALT1/IGH*	extranodal marginal zone lymphoma (20~30%)	FISH
t(2;5), *NPM1*/ALK variant *ALK*	80~90% T cell anaplastic large cell lymphoma	FISH (all variant) *NPM1/ALK* 재배열만 검출할 때는 FISH와 PCR 모두 적용 가능
14q32/*TCL1A*	T cell prolymphocytic leukemia	FISH

(3) PCR

가) 병적유전자 변이 검사

성숙 B 세포 종양에 특이적인 병적유전자 변이는 진단에 도움이 될 수 있습니다(**표 4-19** 참조). Hairy cell leukemia에서 *BRAF* V600E 병적유전자 변이가 거의 대부분의 환자(100%)에서 관찰되므로 진단 시 유용합니다.

Waldenstrom's macroglobulinemia (WM)과 Lymphoplasmocytic lymphoma (LPL)의 90% 이상에서 *MYD88* 유전자의 L265P 병적유전자 변이가 관찰되므로 WM/LPL 진단 시 유용합니다(IgM MGUS의 10%에서 관찰되고, IgM myeloma에서는 관찰되지 않음. 그 외 non-germinal center DLBCL, marginal zone lymphoma의 20% 정도에서 관찰될 수 있음).

표 4-19. 성숙 B세포 종양과 연관있는 유전적 이상 및 검출 방법

Subtype	유전적 이상	빈도	검출 방법	기타
CLL/SLL	del(13q)	30~50%	FISH, G-분염법	좋은 예후
	ATM deletion	10~20%	FISH	
	ATM mutation	9~12%	염기서열법	불량한 예후
	trisomy 12	10~20%	FISH, G-분염법	
	TP53 deletion	10%	FISH, G-분염법	불량한 예후
	TP53 mutation	7~15%	염기서열법	불량한 예후
	NOTCH1	–15%	염기서열법	불량한 예후
	SF3B1	15~20%	염기서열법	불량한 예후
LPL	*MYD88*	90%	염기서열법	진단적 *BTK* inhibitor (ibrutinib) 치료 효과 좋은 예후
	CXCR4	30%	염기서열법	*BTK* inhibitor (ibrutinib) 치료 효과 불량한 예후
HCL	*BRAF*	–100%	염기서열법	진단적 *BRAF* inhibitor 치료 효과
	MAP2K1 mutation	50%	염기서열법	불량한 예후 HCL-variant에서 50% 양성 (*BRAF* 음성, *IGHV4*-34)
FL	*BCL2*	50~90%	FISH,G-분염법	진단적 Venetoclax 치료 약제 효과 t(14;18)(q32;q21), *BCL2/IGH* t(2;18)(p12;q21), *BCL2/IGK* t(18;22)(q21;q11.2), *BCL2/IGL* 빈도 : FL, grade 1,2 : 90% FL grade 3a,3b 〈30% t(14;18) 음성인 grade 3b FL에서 *BCL6* 재배열 관찰되기도 함
	KMT2D/MLL2	90%	염기서열법	
	CREBBP	40%	염기서열법	
	EP300	9%	염기서열법	
	EZH2	7%	염기서열법	
	MEF2B	13%	염기서열법	
	MAP2K1	43%	염기서열법	pediatric type FL에서 관찰됨 (*BCL2*, *BCL6*, *MYC* 음성)
DLBCL	*BCL6*	30~40%	FISH, G-분염법	3q27과 연관된 전좌, 주로 복잡핵형

표 4-19. 성숙 B세포 종양과 연관있는 유전적 이상 및 검출 방법

Subtype	유전적 이상	빈도	검출 방법	기타
DLBCL, GCB	*BCL2*	50~90%	FISH	
	KMT2D/MLL2	30%	염기서열법	
	CREBBP	40%	염기서열법	
	EP300	10%	염기서열법	
	EZH2	22%	염기서열법	
	MEF2B	8~18%	염기서열법	
DLBCL, ABC	*MYD88*	29%	염기서열법	
	CARD11	10%	염기서열법	
	CD79A/B	3~18%	염기서열법	
	TNFAIP3	57%	염기서열법	
High grade DLBCL with *MYC* and *BCL2* and/or *BCL6*	*MYC*, *BCL2*, *BCL6*	15%	FISH, G-분염법	진단적/불량한 예후 high proliferation rate by *Ki-67* germinal center cell 기원과 연관 (주로 GCB type) *MYC/BCL2* : 60% *MYC/BCL6* : <10% *MYC/BCL2/BCL6* : 15%
Burkitt	*MYC*	95%	FISH	진단적 t(8;14)(q24;q32), *MYC/IGH* : 85% t(2;8)(p12;q24), *MYC/IGK* : 5% t(8;22)(q24;q11.2), *MYC/IGL* : 10%
	ID3	70%	염기서열법	
	TCF3	30%	염기서열법	
MCL	*IGH/CCND1*	80~90%	FISH, G-분염법	진단적 t(11;14)(q13;q32)
	IGH/CCND2	50%	FISH	50% of *CCND1* negative MCL
	NOTCH1/2	10~15%	염기서열법	불량한 예후
MALT	*BIRC3/MALT1*	5~20%(위) 30~50% (폐)	FISH, RT-PCR	치료방침 결정 (H pylori 제거항생제만으로는 치료 저항) t(11;18)(q21;q21)

* 약자; CLL/SLL, chronic lymphocytic leukemia/small lymphocytic lymphoma; LPL, lymphoplasmocytic lymphoma; HCL, hairy cell leukemia; FL, follicular lymphoma; DLBCL, GCB, diffuse large B cell lymphoma, germinal center B-cell like; DLBCL, ABC, diffuse large B cell lymphoma, activated B cell like; MCL, mantle cell lymphoma; MALT, extranodal marginal zone B cell lymphoma of mucosa associated lymphoid tissue.

표 4-20. 성숙 T세포 종양과 연관있는 유전적 이상 및 검출 방법

Subtype	유전적 이상	빈도	검출 방법	기타
ALCL, *ALK* positivie	*NPM1/ALK*	100%	FISH	진단적/좋은 예후/*ALK* inhibitor 치료 t(2;5)((p23;q35) : 85% variant involving 2p23 *ALK* : 15%
ALCL, ALK negative	*DUSP22/IRF4* 재배열	30%	FISH	좋은 예후
	TP63 재배열	8%	FISH	불량한 예후
	STAT3	38%	염기서열법	*JAK/STAT* inhibitor 치료
AITL	*RHOA*	67%	염기서열법	
	IDH2	13%	염기서열법	*IDH2*와 *TET2* 동시 양성
	TET2	70%	염기서열법	
	DNMT3A	23%	염기서열법	
PTCL	*RHOA*	18%	염기서열법	
	TET2	30%	염기서열법	
	DNMT3A	12%	염기서열법	
	PLC gamma	15%	염기서열법	
LGL	*STAT3/STAT5B*	70%	염기서열법	*JAK/STAT* inhibitor 치료
T-PLL	*TCR*	80~100%	FISH, G-분염법	t(14;14)(q11;q32.1), inv(14)(q11q32.1)(*TCRA/TCL1A*) t(X;14)(q28;q11.2)(*MTCP1/TCRA*)
	STAT5B	-	염기서열법	*JAK/STAT* inhibitor 치료
MEITL	*STAT5B*	-	염기서열법	*JAK/STAT* inhibitor 치료
	SETD2	90%	염기서열법	

약자 : ALCL, anaplastic large cell lymphoma; AITL, angioimmunoblastic T cell lymphoma ; PTCL, peripheral T cell lymphoma ; LGL, large granular leukemia ; T-PLL, T-prolymphocytic leukemia ; MEITL, monomorphic epitheliotropic intestinal T cell lymphoma.

나) Immunoglobulin/T cell receptor gene rearrangement

IG (immunoglobulin)과 TCR (T cell receptor) 유전자 재배열 검사는 B-림프구 또는 T-림프구의 클론성을 결정할 수 있으므로 림프구계 종양을 진단하는데 도움이 됩니다. 검사기법은 Sourthern blot 또는 PCR 검사를 이용할 수 있는데, PCR 검사가 예민하고 검사방법이 표준화되어 있으므로 더 유용합니다. 이러한 재배열을 검출하기 위해서 각 환자에 특이한 primer를 제작해야 하는 어려움이 있습니다. 최근에는 차세대염기서열 분석기법을 이용하여 IG와 TCR 재배열 검사를 시행하는 기법이 소개되었습니다.

(4) 림프종 종류에 따른 유전적 이상과 검사방법

가) CLL/SLL

CLL/SLL에서 간기세포 FISH를 적용 시 80% 이상에서 del(11q), del(13q), del(17p), t(11;14), +12 등의 염색체 이상을 검출할 수 있습니다. CLL/SLL과 mantle cell lymphoma를 감별진단하기 위해 t(11;14) 염색체 이상 확인이 유용합니다. 또한 CLL/SLL에서 치료를 시작하는 기준은 병기(stage)와 질환의 활동성(disease activity)에 따라 결정되지만, 예후를 예측하고 치료약제 방침을 세우기 위해서는 G-분염법 염색체 검사와 FISH 검사가 중요합니다. 간기세포 FISH만 시행하는 경우보다 CpG 자극 배양시킨 G-분염법을 같이 시행하면 유전변이 검출률을 10% 이상 높일 수 있다고 보고되어 있습니다. 또한 G-분염법에서 3개 이상의 염색체 이상이 있는 복잡핵형이 관찰될 경우 이 자체가 불량한 예후인자이므로 G-분염법의 중요성도 간과하지 말아야 합니다(Am J Hematol 2016;91;978).

또한 11q와 17p 결실이 모두 없는 경우, 17p 결실이 있는 경우, 11q 결실이 있는 경우와 같이 3가지 경우에 따라 일차치료(first line therapy) 방침에 차이가 있으므로 진단 시 위의 이상을 정확하게 확인하는 것이 중요합니다. del(17p) 이상이 있는 경우 일반적인 알킬화제제 항암치료만으로는 치료효과가 좋지 않아서, alemtuzumab을 포함하는 다른 항암치료제제가 필요할 수 있습니다. 또한 진단 시 11q와 17p 결실이 모두 없었던 환자에서 재발이 되는 경우 del(11q)와 del(17p) 유무를 다시 재평가해서 이에 따라 치료방침을 다시 세워야 합니다. del(17)(p)인 세포가 20% 이하로 존재시에는 상대적으로 불량한 예후를 보이지는 않는 것으로 보고되어 있습니다. *TP53* 병적유전자 변이가 있는 경우는 불량한 예후를 보입니다. 또한 *NOTCH1, SF3B1, BIRC3* 병적유전자 변이가 있는 경우도 불량한 예후와 연관이 있습니다. 그외 *BTK, PLCG2* 병적유전자 변이는 ibrutinib 저항성과 연관있는 것으로 보고되어 있습니다.

치료 반응 평가 기준에 세포/분자 유전검사는 포함되어 있지 않습니다.

나) Follicular lymphoma

염색체와 FISH에서 t(14;18)를 확인하는 것이 진단에 도움이 됩니다. 또한 MALT lymphoma (extranodal marginal zone B-cell lymphoma)는 follicular lymphoma에서 관찰되는 t(14;18) 형태와 동일한 염색체 이상 형태로 관찰되지만, 재배열의 종류는 차이가 있습니다. Follicular lymphoma의 경우는 *BCL2/IGH* 재배열과 연관이 있고, MALT lymphoma의 경우는 *MALT1/IGH* 재배열과 연관이 있습니다. 따라서 염색체 형태가 동일하게 관찰되더라도 *BCL2/IGH*와 *MALT1/IGH* FISH probe로 각각의 재배열을 구분하는 것이 필요합니다.

Follicular lymphoma는 염색체 결과와 FISH에 따라 치료방침을 정하는 것은 아니고, 병기에 따라 치료방침을 정하게 됩니다.

다) Extranodal marginal zone B cell lymphoma (EN-MZL), MALT (mucosa associated lymphoid tissue) lymphoma

이 부류에 속하는 림프종은 정상핵형이거나 trisomy 3, trisomy 18과 같은 수적 이상이 관찰될 수 있습니다. 또한 림프종이 발생한 장기조직에 따라 특이적인 전좌가 관찰될 수 있습니다. 위와 폐의 MALT lymphoma에서는 *BIRC3/MALT1* 재배열과 연관 있는 t(11;18)(q21;q21)이 관찰됩니다.

눈, 이하선, 폐, 피부의 MALT lymphoma는 *MALT1/IGH* 재배열과 연관 있는 (14;18)(q32;q21)이 관찰될 수 있습니다. 그 외 드물게 t(1;14)(p22;q32), t(3;14)(p14.1;q32)가 관찰될 수 있습니다. MALT lymphoma를 진단하기 위해 이러한 재배열 검출이 필수적인 것은 아니지만, 세포형태학적으로 MALT lymphoma 진단이 어렵거나 다른 low grade B-cell lymphoma의 아형과 감별진단이 필요할 때 도움이 될 수 있습니다. 이러한 재배열 검출은 재배열이 발생한 절단점의 다양성으로 인해 RT-PCR보다는 FISH를 이용하는 것이 더 좋습니다.

t(11;18) 염색체 이상 유무를 확인하는 것은 치료방침 결정에 중요합니다. 일반적으로 gastric MALT lymphoma에서 H. pylori 양성이고 병기 I, II 인 경우는 H. pylori에 대한 항생제가 1차 치료입니다. 그러나 H. pylori가 양성이고 t(11;18) 염색체 이상이 양성인 경우는 항생제 치료만으로 치료성적이 좋지 않으므로 다른 치료 약제를 추가해야 합니다.

라) Mantle cell lymphoma (MCL)

IgH/CCND1 재배열과 연관된 t(11;14) 염색체 이상은 다른 small B-cell neoplasm과 감별진단하기 위해 필요합니다. 이를 검출하기 위해 염색체 검사 또는 FISH를 시행할 수 있습니다. 50% 정도의 환자는 *CCND1* 유전자의 MTC (major translocation cluster region) 부위에서 재배열의 절단점이 생성되지만, 나머지 환자에서는 MTC 부위와 떨어진 부위에서 절단점이 생성됩니다. 이와 같이 절단점의 부위가 크고 넓은 영역에 걸쳐 존재하므로, PCR보다는 FISH가 더 좋은 검사법입니다. 그외 *CCND1* 재배열 음성인 MCL에서 *SOX11* 재배열 검출이 진단에 도움이 됩니다. 또한 *TP53* 재배열 양성인 MCL은 불량한 예후를 나타냅니다.

마) DLBCL (diffuse large B cell lymphoma)

진단 시 3q27에 위치하는 *BCL6*와 연관된 재배열을 검출하기 위해 염색체 검사 또는 FISH를 시행할 수 있습니다. *BCL6*의 파트너 염색체가 다양하므로 breakapart FISH가 유용합니다. 치료방침은 병기에 따라 정하며, 치료효과 판정을 위해 염색체 및 FISH를 시행할 필요는 없습니다.

DLBCL는 마이크로어레이 기반의 유전자발현(gene expression) 프로파일에 따라 2개의 소집단인 ABC (activated B cell)과 GCB (germinal center like B-cell)로 분류할 수 있습니다.

ABC군은 조직면역화학 염색에서 *MYC* 양성 발현세포가 40% 이상, *BCL2* 양성발현 세포가 50% 이상인 double expressor 림프종과 연관성이 높습니다. GCB군은 *MYC*과 *BCL2*의 재배열이 동시에 양성인 double hit 림프종과 연관성이 높은데, 이를 검출하기 위해 FISH 검사가 필요합니다.

바) Burkitt lymphoma

t(8;14)와 *MYC*에 대한 변이(variant)를 확인하기 위해 G-분염법 및 FISH가 가장 좋은 검사방법입니다.

*MYC*의 절단점이 다양(600 kb 영역에 걸쳐서 분포)하여 일반적인 PCR 방법으로는 검출률이 낮습니다. Burkitt lymphoma에서는 *MYC* 재배열과 연관된 염색체 이상이 단독염색체 이상으로 관찰됩니다. 치료방침이 염색체 이상 유무에 따라 달라지지는 않습니다.

*MYC*의 파트너 염색체는 대부분 IG (immunoglorulm) 유전자이며, 85%가 *IGH*, 5% *IGK*, 10% *IGL*와 재배열을 일으킵니다. 반면에 DLBCL의 5~20%에서 관찰되는 *MYC* 재배열의 파트너 염색체는 2/3 정도는 IG이지만 나머지는 9p13, 3q27 등의 다양한 유전자가 파트너 염색체이므로 처음부터 *MYC* breakapart FISH를 시행하는 것이 유용합니다.

사) T/NK cell lymphoma

ㄱ. ALCL (anaplastic large cell lymphoma)

진단 시 CD30과 함께 *ALK* 재배열 검사를 시행하면 T/NK cell lymphoma의 소집단을 감별진단 하는데 유용합니다. ALCL은 t(2;5)(p23;q35)과 연관된 *ALK/NPM1* 재배열이 특징입니다. *ALK* 재배열 양성인 ALCL은 *ALK* 재배열 음성인 환자에 비해 예후가 더 좋고, 주로 소아나 50세 이하의 젊은 환자에서 관찰됩니다.

ALK 재배열은 ALCL과 Hodgkin lymphoma와 감별 진단할 때 도움이 됩니다. 치료 방침은 병기 및 림프종의 장기 침범 정도에 따라 결정합니다.

ALK/NPM1 재배열은 *NPM1*과 *ALK*의 절단점이 일정하므로 RT-PCR 방법으로도 용이하게 검출할 수 있습니다. 그러나 실제 임상검사실에서는 즉시 검체를 처리해야 하는 mRNA를 대상으로 하는 RT-PCR보다는 DNA를 대상으로 하는 *ALK* breakapart probe를 이용한 FISH 방법이 유용할 수 있습니다.

ㄴ. 기타

T세포림프종의 경우 진단 시 TCR 재배열 검사가 유용할 수 있습니다. T-cell large granular lymphocytic leukemia의 경우 *STAT3, STAT5B* 병적유전자 변이 검사가 필요합니다. T-cell prolymphocytic leukemia는 inv(14)(q11q32), t(14;14)(q11;q32), *TCL1A* 재배열, *MTCP1* 재배열, *STAT5B/JAK3, ATM* 병적유전자 변이, *TCL1* 과발현 등을 확인하기 위한 검사를 시행할 수 있습니다. Hepatosplenic T cell lymphoma에서는 7q의 isochromosome 형태가 특징이며 G-분염법 염색체 검사로 확인할 수 있습니다. 또한 *STAT3, STAT5B* 병적유전자 변이가 관찰될 수 있습니다.

9. 호산구증가증(Eosinophilia)

• 참고문헌

Am J Hematol 2014:89:326

Arch Pathol Lab Med 2013:137:259.

1) 진단 시

가) 호산구증가증을 일으키는 질환

호산구증가증을 일으키는 요인은 여러 가지가 있으므로 원인을 밝히기 위해 효율적인 알고리즘으로 검사를 진행하는 것이 중요합니다. 우선 종양이 아닌 양성질환에서 반응성으로 호산구가 증가된 경우(알레르기, 기생충 감염, 부신저하증, humoral immunodeficiency, pulmonary eosinophilias, autoimmune blistering skin disease 등)을 배제하기 위한 검사를 시행합니다. 반응성 호산구 증가증으로 밝혀지면 그 기저질환에 대해 치료를 시작하면 됩니다.

그 다음은 혈액종양과 연관된 반응성 또는 클론성 호산구증가증이 동반된 경우를 감별해야 합니다. Hodgkin lymphoma, B-cell and T-cell malignancies (lymphoma/leukemia), AML with inv(16)/t(16;16), AML with t(8;21), B-ALL with t(5;14), CML, CMML 등에서 호산구증가증이 동반될 수 있습니다. 고형종양이 있는 경우 paraneoplastic eosinophilia가 관찰될 수 있습니다.

Lymphocyte-variant hypereosinophilia는 클론성 T-helper cell, 즉 면역표현형이 비정상적인 T세포집단(double negative CD3+CD4-CD8- 또는 CD3-CD4+ 등)이 증폭되고 IL-5, IL-4, IL-13과 같은 cytokine을 분비하면서 호산구가 증가되는 경우입니다(이때 호산구 자체는 종양클론이 아닙니다). 이 경우는 T-cell의 클론성을 증명하기 위해 유세포분석(flow cytometry)을 이용한 면역표현형(immunophenotyping) 검사와 PCR을 이용한 T-cell receptor gene rearrangement 검사가 유용합니다.

양성질환과 연관된 호산구증가증이 아닌 경우는 우선적으로 말초혈액 또는 골수로 G-분염법, FISH 또는 RT-PCR로 *PDGFRA*, *PDGFRB*, *FGFR1*, *PCM1-JAK2* 재배열에 대한 검사를 시행합니다. 여기서 양성이면, “Myeloid and lymphoid neoplasms with eosinophilia and abnormalities of *PDGFRA*, *PDGFRB*, *FGFR1*, *PCM1-JAK2*”로 진단합니다. *PDGFRA* 또는 *PDGFRB* 재배열 양성인 경우 티로신키나아제인 imatinib 치료를 하고, *FGFR1* 재배열 양성인 경우는 다른 관해유도 치료를 시작합니다.

또한 위의 질환 및 종양이 모두 배제되고 호산구가 1,500/uL 이상이면서 *PDGFRA*, *PDGFRB*, *FGFR1*, *PCM1-JAK2* 재배열이 음성이고 클론성 염색체 이상이 관찰되거나, 말초혈액에서 아세포가 2% 이상, 골수에서 아세포가 5% 이상 관찰되면 chronic eosinophilic leukemia로 진단할 수 있습니다.

나) *PDGFRA*, *PDGFRB*, *FGFR1*, *PCM1-JAK2* 검사

PDGFRA 재배열은 4q12에 있는 *CHIC2* 유전자를 포함하는 800 kb의 미세한 결실로 인해 *FIP1L1*과 *PDGFRA*가 융합된 재배열을 발생하게 됩니다. *FIP1L1*의 절단점은 다양한데 반해, *PDGFRA*는 exon 12에 국한

해서 존재합니다. 그 외 *PDGFRA*가 다른 파트너 염색체와 재배열을 일으킬 수도 있습니다. FISH는 *CHI2* 유전자가 결실되는 것을 증명하여 *FIP1L1*과 *PDGFRA* 재배열을 간접적으로 확인하는 것이고, RT-PCR은 FIP1L1과 *PDGFRA* 융합전사물(fusion transcript)을 직접 확인할 수 있는 검사입니다.

PDGFRB 재배열과 연관성이 있는 t(5;12)(q31-q33;p12) 염색체 이상이 *ETV6/PDGFRB* 융합전사물을 항상 생성하는 것은 아니므로 이러한 염색체 이상이 관찰된 경우는 분자유전검사로 재배열 유무를 확인해야 합니다. t(5;12) 형태의 염색체 이상이 있더라도 *ETV6/PDGFRB* 재배열이 음성인 경우는 imatinib 치료에 효과가 없습니다.

*PDGFRB*와 FGFR1는 다양한 파트너 염색체와 재배열을 발생시킬 수 있습니다.

PDGFRA 재배열은 G-분염법 염색체 검사만으로는 검출이 어렵고 *PDGFRB, FGFR1, PCM1-JAK2* 재배열은 G-분염법 염색체 검사로도 검출할 수 있습니다.

2) 추적관찰 시

추적관찰 시 염색체 검사 및 분자유전검사에 대한 지침은 제시되어 있지 않습니다.

10. 이식 후 생착 판정 검사

1) 이식 후 생착 판정을 위한 검사의 종류

타인동종 조혈모세포 이식 후 생착 여부와 조기 재발을 평가하기 위해 다양한 검사기법을 적용할 수 있는데, 예민도와 장단점이 각각 다릅니다. 환자와 성별이 다른 공여자로부터 조혈모세포 이식을 시행한 경우는 G-분염법 염색체 검사와 X/Y FISH에서 핵형이 공여자의 성별로 바뀐 것을 확인함으로써 생착이 잘되었음을 확인할 수 있습니다. 만약 재발이 된다면 환자의 성별인 핵형이 출현하기 시작합니다. 또한 공여자와 환자의 성별이 동일하더라도 진단 시 염색체 이상이 있었고 이식 후 생착이 잘 이루어진 경우는 정상핵형으로 바뀌게 됩니다. 진단 시 정상핵형이고 성별이 동일한 공여자로부터 이식을 받은 경우는 G-분염법과 FISH 검사만으로는 생착여부를 판정할 수 없습니다. 이러한 경우는 STR/VNTR과 같은 개인식별 검사가 유용하게 이용될 수 있습니다(**표 4–21** 참조).

2) STR/VNTR

(1) STR/VNTR의 정의

STR (short tandem repeat, microsatellite)은 2~7 bp 단위의 동일한 염기서열이 개인마다 반복되는 횟수가 다른 유전자 다형성입니다. STR은 대립유전자의 종류가 다양하여 개인식별 유전 표지자로서 정보력이 높은 장점이 있습니다. STR은 주로 염색체 전체에 흩어져 있으며, allele의 크기는 50~500 bp 정도입니다.

VNTR (variable number of tandem repeat, minisatellite)는 8~80 bp 단위의 반복 염기서열이 개인마다 반

복되는 횟수가 다른 유전자 다형성 중 하나입니다. VNTR은 주로 염색체 말단(telomere)에 존재하며 allele의 크기는 0.5~30 kb입니다. 이러한 우수한 개인식별능력 때문에 STR/VNTR은 이식 후 생착 검사뿐만 아니라 친자감별, 범인색출을 위한 법의학 분야에서도 유용하게 이용되고 있습니다.

표 4-21. 이식 후 생착여부를 평가하기 위한 검사방법의 비교

검사방법	예민도	장단점
XY FISH	0.1~1%	공여자의 성별이 환자와 다른 이식을 시행한 경우만 적용 가능
VNTR	0.1~1%	공여자와 환자의 성별에 관계없음. 공여자와 환자의 allele 크기에 따라 증폭되는 정도가 달라 예민도에 영향을 미칠 수 있음(allele가 큰 것은 증폭이 잘 안될 수도 있음).
STR	0.01~1%	공여자와 환자의 성별에 관계없음. 공여자와 환자의 allele 크기에 따라 증폭되는 정도가 달라 예민도에 영향을 미칠 수 있음(STR이 VNTR보다는 증폭 효율이 높음).
Lineage specific STR	0.1~0.0001%	골수구 세포와 림프구 세포를 분리하여 각 세포 계열에서 STR을 시행함. 골수구 계열의 종양에서 골수구 세포의 mixed chimerism은 재발과 연관. T-세포의 mixed chimerism은 급성 GVHD의 위험도가 낮음을 의미.
SNP	0.001~0.1%	공여자와 환자의 성별에 관계없음. VNTR과 STR는 highly polymorphic marker인데 반해 SNP loci는 제한된 정보를 가지고 있음. SNP allele 간의 작은 차이를 구분하기 어려울 수 있음.
Y chromosome specific quantitative PCR	0.001~0.0001%	여자 공여자가 남자 환자에게 이식했을 때 가장 예민한 방법임. 그 외의 경우는 적용하기 어려움.

약자 : VNTR, variable number of tandem repeat; STR, short tandem repeat; SNP, single nucleotide polymorphism.

(2) STR/VNTR 검사 원리

STR/VNTR 검사방법은 표지자를 증폭할 수 있는 primer를 이용하여 PCR을 시행합니다. 반복단위의 개수에 따라 PCR 증폭산물의 크기가 다르므로 전기영동하면 각 개인이 가지고 있는 대립유전자를 구별할 수 있습니다. VNTR의 경우 개인마다 PCR 증폭산물 크기의 차이가 크므로, agarose 겔에 전기영동하여 밴드 위치로 구분할 수 있습니다. STR 대립유전자는 PCR 증폭산물의 크기 차이가 개인마다 적어 겔에서 밴드 위치차이로 구분하기는 어렵고, 모세혈관전기영동(capillary electrophoresis)을 이용하여 분석할 수 있습니다.

이식 전에 환자와 공여자의 DNA를 각각 추출한 뒤 환자와 공여자를 식별할 수 있는 STR 마커를 선택합니다. 이식 후에는 환자의 DNA를 추출하여 선택했던 STR 마커로 검사를 시행하여 결과를 비교합니다. 완전키메리즘(complete chimerism)이란 100% 공여자 세포만 관찰될 때를 의미하며, 혼합키메리즘(mixed chimerism)은 환자세포와 공여자 세포가 혼합해서 관찰되는 경우입니다(case 4-4 참조).

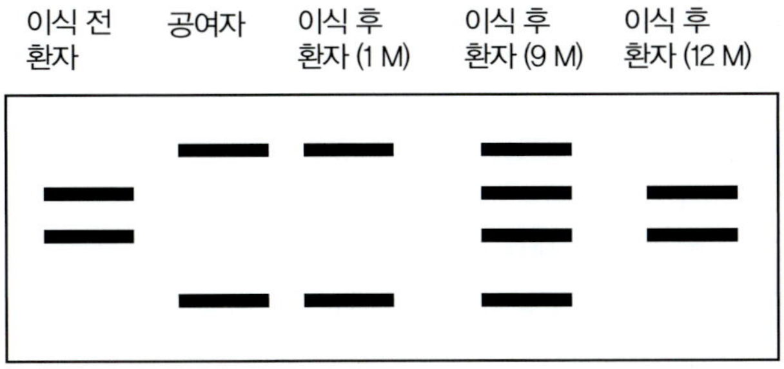

그림 4-3. VNTR 검사.
특정 VNTR 마커를 이용하여 이식 전 환자와 공여자 타입을 agarose 겔에서 전기영동하여 구분할 수 있음. 이식 후 1개월에 환자의 VNTR은 공여자 타입만 관찰되므로, complete chimerism임. 이식 후 9개월에는 환자와 공여자의 타입이 모두 관찰되므로 mixed chimerism임. 12개월에는 환자 타입만 관찰되어 재발되었음을 확인함(M, month).

3) 생착 판정 검사 해석 시 주의할 사항

이식 후 재발 시에는 환자로부터 유래된 세포가 검출됩니다. 이식 후 환자 세포군에서 클론 진화(clonal evolution) 또는 클론 선택(clonal selection) 등이 발생하게 되면, 우세한 세포군 분포에 변화가 와서 키메리즘 상태를 판정하는데 혼동을 줄 수 있습니다(case 4-6 참조).

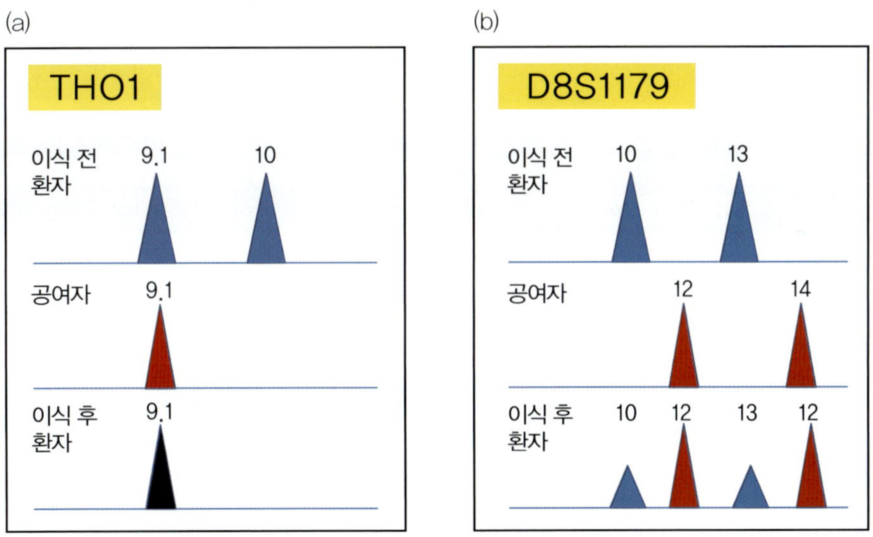

그림 4-4. STR 검사.
(a) 염색체 11p15에 위치하는 THO1 locus의 STR 마커를 이용하여 이식 전 환자와 공여자 타입을 모세혈관 전기영동 (capillary electrophoresis)으로 구분할 수 있음. 이미 크기를 알고 있는 표준물질을 기준으로 환자 PCR 생산물은 9.1/10 allele만 관찰됨. 이식 후 환자의 STR은 이식 전 환자 타입인 10 allele가 관찰되지 않으므로 complete chimerism임.
(b) 염색체 8q24에 위치하는 D8S1179 locus의 STR 마커를 이용하여 이식 전 환자와 공여자 타입을 구분함. 이식 전 환자 PCR 생산물은 10/13 allele이고 공여자는 12/14 allele였는데 이식 후 환자와 공여자의 allele가 동시에 모두 관찰되므로 mixed chimerism임.

Case 4-4. 타인동종 조혈모세포 이식 후 환자의 정상세포가 남아있는 혼합키메리즘(mixed chimerism)

56세 여자가 B-ALL로 진단받고 성일치 타인동종 말초혈액 조혈모세포 이식을 받았습니다. 진단 당시 t(9;22)(q34;q11.2) 염색체 이상이 관찰되었고, RT-PCR에서 minor *BCR/ABL* (e1a2 type) 양성이었습니다. 이식 후 1개월 후 생착 여부를 판정하기 위해 시행한 검사 결과는 다음과 같았습니다.

이식 후 진단 당시 관찰되었던 t(9;22)은 관찰되지 않았고, 성일치 조혈모세포 이식을 받았으므로 염색체 검사에서는 환자와 동일한 여자핵형으로 관찰되었습니다. STR 검사에서 4%정도의 환자세포가 관찰되었습니다(공여자세포 96%). t(9;22)와 연관된 *BCR/ABL1* 재배열 PCR은 음성이었으므로 STR에서 관찰되는 4% 정도의 환자세포는 백혈병 세포는 아니고, 환자의 정상세포가 일부 남아있는 것으로 생각되었습니다.

골수형태학	혈액학적 관해
염색체 검사	46,XX[20]
STR	공여자 VWA : 96.8%, D16S539 96.8%
BCR/ABL1 PCR	음성

Case 4-5. 타인동종 조혈모세포 이식 후 G-분염법 염색체 검사에서는 공여자 핵형만 관찰되었으나, FISH와 STR로 재발임을 확인한 증례

37세 여자환자가 16년전 B-ALL로 진단받고 남자형제로부터 골수조혈모세포 이식을 받았으며 잘 지내다가 추적관찰 도중 말초혈액의 백혈구 증가(280,000/uL), 모구 증가(97%) 소견이 있어 골수 검사를 시행한 결과 B-ALL에 합당한 소견이 관찰되었습니다.

그런데 이 날 시행한 염색체 검사에서 분석가능했던 10개의 중기세포가 모두 46,XY로 공여자의 남자 핵형만 관찰되었습니다. 따라서 현재 상태가 공여자 세포로부터 유래된 donor cell leukemia인지 아니면 원래 환자의 백혈병인 B-ALL이 재발된 것인지 감별진단이 필요하였습니다.

염색체 검사 (골수)	//46,XY[10]
STR 검사 (말초혈액)	공여자 세포 D7S820 : 0%, D16S539 : 0%
FISH (골수)(간기세포)	XX 12%, XY 5%, XXX 83%

골수로 시행한 FISH에서 공여자 XY 세포는 5%뿐이고 나머지는 환자의 XX 또는 XXX(환자의 XX 세포에서 X가 클론진화에 의해 획득된 것으로 추측됨) 세포였습니다. G-분염법에서 46, XY만 관찰되는 것은 환자의 세포는 생체 외에서 분열능이 감소되어 일부 남아 있는 공여자의 세포만 분열을 하여 공여자의 중기세포만 관찰된 것으로 생각됩니다. 말초혈액의 STR에서는 공여자의 세포가 전혀 관찰되지 않았습니다.

이상을 종합해 볼 때 금일 환자의 B-ALL은 donor cell leukemia가 아니고 재발된 것으로 확인할 수 있었습니다. Donor cell leukemia를 진단하기 위해서는 G-분염법 결과만으로 판단해서는 안되며 STR과 FISH 등의 결과를 종합해서 신중하게 판단해야 합니다.

Case 4-6. 타인동종 조혈모세포 이식 후 재발된 환자에서 성염색체 소실로 인해 donor cell leukemia로 잘못 오해한 증례(Pediatr Blood Cancer 2010:55:1239)

12세 남자가 B-ALL로 진단받고 여자 공여자로부터 골수이식을 받았는데, 이식 3개월 후 재발이 의심 되었습니다. 환자는 진단 당시 XY 정상핵형이었고, FISH에서 *BCR/ABL1* 재배열 양성이었습니다.

이 당시 G-분염법에서 Y 염색체가 있는 중기세포는 없었고, X/Y FISH에서 환자의 핵형인 XY 시그널은 전혀 관찰되지 않아 처음에는 donor cell leukemia를 의심하였습니다. 그러나 *BCR/ABL1* 재배열 양성세포가 90%이고, STR에서 mixed chimerism이 관찰되어 최종 환자세포로부터 발생한 재발로 판단하였습니다.

재발 당시 검사 결과	
G-분염법 염색체 검사(21개 관찰)	X :3개, XX :18개, Y는 관찰되지 않음
X/Y FISH	XX 89%, X 11%, XY 0%
BCR/ABL1 FISH	90% 재배열 양성
STR	mixed chimerism

이상을 종합해 볼 때 본 환자는 재발 시 Y 염색체가 소실되어 X가 1개만 있는 클론이 존재하고, 남아있던 1개 X 염색체가 중복(duplication)되어 X 염색체가 2개 관찰되는 클론이 생성되었고, 이는 마치 공여자의 XX 핵형인 것처럼 관찰된 것입니다.

최종적으로는 STR과 *BCR/ABL1* FISH 검사를 통해 donor cell leukemia가 아니고 Y 염색체가 소실된 환자세포에서 재발되었음을 확인하였습니다. 성이 다른 공여자로부터 조혈모세포 이식 후 재발 시 클론 진화에 의해 환자세포에서 성염색체의 변화가 있으면 키메리즘 상태를 해석하는 데 혼동을 줄 수 있으므로 주의해야 합니다.

필라델피아 염색체의 날(Phildelphia chromosome day)

2010년 9월 28일 미국 필라델피아 도시에서 Philadelphia 염색체를 발견한지 50주년을 기념하기 위해서 “Phildelphia chromosome day”로 정하고 대대적인 행사를 개최하였습니다. 또한 Philadelphia 염색체의 발견과 치료 개발까지 공헌이 컸던 모든 연구자들이 강연자로 초청되어 심포지엄도 개최되었습니다. 주제는 “Philadelphia 염색체 심포지엄 : 과거, 현재, 그리고 미래”였습니다. 세계 여러 나라의 세포유전학자들도 참석하여 역사적인 날을 기념하고 축하하였습니다.

(발췌 : Philadelphia chromosome symposium, Cancer Genet 2011:204:171)

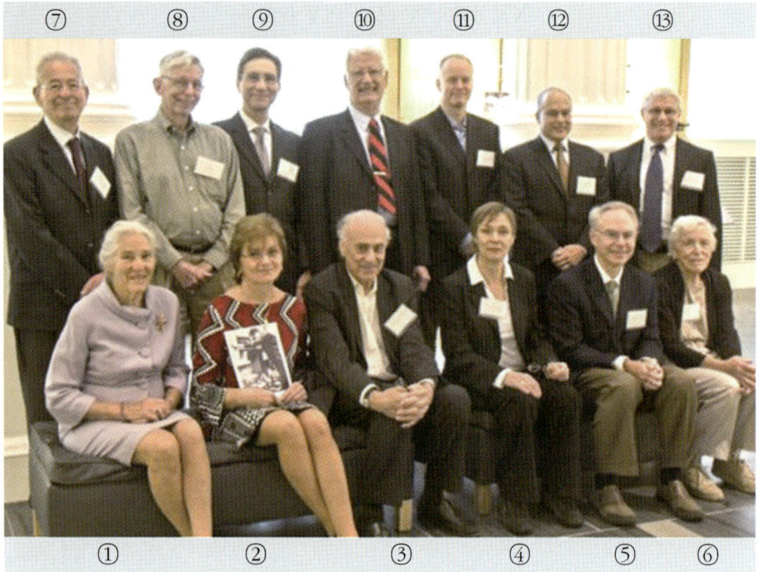

① Janet Rowley : t(9;22) 최초 발견

② Alice Hungerford (David Hungerford 사진 들고 있음)
: David Hungerford는 Peter Nowell과 함께 Philadelphia 염색체 최초 발견

③ John Goldman : *BCR/ABL1* 재배열 검출할 수 있는 PCR 개발

④ Nora Heisterkamp : *BCR/ABL1* 재배열의 분자유전학적 특성 규명

⑤ Charles Sawyers : 2세대 티로신키나제억제제(dasabinib) 개발

⑥ Hope Punnett

⑦ Felix Mitelman : 종양과 연관된 염색체 이상 데이터베이스 구축

⑧ Alfred Knudson

⑨ Joseph Testa

⑩ Peter Nowell : David Hungerford과 함께 Philadelphia 염색체 최초 발견

⑪ Nicholas Lydon : Brian Druker와 함께 lmatinib 개발

⑫ William Sellers

⑬ Owen Witte : *BCR/ABL1* 재배열이 키로신키나아제 활성도를 증가시킴을 최초로 밝힘

2부

실무편

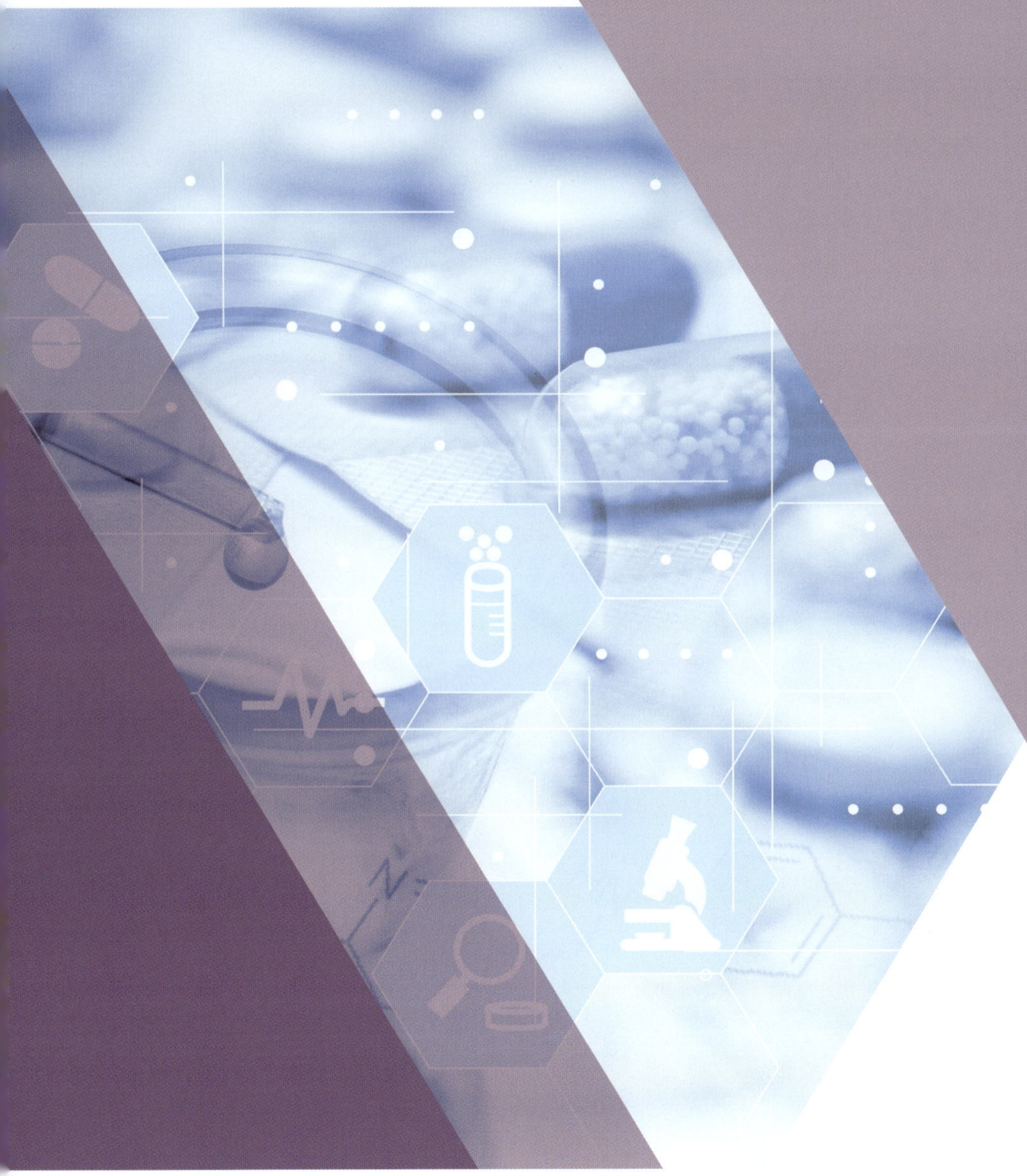

5 염색체 결과 보고 시 고려할 사항

1. 클론성(Clonality) 기준에 따른 핵형 표기 시 고려할 사항

1) 클론성(Clonality)의 정의 및 기준

클론이란 단독의 전구세포(single progenitor)로부터 유래된 세포 집단을 의미하며, 혈액종양은 클론성 질환입니다. 혈액종양에서 클론성이 있는 염색체 이상의 기준은 동일한 구조적 이상이나 동일한 염색체의 획득(gain)이 2개 이상 중기세포에서 관찰될 때 또는 동일한 염색체의 소실(loss)이 3개 이상 중기세포에서 관찰되는 경우를 말합니다.

이런 기준을 정하게 된 것은 세포 배양 및 중기세포를 수확하는 과정 중에 생체 외에서 무작위(random)하게 수적 또는 구조적 염색체 이상이 발생할 수 있기 때문입니다.

따라서 생체 외에서 발생한 무작위 염색체 이상과 클론성을 가진 염색체 이상을 감별하는 것이 중요하며, 클론성 기준에 맞는 것만 핵형에 표기해야 합니다. 예외적으로 클론성 기준에 합당하지 않은 염색체 이상을 제시해야 한다면, 클론성 염색체 이상 결과와 확실하게 구분해서 보고하고, 핵형에 표기하지 않습니다.

2) 클론성(Clonality) 기준에 맞지 않지만 핵형에 보고해야 하는 경우

(1) 진단 시 : 혈액종양에 특이한 염색체 이상이 관찰될 때

클론성 기준에는 맞지 않지만, t(15;17)과 같이 특정 종양에 특이한 염색체 이상이 관찰되었을 때는 FISH 또는 PCR 검사를 추가하여 클론성 염색체 이상이 있음을 확인 후 핵형에 보고해야 합니다. 만약 FISH 또는 PCR 검사를 시행하지 못할 경우는, 클론성의 기준에는 미흡하지만 임상적으로 의미가 있을 수 있다는 설명을 덧붙여서 보고합니다.

생체 외에서 세포분열능이 감소되어 있는 성숙 B 또는 T세포 종양 등과 같은 질환에서는 1개의 중기 세포에서만 클론성을 가진 핵형이 관찰될 때도 있습니다. 따라서 특정 종양에 특이한 염색체 이상이 관찰될 때는 클론성 기준에 맞지 않더라도 클론성 염색체 이상일 가능성을 염두에 두고 FISH 또는 분자유전검사 등 추가적인 검사로 확인이 필요합니다.

(2) 추적 관찰 시 : 진단 시 관찰되었던 동일한 염색체 이상이 관찰될 때

추적 관찰 동안 진단 시 관찰되었던 동일한 염색체 이상이 1개라도 관찰되면, 클론성 기준과 상관없이 반드시 표기해야 하며, 세포유전학적 관해 상태가 아님을 명시해야 합니다.

(3) 2개의 중기세포에서만 염색체 소실이 관찰되지만 동일한 구조적 이상이 동시에 관찰될 때

예) 46,XY,del(5)(q13q33), -7+8[2]/46,XY[18]

-7은 2개 중기세포에서만 관찰되어 클론성 기준에 맞지 않지만, del(5q), +8은 클론성 기준에 합당하며, -7은 이들과 동시에 관찰되었으므로 클론성 염색체 이상에 포함시켜야 합니다.

(4) 1개의 비정상 세포만 관찰되었으나 분자유전검사(예, FISH, PCR)에서 클론성 있는 이상으로 확인 되었을 때

예) 46,XX,del(20)(q11.2q13.3)[1]/46,XX[19]. nuc ish(D20S108×1)[40/200]

del(20q)는 1개 중기세포에서만 관찰되어 클론성 기준에 맞지 않지만, 간기세포 FISH에서 20%(40/200)세포가 del(20q)에 합당하게 나와 핵형에 표기하였습니다.

(5) 클론성 유무를 판정할 때에는 분석한 중기세포 수, 관찰된 염색체 이상의 종류, 배양시간 및 방법 등에 의한 영향도 고려해야 합니다. G-분염법 염색체 검사에서 중기세포를 추가적으로 더 분석하거나 간기세포 FISH를 이용하여 더 많은 세포를 분석하면, 클론성을 가진 염색체와 무작위하게 발생한 염색체 이상을 구분하는 데 도움이 됩니다.

3) 클론성(Clonality)의 기준에 맞지만 무작위(random)한 염색체 이상일 가능성이 있는 경우

생체 외에서 무작위하게 발생한 염색체 이상인데도 클론성 기준에 합당하게 관찰되는 경우가 있으므로, 클론성 기준을 일률적으로 적용하는 것이 적합하지 않을 수 있습니다(**표 5-1**).

관찰된 염색체 이상이 1개의 배양 용기에서만 관찰되는 것이 아니고 여러 배양 용기에서 골고루 동일한 염색체 이상이 관찰되는 경우, 또는 같은 슬라이드에서도 확실히 분리된 구역에서 동일한 소견이 관찰되는 경우는 클론성을 가진 염색체 이상일 가능성이 높습니다. 그러나 염색체 이상이 1개의 배양 용기에서만 관찰되거나, 같은 슬라이드 내에서 서로 인접한 영역에서만 관찰된다면, 무작위하게 생성된 염색체 이상일 가능성이 높습니다. 수확 과정 중 저장액 처리 시간이 너무 길면 세포가 깨지면서 무작위한 염색체 소실의 빈도가 증가할 수 있습니다. 또한 슬라이드 제작 과정 중 슬라이드 건조시간이 너무 길 경우에도 염색체의 확산(spreading)이 너무 많이 되어 무작위하게 염색체의 소실이 발생할 수 있습니다. 그 외 배양시간이 길었을 경우 무작위한 염색체 이상의 발생 빈도가 높아질 수 있습니다.

클론성 염색체 이상인지 무작위하게 발생한 이상인지 판정에 도움이 되는 것은 관찰된 이상이 혈액종양과 연관해서 보고된 적이 있는지 문헌조사를 하는 것입니다. 예를 들면 20번 염색체 소실이 4개 관찰되었을 때, 클론성 기준에는 맞지만 이러한 이상은 혈액종양과 연관되어 보고가 거의 없으므로 무작위한 이상으로 간주하는 것이 합당합니다.

표 5-1. 염색체 판독 워크시트 예제

관찰한 슬라이드 좌표 / 염색체 번호

Slide		Count	sex	1	2	3	4	5	6	7	8	9	10	11	12	13	14	15	16	17	18	19	20	21	22	M
1-A	69.1 ' 110.0	45	XX																	−17						
	36.3 ' 92.0	46	XX																							
	62.8 ' 94.0	44	XX														−14						✓ −20			
	62.9 ' 96.0	46	XX																							
	72.0 ' 100.0	41	XX													−13	−14	(−15)					✓ −20		−22	
	57.6 ' 101.0	46	XX																							
	47.1 ' 103.0	45	XX															(−15)								
	52.1 ' 109.8	46	XX																							
	57.9 ' 95.3	46	XX																							
1-B	54.8 ' 101.6	41	XX																							
	44.0 ' 94.2	46	XX																							
	59.1 ' 108.8	45	XX													−13										
	50.3 ' 111.3	46	XX																							
2-A	131 ' 6	46	XX																							
	135.3 ' 12.9	41	XX			−3						−9						(−15)		−17			✓ −20			
	167 ' 5.7	46	XX																							
2-B	166.1 ' 18.1	45	XX																							
	124.5 ' 12	45	XX				−4																			
	124.2 ' 16.1	46	XX																							
	128.8 ' 22.3	42	XX							−7				−11				(−15)					✓ −20			

15번과 20번 염색체는 4개 중기세포에서 소실되었으므로 클론성 기준에는 맞습니다.

그러나 이 검체는 혈액종양이 없는 환자였으며, 15번과 20번 염색체 외에 다른 염색체 소실도 빈번한 것으로 보아, 슬라이드 제작과정 중 발생한 무작위 염색체 소실로 간주하는 것이 더 합당합니다.

Case 5-1. 진단 시 클론성 기준에 맞지 않는 t(9;22)가 관찰된 급성림프모구백혈병(ALL)

50세 여자가 ALL로 진단받았고 염색체 결과는 20개 중기세포 중 19개 세포가 정상핵형이었고, 1개 세포에서 t(9;22)(q34;q11.2)가 관찰되었습니다. t(9;22)는 ALL과 연관성이 높은 염색체 이상이므로, 클론성 기준에 합당하지 않지만, *BCR/ABL1* probe를 이용하여 간기세포 FISH를 시행한 결과 86% 세포에서 *BCR/ABL1* 재배열이 양성임을 확인하였습니다. 따라서 "46,XX,t(9;22)(q34;q11.2) [1]/46,XX[19]"와 같이 핵형에 표기하였습니다. 이와 같이 혈액종양에 특이한 염색체 이상은 클론성 기준에 합당하지 않아도 간과해서는 안 됩니다.

Case 5-2. 추적관찰 시 클론성 기준에 맞지 않는 t(9;22)가 다시 관찰된 만성골수성백혈병(CML)

48세 여자가 t(9;22)(q34;q11.2)를 가진 CML로 진단받았으며, 세포유전학적 관해 상태를 유지하다가 금일 내원 시 염색체 결과는 46,XX,t(9;22)(q34;q11.2) [1]/46,XX[19]로 20개 중기세포 중 1개에서 t(9;22)이 관찰되었습니다.
동일한 구조적 이상이 2개 이상의 중기세포에서 관찰되어야 하는 클론성 기준에는 합당하지 않으나, 진단 시 관찰되었던 동일한 염색체 이상이 관찰되었으므로, 이는 클론성 염색체 이상이며 재발을 시사합니다.

Case 5-3. 진단 시 클론성 기준에 맞지 않는 +12 관찰된 만성림프구백혈병(CLL)

75세 여자가 CLL로 진단받았으며, 골수에서 72%가 CLL 세포였습니다. 골수 검체로 배양해서 20개의 중기세포를 관찰한 결과 19개는 정상핵형이었고, 1개 세포에서만 +12가 관찰되었습니다. 간기 세포 FISH를 시행한 결과, 43% 세포에서 +12가 관찰되었습니다. 동일한 염색체의 획득이 2개 이상 중기세포에서 관찰되어야 하는 클론성 기준에는 들지 않지만, +12는 CLL과 연관성이 있는 클론성 염색체 이상임을 알 수 있었습니다.

Tip 클론성 기준에 맞지 않아도 그 질환에 특이한 염색체 이상이 관찰되는 경우는 추가적으로 중기세포를 더 많이 분석하거나 간기세포 FISH와 같이 다른 검사법으로 확인하는 것이 필요합니다. 특히 CLL 세포는 생체외에서 분열을 잘 하지 못하여, 정상세포만 분열하여 정상핵형만 관찰되는 경우가 있으므로, 간기세포 FISH를 추가하는 것이 염색체 이상 검출에 도움이 됩니다.

Case 5-4. 진단 시 정상핵형이었으나 추적관찰 시 클론성 기준에 맞지 않는 염색체 이상이 관찰된 증례

9세된 남자가 급성림프모구백혈병(ALL)로 진단받았고, 염색체 결과는 다음과 같았습니다.

날짜	수정 전 염색체 결과	수정 후 염색체 결과
진단시	46,XY[20]	
42개월	46,XY[20]	46,XY,add(6)(p25)[1]/46,XY[19]
44개월	46,XY[20]	46,XY,add(6)(p25)[1]/46,XY[19]
51개월	46,XY,add(6)(p25)[3]/ 46,idem,add(22)(p13)[4]/46,XY[13]	
53개월	46,XY,add(6)(p25)[1]/ 46,idem,del(18)(q21),add(22)(p13)[17]/46,XY[2]	

진단 시 정상핵형이었고 ALL 치료로 관해상태가 잘 유지되다가, 혈소판 수가 감소되어 골수검사를 시행하였는데(42개월), ALL이 재발된 소견은 관찰되지 않았고 정상핵형이었습니다. 2개월 뒤(44개월)에 시행한 골수 검사에서도 ALL이 재발된 소견은 관찰되지 않았고 정상핵형이었습니다.

그 후(51개월) 다시 골수검사를 시행하였고, 골수모구(myeloblast)가 8% 관찰되었는데, 본 환자는 진단 당시 ALL이었으므로, 림프모구(lymphoblast)가 아닌 골수모구가 증가된 것은 예상하지 못한 소견이었습니다. 염색체 결과는 20개 중기세포 중 7개가 add(6)(p25)을 포함한 비정상 핵형이었으며, 그중 4개 세포는 add(22)(p13) 이상이 추가적으로 관찰되었습니다.

다시 2개월 후(53개월) 골수검사를 시행한 결과, 골수모구는 26%로 더 증가하였고, 면역표현형검사에서도 AML에 합당한 소견이 관찰되었습니다. 염색체 결과는 20개 중기세포 중 18개가 add(6)(p25)을 포함한 비정상 핵형이었습니다(그림 5-1). 결론적으로 본 환자는 진단 당시는 ALL이었고, AML로 세포 계열이 변동(lineage switch)되어 재발하였음을 알 수 있었습니다.

AML로 재발 시 add(6)(p25) 염색체 이상이 관찰되었으므로, 그 전에 의뢰되었던 염색체 슬라이드를 다시 후향적으로 검토하였습니다. 놀랍게도, 42개월에 20개 중기세포 중 1개 중기세포에서 add(6)(p25) 염색체 이상이 이미 있었음을 확인할 수 있었습니다. 그러나 동일한 염색체 이상이 2개 이상의 중기세포에서 관찰되어야 하는 클론성 기준에 합당하지 않아서 무작위하게 발생한 염색체 이상으로 간주하고, 정상핵형으로 보고했던 것입니다.

44개월 염색체 검사에서도 20개 중기세포 중 1개 중기세포에서 add(6)(p25) 염색체 이상이 동일하게 있었음을 확인할 수 있었습니다. 그 당시는 42개월 결과가 정상핵형으로 알고 있었으므로, 전 결과에서 add(6)(p25) 염색체 이상이 있었던 사실을 모르는 상태에서 다시 add(6)(p25)를 무작위한 염색체 이상으로 간주하고 정상핵형으로 보고했던 것입니다.

결론적으로는 51개월에 AML로 재발 시 골수에서 관찰되었던 염색체 이상은 42개월부터 이미 존재하고 있었던 것입니다.

Tip 단순히 클론성 기준만 적용시켜서 무작위한 염색체 이상과 클론성을 가진 염색체 이상을 구분하면, case 5-4와 같은 오류를 범할 수도 있습니다. 저자의 검사실에서는 일단 클론성 기준에 합당하지 않거나, 특정 질환에 특이한 염색체 이상이 아니면 보고서의 핵형에는 기입하지 않고, 워크시트에 관찰된 염색체 이상을 따로 기록해 둡니다. 그리고 그 환자가 추후 염색체 검사를 의뢰했을 때, 전에 관찰되었던 염색체 이상이 이번에도 동일하게 관찰되는지 주의 깊게 관찰합니다. 만약 이번에도 반복적으로 동일한 염색체 이상이 1개라도 다시 관찰된다면, 클론성을 가진 염색체 이상으로 간주하고 핵형에 보고합니다.

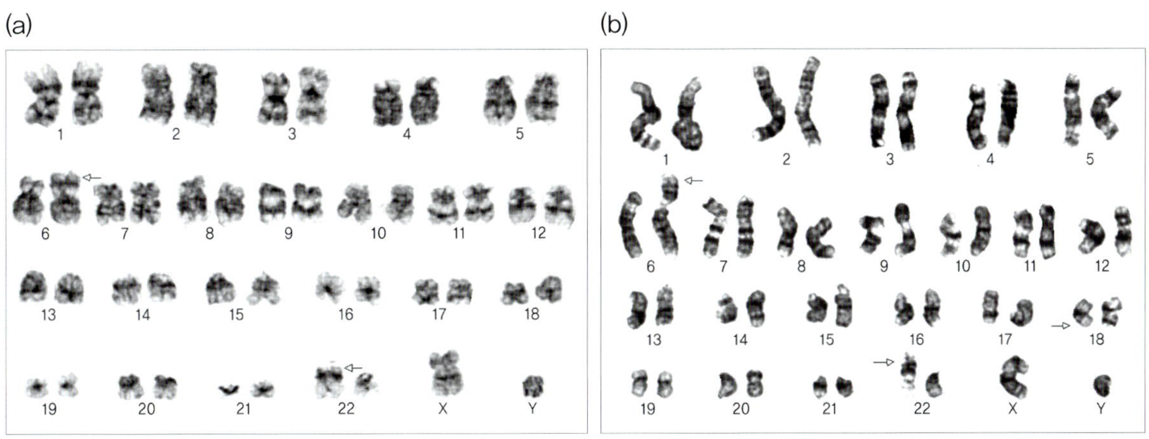

그림 5-1. (a) 46,XY,add(6)(p25),add(22)(p13) (b) 46,XY,add(6),del(18)(q21),add(22)(p13)

Case 5-5. 조혈모세포 이식 후 환자세포에서 클론성 염색체 이상과 무작위 염색체 이상이 반복적 또는 일시적으로 관찰되었던 증례들

백혈병 환자에서 타인 동종 조혈모세포 이식 후에 진단 시 관찰되었던 염색체 이상과 무관한 클론성을 가진 염색체 이상과 무작위한 염색체 이상이 반복적으로 또는 일시적으로 관찰되었던 증례들이 보고되어 있습니다. 일부는 검사 시 마다 다른 종류의 클론성 염색체 이상과 무작위 염색체 이상이 관찰되었다고 보고하였습니다. 또한 관찰한 20개 중기세포 중 50% 이상의 중기세포에서 각각 다른 종류의 무작위한 염색체 이상이 관찰되는 경우도 있었다고 합니다. 이들에서 관찰되는 클론성 염색체 종류는 다양했는데, del(7q), del(20q), 1p 재배열 등이 비교적 흔하게 관찰되었고, 1~8년 추적관찰 기간동안 환자는 임상적으로 안정된 상태를 유지했다고 합니다. 이러한 현상은 이식 전과 후의 치료약제에 의한 유전체 불안정(genomic instability)이 원인이며 추가적인 유전적 변화는 발생하지 않아 이차성 종양은 발생하지 않고 유전체 불안정 상태에 머물렀을 것으로 추측되고 있습니다. 또한 이식 후 환자세포가 아닌 공여자 세포에서 다양하고 복잡한 염색체 이상이 발생하였던 증례 보고도 있습니다. 염색체 이상이 관찰되었지만 환자는 6~8년 동안 관해상태를 유지했다고 합니다.(Cancer Genet Cytogenet 2009:190:125).

(J Pediatr Hematol Oncol 2010;32;332, J Pediatr Hematol Oncol 2006;28;540, Leuk Res 2004;28:537, Leuk Res 2005;29:1083, Bone Marrow Transplant 2005:35:587)

Tip **Trisomy 8 이 1개의 세포에서만 관찰될 때 무작위한 이상으로 간주할 것인가?**

Trisomy 8의 경우 1개 중기세포에서만 +8이 관찰된 경우 간기세포 FISH에서 클론성 이상임을 확인할 수 있었습니다. 그러나 일부 환자에서는 FISH에서도 클론성을 증명하기 어려웠다고 합니다. 또한 진단 시 +8이 클론성을 가진 것으로 확인된 환자에서 추적 관찰기간 동안 +8이 1개 중기세포에서 관찰되었을 때 간기세포 FISH에서는 음성이었습니다. 간기세포 FISH로도 검출이 어려울 정도로 낮은 비율의 +8이 존재하지만 어떤 환자는 생체 외에서 +8을 가진 세포의 분열능이 높아 G-분염법에서는 관찰이 가능했던 것으로 생각됩니다.

결론적으로 +8이 G-분염법에서 1개만 관찰될 경우 클론성일 수도 있고 무작위 이상일 수도 있음을 고려해야 합니다(제2장 case 2-10-2 참조).

(Cancer Genet Cytogenet 2003;147:99)

2. 예상되는 염색체 이상이 관찰되지 않을 때 고려할 사항

복잡(Complex)한 재배열이 발생한 경우 또는 미세한 재배열이 발생한 경우는 특이한 염색체 이상이 전형적인 형태를 보이지 않을 수도 있습니다.

* 필라델피아(Ph) 염색체의 3가지 유형

1) 전형적인 형태의 필라델피아 염색체

전형적인 t(9;22)(q34;q11.2) 재배열이 발생하여 생성된 비정상 22번 염색체가 Ph 염색체입니다. Ph 염색체는 작은 22번 염색체 모양으로 관찰됩니다.

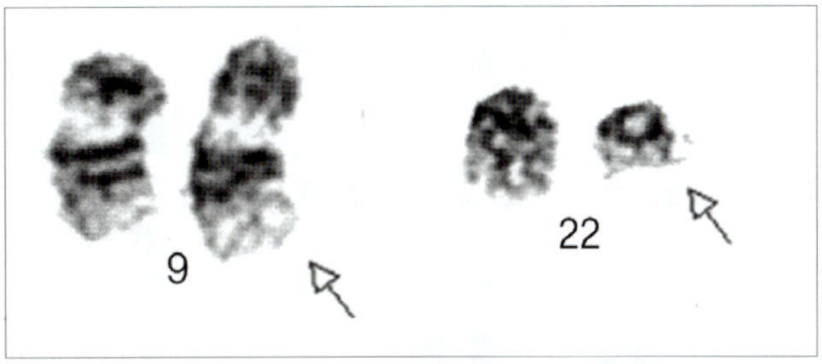

그림 5-2. t(9;22)(q34;q11.2). 화살표는 각각 비정상 9번과 비정상 22번을 나타냄. 비정상 22번이 Ph 염색체임.

2) 미세한 형태의 필라델피아 염색체(cryptic Ph)

9번 염색체의 *ABL1*과 22번 염색체의 *BCR* 유전자 간에 재배열은 발생하였으나, 염색체의 미세한 부분이 관여하여 재배열이 발생한 경우 9번과 22번 염색체가 정상 염색체 형태처럼 관찰됩니다.

따라서 CML이 의심되는 환자에서 진단 시 정상핵형으로 관찰될 때는 반드시 분자유전학 검사(FISH, RT-PCR)를 추가하여 *BCR/ABL1* 재배열 유무를 확인해야 합니다.

또한 미세한 형태의 Ph를 가지고 있는 환자에서 추적 관찰할 때는 정상핵형이 관찰되더라도 세포유전학적 관해로 판정해서는 안 되고, 분자유전학 검사결과로 판단해야 합니다.

3) 복잡한 형태의 필라델피아 염색체(그림 5-3, 5-4, 5-5)

9번과 22번 염색체 외에 다른 염색체가 추가적으로 관여하여 Ph 염색체가 생성된 경우입니다. 전형적인 der(22)t(9;22) 또는 der(9)t(9;22) 형태가 관찰되지 않아 Ph 염색체가 음성인 것으로 잘못 판단할 수 있습니다. 그러나 이 경우에도 *BCR/ABL1* 재배열이 양성이므로 전형적인 t(9;22) 환자와 동일하게 간주해야 합니다.

전형적인 t(9;22) 형태가 95% 정도에서 관찰되고, 나머지 5% 이내에서 미세한 Ph 또는 복잡한 형태의 Ph 형태로 발생하는 것으로 보고되어 있습니다. 이러한 복잡한 형태의 Ph를 가진 환자에서 예후가 더 나쁘다는 보고도 있었지만, 티로신키나제저해제(tyrosine kinase inhibitor) 치료가 도입 후에는 예후에 영향을 미치지 않는 것으로 보고되어 있습니다(Blood 2011;117;6793).

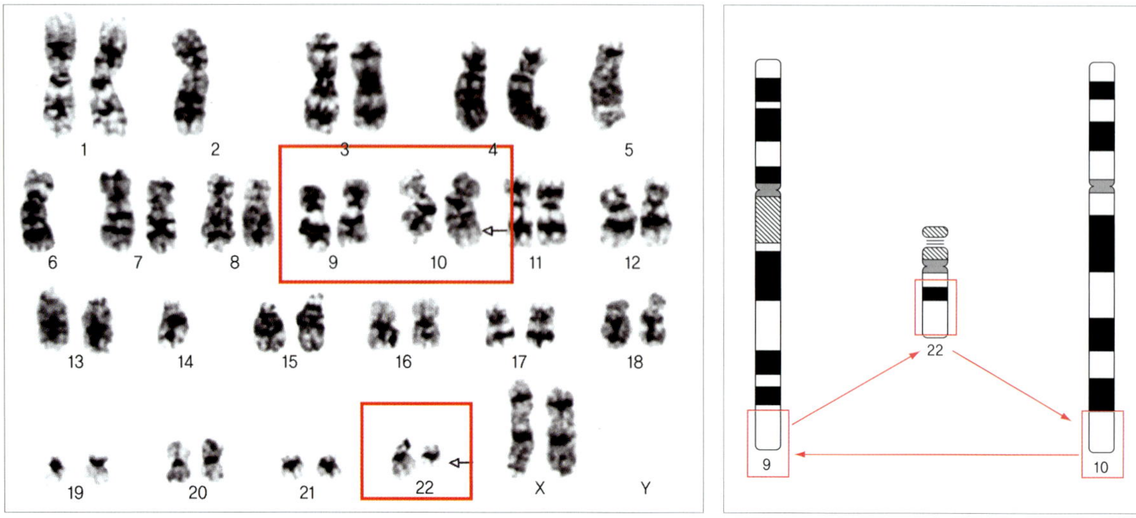

그림 5-3. t(9;22;10)(q34;q11.2;q26).
22번 염색체 1개는 der(22)t(9;22) 모양이 의심되는데, 9번 염색체는 2개 모두 정상 형태로 보이며, 오히려 10번 염색체 1개가 비정상으로 보임.

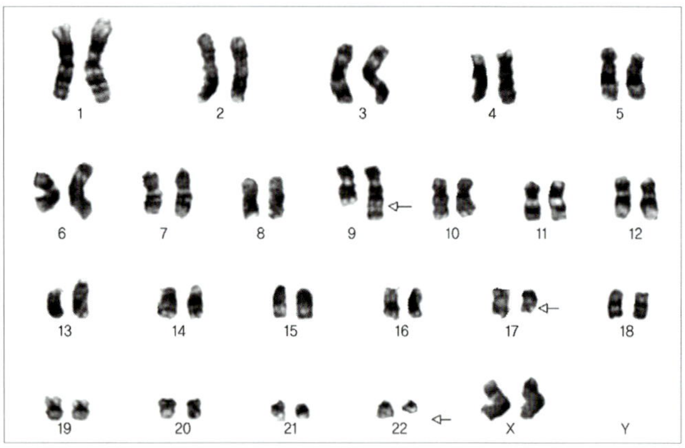

그림 5-4. 46,XX,t(9;22;17)(q34;q11.2;q11.2)
22번 염색체 1개는 der(22)t(9;22) 모양이 의심되는데, 9번 염색체는 der(9)t(9;22)의 전형적인 형태가 아님. 또한 17번 염색체 1개가 비정상적으로 보임.

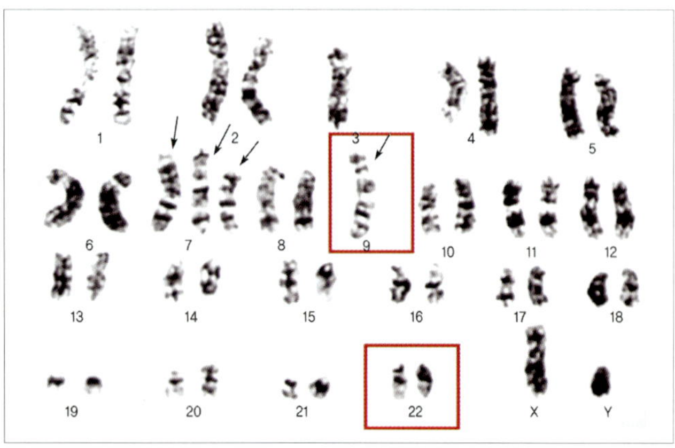

그림 5-5. *BCR/ABL1* 재배열 양성인 복잡핵형.
9번 염색체는 1개 소실되었고, 남아있는 9번은 비정상 형태이나, der(9)t(9;22)의 형태와는 다르며, 22번 염색체도 Ph 염색체의 전형적인 형태를 나타내지 않음. *BCR/ABL1* 재배열 양성임을 PCR과 FISH로 확인함.

Case 5-6. t(15;17) 염색체 이상은 관찰되지 않고 isochromosome 17q만 관찰된 APL (acute promyeloytic leukemia)

APL인 44세 여자의 염색체 결과는 46,XX,i(17)(q10)[12]/46,XX[8]였습니다. 17번 염색체 장완의 등완염색체(isochro-mosome) 형태만 관찰되고 APL에 특이한 t(15;17)가 관찰되지 않았습니다. *PML/RARA* 재배열을 확인하기 위해 RT-PCR 검사를 시행한 결과 양성이었습니다.

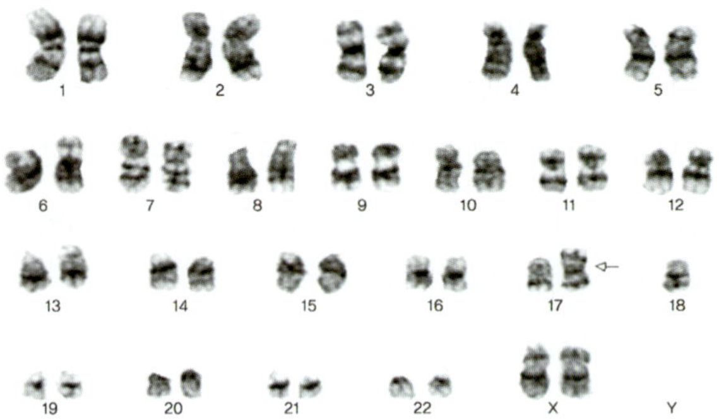

그림 5-6. 46,XX,i(17)(q10)

Tip 본 환자는 전형적인 t(15;17)(q24;q21) 염색체 형태가 관찰되지 않았지만, PT-PCR 검사 결과 *PML/RARA* 재배열이 양성이므로, APL임을 확인할 수 있었습니다. 따라서 APL이 의심되는 환자에서 t(15;17) 형태의 염색체가 관찰되지 않으면, 반드시 다른 검사 방법을 추가하여 *PML/RARA* 재배열 여부를 확인해야 합니다.

3. 이차성 염색체 이상(secondary chromosomal abnormality)이 관찰될 때 고려할 사항

일차성 염색체 이상이란 종양을 발생시키는 데 결정적 역할을 하는 주요한 염색체 이상을 말합니다.

이차성 염색체 이상이란 질환이 진행됨에 따라 일차성 염색체 이상에 추가되어 관찰되는 염색체 이상입니다. 이차성 염색체 이상이 관찰될 경우 다음 요소를 고려해야 합니다.

1) 이차성 염색체 이상이 일차성 염색체 이상에 추가하여 관찰될 때

이는 클론 진화(clonal evolution)를 의미하며, 불량한 예후와 연관성이 있습니다.

CML 환자에서 t(9;22)(q34;q11.2)가 일차성 염색체 이상으로 관찰되고, +der(22)t(9;22), +8, +19, i(17)(q10) 등과 같은 이차성 염색체 이상이 추가적으로 동반된 경우는 질환이 진행되고 있음을 의미합니다. 이는 가속기(accelerated phase) 진단기준에 포함되어 있습니다. 그러나 AML과 연관있는 t(8;21), t(15;17), inv(16)와 같이 예후가 좋은 일차성 염색체 이상을 가진 환자에서 이차성 염색체 이상이 관찰되는 경우는 불량한 예후와 연관성이 적습니다. 그러나 한 연구에서는 inv(16)/t(16;16) 양성인 AML에서 trisomy 8, *KIT* 병적유전자 변이, *FLT3* 병적유전자 변이가 동반될 경우 불량한 예후와 연관이 있고, trisomy 22가 동반된 경우는 재발률이 낮고 생존율이 높다고 보고하였습니다(Blood 2013;121;170).

2) 이차성 염색체 이상만 단독으로 관찰될 때

염색체 이상의 종류가 단지 1개만 관찰될 때 단독 염색체 이상(sole chromosomal abnormality)이라고 합니다.

이차성 염색체 이상이 정말 단독 염색체 이상으로 관찰될 수도 있으나, 미세한 형태의 일차성 염색체 이상을 검출하지 못하여 단독 염색체 이상처럼 관찰될 수 있습니다. 이차성 염색체 이상은 특정한 일차성 염색체 이상의 종류와 밀접하게 연관되어 있는 경우가 있습니다. 예를 들면 -7은 inv(3) 일차성 염색체 이상이 있을 경우 흔하게 동반되는 이차성 염색체 이상입니다. 따라서 -7이 단독 염색체 이상처럼 관찰되는 AML 또는 MDS(특히 혈소판증가증이 동반된 경우)에서는 inv(3) 유무를 확인할 필요가 있습니다. 또한 +22, +21, +8은 inv(16)(p13.1 q22)의 이차성 염색체 이상으로 동반되는 경우가 많습니다. 따라서 +22, +21, +8이 단독 염색체 이상처럼 관찰되는 AML은 inv(16) 존재 유무를 다시 확인할 필요가 있습니다.

ALL에서 dic(9;20)(p13;q11)은 미세한 재배열 형태라서 놓치기 쉬운데, +21이 이차성 염색체 이상으로 동반되므로 +21이 단독염색체 이상처럼 관찰되는 경우 dic(9;20)을 확인할 필요가 있습니다. 또한 ALL에서 t(12;21)(p13;q22)의 클론 진화(clonal envolution)의 형태로 der(21)t(12;21)(p13;q22)이 추가될 수 있는데, 이 염색체 이상은 미세한 재배열 형태로 마치 +21처럼 관찰될 수 있습니다. 따라서 ALL에서 +21이 단독 염색체 이상처럼 관찰되는 경우 t(12;21) 등의 염색체 이상 존재 여부도 재확인할 필요가 있습니다.

결론적으로 이차성 염색체 이상이 단독 염색체 이상처럼 관찰될 때는, 연관된 일차성 염색체 이상이 미세한 형태로 존재하지 않는지 다시 한번 세심하게 염색체를 관찰해야 합니다. 특정 일차성 염색체 이상에 동반되어 흔히 관찰되는 이차성 염색체 이상을 **표 5–2**에 정리하였습니다.

표 5–2. 특정 일차성 염색체 이상과 연관성이 높은 이차성 염색체 이상

일차성 염색체 이상	이차성 염색체 이상
inv(3)(q26.1q22)	-7
t(8;21)(q22;q22)	del(9q)
dic(9;20)(p13;q11)	+21 -20은 이차성 염색체 이상은 아니나, dic(9;20)으로 인해 -20 이상만 있는 것처럼 관찰될 수 있음
t(12;21)(p13;q22)	del(12p), del(6q), del(11q), del(16q) + der(21)t(12;21) : +21처럼 보일 수 있음 + ider(21)(q10)t(12;21) : i(21)(q10)처럼 보일 수 있음
t(15;17)(q24;q21)	+8
inv(16)(p13.1q22), t(16;16)(p13.1;q22)	+22, +21, +8

Case 5-7. +8이 단독 염색체 이상으로 관찰되는 증례

저자의 검사실에서 +8이 관찰되었던 30명의 환자를 조사한 결과, 77%(23/30)는 일차성 염색체 이상에 동반되어 추가적인 이차성 염색체 이상으로 관찰되었고, 23%(7/30)는 단독 염색체 이상으로 관찰되었습니다.
+8이 단독염색체 이상으로 관찰된 7명 중 4명은 세포충실도가 감소되어 있고, 골수이형성 소견도 뚜렷하지 않아 재생불량빈혈(aplastic anemia)인지 저세포성(hypoplastic) MDS인지 감별이 어려웠던 증례였습니다.

Case 5-8. +22가 단독 염색체 이상으로 관찰되는 증례(Ewha Med J 2012:35:62)

4세 남자가 MDS(MDS-EB, MDS with excess blasts)로 진단 받았으며 염색체 결과는 47,XY,+22[2]/46,XY[18]이었습니다. +22는 inv(16)/t(16;16)에 동반하여 관찰되는 이차성 염색체 이상으로 알려져 있습니다. 따라서 *CBFB/MYH11* 재배열 유무를 확인하기 위해 FISH를 시행하였으나 음성으로 나왔습니다. 이 환자는 *CBFB/MYH11* 재배열과 연관되지 않은 +22가 단독염색체 이상인 것으로 생각되었습니다.
드물지만 이와 유사한 몇 개의 증례가 보고되어 있으며, +22가 단독염색체 이상으로 관찰되는 경우는 반드시 *CBFB/MYH11* 재배열 유무를 FISH 또는 PCR로 확인하는 것이 필요합니다.

3) 일차성 염색체 이상이 이차성 염색체 이상처럼 관찰될 때

t(9;22)은 일차성 염색체 이상임에도 불구하고, 진단 시는 관찰되지 않다가 질환이 진행되거나 클론 진화(clonal evolution) 상황에서 추가적인 염색체 이상으로 관찰되었던 보고들이 있습니다(Int J Hematol 2012;96;814, Leukemia 2006;20;746). 예를 들면 진단 시 inv(16)을 가진 AML이 질환이 진행되면서 t(9;22)이 이차성 염색체 이상으로 추가되었습니다.

Case 5-9. t(9;22)가 진단 시에는 없다가 후에 이차성 염색체 이상으로 출현한 증례

71세 남자가 AML 진단받았으며, 진단 시 염색체 결과는 44,XY,del(5)(q12q34), add(7)(q11),der(12;15)(q10;q10),-20,add(20)(q13.3)[10] 이었습니다. 4개월 후 골수 검사 결과는 혈액학적 관해에 이르지 못하였고, 염색체 결과는 44,XY,del(5)(q12q34),add(7)(q11),der(12;15)(q10;q10),-20,add(20)(q13.3)[1]/45,idem,+8,t(9;22)(q34;q11.2)[3]였습니다. 즉, 관찰한 4개 중기세포 중 1개는 진단 시 관찰되었던 염색체 이상이 동일하게 관찰되었고, 나머지 3개 중기세포는 +8과 t(9;22)가 추가로 관찰되었습니다(그림 5-7).
진단 시 슬라이드를 다시 검토하고, *BCR/ABL1* probe를 이용하여 FISH를 시행하였는데, 진단 시에는 확실하게 t(9;22)이 음성임을 확인하였습니다. 그러나 4개월 후 골수에서는 FISH 결과 4% 간기세포에서 *BCR/ABL1* 재배열이 양성이었으며, G-분염법에서 관찰된 염색체 이상이 t(9;22)가 확실함을 확인할 수 있었습니다.

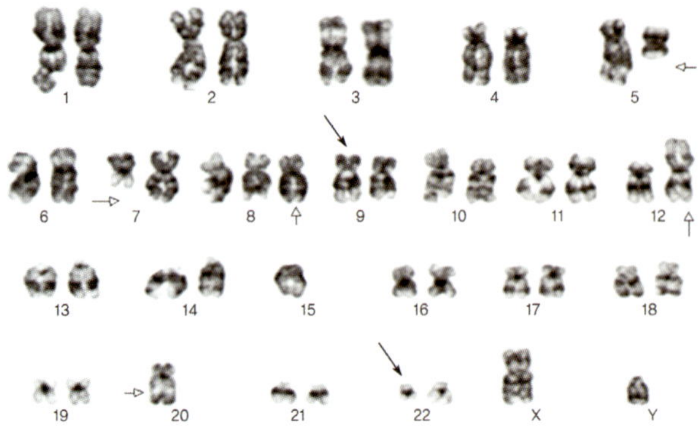

그림 5–7. 45,XY,del(5)(q12q34),add(7)(q11),+8,t(9;22)(q34;q11.2),der(12;15)(q10;q10),−20,add(20)(q13.3)

Tip 일반적으로는 t(9;22)이 일차성 염색체 이상으로 존재하고, 클론 진화(clonal evolution)에 의해 다른 염색체 이상이 추가적으로 관찰됩니다. 그러나 본 증례는 오히려 진단 당시 t(9;22)이 관찰되지 않았고, 4개월 후 진단 시 관찰되었던 염색체 이상에 추가되어 이차성 염색체 형태로 관찰되었습니다.

4) 2개의 일차성 염색체 이상이 동시에 관찰될 때

inv(16) 또는 t(9;22) 염색체 이상은 모두 일차성 염색체 이상입니다. 드물지만 CML 또는 AML에서 진단 시 inv(16)과 t(9;22)가 동시에 관찰되었던 보고가 있습니다(Blood Res 2014;49;22, Cancer Genet Cytogenet 2010;200;54, Leuk Lymphoma 2011;52;531, Int J Hematol 2011;93;806).

inv(16)과 t(9;22)가 동시에 관찰될 경우 어느 것이 일차성이고 이차성 이상인지 구분이 쉽지 않습니다. CML의 경우 추적관찰 기간 동안 inv(16)은 사라지고 t(9;22)만 관찰되는 경향을 보였습니다. AML의 경우 inv(16)만 있는 클론과 inv(16)과 t(9;22)이 동시에 있는 클론이 섞여 있는 증례들이 있었고, 관해에 도달 시 t(9;22)와 inv(16)이 동시에 사라지는 결과를 보였습니다(Blood Res 2014;49;22).

종합해 보면 CML의 경우 t(9;22)이 일차성이고 inv(16)이 이차성일 가능성이 높고, AML의 경우 t(9;22)이 이차성일 가능성이 높습니다. 예후 관련해서는 inv(16)과 t(9;22)이 동시에 관찰되는 AML은 inv(16)만 관찰되는 AML과 같이 좋은 예후를 보이고, CML은 t(9;22) 단독으로 관찰되는 경우보다 예후가 더 나쁘거나 불확실한 것으로 보고되어 있습니다(Leuk Lymphoma 2011;52;531).

4. 무관성 클론(unrelated clone)이 관찰될 때 고려할 사항

혈액 종양은 클론성 질환이므로, 질환이 진행됨에 따라 클론 진화(clonal evolution)에 의해 생성되는 부클론(subclone)은 주요클론(stemline)과 연관된 클론(related clone) 형태로 관찰됩니다. 즉, 부클론 세포에서 관찰되는 염색체 이상은 주요클론세포에서 관찰된 일차성 염색체 이상이 존재하고 이차성 염색체 이상이 추가된 형태로 관찰됩니다. 반면, 무관성 클론(unrelated clone)이란 서로 연관성이 없는 염색체 이상이 동시에 관찰되는 것을 의미합니다.

1) 진단 시 무관성 클론이 관찰될 때

첫째, 동일한 클론에서 발생한 종양세포가 클론 진화에 의해 복잡한 형태의 염색체 이상으로 되거나 미세한 염색체 결합 형태로 되어 무관성 클론처럼 관찰될 수 있습니다. 한 문헌을 살펴보면 2가지 종류의 무관성 클론이 관찰되었는데, 분자유전학 기법 중 하나인 SKY (spectral karyotyping technique)을 적용한 결과, 2가지 클론은 결국 1가지 동일한 클론에서 발생한 것임을 확인할 수 있었습니다(Cancer Genet Cytogenet 2000;120:105-110). 또한 정상핵형인 주요클론세포로부터 부클론세포가 각각 발생하여 무관성 클론 형태처럼 관찰될 수도 있습니다.

둘째, 혈액종양은 주로 단클론성(monoclonal)으로 발생하지만, 진단 시부터 2개 이상의 다른 클론에서 혈액 종양이 각각 발생되어 무관성 클론이 관찰되었을 가능성이 있습니다(Case Rep Hematol 2016. DOI;10.1155/2016/2373902).

2) 치료 성공 후 무관성 클론이 관찰될 때

백혈병 환자에서 성공적인 치료 후에 무관성 클론 염색체 이상이 관찰될 수 있습니다.

t(9;22) 양성인 CML 환자에서 치료 후 t(9;22)은 모두 사라져서 세포유전학적 완전관해(complete cytogenetic response)인데, 필라델피아염색체(Ph)가 음성인 세포에서 무관성 클론으로 +8, del(20q), -7 등이 관찰될 수 있습니다. Ph 염색체 음성인 세포에서 관찰되는 무관성 염색체 이상의 임상적 의의는 아직 분명하지 않은데 일시적으로 또는 장기간 관찰될 수 있으며, 재발이나 MDS, AML 발생 위험도를 높이지는 않는다고 보고되어 있습니다. 그러나 -7 /del(7q) 염색체 이상이 있는 경우, MDS 또는 AML 발생 위험도가 높아질 수 있다고 보고되어 있습니다(치료 15개월 이후 관찰된 경우, 50% 이상 세포에서 관찰된 경우 또는 major cytogenetic response가 없었던 환자의 경우 MDS/AML 발생위험도가 높은 것으로 보고됨)(Cancer Genet 2019; 238;44, Cancer Genet 2017;126;1, Blood 2013;122;872, Cancer Genet Cytogenet 2010;199;89, AJCP 2011;135;391).

CML뿐만 아니라 t(15;17) 양성인 APL에서 성공적인 치료 후 t(15;17) 음성인 세포에서 염색체 이상이 관찰되었던 문헌 보고들이 있습니다. 10% 환자에서 관찰되었으며, CML의 예와 마찬가지로 재발의 위험도 또는 MDS 발생 위험도 증가와는 관계가 없는 것으로 보고되어 있습니다(Am J Hematol 2009;84;715, J Lab Med Qual Assur 2012;34;107).

Case 5-10. +8이 t(9;22)에 추가하여 관찰되는 CML

CML 환자에서 염색체 결과는 46,XX,t(9;22)(q34;q11.2)[15]/47,XX,+8,t(9;22)(34;q11.2)[5]였습니다. 즉, 20개 중기세포 중 15개는 t(9;22)이 관찰되었고, 나머지 5개 세포는 주클론에서 관찰되었던 t(9;22) 외에 클론 진화에 의해 +8이 추가로 관찰되었다는 의미입니다. 부클론의 염색체 이상은 주클론에서 관찰된 염색체 이상과 연관되어 있습니다. +8은 CML 환자에서 질환이 진행될 때 관찰될 수 있는 염색체 이상 중 하나입니다.

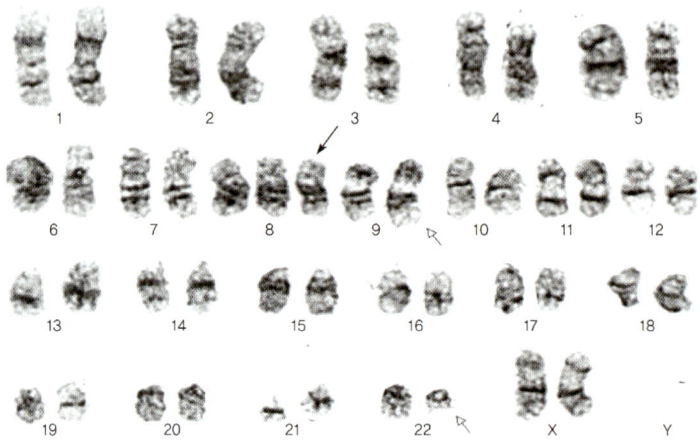

그림 5-8. 47,XX,+8,t(9;22)(q34;q11.2)

Case 5-11-1. +8이 t(9;22)와 무관하게 관찰되는 CML

60세 남자가 CML로 진단받고 티로신키나아제저해제(imatinib) 치료 4개월 후 혈액학적 관해에 도달하였으며, 염색체 결과는 46,XY,t(9;22)(q34;q11.2)[1]/47,XX,+8[2]/46,XY[17] 였습니다. 즉, 20개 중기세포 중 17개 세포는 정상핵형이었고, 1개 세포에서 t(9;22)이 관찰되므로 세포유전 부분반응(partial cytogenetic response)이었습니다. 나머지 2개 세포는 t(9;22)는 관찰되지 않았는데, +8이 단독으로 관찰되었습니다. 이 세포는 t(9;22)를 포함한 주클론과 연관성이 없는 무관성 클론입니다.

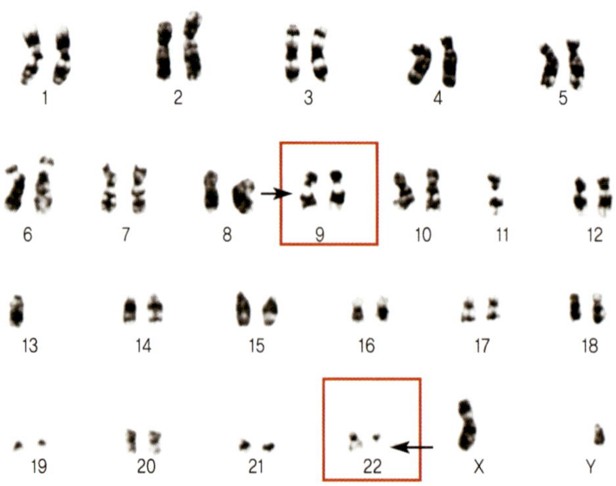

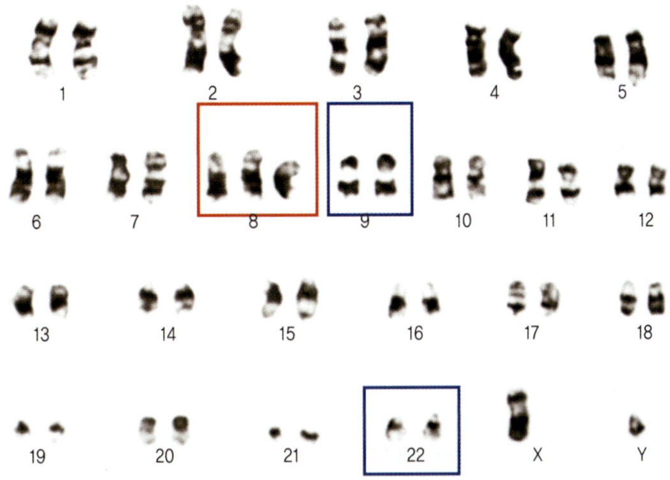

그림 5-9. (a) 46,XY,t(9;22)(q34;q11.2), (b) 47,XY,+8.

Tip **CML 환자에서 Ph (Phildelphia chromosome) 음성인 세포에서 관찰되는 염색체 이상**

Case 5-10과 Case 5-11-1는 t(9;22)와 +8의 염색체 이상이 관찰되었으나, 임상적 의미는 전혀 다릅니다. Case 5-10은 t(9;22) 염색체 이상과 연관되어 클론진화에 의해 +8이 관찰되었으므로, 질환이 진행되고 있음을 의미합니다. Case 5-11-1는 +8이 무관성 클론으로 관찰되었으므로, 질환의 진행을 의미하는 것이 아니고, t(9;22)를 가지고 있는 클론과 별개로 다른 클론이 존재함을 의미합니다.

t(9;22) 염색체가 양성인 CML 환자에서 티로신키나아제저해제 치료 도중, Ph가 음성인 세포에서 클론성 염색체 이상이 5~10%에서 관찰되며 +8, Y 염색체 소실, −7/del(7q) 등이 관찰됩니다. 이에 대한 임상적 의미는 아직 명확히 밝혀져 있지 않지만, 불량한 예후에 영향을 미치는 것으로 생각되지는 않습니다. 예외적으로 −7 또는 del(7q)는 추후 MDS 또는 AML로 진행할 수도 있으므로 주의 깊은 추적 관찰이 필요합니다(Cancer Genet 2017;216;1, Blood 2017; 130:2084, Blood 2013;122;872, Cancer Genet 2014;207;503, Cancer Genet Cytogenet 2010;199;89).

이와 같이 무관성 클론이 발생하는 기전은 처음에 Ph 양성인 세포와 Ph 음성인 2개의 클론이 독립적으로 존재하다가 치료에 의해 Ph 양성 세포는 억제되었으나, Ph 음성 세포는 억제되지 않아 추후 무관성 클론이 우세하게 관찰되었을 가능성이 있습니다. 다른 가능성은 티로신키나아제저해제 자체가 새로운 종양 클론을 생성해서 무관성 클론인 염색체 이상이 관찰되었을 수도 있습니다.

일반적으로 CML 환자에서 치료 후 세포유전완전반응(complete cytogenetic response) 도달 후에는 골수염색체 검사대신 말초혈액을 이용하여 *BCR/ABL1* mRNA 정량 PCR 검사로 추적관찰을 시행하고 있습니다. CML에서 무관성 클론은 Ph 염색체가 음성인 세포에서 관찰되므로, 추적 관찰 시 염색체 검사를 시행하지 않을 경우 무관성 클론의 발생 여부는 확인할 수 없습니다.

따라서 말초혈액에서 혈구감소증이나 혈구이형성(dysplasia)이 관찰되는 경우는 골수염색체 검사를 추가할 필요가 있습니다.

Case 5-11-2. +8,+Y가 t(9;22) 음성인 세포에서 시간차를 두고 관찰된 CML

39세 남자가 CML로 진단받고 티로신키나아제저해제(imatinib)로 치료 후 9개월에 t(9;22)가 관찰되지 않아 세포유전학완전반응에 도달하였는데, 이 당시부터 무관성 클론이 관찰되었습니다.

날짜	염색체 결과
진단 시	46,XY, t(9;22)(q34;q11.2)[20]
9개월	47,XY,+8[3]/46,XY[17]
12개월	48,XY,+Y,+8[4]/46,XY[16]
18개월	47,XY,+8[2]/46,XY[18]
22개월	47,XY,+8[3]/46,XY[17]
32개월	46,XY[20]
42개월	47,XY,+Y[7]/47,XY,+8[1]/46,XY[12]
52개월	47,XY,+8[2]/46,XY[18]

12개월째는 +8 외에 Y 염색체 획득이 추가되었으며, 18개월, 22개월에는 다시 +8만 관찰되었습니다. 32개월에는 그동안 관찰되었던 무관성 클론이 모두 관찰되지 않다가 42개월에 다시 +8과 +Y가 관찰되었는데 두 가지 염색체 이상이 다른 클론 세포에서 각각 관찰되었습니다. 52개월에는 다시 +8만 관찰되었습니다.

위의 증례를 요약해보면, 세포유전완전반응에 도달한 이후 +8과 +Y의 2가지 종류의 무관성 클론이 추적 관찰기간 동안 동시에 또는 따로 관찰되는 결과를 보였습니다.

본 환자는 현재 MDS나 AML로 진행되는 증거없이 안정된 상태를 유지하고 있습니다.

Case 5-12. t(9;22) 음성인 클론에서 급성림프구성백혈병(ALL)이 발생한 CML

53세 남자가 CML로 진단받았으며, 염색체 결과는 46,XY,t(9;22)(q34;q11.2)[19]/46,XY[1] 이었습니다.

Interferon 치료를 시작하였으나 부작용으로 인해 3주 후 중단하였으며, imatinib mesylate (400 mg/day)을 4개월간 투여 후 염색체 결과는 46,XY,t(9;22)(q34;q11.2)[1]/46,XY[19]로 세포유전부분반응으로 판정하였습니다.

1개월 후 왼쪽 눈에 사시가 생겨 다시 병원에 왔으며, 뇌척수액에서 림프구계열의 모세포(blast)가 97% 관찰되었습니다. 골수 검사를 시행한 결과 림프계 계열의 모세포가 46%로 증가되었고, 면역표현형 검사결과 ALL에 합당한 소견이었는데, 골수 염색체 결과는 46,XY[20]이었습니다.

일반적으로 CML 환자에서 질환이 진행되어 급성 백혈병으로 된 경우는 t(9;22)(q34;q11.2)를 가진 중기세포의 수가 더 증가하고, i(17)(q10), +8, +19, +der(22)t(9;22) 등과 같이 다른 염색체 이상이 추가적으로 동반됩니다. 그러나 본 환자는 ALL이 발병했을 때, Ph 염색체가 전혀 관찰되지 않았습니다.

드물지만 CML 환자에서 Ph 염색체 양성 클론이 아닌 Ph 염색체 음성인 클론에서 유래된 급성 백혈병이 보고되어 있습니다(Cancer Genet 2015;208:102, Pediatr Blood Cancer 2015;62:1070).

5. 체질성 염색체 이상과 후천성 염색체 이상이 동시에 관찰될 때 고려할 사항

1) 임상적 의의

체질성 염색체 이상(constitutional chromosomal abnormality)은 출생 전부터 발생되는 염색체 이상이며, 후천성 염색체 이상(acquired chromosomal abnormality)은 출생 시에는 염색체 이상이 없었으나, 그 이후 염색체 이상이 후천적으로 획득되는 염색체 이상을 말합니다.

혈액종양 환자에서 진단 시 관찰된 염색체 이상이 체질성인지 후천적으로 획득된 염색체 이상인지 감별하는 것은 중요합니다. 만약 체질성 염색체 이상이라면 혈액종양이 관해에 도달했을 때도 지속적으로 관찰될 것이며, 후천적으로 획득된 염색체 이상이라면, 관해 시 정상핵형으로 관찰될 것이기 때문입니다.

저자 병원에서는 혈액 종양 환자의 2.4%에서 체질성 염색체 이상이 관찰되었고, 종류는 inv(9)(p11q13)의 빈도가 가장 높았습니다(60%)(KJLM 2006;26:64).

2) 체질성과 후천성 염색체 이상의 감별에 도움이 되는 소견

(1) 신체 검진을 통해 선천성 기형 이상을 확인합니다. 일반적으로 체질성 염색체 이상을 가지고 있는 환자는 표현형이 비정상이지만 균형전좌(balanced translocation)를 가진 환자나 정상세포 비율이 높은 모자이시즘을 가지고 있는 환자의 경우 표현형이 정상처럼 보일 수도 있습니다.

(2) 정상핵형과 비정상핵형이 혼합되어 모두 존재할 때는 후천성 염색체 이상일 가능성이 높습니다. 그러나 체질성 염색체 이상에서도 모자이시즘인 경우는 정상핵형과 비정상 핵형이 모두 관찰될 수 있습니다.

(3) 2가지 이상의 염색체 이상이 동시에 관찰될때는 체질성 염색체 이상보다는 후천성 염색체 이상일 가능성이 높습니다. 다운증후군에서 관찰되는 +21 또는 터너증후군에서 관찰되는 monosomy X는 혈액종양 환자에서 다른 염색체 이상에 추가하여 흔하게 관찰되는 염색체 이상 중 하나입니다. 즉, 후천성 염색체 이상으로 관찰될 때는 위의 염색체 이상이 단독으로 관찰되기보다는 다른 염색체 이상과 동반되어 관찰될 경우가 많습니다. 그러나 혈액종양에서 단독으로 관찰될 수도 있으므로 체질성 염색체 이상과 구분이 어려운 경우도 있습니다.

(4) 관찰된 염색체 이상이 혈액종양과 연관성이 높은 염색체 이상으로 보고되었는지 문헌을 확인할 필요가 있습니다. 특히 혈액종양과 연관성 있는 염색체 이상으로 알려져 있지 않은 균형전좌가 모든세포에서 관찰된 경우는 체질성 염색체 이상의 가능성도 고려해야 합니다.

정상인의 림프구배양(lymphocyte culture)에서 T cell receptor loci의 재배열과 연관성 있는 t(7;14), inv(14)(q11.2q32.3), inv(7)(p14q35) 등이 후천성 염색체 이상으로 관찰될 수 있는데, 임상적으로 의미는 없다고 보고되어 있습니다(The Causes and Consequences of Chromosomal Aberrations. CRC Press, Ilan Kirsch, ed. p128,1993; J Immunol 1991;147;3201).

(5) 후천성 염색체 이상은 종양이 발생한 조직에서만 관찰되지만, 체질성 염색체 이상은 모든 조직의 세포에서 동일한 염색체 이상이 관찰됩니다. 따라서 체질성 염색체 이상을 확인하고자 할 때는 쉽게 검체를 채취할 수 있는 말초혈액 검체나 피부섬유아세포에 T-림프구를 자극시키는 PHA (Phytohaemagglutinin)

유사분열촉진제(mitogen)를 첨가하여 세포배양을 실시해 봅니다.

후천성 염색체 이상이라면 PHA를 자극시켜 말초혈액으로 시행한 염색체 검사는 정상핵형으로 관찰될 것이고, 체질성 염색체 이상이라면 골수에서 관찰되었던 동일한 비정상 핵형이 말초혈액에서도 관찰될 것입니다. 그러나 T-세포 계열 혈액종양 환자는 말초혈액에서 PHA로 자극시킬 때 종양세포의 유사분열도 촉진되어 후천성 염색체 이상이 주로 관찰될 수도 있습니다. 따라서 이런 경우는 피부의 섬유아세포를 배양하는 방법이 더 유용합니다.

3) 종양의 발생 위험도를 높이는 체질성 염색체 이상

선천성 기형을 유발하는 체질성 염색체 이상이 혈액종양 발생의 위험도를 높이는지에 대해 많은 연구가 되어 왔고, 일부 체질성 염색체 이상은 특정 종양의 발생 위험도를 높일 수 있는 것으로 알려져 있습니다.

선천성 이상	연관성 있는 혈액종양
다운증후군(+21)	AML, ALL
클라인펠터증후군(47,XXY)	Non-Hodgkin's lymphoma
Trisomy 8 증후군	골수구계종양

(1) 다운증후군

(Mol Genet Metabolism 2012:107:25, Cancer Epidemiology 2014:38:479)

다운증후군에서 고형종양 발생 빈도는 낮은데 반해, 혈액종양의 발생 빈도는 정상인보다 높습니다(다운증후군 환자는 AML 발생 빈도가 정상인의 600배, ALL 발생 빈도는 20배 이상 높음).

다운증후군의 10% 환자에서 출생 후 3개월 이내에 일과성골수계조혈이상(transient abnormal myelo-poiesis, TAM)이 발생할 수 있는데, 이는 골수와 말초혈액에서 아세포 증가, 간비종대 등의 특징을 나타내며, 특별한 치료 없이 3개월 이내에 자연적으로 회복이 됩니다. 그러나 일부 30%에서는 4세 이내에 AML로 진행할 수 있다고 합니다. 다운증후군과 연관된 AML은 거핵구계 계열의 AML이 흔한데(AMKL, acute megakaryoblastic leukemia), trisomy 21과 함께 대부분 *GATA1* 병적유전자 변이가 관찰됩니다(GATA1 병적유전자 변이는 출생 전부터 발견되며, 관해 시에는 음성으로 됨). 다운증후군이 아닌 AMKL에서는 주로 t(1;22)(p13;q13) 염색체 이상이 관찰될 수 있습니다.

정상 외형을 보이는 환자에서 TAM 또는 AMKL이 발생한 경우 2가지 가능성을 생각해 볼 수 있는데, 첫째, +21과 정상핵형이 같이 존재하는 모자익 다운증후군인 경우 외모가 정상처럼 보일 수 있습니다. 둘째, 드물지만 다운증후군이 아닌 환자에서 trisomy 21과 *GATA1* 병적유전자 변이가 후천성 이상으로 발생한 경우입니다(Eur J Pediatr 2015;174:525).

다운증후군 연관 ALL에서는 *GATA1* 병적유전자 변이는 관찰되지 않는 반면, *JAK2* R683 병적유전자 변이(20%) 또는 cytokine receptor인 *CRLF2* 발현 증가(60%)가 관찰될 수 있습니다. *JAK2* R683 병적유전자 변이는 다운증후군 연관 ALL에서만 관찰되고, 다운증후군과 연관되지 않은 ALL에서는 관찰되지 않습니다.

*CRLF2*의 발현증가는 PAR1 (pseudoautosomal region 1) 유전자의 간질성 결실(interstitial deletion)을 통해 *P2RY8-CRLF2* 융합유전자를 생성하거나, *IGH* (immunoglobulin heavy chain)의 전좌를 통해서 발생됩니다. 다운증후군이 아닌 ALL의 일부에서도 *IGH* 재배열에 의한 *CRLF2* 발현 증가가 관찰될 수 있다고 보고되어 있습니다.

다운증후군 연관 AML은 항암제 치료 반응이 좋고 다운증후군 연관 ALL은 예후가 좋지 않은 것으로 보고되어 있습니다(다운증후군과 무관한 소아에서는 ALL이 AML보다 예후가 더 좋음). 다운증후군 연관 AML에서는 *GATA1* 병적유전자 변이에 의해 Ara-C 항암제의 대사가 감소되어 항암제에 높은 감수성을 보이고, 따라서 표준 항암제 용량으로 치료 시 독성 효과를 초래할 수 있습니다. 다운증후군 연관 ALL은 methotrexate 약제에 독성 효과를 나타낼 수 있습니다.

(2) 선천성 trisomy 8 증후군

(Br J Hematol 2011:155;209, Cancer Genet Cytogenet 2007:179:79).

선천성 trisomy 8 증후군은 대부분이 모자이시즘 형태이며, 따라서 임상 양상도 심한 기형부터 거의 정상 외모까지 다양하게 발현되며, 모자익 선천성 trisomy 8 증후군의 약 5%가 골수구계 종양을 발생시키는 것으로 보고되어 있습니다.

Trisomy 8은 AML, MDS 혈액종양에서 흔하게 관찰되는 후천성 염색체 이상 중 하나입니다. 또한 처음에는 후천성 +8 염색체 이상을 가지고 있다고 생각했던 AML과 MDS 환자의 15~20% 환자가 실제는 정상외모를 나타내는 모자익 형태의 선천성 trisomy 8 증후군이라고 보고하였습니다.

Case 5-13-1. 태아에서 발견된 다운증후군과 선천성 백혈병

태아 초음파에서 간비종대, 심장이상, 골격이상 등 선천성기형이 관찰되어 산모의 제대혈로 검사를 시행한 결과, 백혈구수(86,000/uL)와 골수모구(52%)가 증가되어 급성 백혈병으로 진단하였습니다.

Unstimulated culture	PHA-stimulated culture
47,XY,+21c[18]/46,XY[2]	47,XY,+21c[20]

무자극배양 검체뿐만 아니라 PHA-자극배양 검체에서도 trisomy 21이 관찰되었고, 태아 초음파에서 다운증후군과 연관된 선천성 기형이 관찰되었으므로, 최종 다운증후군으로 진단할 수 있었습니다. 또한 태아의 백혈병은 다운증후군과 연관되어 발생하는 선천성 백혈병임을 확인할 수 있었습니다.

Case 5-13-2. 다운증후군 소아에서 발견된 급성 백혈병

9세 여자인 다운증후군 환아가 ALL(B세포)로 진단받았습니다.

	진단 시	관해 시(1개월)
Unstimulated culture	47,XX,+21c[11]/46,XX[1]	47,XX,+21c[20]
간기세포 FISH : +21	양성(77%)	Not done
간기세포 FISH : IGH 재배열	양성(78%)	음성

진단 시 20개의 중기세포를 관찰하지 못하였는데, 12개 세포 중 11개에서는 trisomy 21이 관찰되었고, 1개 세포에서는 정상세포가 관찰되었습니다. 간기세포 FISH에서도 77% 세포에서 trisomy 21에 해당되는 결과가 나와 모자익 다운증후군에 합당합니다. 본 환아에서는 PHA-자극배양을 시행하지는 않았으나 출생 시부터 다운증후군으로 진단받았으므로 trisomy 21은 체질성 염색체 이상입니다.

또한 *IGH* 재배열은 다운증후군에서 발생하는 ALL (B세포)과 연관성 있는 후천성 이상인데, 1개월 후 관해 시 체질성 염색체 이상인 trisomy 21은 지속적으로 관찰되었고, *IGH* 재배열은 음성으로 전환되었습니다.

Case 5-13-3. 선천성 백혈병에서 관찰된 +21이 체질성인지 후천성인지 애매한 증례(선천성 백혈병의 진단 시와 관해 시 +21 염색체 이상 비율이 변화를 나타낸 증례)

	진단 시	관해 시(1개월)
unstimulated	말초혈액 : 47,XY,+21[20]	골수 : 46,XY[20]
PHA-stimulated	말초혈액 47,XY,+21[18]/46,XY[2]	말초혈액 : 47,XY,+21[1]/46,XY[19]
Interphase FISH (+21)	not done	골수 5%, 말초혈액 4%

생후 2개월된 남자의 말초혈액에서 골수모구가 88% 관찰되었는데, 골수흡인액과 생검 채취는 시행하지 못하였고, 말초혈액 검체로 선천성 백혈병으로 진단하였습니다. 말초혈액으로 염색체 검사도 시행하였는데, 무자극배양에서는 47,XY,+21[20], PHA-자극배양에서는 47,XY, +21[18]/46,XY[2]가 관찰되었습니다.

Trisomy 21은 다운증후군과 연관되어 체질성 염색체 이상으로 관찰될 수도 있으며, 혈액종양과 연관되어 후천성 염색체 이상으로도 관찰될 수 있는 염색체 이상입니다. PHA-자극배양에서도 trisomy 21이 관찰되어 다운증후군에 의한 체질성 염색체 이상이 의심되었는데, 본 환아의 외모를 비롯하여 신체 검진의 임상적 소견은 다운증후군이 의심되지 않았습니다(그러나 다운증후군 환자도 46,XY와 47,XY,+21이 같이 관찰되는 모자이시즘인 경우 외모가 정상처럼 보일 수도 있습니다).

1개월 후 환자는 골수 검사에서 혈액학적으로 완전관해 상태였고, 염색체 결과는 모두 정상핵형이었습니다. 말초혈액도 더 이상 골수모구가 관찰되지 않았고, 정상이었는데 PHA-자극배양한 말초혈액 염색체 결과는 47,XY, +21[1]/46,XY[19]였습니다. 간기세포 FISH를 시행한 결과 +21이 골수에서 5%, 말초혈액에서는 4% 관찰되었습니다.

결론적으로 2가지 가능성을 생각해 볼 수 있습니다.

첫째, 본 환아는 다운증후군의 모자이시즘이고, 선천성 백혈병도 다운증후군과 연관되어 발생했을 가능성이 있습니다. 외형상으로 별로 이상해 보이지 않는 것은 다운증후군 모자이시즘으로 인한 것일 수 있습니다.

둘째, 진단 시 관찰되었던 +21이 다운증후군과 연관된 염색체 이상이 아니고, 후천성으로 발생한 염색체 이상이라고 가정하면, 치료 1개월 후에 말초혈액과 골수에서 관찰된 +21은 잔존하는 백혈병세포 때문으로 생각할 수도 있습니다.

진단 당시 말초혈액의 PHA-자극배양은 90% 중기세포에서 +21이 관찰되었다가, 치료 후 관해 상태에서는 5% 중기세포에서만 +21이 관찰되었는데, 백혈병 세포가 감소됨에 따라 +21이 감소된 결과는 후천성 염색체 이상의 결과로 해석할 수도 있습니다.

문헌에서 보면 모자이시즘 형태의 다운증후군에서 백혈병이 발생하였던 환자들은 정상핵형을 가진 세포에서 백혈병이 발생하는 것이 아니라, +21을 포함한 세포로부터 백혈병 세포가 기원하는 것으로 보고하였습니다(Med Pediatr Oncol 2003;41:69, Cancer Genet Cytogenet 2005;156:62). 따라서 위의 환자는 원래 5% 정도의 +21을 보이는 모자이시즘 형태의 다운증후군인데, 진단 시 90%의 +21이 관찰된 것은 +21을 가진 백혈병세포가 정상세포보다 증식되어 있었기 때문일 수도 있습니다.

본 환아에서 발생한 선천성 백혈병이 모자익 다운증후군과 연관된 것인지 아니면 후천적으로 발생한 +21 염색체 이상이 원인이었는지를 정확하게 감별하기 위해서는 피부섬유아세포 염색체 검사가 도움이 될 것입니다.

또한 다운증후군 연관 백혈병과 연관성이 높은 유전자 검사(*GATA1* 등)를 시행하는 것도 도움이 될 수 있겠습니다.

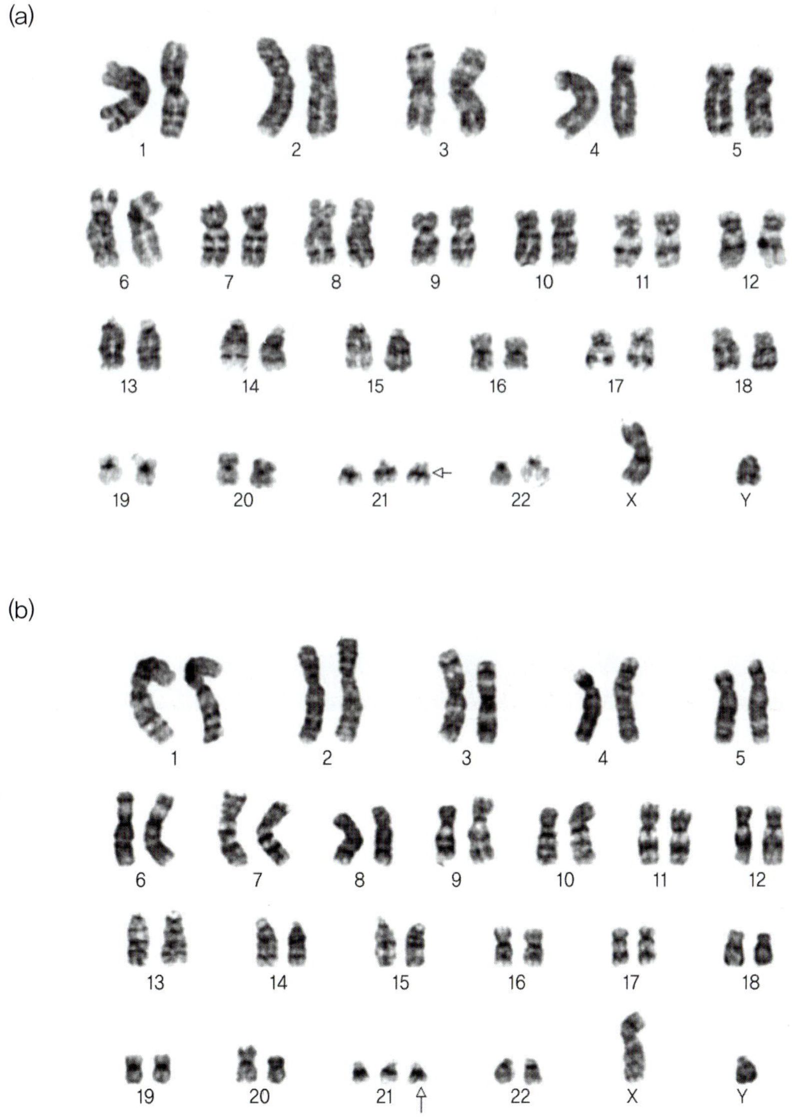

그림 5-10. 47,XY,+21 (a) 골수 (b) 말초혈액

Case 5-14. 림프종 환자에서 우연히 발견된 클라인펠터(XXY) 증후군

35세 남자가 서혜부 림프절에 비호지킨림프종(non-Hodgkin's lymphoma)으로 진단받았으며, 골수 침범 여부를 알아보기 위해 골수 검사를 시행한 결과 림프종 침범의 증거는 관찰되지 않았습니다. 그런데 골수의 염색체 결과, X 염색체가 2개 관찰되었으며, 그 외 다른 염색체 이상은 관찰되지 않았습니다.

X 염색체의 추가가 체질성인지 아니면 후천성으로 발생한 것인지 알아보기 위해 말초혈액으로 PHA 자극시킨 세포배양 방법으로 염색체 검사를 시행한 결과 100개 중기세포 중 11개는 XY정상핵형이고 나머지 89개는 XXY로 관찰되어 모자익 클라인펠터 증후군인 것을 알 수 있었습니다.

결론적으로 골수에서 X 염색체가 1개 추가된 것은 클라인펠터 증후군과 연관된 체질성 염색체 이상이므로, 염색체 결과는 47,XXYc[20]로 최종 보고하였습니다.

Tip

핵형이 47,XXY인 클라인펠터 증후군은 성기능 저하증(hypogonadism), 남성 유방을 특징으로 하는 선천성 질환입니다. 그러나 외모의 기형은 거의 없어 성인이 될 때까지 본인이 모르고 지내는 경우가 많고, 결혼 후 무정자증(azoospermia)으로 인한 불임 때문에 염색체 검사를 시행하여 우연히 알게 되는 경우가 많습니다.

다운증후군에서 선천성 백혈병의 빈도가 높은 것과 같이, 클라인펠터 증후군에서 비호지킨림프종을 포함한 여러 혈액 종양 질환 발생 빈도가 높았다고 보고되어 있습니다.

결론적으로 골수에서 체질성 염색체 이상으로 알려진 염색체 이상이 관찰될 때는 반드시 말초혈액으로 PHA 자극시킨 세포배양 방법으로 염색체 검사를 추가하여, 체질성인지 후천성으로 발생된 염색체 이상인지 정확히 구분하는 것이 중요합니다.

위 환자의 PHA로 자극시킨 말초혈액에서 46,XY 정상 남자 핵형으로 관찰되었다면 골수에서 X 염색체가 추가된 것은 후천성 염색체 이상이므로 골수 염색체 결과는 47,XY,+X[20]로 표기해야 합니다. 47,XXYc[20]와 47,XY, +X[20]는 의미가 완전히 다릅니다.

Case 5-15. 단독 염색체 이상으로 관찰된 trisomy 8이 체질성인지 후천성인지 애매한 MDS

69세 여자가 MDS로 진단받았습니다.

Unstimulated culture (검체 BM)	47,XX,+8[15]/46,XX[5]
PHA-stimulated culture (검체 PB)	47,XX,+8[1]/46,XX[29]
간기세포 FISH : +8 (검체 PB)	양성 (34%) (136/400)

골수검체의 무자극배양(unstimulated culture) 결과는 75%(15/20) 중기세포에서 trisomy 8이 단독염색체 이상으로 관찰되었고, 말초혈액으로 PHA 자극배양(stimulated culture)한 결과는 3%(1/30)의 중기세포에서 trisomy 8이 관찰되었습니다. 또한 말초혈액으로 간기세포 FISH를 시행한 결과는 34%에서 trisomy 8이 관찰되었습니다. 염색체와 FISH에서 다른 이상은 관찰되지 않았습니다.

본 환자에서 외형은 정상이었지만, 전체 결과를 종합해 볼 때 모자익 trisomy 8 증후군의 가능성을 완전히 배제할 수 없었습니다. 그러나 PHA-자극배양과 FISH를 시행할 당시 PB에서 아세포가 8% 존재하였으므로, 관찰된 trisomy 8

이 MDS와 연관된 후천성 염색체 이상일 가능성도 배제할 수 없습니다.
본 환자에서 모자익 trisomy 8 증후군을 정확하게 진단하기 위해서는 피부섬유아세포로 PHA-자극배양을 시행해서 확인할 수 있습니다. 또는 완전관해에 도달하여 말초혈액에 아세포가 관찰되지 않을 때 PHA-자극배양을 다시 시행해서 trisomy 8 존재 유무를 확인하는 것이 필요합니다.
본 환자는 이후 추적관찰을 하지 못하여 최종 확인을 시행하지 못했습니다.

Case 5-16-1. 9번 염색체 1개는 체질성 염색체 이상이고 다른 1개는 후천성 염색체 이상인 증례.

54세 남자가 CML로 진단받았으며, 골수의 염색체 결과 2개의 9번 염색체가 모두 비정상 형태로 관찰되었는데, 1개는 inv(9)(p12q12)이었고, 나머지 1개는 der(9)t(9;22) 형태로 관찰되었습니다. 관해 시 PHA로 자극시킨 말초혈액 염색체 결과 46,XY,inv(9)(p12q13)이 관찰되어 환자에서 관찰된 inv(9)는 체질성 염색체 이상이고, der(9)t(9;22)는 CML과 연관되어 생성된 후천성 염색체 이상으로 판단되었습니다. 따라서 최종 염색체 결과는 46,XY, inv(9)(p12q13)c, t(9;22)(q34;q11.2)[20]으로 보고하였습니다.
inv(9)(p12q13)은 혈액질환이 없는 건강한 사람에서 관찰될 수 있는 체질성 염색체 이상 중 하나입니다. 이 환자는 세포유전학적 관해 시 t(9;22) 재배열이 사라져서 9번 염색체 1개는 정상 형태로 관찰되었고, 나머지 9번 염색체는 inv(9)(p12q13)이 지속적으로 관찰되었습니다.

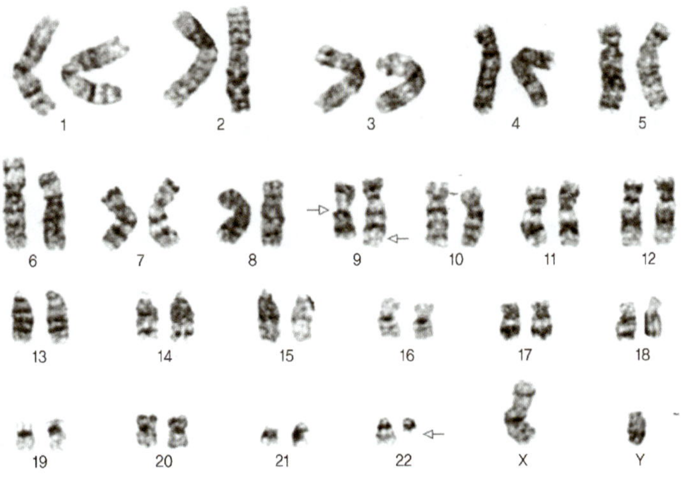

그림 5-11. 46,XY, inv(9)(p12q13)c, t(9;22)(q34;q11.2).
체질성 염색체 이상을 표시하기 위해 "c"를 표기하였고, 2개의 구조적 이상 중 "t"가 "i"보다 알파벳 순서에서 더 나중이므로, inv(9) 이상을 먼저 표기함. 상동염색체임을 표시하기 위해 "t(**<u>9</u>**;22)(q34;q11.2)"와 같이 9번에 밑줄을 그을 수도 있음. 왼쪽 9번 염색체가 inv(9)(p12q13) 형태임.

Case 5-16-2. 1개의 9번 염색체에 체질성과 후천성 염색체 이상이 동시에 발생한 증례

53세 남자가 CML로 진단받았으며, 골수의 염색체 결과 der(22)t(9;22)는 전형적인 형태로 관찰되었는데, der(9)t(9;22)는 전형적인 형태로 관찰되지 않았습니다(그림 5-12). 치료 후 관해 상태일 때, 9번 염색체를 관찰한 결과, der(9)t(9;22) 형태는 관찰되지 않으나, inv(9)(p12q13) 형태는 관찰되었습니다.

따라서 진단 시 9번 염색체가 그림 5-12(a)와 같은 형태로 관찰된 것은 1개의 9번 염색체에 체질성 염색체 이상인 inv(9)(p12q13)과 후천성 염색체 이상인 t(9;22)가 동시에 발생하였기 때문으로 생각되었습니다. 따라서 진단 시 핵형을 정확히 표기하면 46,XY, der(9)inv(9)(p12q13)ct(9;22)(q34;q11.2), der(22)t(9;22)[20]입니다.

체질성과 후천성 염색체 이상이 동일한 염색체에서 발생하는 경우, 잘 알려진 염색체 이상 형태로 관찰되지 않고 비전형적인 염색체 형태를 나타낼 수 있으므로 주의해야 합니다.

세포배양 방법	염색체 결과
unstimulated	46,XY,der(9)inv(9)(p12q13)ct(9;22)(q34;q11.2),der(22)t(9;22)
PHA stimulated	46,XY,inv(9)(p12q13)

(a)

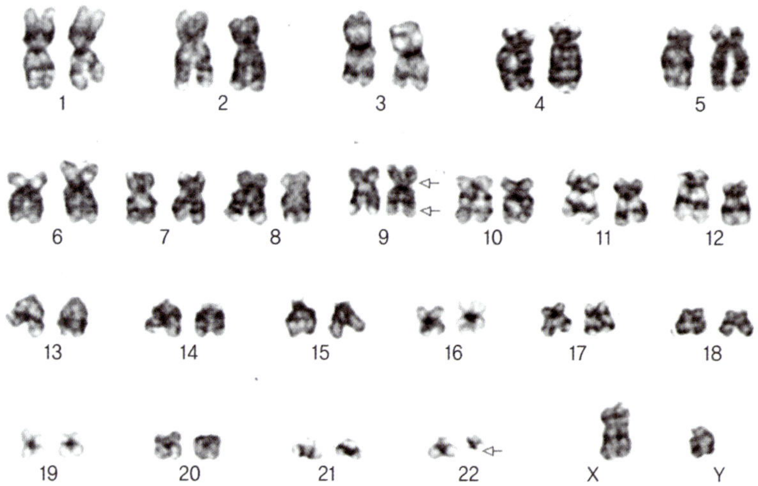

(b)

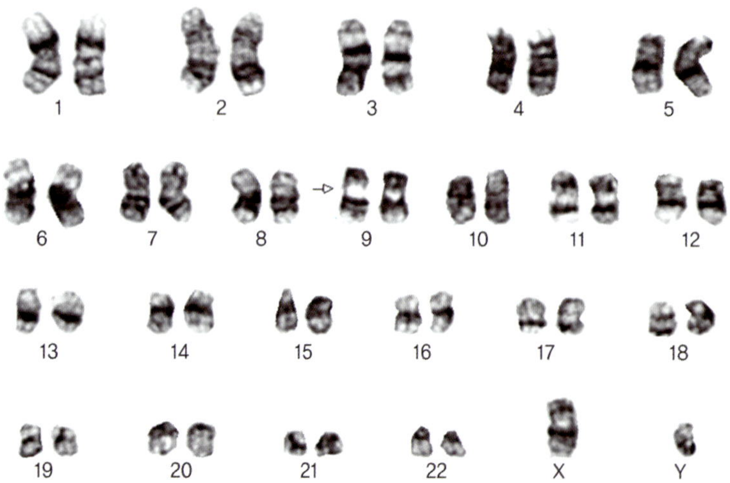

그림 5-12.
(a) 진단 시 46,XY,der(9)inv(9)(p12q13)ct(9;22)(q34;q11.2), der(22)t(9;22)
(b) 관해 시 46,XY,inv(9)(p12q13)c (위 사진은 KJLM 2006;26:64의 Fig. 1을 인용함)

Case 5-17. PHA-자극배양(stimulated culture)을 시행하지 못하였으나, 클론성 염색체 이상임을 증명할 수 있었던 증례

50세 여자가 AML로 진단받고 염색체 검사를 시행하였습니다.

진단 시	46,XX,del(7)(q21),t(12;22)(p10;q10)[20]
혈액학적 관해(2개월 후)	46,XX,del(7)(q21),t(12;22)(p10;q10)[13]/46,XX[7]

진단 당시 20개 중기세포에서 모두 del(7q)와 t(12;22)가 관찰되었는데, del(7q)는 AML과 연관되어 잘 알려진 염색체 이상이므로 클론성 이상이 확실하였습니다. 그러나 t(12;22)의 경우 혈액종양과 연관되어 보고된 적이 없고 균형전좌(balanced translocation) 형태이며 20개 세포 모두에서 관찰되었으므로 체질성 염색체 이상의 가능성도 완전히 배제할 수 없었습니다.

혈액학적 완전관해에 도달했을 때 염색체 결과는 20개 중기세포 중 정상 세포가 7개 관찰되었고, 나머지 세포에서 del(7q)와 t(12;22)가 관찰되었습니다. 관해가 되면서, t(12;22) 염색체 이상의 비율이 줄고 정상세포가 출현한 것은 t(12;22)가 클론성 염색체 이상이었음을 시사합니다. 만약 체질성 염색체 이상이었다면 관해 시에도 모든 중기세포에서 t(12;22)가 관찰되었을 것입니다.

결론적으로 PHA-stimulated culture를 시행하기 어려운 경우는 관해 시 염색체 결과가 체질성 염색체 이상 여부를 판정하는 데 도움이 됩니다.

본 환자는 진단 2개월 후 혈액학적으로는 완전관해에 도달하였으나 염색체 이상은 지속되고 있어 세포유전학적 완전관해는 도달하지 못한 것으로 생각됩니다.

6. 성 염색체 소실이 관찰될 때 고려할 사항

성 염색체의 소실은 혈액 종양 환자에서 단독 또는 다른 염색체 이상과 동반되어 관찰될 수 있는 염색체 이상입니다(Hematology 2017;Sep 10;1-9). 예를 들면 t(8;21) 또는 t(9;22) 염색체 이상은 성 염색체 소실이 흔히 동반될 수 있는 것으로 알려져 있습니다. 특이한 것은 성염색체 소실은 혈액종양과 관계없이 노화 현상(Aging phenomenon) 중 하나로도 관찰될 수 있는 염색체 이상입니다. 노화가 되면서 여자는 주로 말초혈액에서 X 염색체의 소실이 발생하고, 남자는 주로 골수에서 Y 염색체 소실이 관찰됩니다. 따라서 혈액 종양 환자에서 성 염색체 소실이 관찰될 때 노화 현상 중 하나로 해석할 것인지, 아니면 클론성 염색체 이상으로 간주할 것인지 해석이 어려울 때가 많습니다.

한 문헌에서는 Y 염색체의 소실이 중기세포의 75% 이상에서 관찰될 경우는 노화현상보다는 혈액종양과 연관된 클론성 염색체 이상일 가능성이 높다고 하였습니다(Genes Chromosomes Cancer 2000;27:11). 한편, 다른 연구에서는 중기세포의 75% 이상에서 Y염색체 소실이 관찰되는 환자 중 성숙 B세포종양이나 형질세포종양에서는 Y염색체 소실이 노화현상에 더 가깝고, 반면 골수구계종양에서는 클론성의 가능성이 더 높다고 하였습니다(Leuk Res 2011:35:1297). 특히 100% 중기세포에서 Y염색체 소실이 관찰될 경우 AML 및 MDS의 클론성 염색체 이상일 가능성이 높다고 하였습니다(Arch Pathol Lab Med 2008:132:1329).

다른 연구에서는 t(8;21)에서 관찰되는 성 염색체 소실은 클론성 염색체일 가능성이 높았고, CML에서 관찰되는 성 염색체 소실은 환자에 따라 달랐습니다. 그 외 AML과 MM 환자에서 복잡핵형(complex karyotype)을 가진 환자에서 관찰되는 성 염색체 소실은 클론성을 가진 염색체 이상으로 추측되었습니다(ALM 2007;21:56).

Y 염색체 소실에 동반하여 trisomy 15가 관찰되는 경우도 보고되는데, +15도 노화현상과 연관되어 관찰될 수 있는 염색체 이상입니다(Am J Clin Pathol 2008:129:478). 또한 +15이 단독 염색체 이상으로도 관찰될 수 있습니다. Y 염색체 소실이 최근 주목받고 있는 이유는 흡연을 하는 남성은 말초혈액에서 Y 염색체 소실의 빈도가 높고, 이들은 Y 염색체 소실이 없는 남성에 비해 종양발생 또는 알츠하이머 질환 발생 위험도가 높고 생존율도 짧다는 연구보고가 있습니다(Hum Genet 2017;136;657, Science 2015:347:81, Nature Genet 2014:46:624).

저자 검사실의 경우 혈액질환으로 염색체 검사가 의뢰되었던 환자 중 5% 정도에서 성 염색체 소실이 관찰되었으며, 1.8%는 다른 염색체 이상 없이 성 염색체 소실이 단독으로 관찰되었습니다.

Case 5-18-1. Y염색체 소실이 클론성이었던 AML

54세 남자가 AML로 진단받았으며, 진단 시나 재발 시에는 Y 염색체 소실이 관찰되고, 관해 상태에서는 Y 염색체 소실이 사라졌습니다. 따라서 이 환자에서 Y 염색체의 소실은 t(8;21)과 연관되어 관찰되는 클론성을 가진 염색체 이상으로 생각됩니다.

진단 시	45,X,-Y,t(8;21)(q22;q22)[20]
5개월 후 관해	46,XY[20]
7개월 후 재발	45,X,-Y,t(8;21)(q22;q22)[12]/46,XY[8]
8개월 후 관해	46,XY[20]

Case 5-18-2. Y염색체 소실이 클론성이었던 CML

30세 남자가 CML로 진단받았으며, 진단 시 Y 염색체 소실이 관찰되고, 관해 상태에서는 Y 염색체 소실이 관찰되지 않습니다. 따라서 이 환자에서 Y 염색체의 소실은 t(9;22)와 연관되어 관찰되는 클론성 염색체 이상으로 해석하는 것이 합당할 것 같습니다.

진단 시	45,X,-Y,t(9;11;17;22)(q34;q13;q25;q11.2)[20]
18개월 후 관해	46,XY[20]
52개월 후 관해	46,XY[20]

티로신키나아제(imatinib mesylate)로 치료하는 CML 환자에서 t(9;22) 양성인 세포에 Y 염색체 소실이 동반되었을 경우 세포유전학적/분자유전학적 반응에 도달하는데 지연되었고, 생존율도 Y 염색체 소실이 없었던 환자에 비해 나빴다고 보고한 문헌이 있습니다(Haematologica 2010:95:1604).

Case 5-19-1. Y 염색체 소실이 노화현상 중 하나였던 CML

70세 남자가 CML로 진단 받았으며, 진단 시 Y 염색체 소실이 관찰되고, 관해 상태에서도 Y 염색체소실이 지속적으로 관찰되었습니다. 따라서 이 환자에서 Y 염색체의 소실은 t(9;22)와 연관되어 관찰되는 클론성 염색체 이상이 아니고, 노화 현상 중 하나로 해석하는 것이 합당할 것 같습니다.

진단 시	45,X,-Y,t(9;22)(q34;q11.2)[20]
9개월 후 관해	45,X,-Y[9]/46,XY[11]
15개월 후 관해	45,X,-Y[19]/46,XY[1]
24개월 후 관해	45,X,-Y[19]/46,XY[1]

Case 5-19-2. Y 염색체 소실과 trisomy 15가 노화현상 중 하나로 관찰되는 증례

78세 남자가 빈혈이 있었고, 골수는 세포충실도가 감소된 것 외에 특별한 소견은 없었습니다.

진단 시	46,X,-Y,+15[4]/47,XY,+15[5]/45,X,-Y[2]/46,XY[9]
1개월 후	46,X,-Y,+15[2]/47,XY,+15[6]/45,X,-Y[3]/46,XY[9]

본 환자에서 클론성 종양은 관찰되지 않았으며, 염색체 검사에서 Y 염색체 소실과 15번 염색체의 획득이 관찰되었습니다. Y 염색체 소실과 trisomy 15는 체질성 염색체 이상 또는 클론성 염색체 이상이 아니고 노화현상과 연관되어 관찰될 수 있다고 보고되어 있습니다(Am J Clin Pathol 2008:129:478).

7. 혈액 종양이 의심되지 않는 환자에서 염색체 이상이 관찰될 때 고려할 사항

혈구감소증이 있어 골수 검사를 시행하였는데, 세포 형태학적으로 특별한 이상이 없고, 혈액 종양이 의심되지 않는데, 예기치 못했던 염색체 이상이 관찰될 수 있습니다. 이는 일시적으로 염색체 이상이 관찰되고 종양의 발생과는 무관할 가능성도 있으나, 다음에 기술하는 원인도 꼭 고려해야 합니다(Int J Lab Hem 2018;40:385).

1) 세포형태 이상없이 혈구감소증만 있는 환자에서 염색체 이상이 관찰될 때

MDS의 초기 단계라서 세포 형태는 아직 이상이 관찰되지 않고 염색체 이상만 먼저 관찰되었을 가능성이 있습니다(Leuk Res 2003;27:235, Lab Hematol 2007;13:17)(제1장 case 1-7, 1-8 참조).

한 연구에서는 혈구감소증이 있었던 9% 환자에서 이형성 변화가 없이 염색체 이상이 관찰되었는데, 그 중 일부 환자는 몇 개월 후 MDS에 합당한 골수소견으로 진행되는 것을 확인할 수 있었습니다(Lab Hematol 2007;13:17-21).

또한 del(20q)가 단독 염색체 이상으로 존재하는 경우는 주로 혈소판감소증이 동반되고 이형성 변화가 뚜렷하지 않아 MDS와 특발성 혈소판감소증과 감별진단이 어려울 수 있습니다. 한 연구에서는 특발성 혈소판

감소증으로 진단한 환자 중 del(20q)가 단독염색체 이상으로 관찰된 경우는 del(20q)가 관찰되지 않은 환자에 비해서 치료에 반응이 더 나쁜 것으로 보고하였습니다(BJH 2008:144:794). 혈구감소증 환자에서 골수이형성 변화없이 del(20q), +8, Y 염색체 소실이 단독염색체 이상으로 관찰되는 경우는 당장 MDS로 진단하지 말고 우선은 미결정클론성 혈구감소증으로 간주하고 추적관찰이 필요합니다(제4장. **표 4-11** 참조).

2) 재생불량성빈혈(aplastic anemia, AA)에서 염색체 이상이 관찰될 때

비클론성 질환인 AA와 클론성 종양인 저세포성(hypoplastic) MDS는 세포형태학적으로 비슷하며 감별진단이 쉽지 않습니다. 일반적으로 염색체 이상이 존재하는 것은 클론성이 있음을 의미하므로, 염색체 이상이 관찰되는 경우 AA보다는 저세포성 MDS일 가능성이 높습니다.

그러나, 4~15%의 AA 환자에서도 염색체 이상이 관찰될 수 있으며, 특히 면역억제제 치료 후 일시적으로 관찰되었다가 소실되는 경우가 보고되었습니다(Br J Haematol 2006:134:95, Indian J Med Res 2013:137:502).

AML 또는 MDS과 연관 있는 클론성(true clonality)은 처음에는 소수 존재하던 클론성 세포가 양적으로 증폭되어 클론성 세포가 우세하게 관찰되며 전형적인 염색체 이상이 지속적으로 관찰되는 상태입니다. AA와 연관 있을 것으로 추정되는 위클론성(pseudoclonality) 상태는 클론성 세포가 우세하게 증폭된 상태가 아니고, 조혈모세포가 결핍(stem cell depletion) 상태로 진행됨에 따라 소수 남아있던 클론성 세포의 염색체 이상이 일시적으로 관찰되는 것입니다(Hematology Am Soc Hematol Educ Program. 2011;90-5).

일부 연구에서는 AA에서 염색체 이상이 있는 경우 치료에 반응이 나쁘고, 급성 백혈병으로 진행되는 위험도가 높다고 하였으나, 임상경과에 차이가 없다고 보고한 문헌도 있습니다.

또한 AA는 클론진화에 의해 MDS로 진행할 수 있는데, 진단 시는 정상핵형이다가 추적관찰 기간 동안 monosomy 7이 동반되는 경우가 흔하다고 보고하였습니다(Ann Hematol 2011:90:529, Hematology Am Soc Hematol Educ Program. 2011;90-5).

여러 연구들을 종합할 때 AA가 의심되는 환자라도 염색체 5번, 7번, 1q 이상, 또는 복잡한 핵형이 관찰되는 경우는 저세포성 MDS의 가능성이 더 의심됩니다. 반면에 del(13q), trisomy 8, trisomy 6 등이 단독 염색체 이상으로 관찰되는 경우에는 AA의 가능성도 있습니다(Haematologica 2013:98:e46, Leuk Res 2010;34;1344).

결론적으로 염색체 이상이 존재하면 클론성 종양이 존재할 가능성이 높아지지만, 반드시 그런 의미는 아니며, AA에서 염색체 이상이 일시적으로 존재하는 상태(pseudoclonality)일 수도 있음을 고려해야 합니다.

또한 AA에서 염색체 이상 외에 골수구계 종양에서 관찰되는 체세포병적유전자 변이가 20~35% 정도에서 관찰되는 것으로 보고되어 있습니다.

*DNMT3A*와 *ASXL1* 병적유전자 변이는 AA와 MDS/AML에서 모두 공통적으로 관찰되고, *PIGA*, *BCOR/BCORL1* 병적유전자 변이는 AA 환자에서 MDS/AML보다 높은 빈도로 관찰됩니다. 반면 *TET2*, *TP53*, *RUNX1*, splicing factors와 연관된 병적유전자 변이는 AA에서 빈도가 낮습니다.

또한 *DNMT3A*, *ASXL1* 병적유전자 변이를 가진 AA는 MDS/AML로 진행될 위험도가 높다고 합니다

(Blood 2016;128;337, NEJM 2015;373;35, Br J Haematol 2017;177;509, Int J Hematol 2016;104;159).

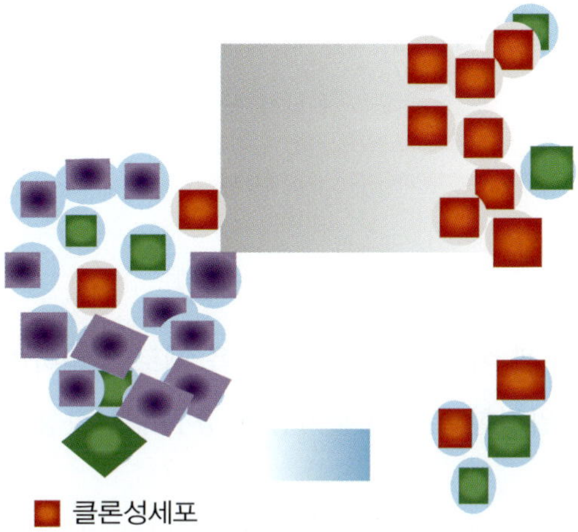

그림 5-13. True clonal evolution과 pseudoclonality (ASH education book 2011:1:90에서 발췌).

3) 혈구포식림프조직구증(HLH, Hemophagocytic Lymphohistiocytosis) 환자에서 염색체 이상이 관찰될 때

HLH는 조직구 세포(histiocytes)가 반응성으로 증식하는 질환이며, 종양 질환과 연관되어 종양발생 전, 또는 치료도중이나 치료 후에 발병할 수 있습니다. 한 문헌에서 ALL 환자의 0.5%, AML 환자의 1.5%에서 HLH와 연관되어 있다고 보고하였습니다(Int J Hematol 2007;86;58).

한 증례를 살펴보면, HLH로 진단받은 8개월된 환자에서 t(4;7)(q21;q36)의 클론성을 가진 염색체 이상이 관찰되었습니다. 말초혈액에서 골수모구가 5%, 골수에서 7% 관찰되었으나, HLH에 대한 치료로 항생제 투여 후 말초혈액의 일반혈액검사도 정상 범위로 돌아오고 골수모구도 소실되었습니다. 그러나 1개월 후 다시 고열, 간비대, 비장비대가 발생하였고, 말초혈액과 골수에서 골수모구가 20% 이상 증가되어 있었으며, AML에 합당한 소견을 보였습니다. 염색체 결과는 1개월 전 관찰되었던 동일한 염색체 이상 외에 다른 염색체 이상도 추가적으로 관찰되었습니다(Cancer Genet Cytogenet 2000;122:26).

이 증례를 요약하면, AML 진단에 앞서 HLH 증상이 먼저 나타났는데, 이때 이미 AML과 연관된 클론성 염색체 이상이 관찰되었습니다. 따라서 HLH 환자에서도 염색체 검사를 시행하면 혈액종양을 초기에 진단하는데 도움이 될 수도 있습니다.

4) 골수의 림프종 침범이 없는 환자에서 염색체 이상이 관찰될 때

림프종에서 병기결정(staging)을 위해 골수검사가 의뢰되고 염색체 검사도 같이 의뢰되는 경우가 있습니다. 골수에서 조직형태학적으로 림프종 침범이 없는데, 염색체 이상이 관찰될 때, 결과해석이 어렵습니다(림프종은 골수침범이 있더라도 림프종양세포가 생체 외에서 분열을 잘 못하여 일반적으로 정상핵형인 경우가 흔함).

한국인 대상의 한 연구에 따르면, DLBCL (diffuse large B-cell lymphoma)에서 골수침범이 없었던 1.6%

환자에서 염색체 이상이 관찰되었으며, 특히 2개 이상의 염색체 이상이 있었던 환자에서는 골수침범이 있으면서 정상핵형이었던 환자군보다도 예후가 나빴다고 보고하였습니다(J. Hematol Oncol 2013;6;76).

이와 같이 조직형태학적으로 골수침범이 없는 림프종에서 염색체 이상 존재시 불량한 예후와 연관성이 있을 가능성이 있으므로 이에 대한 연구가 추후 필요합니다.

8. 정상핵형으로 보고할 때 고려할 사항

정상핵형이란 적어도 20개 이상의 중기세포에서 염색체 이상이 관찰되지 않을 때로 정의하며, 만약 중기세포를 더 적게 분석하였거나, 밴드의 해상도가 나빠서 완전한 분석이 불가능한 경우에는 정상핵형으로 보고시 주의해야 합니다.

혈액종양에서 모두 비정상 핵형이 관찰되는 것은 아니고, 종양의 종류에 따라, 그리고 같은 종양이라도 병기가 진행된 정도에 따라 염색체 이상이 관찰되는 빈도는 다양합니다. 진단 당시 염색체 이상의 빈도를 살펴보면, AML 50~60%, ALL 60~80%, CML 95%, MDS 55% 정도로 보고하였습니다. 또한 병기가 진행될수록 비정상 핵형의 빈도는 더 증가하는 경향이 있습니다. 진단 시에는 정상핵형이었는데, 재발 시에는 클론 진화에 의해 염색체 이상이 관찰되기도 합니다. 또한 다발성 골수종 환자에서 병기 I인 경우 20%, 병기 II인 경우 60%, 병기 III인 경우 80% 이상에서 염색체 이상이 관찰되는 것으로 보고하였습니다. 혈액종양 환자에서 정상핵형이 관찰되었을 때 정상 세포만 존재하고 종양세포는 없다는 것을 의미하는 것은 아닙니다.

혈액종양 환자에서 진단 당시 염색체 이상이 존재하는 데도 검출하지 못하고, 정상핵형으로 잘못 보고할 때 문제가 발생할 수 있습니다.

첫째, AML은 진단 시 정상핵형을 가진 환자와 염색체 이상을 가진 환자는 예후와 치료 방침이 다릅니다(정상핵형을 가진 환자들 중에서도 *FLT3, NPM1, CEBPA* 등의 병적유전자 변이 검사 결과에 따라 예후가 좋은 군과 불량한 군으로 다시 분류합니다). 따라서 진단 시 AML이 정상핵형인지 여부를 정확하게 판정하는 것은 앞으로 치료방침을 정하는 데 매우 중요합니다.

둘째, 추적 관찰 시 염색체 검사로 세포유전학적 관해 여부를 판정하는 것이 불가능합니다. 즉, 진단 시 염색체 이상이 있었던 환자가 치료 후 정상핵형이 관찰되면, 세포유전학적 관해를 의미하지만, 진단 시 정상핵형으로 판정되었던 환자의 경우는 치료 후 정상핵형이라도 세포유전학적 관해 여부를 판정할 수 없습니다.

따라서 진단 시 염색체 이상을 정확하게 검출해야 추적관찰할 때도 염색체 검사를 유용하게 이용할 수 있습니다.

혈액종양 환자에서 염색체 이상이 관찰되지 않았을 때는, 다음 요소들을 고려해 보아야 합니다.

1) 검체, 2) 세포배양 방법, 3) 중기세포의 해상도, 4) 분석한 중기세포수, 5) 미세한 염색체 결함 또는 유전자 수준의 결함, 6) 종양 자체의 생체외 분열 능력, 7) 검사자의 숙련도

1) 검체

염색체 검사를 시행하는 검체가 적절하지 못할 경우 염색체 이상을 검출하지 못하고 정상핵형으로 잘못 보고할 수 있습니다.

(1) 검체의 종류

체질성 염색체 이상은 출생 시부터 가지고 있는 염색체 이상이며, 어떤 검체로 검사를 시행하더라도 동일한 염색체 이상이 관찰됩니다. 따라서 검체를 쉽게 얻을 수 있는 말초혈액을 주로 이용해서 염색체 검사를 시행하고 있고, 모자이시즘이 의심될 때는 피부생검 조직을 이용하기도 합니다.

그러나 혈액 종양의 경우 모든 조직에서 동일한 염색체 이상이 관찰되는 것이 아니므로, 종양세포가 포함되어 있는 검체로 염색체 검사를 시행해야 합니다. 말초혈액에 종양세포가 존재하지 않는다면, 정상세포의 정상핵형만 관찰되고, 종양세포의 염색체 이상을 관찰할 수 없습니다.

가) 골수흡인액

- 혈액종양 환자에서 가장 좋은 검체는 골수흡인액입니다.
- 림프종인 경우는 림프절 흡인액이나 생검이 가장 좋은 검체인데, 림프종이 골수를 침범했다면 골수 흡인액으로도 염색체 검사를 시행할 수 있습니다.
- 염색체 검사를 위한 항응고제는 보존제가 첨가되지 않은 sodium heparin이 가장 좋은데, EDTA 검체만 확보가 가능한 경우는 검체를 PBS (phosphate buffered saline), HBSS (Hank's balanced salt solution), 혈청이 첨가되지 않은 RPMI 1640 배지 등으로 2~3회 세척 후 염색체 검사에 이용할 수 있습니다.
- 골수흡인액이 희석되어(drytap) 골수세포 형태 관찰이 어려운 경우 진단에 어려움을 겪을 수 있습니다. 이와 같은 경우에도 포기하지 말고 희석된 골수흡인액으로 염색체 배양을 시도해 볼 필요가 있습니다. 소수 남아있는 종양세포가 분열하여 클론성 있는 염색체 이상을 확인하여 혈액종양을 진단할 수도 있기 때문입니다.

나) 말초혈액

- CML의 경우 골수흡인액 외에도 말초혈액으로 염색체 검사가 가능합니다.
- CLL은 말초혈액에 종양세포가 다수 존재하므로 말초혈액으로 검사를 시행할 수 있습니다(어떤 경우는 골수보다 말초혈액에 CLL 세포분포가 더 높아 말초혈액이 더 적합한 경우도 있음).
- 골수섬유증(myelofibrosis)은 골수흡인액을 얻기 어렵고 희석된 골수(diluted marrow)인 경우가 많은데, 말초혈액에 －종양세포가 포함되어 있으므로, 말초혈액으로도 염색체 검사를 시행할 수 있습니다.
- 그 외 종양에서도 골수흡인액을 얻지 못한 경우 말초혈액에 종양 세포가 포함되어 있다면, 말초혈액검체로 배양을 시도할 수 있습니다. 일반적으로 말초혈액 백혈구 수가 10,000/uL 이상이고 골

수모구가 10% 이상 존재할 때 말초혈액으로 염색체 검사를 시행할 수 있습니다. 저자 검사실의 경우 골수 검체를 얻을 수 없을 때는 이 기준에 미치지 못하더라도 일단 말초혈액으로 배양을 실시하고 있습니다. 이때 성숙 B 또는 T 세포종양이 의심되는 경우를 제외하고는 유사분열촉진제(mitogen)를 첨가하지 않고 골수검체로 시행하는 방법과 동일하게 무자극(unstimulated) 배양을 실시합니다.

말초혈액에 골수모구가 높은 빈도로 존재할수록, 그리고 골수에서 염색체 이상이 존재할수록 말초혈액으로 세포배양 시 중기세포를 얻을 가능성이 높다고 합니다(Eur J Haematol 2008:80:318).

Case 5-20. 희석된 골수흡인액 검체 대신 말초혈액으로 염색체 검사를 성공한 증례

60세 여자에서 채취한 골수흡인액이 희석되어 있었는데, 골수 생검에서는 골수섬유증(myelofibrosis)과 골경화(osteosclerosis)가 심하였습니다. 말초혈액에서 총 백혈구수는 4,700/uL이었고, 골수모구가 5% 관찰되었습니다. 말초혈액으로 유사분열 촉진제 없이 무자극배양을 시행하였는데, 20개의 중기세포 관찰이 가능하였고, 염색체 결과는 46,XX,der(16)t(1;16)(q21;q11.2)[18]/46,XX[2]였습니다.

Tip 말초혈액에 종양세포가 존재한다면, 말초혈액으로 무자극배양을 시도해 볼 필요가 있습니다. PHA-자극배양을 한다면, 정상 T-림프구가 자극되어 정상세포의 정상핵형만 관찰될 수도 있으므로, 무자극배양을 시도해야 합니다.

본 환자는 der(16)t(1;16)(q21;q11.2)에 의해 부분 trisomy 1q를 초래하였는데, 이는 골수섬유증과 연관성이 높은 염색체 이상 중 하나로 보고되어 있습니다.

Case 5-21. 골수생검에서 림프종의 침범이 확실하나, 골수흡인액에서 정상핵형으로 관찰되는 증례

32세 남자가 경부 림프절에 호지킨림프종으로 진단받았고, 골수 생검에서 림프종 침범 소견이 있었습니다. 그러나 골수흡인액에서는 림프종 침범 소견이 뚜렷하지 않았습니다. 골수흡인액으로 시행한 염색체 결과는 46,XY[20]로 정상핵형이었습니다.

이 환자에서 정상핵형으로 관찰된 원인 중 하나는 검체입니다. 즉, 염색체 검사를 시행하는 검체에 종양세포가 많이 포함되어 있을수록 염색체 이상을 관찰할 수 있는 빈도가 높아지게 됩니다.

본 환자는 골수 생검에서는 림프종의 골수 침범 소견이 확실하였으나, 염색체 검사를 시행하였던 골수흡인액에서는 종양세포 침범의 증거가 뚜렷하지 않았던 점을 미루어 볼 때, 골수흡인액에는 종양세포가 소수만 포함되어 있었을 가능성이 있습니다. 따라서 정상세포가 주로 배양되어 정상핵형만 관찰되었을 원인을 배제할 수 없습니다. 또한 호지킨림프종은 종양세포가 생체 외에서 분열 능력이 감소되어 중기세포를 얻기 어렵다고 알려져 있습니다.

(2) 검체 채취 과정

골수흡인액 채취 시 나중에 채취된 검체나 혈성(bloody) 검체는 분열하는 종양세포가 적게 포함되어 있습니다. 따라서 나중에 채취되는 검체로 염색체 검사를 의뢰하게 되면, 정상세포가 주로 포함된 검체로 세포 배양하게 되므로 정상핵형만 관찰될 확률이 높아집니다.

따라서 골수흡인액 채취 시 초기에 얻어지는 검체(early tap)로 염색체 검사를 시행해야 염색체 이상을 검출할 수 있는 가능성을 높일 수 있습니다.

(3) 검사 지연

검체 채취 후 바로 세포배양을 하지 못하고 지연될 경우, 종양 세포는 생체 외에서 생존율이 나쁘므로, 종양 세포는 이미 죽고, 살아남아 있는 정상세포의 정상 핵형이 더 많이 관찰될 수 있습니다. 특히 ALL 검체나 백혈구 수가 높은 검체는 검체 채취 후 종양세포 생존율이 급격히 떨어지므로, 검사가 지연되지 않도록 주의해야 합니다. Burkitt 또는 Follicular 림프종의 종양세포도 생체 외에서 생존기간이 짧아 검체 운송시간을 최소한으로 단축시키고 세포배양시간도 길지 않도록 하는 것이 좋습니다. 검체 채취 후 검사실로 이송하기 전까지는 실온 또는 냉장 보관해야 하고, 절대로 냉동 보관해서는 안 됩니다.

저자 검사실의 경우 검체 접수 후 당일 세포배양이 불가능할 경우 골수흡인액을 세포배양 배지에 넣고 냉장고에 보관했다가 원하는 시간에 세포배양을 시작하기도 합니다. 그러나 검체가 방치되지 않도록 검체 채취 후 세포 배양을 되도록 빨리 시작하는 것이 가장 좋은 방법입니다.

2) 세포 배양 방법

세포 배양 방법이 적절하지 못했을 경우 종양세포는 잘 자라지 못하고, 정상세포만 배양되어 염색체 이상을 검출하지 못할 수 있습니다. 혈액 종양세포가 잘 자라는 배양 조건은 일률적으로 정할 수가 없습니다. 혈액 종양의 종류마다 최적의 배양 방법이 다를 수 있고, 같은 종양이라도 환자 개인마다 다를 수 있으므로, 2가지 이상의 세포 배양 방법을 동시에 실시하는 것을 권장하고 있습니다.

일반적으로 혈액 종양에서는 유사분열촉진제(mitogen)를 첨가하지 않으며(예외적으로 성숙 B 또는 T 세포종양에서는 첨가함), 직접(direct)법, 24시간 배양법, 48시간 배양법 등이 이용되고 있습니다. 종양의 종류에 따라 적합한 세포 배양 방법을 선택하기 위해서는 주치의 선생님과 검사실 간에 활발한 의사소통이 꼭 필요합니다.

(1) 배양 시간에 따른 세포 배양 방법

가) 직접법(direct법)

검체 채취 후 즉시 또는 30분 정도만 37℃ 배양기에 넣어 두었다가 중기세포를 수확합니다. 세포배양 과정을 거치지 않으므로 분열세포를 충분히 얻지 못할 가능성도 있습니다.

Tip 염색체 검사의 원리

① 세포 배양
검체를 배지에 접종 후 배양하여 세포를 분열시켜 더 많은 수의 세포를 얻을 수 있도록 하는 단계입니다. 보통 체세포 분열의 1회 세포 주기는 18~24시간 정도 소요되는데, 이 과정 중 염색체 검사를 위한 중기 세포를 관찰할 수 있는 유사분열(mitosis) 단계는 불과 1시간 정도로 짧습니다. 48시간 동안 배양하였다면, 일반적으로 1~2회 정도 분열한 것으로 생각하면 됩니다(그림 5-14).

② 세포 수확(Harvest)
세포분열억제제(Mitotic inhibitor) 처리 : Colchicine (Colcemid)를 처리하는 과정이며, 이 과정을 통하여, 방추사(spindle fiber)의 형성을 방해하고, 이미 생성된 방추사도 파괴시켜, 세포분열주기가 후기 단계로 더 이상 진행하지 않도록 하여, 많은 수의 중기세포를 얻을 수 있도록 합니다.

③ 저장액 처리
저장 염류액(0.075 M KCl, 0.8% sodium citrate 등)을 처리함으로써 삼투압 현상에 의해 세포 안으로 물이 들어가게 하고 세포를 부풀게 하여, 염색체가 세포 내에서 충분히 퍼질 수 있는 공간을 마련해 주는 과정입니다.

④ 염색체 고정
Carnoy 고정액(Methanol와 Acetic acid를 3:1 비율로 혼합)을 처리하여 부풀은 세포를 고정시킵니다. 또한 이 단계에서 검체에 남아 있던 적혈구는 용해됩니다.

⑤ 슬라이드 제작 및 염색
고정된 세포부유액을 슬라이드에 떨어뜨리고 G-분염법으로 염색 후 현미경으로 관찰합니다.

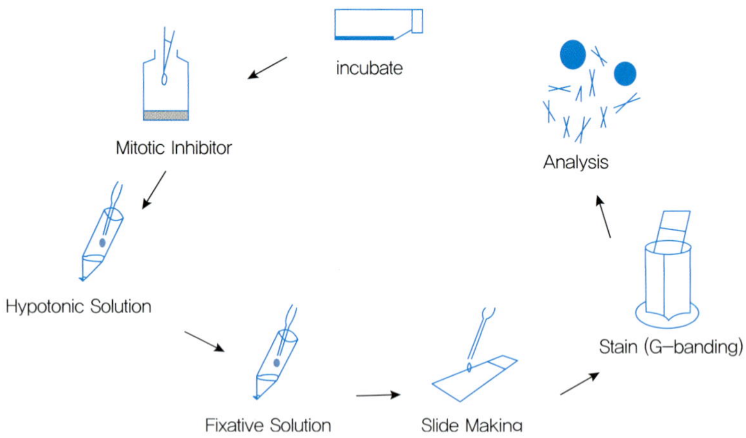

나) 단기 배양법(Short term culture)

검체를 24시간, 48시간 또는 72시간 동안 37℃ 배양기에 넣어 두었다가 중기세포를 수확합니다. 주로 말초혈액, 골수 세포 배양에 이용됩니다.

다) 장기 배양법(Long term culture)

단기배양법보다 더 오랜 기간 배양하는 방법으로 양수, 융모막, 피부섬유아세포 등의 배양에 이용됩니다.

(2) 유사분열촉진제(Mitogen) 첨가 유무에 따른 세포 배양 방법

가) 무자극배양(Unstimulated culture)

세포 배양 시 유사분열촉진제를 첨가하지 않고 배양하는 방법입니다. 일반적으로 종양세포는 유사분열촉진제 없이도 증식이 활발하게 일어나므로 무자극배양을 시행합니다.

나) 자극배양(Stimulated culture)

세포배양 시 유사분열촉진제를 첨가하여 배양하는 방법입니다. 성숙된 세포일수록 생체 외에서 분열할 수 있는 능력이 감소되므로, 유사분열촉진제 첨가 없이 세포배양을 하게 되면, 중기세포를 얻을 수 없습니다.

따라서 각 세포에 적합한 유사분열촉진제를 첨가하여 세포배양을 합니다.

또한 체질성 염색체 이상 유무를 검사하기 위해서는 모든 조직의 검체가 가능하지만, 주로 쉽게 채취할수 있는 말초혈액의 T-림프구를 대상으로 검사를 시행합니다. 말초혈액의 T-림프구는 유사분열촉진제 첨가 없이는 생체 외 분열하지 못하고, 중기세포를 얻을 수 없으므로, PHA (Phytohemagglutinin)를 첨가한 후 48~92시간 동안 배양해서 중기세포를 얻습니다(일반적으로 72시간 배양법을 가장 많이 사용합니다).

(3) Colcemid 처리 시간에 따른 세포 배양 방법

가) 일반적 방법

세포분열억제제(mitotic inhibitor)인 colcemid를 10~90분 정도 처리 후 중기세포를 수확합니다.

나) Hypermetaphase 법

중기세포 수를 더 많이 얻기 위해, colcemid 처리 시간을 일반적 방법보다 길게 한 후, 중기세포를 수확합니다. 예를 들면, 세포를 24시간 동안 배양 후 colcemid를 첨가하고, 24시간 추가 배양한 후 중기세포를 얻는 방법입니다. 즉, 세포배양 시간은 총 48시간인데, 이 중 colcemid 처리하는 시간이 24시간 포함됩니다. 또는 배양을 시작할 때 처음부터 colcemid를 첨가하여 24시간 동안 배양하는 방법을 이용하기도 합니다. 이와 같은 방법을 사용하게 되면 중기세포 수는 증가하나, 염색체의 길이가 짧아질 수 있는 단점이 있습니다.

(4) 종양의 종류에 따른 세포 배양 방법

가) AML, ALL

- AML에서는 일반적으로 유사분열촉진제를 첨가하지 않고 직접법, 24시간 또는 48시간 세포 배양을 시행합니다. 그런데, t(8;21) 또는 t(15;17) 염색체 이상은 직접법으로 시행한 중기세포에서는 관찰하기 어려울 수 있으므로, 24시간 이상 배양한 중기세포에서 관찰하는 것이 좋습니다. t(8;21) 또는 t(15;17) 염색체 이상을 가진 AML에서 골수구 계열(myeloid precursor) 세포는 종양세포이고, 적혈구 계열(erythroid precursor) 세포는 종양세포가 아닙니다. 세포 배양 시 가장 먼저 분열하는 세포는 적혈구 계열 세포이므로 직접법으로 세포 배양 시, 염색체 이상을 관찰하기 어려울 수 있습니다.
- ALL 검체는 검체채취 후 생체 외에서 생존율이 급격히 떨어지므로 세포배양 시간이 긴 것보다는 직접법이 염색체 이상을 관찰하기에 가장 좋은 방법입니다. ALL은 생체 외에서 분열능이 낮고 수확과정 중에 응괴가 일어나기 쉽고 세포배양 후 염색체 형태도 좋지 않아 염색체 검사를 하기에 까다롭습니다.
- 골수구 계열 종양에 특이한 유사분열촉진제는 없으나, 세포의 성장을 촉진시킬 수 있는 성장인자(growth factor: G-CSF, stem cell factor, GM-CSF)를 첨가하기도 합니다. 이는 종양세포 뿐만 아니라 정상세포의 성장도 같이 촉진시킬 수 있으므로, 주의해서 사용해야 합니다. 특히 림프구 계열의 세포배양에는 오히려 좋지 않을 수 있습니다. 따라서 이러한 보충제(supplement)를 사용할 경우는 아무것도 첨가하지 않는 무자극배양을 같이 병행해서 검사하는 것이 좋겠습니다.

나) 성숙 B 또는 T 세포 종양

생체 외에서 종양세포의 분열능이 감소되어 있는 경우는, 검체에 클론성이 있는 종양세포가 다수 포함되어 있더라도 정상세포만 분열하여 정상핵형만 관찰될 수 있습니다. 따라서 성숙 B 또는 T 세포 종양에서는 유사분열촉진제를 첨가한 배양을 무자극배양과 동시에 시행하는 것이 좋습니다.

- B세포 계열의 종양인 경우 TPA (12-O-tetradecanoyl-phorbol-13-acetate), EBV, IL-2 (interleukin-2), LPS (lipopolysaccharide), protein A 등의 유사분열촉진제를 첨가하여 3~5일 동안 배양합니다. T세포 유사분열촉진제인 PHA로 자극시킬 경우 B-세포 종양 검체 안에 포함되어 있는 정상 T림프구가 자극되어 오히려 B 세포 계열의 종양세포 분열을 방해할 수 있습니다. 그러나 어떤 경우는 T세포의존성 B세포 활성화(T cell dependent B cell activation)가 일어나 PHA로 자극시킨 검체에서 B 세포 계열의 종양과 연관된 염색체 이상을 관찰하는 데 도움이 되기도 합니다.

  최근에는 CpG-oligodeoxynucleotides (CpG-ODNs)가 성숙 B세포계열 종양에서 염색체 이상 검출빈도를 높이는 데 유용한 것으로 알려져 있습니다. CpG-ODNs는 short single-stranded DNA로 만들어져 있고, 면역체계 세포를 자극시켜 성숙 B세포 종양의 증식을 유발하는 것으로 알려져 있으며, DSP-30이 대표적입니다.

  CLL의 경우 생체 외에서 분열을 잘 하지 못하여 비정상클론을 검출하는 데 어려움이 있는데, CpG-ODNs와 IL-2를 유사분열촉진제로 같이 사용하여 염색체 이상 검출률을 80%까지 높였다고 합니다(Leuk Res 2014:38:170, Cancer Genet Cytogenet 2010;203;134, Blood 2006:28:558, Leukemia 2007:21:2442).

- T세포 계열의 종양인 경우 세포 분열을 유도하기 어렵기 때문에 여러 유사분열촉진제를 혼합(PHA+Pokeweed mitogen+TPA)하여 첨가하기도 합니다.
- 유사분열촉진제 첨가 시 고려해야 할 점은 정상 B세포와 정상 T세포도 같이 자극시키므로 종양세포의 분석에 오히려 방해를 받을 수도 있습니다. 또한 유사분열촉진제를 첨가하더라도 종양세포의 세포 분열 반응이 좋지 않은 경우가 많은데, 이 경우 간기세포(interphase) FISH 검사가 염색체 이상을 검출하는 데 도움이 됩니다.

Tip 다음 표는 예시로 제시하는 것이고, 각 검사실에서 검토 후 가장 적합한 세포 배양 방법을 정하는 것이 좋겠습니다. 검체가 부족한 경우, 앞쪽에 기입한 배양 방법을 우선적으로 시행하며, hypermetaphase technique을 포함시키기도 합니다.

표 5-3. 종양의 종류에 따른 세포 배양 방법

종양	배양법	검체	
AML/ALL	Unstimulated 24시간 Unstimulated 48시간 Unstimulated Direct	BM(또는 종양세포가 포함된 PB)	ALL은 direct 방법을 우선적으로 시행. 일반적으로는 유사분열촉진제를 첨가하지 않으나 성장인자를 첨가하기도 함.
CML, MPN, MDS	Unstimulated 24시간 Unstimulated 48시간	BM(또는 종양세포가 포함된 PB)	
Mature B cell neoplasm	Unstimulated 24시간/72시간 Stimulated 2~6일	PB (또는 BM)	B-CLL의 경우 CpG-ODNs, IL-2, PMA, LPS 등을 첨가하여 배양하기도 함. MM의 경우 IL-4를 추가하기도 함.
Mature T cell neoplasm	Unstimulated 24시간 Stimulated 2~6일	PB (또는 BM)	PHA (Phytohemagglutinin)를 유사분열촉진제로 사용
체질성 염색체 이상	Stimulated 72시간 (또는 48~92시간)	PB	PHA 첨가

Case 5-22. 2가지 세포 배양법 중 1가지 세포 배양법에서만 비정상핵형을 관찰할 수 있었던 증례.

70세 여자가 다발성골수종으로 진단받았으며, 골수흡인액으로 염색체 검사를 시행하였습니다.
2가지 배양법으로 시행하였는데, 첫 번째 방법은 48시간 동안 배양 후 colcemid를 30분간 처리하여 중기세포를 얻었고, 두 번째 방법은 24시간 배양 후 colcemid를 첨가한 뒤 다시 24시간 배양 후 중기세포를 얻었습니다(hypermetaphase technique).
염색체 분석 결과 두 번째 배양 방법으로 시행하여 관찰한 중기세포는 모두 정상핵형이었습니다. 반면, 첫 번째 배양 방법으로 시행하여 관찰한 중기세포에서는 46~51,XX, t(1;8)(p13;q24),+6, der(8)t(5;8)(p13;p11.2), +9,+11,−13,+15, der(15)t(1;15)(q31;q21), add(19)(q13.1), add(22)(q13), +mar1, +mar2, +mar3[cp5]/46,XX[15]가 관찰되었습니다. 즉 20개 중기세포 중 15개는 정상핵형이었고, 5개 중기세포는 복잡핵형(complex karyotype)이었습니다.

Tip 세포 배양 방법에 따라 정상핵형만 관찰될 수도 있고, 염색체 이상을 관찰할 수도 있으므로, 2가지 이상의 다른 방법으로 세포 배양을 실시하고, 판독 시에도 여러 배양으로 시행한 중기세포를 모두 골고루 포함해서 분석해야 합니다. 같은 종류의 종양이라도 환자마다 종양세포가 더 잘 자랄 수 있는 배양 방법이 다를 수 있으므로, 일률적으로 어느 한 가지 방법으로만 배양하는 것은 바람직하지 않습니다.

Case 5-23. CML 환자의 말초혈액을 PHA-자극배양으로 잘못 배양한 증례

35세 여자가 말초혈액으로 염색체 검사를 의뢰하였습니다. 검사의뢰지에 진단명이 기록되어 있지 않아, 체질성 염색체 이상 유무를 알기 위한 검사로 잘못 알고 PHA-자극배양을 시행하였으며, 결과는 46,XX였습니다.
뒤늦게 CML 환자라는 것을 알게 되어 말초혈액으로 무자극 48시간 배양법을 다시 시행하였습니다. 3개의 중기세포만 관찰할 수 있었는데, 46,XX,t(9;22)(q34;q11.2)[3]이 나왔습니다. 무자극배양으로 시행한 골수 검체에서도 동일하게 t(9;22) 염색체 이상이 존재함을 확인하였습니다.

Tip 같은 검체라도 세포배양 방법에 따라 염색체 결과와 의미가 크게 다를 수 있습니다. 주치의 선생님들은 의심되는 진단명과 검사 목적에 대한 정확한 정보를 주셔야, 그 질환에 적합한 세포배양 방법을 선택하여, 정확한 염색체 결과를 보고할 수 있습니다.

Case 5-24. 선천성 백혈병에서 관찰된 +21이 후천성 염색체 이상임을 PHA-자극배양으로 증명한 증례

1개월된 여자 신생아가 선천성 백혈병(AML)으로 진단받고, 골수 검체로 염색체 검사가 의뢰되었습니다. 골수는 무자극 48시간 배양법으로 세포배양을 시행하였고, 결과는 47,XX, +21[16]/46,XX[4]였습니다. 선천성 백혈병은 다운증후군과 연관성이 높다고 알려져 있어 본 환자에서도 모자익 다운증후군을 완전히 배제하기 어려웠습니다.
환아의 말초혈액에서도 백혈병세포가 관찰되었는데, 말초혈액 검체로 무자극 48시간 배양한 결과는 47,XX, +21[39]/46,XX[1]로 골수에서 관찰되었던 +21이 동일하게 관찰되었습니다.
그러나 PHA-자극 72시간 배양 결과는 46,XX 이었습니다. 결론적으로 본 환아에서 관찰된 +21은 후천성 염색체 이상으로 판단하였습니다.

Tip 세포배양 방법에 따라 염색체 결과의 해석이 달라질 수 있습니다. +21은 혈액종양에서 흔하게 관찰되는 후천성 염색체 이상 중 하나인데, 선천성 백혈병 환자에서 다운증후군에 의한 체질성 염색체 이상으로 발생할 수도 있으므로 PHA 자극 배양으로 감별하는 것이 중요합니다.

3) 중기세포의 해상도

(1) 해상도(resolution)의 정의 및 기준

해상도란 haploid set (22개의 상염색체 + X 또는 Y)에서 관찰되는 총 밴드의 수로 결정하며, ISCN 2016에서는 300, 400, 550, 700, 850 밴드로 나누어 idiogram에 나타내었습니다. 550 band는 세포주기 중 전중기(prometaphase) 단계에 해당됩니다(그림 5-14). 예를 들면 7번 염색체는 그림(그림 5-15)에 나타난 것과 같이 해상도에 따라 관찰할 수 있는 밴드의 수가 다릅니다. 해상도가 높을수록, 더 많은 수의 밴드를 관찰할 수 있으므로, 염색체 이상을 검출할 수 있는 확률이 높아집니다. 특히 미세한 염색체 결함은 해상도가 낮은 중기세포에서는 검출이 어렵습니다.

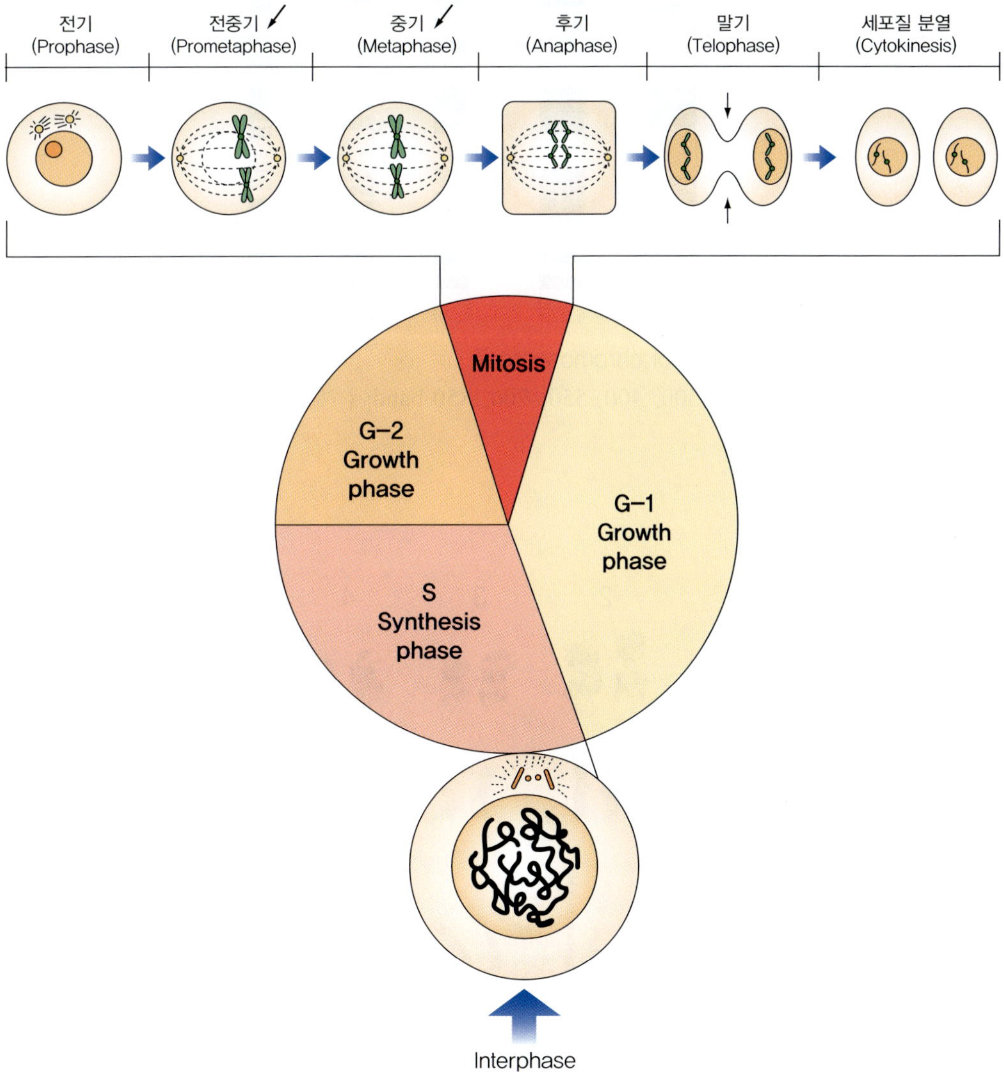

그림 5-14. 세포 주기.
염색체 검사는 주로 중기세포(Metaphase) 단계의 세포를 관찰하는 것임. 고해상도 분염법(High resolution banding)을 시행하면, 전중기(Prometaphase) 단계의 세포를 얻을 수 있어 중기세포 단계보다 더 긴 염색체에서 더 많은 밴드를 관찰할 수 있음.

표 5-4. 해상도

G-분염법 해상도	FISH의 해상도
400~500 band; 5~10 Mb 700~850 band; 2~5 Mb	metaphase ; 1~3 Mb interphase ; 100 kb~2 Mb

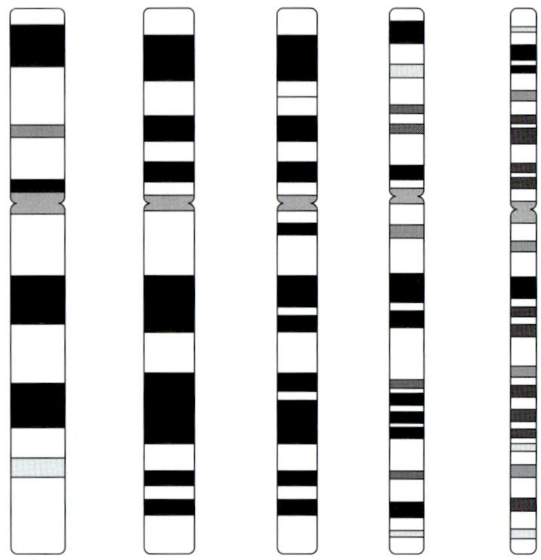

그림 5-15. Idiogram of chromosome 7
왼쪽부터 차례대로 300, 400, 550, 700, 850 band에 해당됩니다.

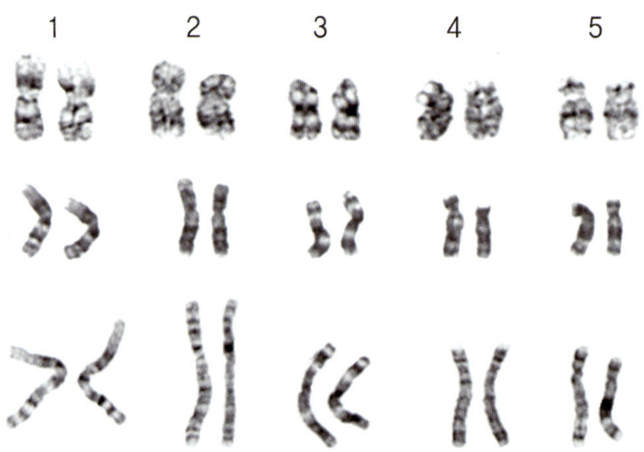

그림 5-16. G-banded partial karyogram of chromosome 1, 2, 3, 4, 5 according to the variable band resolution.

Tip 해상도를 정할 때 실제적으로 haploid set의 밴드 수를 일일이 세어서 300개인지 400개인지를 정하는 것은 불가능합니다. 따라서 표지가 될 만한 염색체로 해상도를 판정합니다.

표 5-5. 해상도 판정을 위한 표지(landmark)

염색체	300 band	400 band	550 band
7q	2개의 dark bands	2개의 dark bands와 2개의 light bands가 보임	Dark band가 각각 2개 band로 나뉘어져 보임
9q	2개의 dark bands	첫 번째 1개의 dark band가 보이고, 2번째 dark band는 2개의 band로 나뉘어져 보임	1개의 dark band가 2개의 band로 나뉘어져 보이고, 그 하단에 1개의 light band가 보임
10q	3개의 dark bands	3개의 dark bands	1개의 dark band가 2개의 band로 나뉘어져 보이고, 그 하단에 1개의 ligth band가 보임
11p	1개의 dark band	1개의 dark band와 1개의 light band	p terminal부터 순서대로 2개의 light band, 1개의 dark band, 1개의 light band로 보임
Xp	1개의 light band와 1개의 dark band	가운데 1개의 dark band와 양쪽으로 각각 light band가 보임	가운데 1개의 dark band가 2개의 band로 나뉘어져 보이고, 양쪽으로 light band가 관찰됨

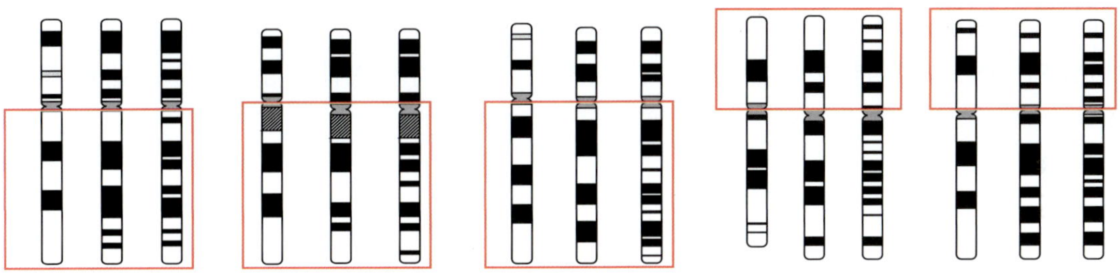

염색체 7 염색체 9 염색체 10 염색체 11 염색체 X

표 5-6. 해상도 판정(Cancer Cytogenetics : Methods and Protocols, 2011, vol 730)

Band level	G Banding Quality (bands per haploid set)
300	• Two distinct bands in middle of 2p (2p14-16 separate from 2p22) • distal band on 5q resolves (5q32 separate from 5q34) • distal band on 7q visibie (7q33-35) • 3p14 separate from 3p12 • Top dark band on 14q resolves into three (14q11.2, 14q21, 14q23) • Dark band on 20q resolves (20q12 distinct from 20q13.2)
400 to 550	• Two distinct dark bands on each of 8p and 9p • Three distinct dark bands in middle of 5q (5q14, 5q21, 5q23) • two distinct dark bands on 18q • distal band on 7q resolves (7q33 and 7q35) • Three distinct dark bands on 11p (11p14, 11p15.2, 11p15.4) • 22q13.2 becomes visible
850	• 6q16 splits • 6q24, 6q25.2 and 6q26 appear as three distinct dark bands • 11p14 splits • 15q12 is distinct • 20p12 splits

(2) 해상도가 나쁠 경우 놓치기 쉬운 염색체 이상

중기세포의 해상도가 나쁜 경우 미세한 염색체 결함은 관찰하기 어려워 정상 핵형으로 잘못 보고할 수 있습니다.

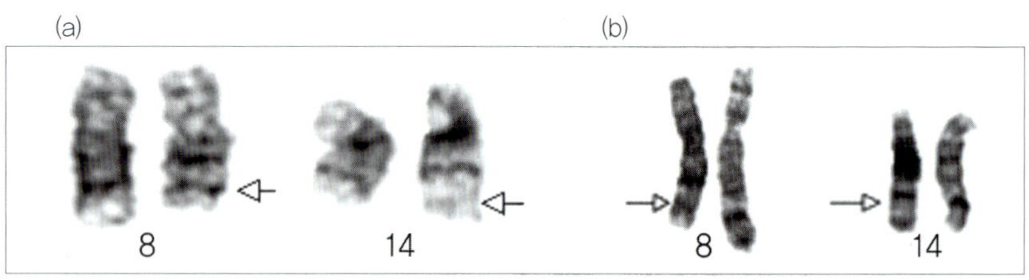

그림 5-17. t(8;14)(q24.1;q32).
(a) 300 band (b) 400 band resolution.(b)와 같이 해상도가 좋을 경우 비정상 8번과 14번 형태가 뚜렷하므로 t(8;14) 염색체 이상을 확실하게 관찰할 수 있으나, (a)와 같이 해상도가 나쁠 경우 비정상 형태가 뚜렷하지 않아 정상 8번과 정상 14번으로 잘못 판독할 수 있음.

AML과 연관성이 높은 inv(16) 염색체 이상은 미세한 결함 형태이므로 염색체의 해상도가 나쁠 경우 관찰하기 어렵습니다. +22는 inv(16)의 이차성 염색체 이상으로 동반되는 경우가 많고, 다른 혈액종양에서 거의 관찰되지 않습니다. 따라서 +22가 관찰되었을 경우에는 inv(16) 존재 유무를 다시 확인할 필요가 있습니다.

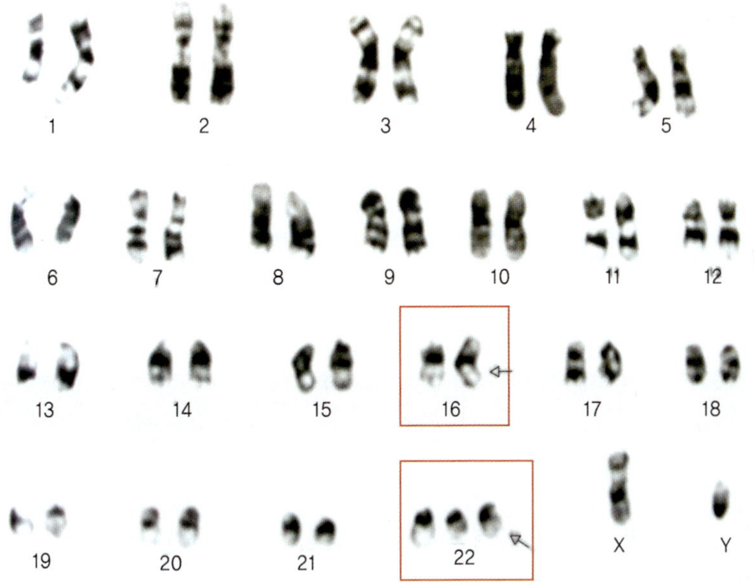

그림 5-18. 47,XY,inv(16)(p13.1q22), +22

Tip 해상도를 높이기 위한 방법

① Colcemid 처리 시간을 단축시키거나 농도를 감소시킬 경우 염색체 길이가 짧아지지 않도록 하는데 도움이 될 수 있습니다. 그러나 colcemid 처리시간이 너무 단축되거나 농도가 너무 적게 되면, 중기세포 수가 적어지게 되는 문제점이 있습니다.

② 고해상도 분염법(High resolution banding technique)

a. 정의 : 염색체는 세포 주기가 중기(metaphase)에서 후기(anaphase)로 진행될수록 염색체가 응축되어 길이가 짧아집니다. 고해상도 분염법은 초기의 중기세포(early metaphase) 또는 전중기(prometaphase) 단계의 세포를 얻어서 적어도 800 band 이상의 긴 염색체를 얻을 수 있도록 하는 기법을 말합니다. 고해상도 분염법이 아닌 일반적인 검사법으로 얻은 중기세포는 400~550 밴드 해상도 수준에서 관찰할 수 있습니다(그림 5-15).

b. 원리와 방법 (2가지)

- 세포 동기화(Cell synchronization) : 무작위로 분열하는 세포의 DNA 합성을 중지시키고 다시 적절한 시기에 해제시켜, 초기의 중기세포(early metaphase)와 전중기(prometaphase) 세포를 얻는 방법입니다. Methotrexate, 5-fluorodeoxyuridine (FdU, FUdR, FdUrd), 5-bromo-2'-deoxyuridine (BrdU, BUdR), 과량의 thymidine 등을 처리하여 DNA 합성을 중지시킨 후, 다시 thymidine을 처리하여 해제시킵니다.
- 화학적 연장(Chemical Elongation) : DNA 또는 염색질(chromatin)에 화학제제를 삽입(intercalation)시켜 중기세포의 수축(contraction)을 방해하여 긴 염색체를 얻는 방법입니다. 이는 세포동기화와 같이 전중기(prometaphase) 세포를 얻는 것은 아닙니다. Actinomycin D, Ethidium bromide, Hoechst 33258 등을 처리하여 염색체가 더 이상 수축되지 않도록 합니다.

(3) 해상도가 좋은 중기세포만 분석할 경우 범할 수 있는 오류

ALL은 비정상 핵형을 가진 세포일수록 염색체가 좋지 않은 형태와 불분명한 밴드를 나타내는 경향이 있으므로, 오히려 해상도가 나쁜 세포를 분석해야 염색체 이상을 관찰할 수 있는 기회가 높아집니다. 따라서 ALL에서 해상도가 좋은 중기세포만 분석할 경우 정상세포의 정상핵형만 관찰하는 오류를 범할 수 있으므로 해상도가 좋은 것과 나쁜 것을 골고루 분석하는 것이 중요합니다.

Case 5-25. 해상도가 나쁜 중기세포에서 관찰된 t(9;22)

ALL로 진단한 27세 여자에서 골수흡인액 채취가 잘 되지 않아, 염색체 검사에서는 단지 1개의 중기세포만 얻을 수 있었습니다. 그 중기세포도 해상도가 나쁘고 염색체가 서로 겹쳐 있어 분석하기 어려웠습니다. 그러나 그림 5-19에서 보이는 것 같이 확실하지는 않으나 t(9;22)(q34;q11.2)로부터 유래된 비정상 9번 염색체인 der(9)t(9;22)가 의심되는 염색체가 관찰되었습니다.
간기세포 FISH를 시행한 결과 64% 세포에서 *BCR/ABL1* 재배열이 양성임을 관찰할 수 있었습니다.
따라서 본 환자는 t(9;22)(q34;q11.2) 양성인 ALL로 최종 진단하였습니다.

Tip ALL 환자에서 t(9;22) 염색체 이상 유무를 정확히 판정하는 것은 치료 방침에 중요한 영향을 미치는데, 염색체 검사자가 초보자일 경우 그림 5-19와 같이 분석하기 어려운 중기세포는 그냥 지나치기가 쉽습니다. 그러나 아무리 해상도가 나쁜 중기세포라 하더라도, 할 수 있는 데까지 끝까지 분석하고 모든 염색체를 분석하지는 못하더라도, 중요한 염색체 이상의 일부만이라도 확인하려는 노력을 기울여야 겠습니다. 특히, ALL에서는 해상도가 좋은 중기세포보다 해상도가 나쁜 중기세포에서 염색체 이상을 발견할 수 있는 확률이 더 높습니다.

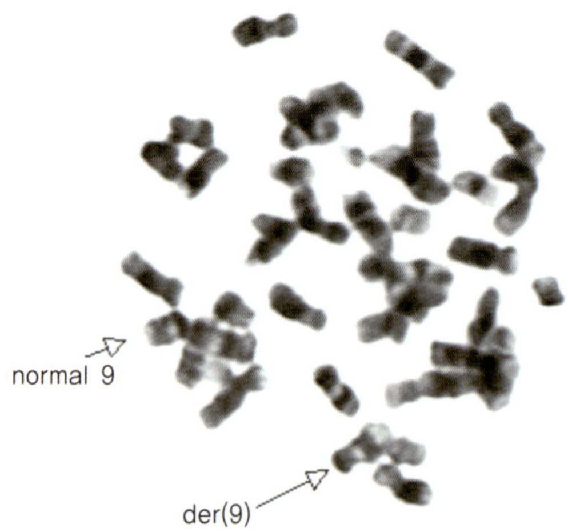

그림 5-19. G-분염법. 정상 9번 염색체와 der(9)t(9;22)(q34;q11.2)

4) 분석한 중기세포 수

(1) 혈액종양에서 분석해야 할 중기세포 수

혈액종양 환자의 염색체 검사는 적어도 20개 이상의 중기세포를 분석해야 합니다. 왜냐하면 염색체 검사는 20개 세포 중 종양세포가 1개 이상 포함되어 있을 때 종양세포를 검출할 수 있는 정도의 예민도를 가지기 때문입니다. 중기세포를 많이 분석할수록 염색체 이상을 발견할 수 있는 확률은 높아집니다.

20개 이하로 분석한 검체에서 염색체 이상이 관찰되지 않거나, 또는 염색체 이상이 존재하더라도 클론성 기준에 맞지 않아 정상핵형으로 결론짓는 것은 오류를 범할 수 있으므로 주의해야 합니다.

만약 19개 중기세포를 분석하기 전까지는 염색체 이상이 관찰되지 않았는데, 마지막 20번째 중기세포에서 혈액종양에 특이한 염색체 이상이 관찰될 경우는 중기세포를 더 분석해서 클론성을 가진 염색체 이상인지 판정해야 합니다. 또는 FISH 및 PCR 검사를 이용하여 확인하는 방법도 있습니다.

ECA (European Cytogenetics Association) 지침에서는 진단 시 검체에서 비정상핵형이 관찰되는 경우는 10개 중기세포를 관찰하는 것도 충분하고, 정상핵형인 경우 또는 추적관찰 검체의 경우 최소 20개 이상의 중기세포를 분석할 것을 제시하였습니다.

(2) 분석하는 중기세포 수를 증가시켜야 하는 경우

가) 진단 시

클론성 기준에는 합당하지 않지만, 혈액종양과 연관된 염색체 이상이 관찰되었을 때, 중기세포를 추가로 분석하여 염색체 이상을 확인하는 것이 필요합니다.

예) trisomy 8 또는 monosomy 7이 1개 중가세포에서만 관찰된 경우 30개 중기세포 분석

Tip 분석하기 위한 충분한 수의 중기세포를 얻기 어려운 원인

부적합한 검체가 원인인 경우가 많습니다. 예를 들면, 응고된 검체, 용혈된 검체, 오염된 검체, 검체 채취 후 방치되었던 검체, 냉동 보관했던 검체 등입니다. 또한 검체에 포함된 세포수가 너무 적거나 너무 많으면 중기세포를 충분히 얻기 어려울 수 있습니다(배양 시 세포수가 $2 \sim 10 \times 10^6$/mL 정도 되도록 검체를 배지에 접종하는 것이 좋습니다). 또한 대부분의 치료약제는 세포 분열을 억제하는 작용을 하므로, 치료 후 검체에서는 충분한 수의 중기세포를 얻기 어려운 경우가 많습니다.

또한 충분한 중기세포는 수확이 되었는데, 염색체가 너무 겹쳐져 있어서(overlapping) 분석이 가능한 중기세포 수가 적은 경우가 있습니다. 이런 경우는 저장액 처리시간을 증가시키거나 고정액을 천천히 첨가해 보고(drop by drop) 슬라이드 건조시간을 증가시키기 위해 습도를 높이면 염색체가 서로 겹쳐지는 것을 줄이는 데 도움이 될 수 있습니다. 또한 세포 부유액의 농도가 너무 높을 경우에도 염색체가 겹쳐질 수 있습니다.

나) 성숙 B 또는 T 세포 종양

이러한 종양들은 진단 시에도 생체 외에서 세포 분열능력이 감소되어 있으므로, 비정상 클론을 검출하기 위해서는 더 많은 수의 세포를 관찰하는 것이 필요합니다. 특히, 호지킨림프종 환자에서 염색체 이상에 대한 보고가 적은데, 이는 종양세포의 중기세포를 얻기 어렵고 정상세포가 높은 분포로 존재하므로, 정상핵형만 관찰되었을 가능성이 높습니다. 이러한 질환들에서는 간기세포 FISH가 더 유용할 수 있습니다.

다) 치료 효과 판정이나 관해 여부를 알아보고자 할 때

진단 시에는 대부분 종양세포로 구성되지만, 치료 후에는 정상세포도 다수 포함되어 있고, 치료약제에 의해 종양세포는 생체 외에서 분열 능력이 감소되므로 정상 세포가 우세하게 관찰될 수 있습니다.

따라서 치료 후에는 중기세포를 분석하는 수를 증가시켜야 염색체 이상을 관찰할 수 있는 기회가 높아질 수 있습니다.

Tip 염색체 분석에 관한 용어

① Count (계수)
단순히 염색체 개수를 세는 것을 말합니다.
체질성 염색체 이상 분석에서는 적어도 20개의 중기세포를 계수해야 하고, 모자이시즘이 의심될 경우는 30개 이상의 중기세포를 계수합니다. 종양질환에서는 계수하는 것은 의미가 없고, 모든 중기세포를 분석(analyze)해야 합니다.

② Analyze (분석)
전체 염색체를 대상으로 밴드를 하나하나 보면서 염색체 이상 여부를 모두 관찰하는 것입니다. 체질성 염색체 이상을 위한 검사에서는 적어도 5개 이상의 중기세포를 분석해야 하고, 종양에서는 20개 이상의 중기세포를 모두 분석해야 합니다. 체질성 염색체 이상인 경우는 모자이시즘을 제외하고는 모든 중기세포에서 동일한 염색체 이상이 관찰되므로, 20개 중기세포를 모두 분석하지 않고, 5개 중기세포를 분석하더라도 염색체 이상을 검출할 수 있습니다. 반면, 종양 검체는 종양세포뿐만 아니라 정상세포도 포함되어 있어, 관찰하는 중기세포마다 핵형 결과가 다를 수 있으므로, 모두 분석해야 합니다. 또한 종양세포는 클론 진화에 의해 세포마다 염색체 이상의 종류도 다르게 관찰될 수 있으므로, 모든 중기세포를 분석해야 합니다.

③ Score
46개 염색체 모두 하나하나 분석하는 것이 아니고, 특정 염색체 이상만 선택적으로 관찰하는 것입니다. 예를 들면, 20개 중기세포를 분석하던 중 t(9;22)(q34;q11.2)가 의심되는 중기세포가 1개 관찰되었는데, 추가로 30개 중기세포를 더 score할 때는 다른 염색체는 관찰하지 않고, 9번과 22번 염색체만 관찰해서 t(9;22)가 있는지 여부만 보는 것입니다.

Case 5-26. 20개 이상의 중기세포를 분석하지 못하여 비정상핵형을 놓친 증례

40세 ALL 여자 환자의 염색체 결과는 다음과 같았습니다.

날짜	수정 전 염색체 결과	수정 후 염색체 결과
진단시	46,XX[3]	
20일	46,XX[20]	
60일	46,XX[20]	45,XX -9[1]/46,XX[19]
67일	45,XX, -9[6]/46,XX[14]	
108일	45,XX -9[10]/46,XX[6]	

진단 시 염색체 결과는 46,XX[3]로 20개 이상 충분한 수의 중기세포를 관찰하지 못하였습니다. 치료 20일 후 혈액학적 관해에 도달하였으며, 염색체 결과는 정상핵형이었습니다. 60일 후 말초혈액에서 림프모구가 1% 관찰되었고, Hb 9.2 g/dL, WBC 1,600/uL, platelet 155,000/uL이었는데, 골수 검사에서는 뚜렷한 형태학적 이상소견은 없었으며, 염색체 결과는 정상핵형이었습니다.
67일 후 다시 골수검사를 시행한 결과 골수에서 림프모구가 21%로 증가되어 있음을 확인하였습니다. 이때 염색체 결과는 20개 중기세포 중 6개에서 −9가 관찰되었습니다. 이에 대한 치료를 시행하였으나 관해에 이르지 못하였고, 108일 후 염색체 결과는 16개 중기세포 중 10개에서 −9가 지속적으로 관찰되었습니다.
9번 염색체의 소실이 3개 이상의 중기세포에서 관찰되었고, 2번의 추적관찰 동안(67일, 108일) 동일한 염색체 이상으로 관찰되었으므로, 9번 염색체 소실은 클론성을 가진 염색체 이상이 확실하였습니다.
60일 째 염색체 결과를 다시 검토해 본 결과, 이 당시에도 20개 중 1개 세포에서 −9가 있었음을 확인하였습니다. 진단 당시 염색체 이상을 관찰하지 못하였고, 60일에는 1개 세포에서만 소실이 관찰되어 클론성 기준에 들지 않았으므로, −9를 단순한 무작위소실(random loss)로 간주했던 것입니다.

Tip 진단 시 20개 이상 충분한 수의 중기세포를 관찰할 수 있었다면, 진단 시부터 −9 염색체 이상이 관찰되었을지도 모릅니다. 60일 당시에도 1개 시야에서만 관찰된 −9를 무작위소실(random loss)로 표기하지 않고, 진단 시 관찰되었던 동일한 염색체 이상이 관찰되는 것으로 판정하여, 재발을 조기에 발견했을 수도 있습니다.
결론적으로 20개 이상 충분한 수의 중기세포를 관찰하지 못한 상태에서 정상 핵형으로 보고할 때는 주의해야 합니다. 또한 보고서에도 20개 이상 충분한 수의 중기세포를 관찰하지 못하여 비정상핵형 검출의 예민도가 감소되었을 가능성을 기록하는 것이 필요합니다.

5) 미세한 염색체 결함 또는 유전자 수준의 결함

현미경으로 관찰할 수 있는 수준 이하의 미세한 염색체 결함이나 유전자 결함이 있을 경우는 정상핵형처럼 관찰될 수 있습니다. 이러한 경우 FISH 또는 PCR 검사를 추가하여 확인하는 것이 필요합니다.

미세한 염색체 결함의 예로는 inv(16)(p13.1q22), t(3;21)(q26.1;q22), t(12;21)(p13;q22), del(12)(p13), t(6;9)(p23;q34), 11q23(*KMT2A* 재배열)과 연관된 전좌, dic(9;20)(p13;q11) 등이 있습니다. 특히, t(12;21) 염색체 이상은 숙련된 검사자라 하더라도 현미경 관찰로 검출하는 것은 불가능합니다. 또한 dic(9;20)(p13;q11)은 단순히 monosomy 20 이상만 있는 것처럼 관찰될 수 있습니다.

CML에서 t(9;22), APL에서 t(15;17), Burkitt lymphoma/leukemia에서 t(8;14) 등은 95% 이상의 거의 모든 환자에서 관찰되어야 하지만 정상핵형으로 보고되는 경우가 있습니다. 이는 유전자 수준에서는 재배열이 있지만 현미경으로 관찰할 수 있는 수준 이하의 미세한 염색체 결함이 발생하여 염색체 이상을 발견하지 못했을 가능성이 있습니다.

6) 종양 자체의 생체 외 분열 능력

(1) 성숙 B 또는 T 세포종양과 같이 생체 외에서 종양세포의 분열능이 감소되어 있는 경우는 클론성이 있는 종양세포가 검체에 다수 포함되어 있더라도 정상세포만 분열하여 정상핵형만 관찰될 수 있습니다.

(2) 진단 시 특이한 염색체 이상이 관찰되었더라도, 재발 시 종양세포가 생체 외에서 분열 능력이 감소되어 있는 경우, 정상세포의 정상핵형만 관찰될 수 있습니다.

Case 5-27. 진단 시는 복잡핵형이었고 재발 시는 정상핵형으로 바뀐 증례

2명의 다발성골수종 환자 염색체 결과입니다.

	증례 1	증례 2
나이/성별	52세 여자	57세 여자
진단당시 염색체 결과	49~52,X,-X,-1,add(1)(p32),+3,-5,-9,-10,+11,der(13)t(7;13)(q11.2;p11.2)x2,+15,-16,add(16)(p13.3),-17,+19,-22,+1~11 mar[cp9]/46,XX[2]	55~59,X,-X,+der(1)t(1;19)(p12;p13.1),der(2)t(2;3)(q35;p21),+3,der(3)t(2;3)(q31;q25)x2,+6,+7,t(8;14)(q24.1;q32),+der(8)t(8;14), +11,+11, +15,+18,+20[cp10]
재발 시 염색체검사	46,XX[20] (2년 후)	46,XX[20] (4년 후)
재발 시 골수의 다발성 골수종 세포	90%	83%

다발성 골수종 세포는 생체 외에서 분열 능력이 감소되어, 정상세포의 정상핵형이 관찰되는 경우가 많은데, 위의 2명 환자는 모두 진단 당시 복잡핵형(complex karyotype) 이었습니다. 그런데, 재발 시에는 다발성 골수종 세포가 80% 이상으로 골수흡인액의 대부분 세포가 정상세포가 아님에도 불구하고, 진단 시 관찰되었던 복잡핵형이 관찰되지 않았고, 정상핵형만 관찰되었습니다. 이러한 결과는 재발된 클론이 진단 시와 다른 클론, 즉 염색체 수준에서 정상핵형을 가진 클론에서 유래하였을 가능성이 있습니다. 다른 원인은 치료 약제의 영향으로 다발성 골수종 세포가 생체 외에서 분열을 못하고, 소수 남아있는 정상세포만 분열하여 정상핵형만 관찰되었을 가능성이 있습니다(간기세포 FISH로 진단 시 관찰되었던 염색체 이상이 재발 시에도 동일하게 관찰되는지 여부를 확인하면 도움이 되는데, 위 환자들에서는 검사를 실시하지 못함).

이와 같이 염색체 결과는 그 질환이 생체 외에서 분열을 얼마나 잘할 수 있는지 정도에 따라서 관찰할 수 있는 중기세포가 정상일 수도 있고, 비정상일 수도 있으므로 해석에 주의해야 합니다.

Case 5-28. 이식 후 재발되었는데도 공여자의 정상핵형만 관찰되는 증례

진단 시	46,XY,t(9;22)(q34;;q11.2)[20]
3개월	46,XY[20]
4개월	여자형제로부터 조혈모세포이식
5개월	//46,XX[20]
6개월(재발)	//46,XX[20]

14세 남자가 AML로 진단받았고, 염색체 검사에서 46,XY,t(9;22)(q34;q11.2)[20]였습니다.
치료 후 3개월에 46,XY[20]로 세포유전학적 관해 상태였고, 4개월째 여자형제로부터 조혈모세포이식을 받았습니다. 5개월 후(이식 1개월 후) 염색체 결과는 모두 공여자핵형인 46,XX로 나와 생착이 잘된 것으로 판단하였습니다. 그러나 6개월 후(이식 2개월 후) 혈소판 감소증이 지속되어 골수 검사를 시행하였는데, 골수모구가 18% 관찰되어 재발이 의심되었습니다. 그러나 염색체 결과는 모두 공여자 핵형인 46,XX였습니다. 환자의 성별인 46,XY는 전혀 관찰되지 않았고, t(9;22)도 관찰되지 않았으므로, 염색체 결과만으로는 환자의 AML이 재발된 것으로 판단하기가 어려웠습니다. 따라서 X/Y와 *BCR/ABL1* probe를 이용하여 중기세포가 아닌 간기세포 FISH를 시행하였습니다. 간기세포에서는 공여자에 해당하는 XX 세포가 60%였고, 나머지는 환자 세포인 XY 세포가 40%였습니다. 또한 *BCR/ABL1* 재배열이 양성인 간기세포도 32%에서 관찰되었습니다.
결론적으로 중기세포를 관찰하는 염색체 검사에서는 공여자의 정상핵형만 관찰되었으나, 간기세포 FISH에서는 환자의 백혈병 세포가 존재하는 것을 확인하였습니다. 따라서 공여자 세포로부터 유래된 백혈병이 아니고, 환자의 AML이 재발된 것으로 최종 진단하였습니다.

Tip 조혈모세포 이식 후 남아 있던 환자의 종양 세포로부터 재발되더라도, 생체 외에서 종양세포의 분열 능력이 감소되어 있고, 공여자 세포의 분열 능력이 더 우세할 경우, 공여자 세포의 정상핵형만 관찰될 수 있습니다. 이런 경우 재발이 아닌 공여자 세포로부터 유래된 백혈병으로 잘못 진단할 수도 있습니다.
이와 같이 종양세포의 생체 외에서 분열 능력에 따라 염색체 결과와 해석이 완전히 달라질 수 있으므로, 간기세포 FISH와 같은 다른 분자유전 검사를 추가로 확인할 필요가 있습니다.

7) 검사자의 숙련도

검사자가 종양마다 특이한 염색체 이상을 잘 인지하고 있지 못하면, 미세한 염색체 결함은 놓치기 쉽습니다. 따라서 검사자는 꾸준한 교육을 통해 종양과 연관성 있는 염색체 이상의 종류를 잘 알고 난 후 현미경을 관찰하도록 해야 합니다. 또한 염색체 결과가 그 환자의 진단 및 치료에 미칠 수 있는 영향을 항상 염두에 두고 현미경을 성실하게 관찰할 수 있도록 해야 합니다. 동일한 검체를 2명의 검사자가 나누어 분석하는 것도(Double check), 염색체 이상을 검출하는 데 도움이 될 수 있습니다.

종양에 특이한 염색체 이상은 본 저서의 "제3장. 혈액종양의 질환별 염색체 이상" 부분에 정리하였습니다. 또한 "http://atlasgeneticsoncology.org" 웹사이트는 각 종양과 연관된 염색체 이상이 염색체 사진과 함께 잘 정리되어 있는 유용한 사이트이므로 꼭 참고해 주십시오.

Case 5-29. 검사자의 숙련도에 따라 놓칠 수도 있는 del(13q)

다음은 간기세포 FISH에서 del(13)(q12q14)을 확인하였던 증례였는데, 중기세포에서 염색체 해상도가 300~400 band 정도로 낮으며, del(13)(q12q14)의 염색체 형태도 뚜렷하지 않았습니다.
이와 같이 미세한 염색체 결함이 있는 경우, 특히 염색체 해상도가 나쁜 경우는 염색체 이상을 검출하기가 쉽지 않은데, 검사자가 얼마나 숙련되어 있고, 또 얼마나 성실하게 관찰하는지에 따라서 염색체 이상을 검출할 수 있는지 여부가 결정됩니다.

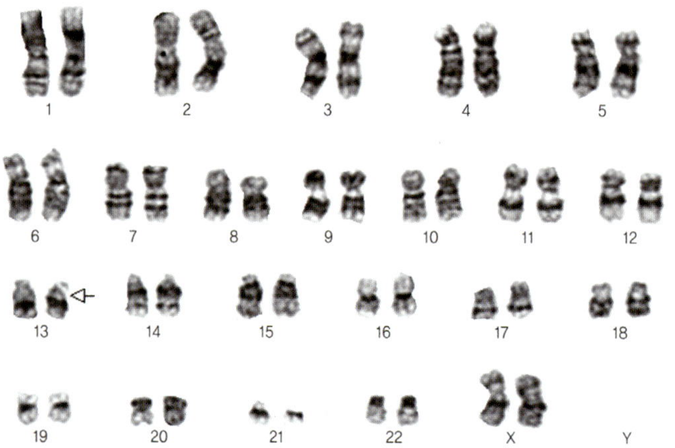

그림 5-20. 46,XX,del(13)(q12q14).

9. 복잡핵형 및 마커(marker) 염색체가 관찰될 때 고려할 사항

염색체 기원을 알기 어려운 마커(marker) 염색체를 포함하여 복잡핵형으로 관찰될 때 얼마나 자세하고 정확하게 보고되어야 할지 결정하기 어렵습니다. 마커 염색체는 복잡핵형환자의 40%, monosomal karyotype 환자의 50%, 또한 부클론(subclone)을 형성하는 클론 이질성(clonal heterogeneity)을 보이는 환자의 34%에서 관찰된다고 보고하였습니다(Blood 2017;129;1333). 또한 chromothripsis로 불리는 현상(single catastrophic event)과 마커 염색체 생성이 연관성이 있음이 보고되었습니다(Blood 2017;129;1333). 복잡핵형 환자에서 target FISH, multicolor FISH, M-banding FISH, PCR, array 등 다양한 세포분자유전학 검사기법을 적용 시 정확한 핵형분석이 가능하지만 현실적으로 비용과 시간 등의 제한점이 있습니다.

1) 특정 종양에 특이한 염색체 이상의 정확한 규명

복잡한 핵형을 가진 환자에서 특정 혈액종양에 특이한 염색체 이상은 정확하게 규명하여야 진단, 예후 결정, 치료방침 결정 및 추적관찰 시 모니터링 지표로 이용할 수 있습니다. 예를 들면, t(9;22) 염색체 이상이 전형적인 형태로 관찰되지 않고 복잡한 핵형을 가지고 있는 환자에서, *BCR/ABL1* 재배열과 연관 있는 필라델피아 염색체가 존재함을 다양한 검사기법을 이용해서 진단 시에 정확히 규명해야 합니다. 또한 비정상형태로 관찰된 5번 염색체가 FISH 검사기법을 이용하여 5q 결실 형태임을 진단 시 명확히 규명해야 합니다.

2) Monosomal karyotype의 정확한 규명

monosomal karyotype (MK)은 상염색체 중 2개 이상이 소실되었거나, 상염색체 1개가 소실되고 다른 1개 염색체에서 구조적 이상이 관찰될 때로 정의하는데, AML 중에서도 매우 불량한 예후인자로 알려져 있으므로 이를 정확히 검출하는 것이 중요합니다. MK를 가진 AML의 빈도는 6~30% 정도로 다양하게 보고되고, 연령이 증가하면서 빈도가 증가하는 것으로 보고되었습니다(OncoTargets and Therapy 2017;10;2163). 또한 MK를 가진 AML의 70%에서 *TP53* 유전자 변화가 동반되어 관찰되었습니다. 또한 MK를 가진 AML과 MDS 환자는 조혈모세포 이식 후에도 불량한 예후를 보이는 것으로 보고되었습니다. MK의 대부분(80% 이상)이 복잡핵형(complex karyotype)의 형태 중 일부로 나타나는데, 마커 염색체를 포함하는 복잡핵형에서 관찰되는 monosomy는 세포유전학적 관점에서 볼 때 실제 monosomy가 아닐 수도 있습니다. 왜냐하면 monosomy로 생각되는 염색체가 사실은 다른 염색체와 복잡한 재배열을 일으켜 마커 염색체처럼 관찰되었을 가능성이 있습니다. 7번 염색체의 경우 monosomy 7과 del(7q) 형태 모두 존재하는 것으로 보고되어 있습니다. 반면에 monosomy 5, monosomy 20, 또는 monosomy 21을 포함하는 복잡한 핵형을 가진 환자에서 분자유전학적 검사를 추가로 시행해 본 결과 5번, 20번 또는 21번 염색체의 일부가 다른 염색체로 이동해 있거나 또는 마커 염색체 형태로 존재하며, 전체 염색체 소실은 거의 존재하지 않는다고 보고되어 있습니다. 또한 double monosomy, 즉 동일한 번호의 염색체 2개가 모두 소실되는 경우는 존재하지 않는 것으로 보고되었습니다.

복잡핵형에서 전체 염색체가 소실되어 실제 monosomy 형태로 관찰되는 염색체는 7번, 18번, 17번, 3번, 16번이었습니다. 이 중 빈도가 가장 높은 것은 7번 염색체 소실이었고, 소실된 염색체 종류에 따라 예후가 다르지는 않았습니다(OncoTarget and Therapy 2017;10;2163). 따라서 마커 염색체를 포함하는 복잡핵형을 가진 환자에서 각 염색체 이상의 특성을 모두 정확하게 인지하지 않은 상태로 monosomy를 진단하는 것은 주의가 필요합니다. 한 연구에서 G-분염법 검사만으로는 MK의 빈도가 78%였는데, 분자유전기법을 적용한 결과 32% 빈도로 감소하였습니다(Blood 2012;119;2114). 다른 연구에서도 FISH를 추가하며 정확한 핵형분석을 한 결과 처음에 MK로 생각되었던 환자의 16%가 재분류되었습니다(Leuk Res 2013;37;293).

(1) -5(monosomy 5)와 마커 염색체(그림 5-21)

-5와 마커 염색체가 포함된 증례들에서 다양한 분자유전기법을 적용한 결과 monosomy 5의 형태는 거의 존재하지 않는 것으로 알려져 있습니다(Leuk Res 2014:38:537, Leuk Res 2010:34:1242, Cancer Genet Cytogenet 2010:203:193, Eur J Haematol 2007:78:457). 즉 monosomy 5로 생각되었던 환자는 실제는 5번 염색체의 일부가 마커 염색체 형태로 존재하거나 또는 다른 염색체의 일부와 재배열을 일으킨 형태로 관찰되었습니다.

세포유전학적 관점에서 볼 때 5q 이상은 두 가지 기전을 생각해 볼 수 있는데, 첫째 중간결실(interstitial deletion) 형태입니다. 다양한 분자유전기법을 이용하여 5q 결실의 공통결실부위 CDR (commonly deleted region)가 알려져 있는데, 단독5q결실증후군 환자의 경우 5q33 부위와 연관성이 있고, 그 외 MDS 및 AML 환자는 5q22-5q31 부위에서 결실이 주로 발생하는 것으로 보고되었습니다. 또한 5p11.1-p14.2와 5q 동원체(centromere) 부위 근처 및 5q 말단(telomere) 부위 근처는 결실되지 않고 보존되는 공통보존부위 CRR (commonly retained region)로 알려져 있습니다.

둘째, 5q의 말단이 다른 염색체와 불균형전좌(unbalanced translocation)를 발생시켜서 최종 5q 결실을 초래하는 경우로 생각할 수 있습니다. 5q와 불균형전좌를 주로 일으키는 파트너 염색체는 17번, 3번, 7번, 18번으로 보고하였습니다(Leuk Res 2014:38:537). 이와 같은 복잡한 재배열 발생 시 전형적인 5번 염색체의 형태를 분명히 인지하기 어려워 마치 -5와 마커 염색체가 있는 것처럼 관찰될 수 있습니다. 즉, 마커 염색체가 5번 염색체의 일부를 포함하는 복잡한 재배열 형태일 수 있습니다.

또한 5q의 중간결실 형태처럼 보이는 경우에도 다른 파트너 염색체와 미세한 불균형 전좌가 발생했거나, 또는 5q의 일부가 다른 염색체에 삽입된 형태일 가능성도 있다고 합니다(Leuk Res 2014:38:537). 한 연구에서는 5q 결실 환자 중 중간결실을 가지고 있는 환자보다 불균형전좌를 가진 환자에서 예후가 더 불량하였으며, 이 경우 *TP53* 병적유전자 변이와 복잡핵형이 동반되는 빈도가 더 높았습니다(Genes Chromosomes Cancer 2014:53:402).

(2) -20(monosomy 20)와 마커 염색체

-20과 마커 염색체가 포함된 경우 최종적으로 ider(20q)(isoderivative of chromosome 20) 형태일 가능성이 있습니다.

ider(20q)은 -20이 동반된 중부염색체(metacentric) 형태의 작은 크기의 마커 염색체처럼 관찰되므로 G-분염법에서는 정확한 인지가 어려울 수 있습니다.

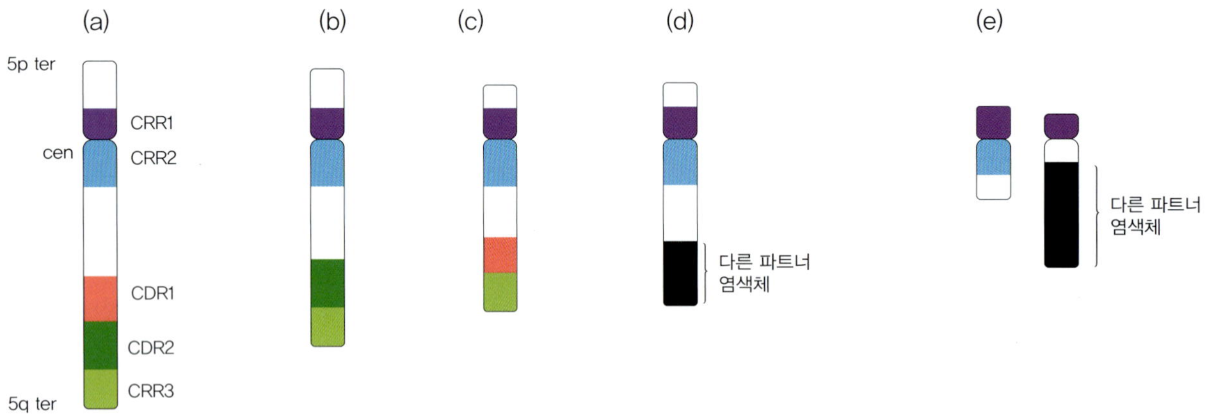

그림 5-21. 염색체 5번의 구조적 이상.
(a) 공통적으로 결실되는 부위(CDR,commonly deleted region)와 공통적으로 보존되는 부위(CRR, commonly retained region).
(b) CDR1 (5q22-5q31) 부위의 결실에 의한 5q 중간결실. 주로 MDS, AML과 연관됨.
(c) CDR2 (5q33) 부위의 결실에 의한 5q 중간결실. 주로 단독 5q 결실증후군과 연관됨.
(d) 5q 말단결실이 발생하고 그 부위는 다른 파트너 염색체와 불균형 전좌를 일으킴.
(e) CRR 일부 부위만 남고 5q 결실이 되거나 다른 파트너 염색체와 불균형 전좌를 일으킨 경우 5번 염색체 형태를 인지하기 어렵고 마커 염색체로 판독.

ider(20)(q10)del(20)(q11q13)은 1차적으로 20q 결실이 발생하고, del(20q)가 2차적으로 등완염색체(isochromosome) 형태로 발생한 것입니다(그림 5-22 참조). ider(20q)는 del(20q) 없이 단독으로 관찰되거나, 또는 del(20q) 클론에 추가하여 관찰되기도 하고, ider(20q)가 2개 이상 여러 개 중복된 형태로 관찰될 수 있습니다. 또한 한 연구에서 중기세포에서는 ider(20q)만 관찰되었는데, 간기세포 FISH를 시행한 결과 del(20q)와 ider(20q)가 서로 다른 세포(separate cell line)에서 관찰되는 것을 확인할 수 있었습니다(Cancer Genet Cytogenet 2007:173:144). 이와 같이 G-분염법 중기세포에서 del(20q)가 관찰되지 않은 것은 ider(20q)의 생체외 분열능이 del(20q)보다 더 높았기 때문일 가능성이 있습니다.

결론적으로 ider(20q)는 del(20q)(q11q13)의 클론 진화 형태로 생각할 수 있으며, 최종적으로는 20p의 결실이 있고, 결실된 20q가 중복된 형태입니다. 따라서 -20과 마커 염색체가 동시에 관찰되는 환자에서는 ider(20q)를 꼭 의심해 보아야 하고, D20S108과 20q telomere probe를 이용한 FISH로 확인하는 것이 중요합니다. D20S108 FISH만으로는 ider(20q), del(20q), monosomy 20을 감별할 수 없습니다.

ider(20q)는 주로 MDS, AML과 연관성이 높은 염색체 이상이며, 빈도는 드문 것으로 보고되어 있습니다. ider(20q) 염색체 이상이 있을 경우 del(20q)와 예후에 차이가 없다고 보고한 문헌도 있지만, 더 나쁘다고 보고한 문헌도 있습니다(Ann Hematol 2012;91;203; Ann Hematol 2009:88:1157; Cancer Genet Cytogenet 2008:184:72; Cancer Genet Cytogenet 2007:173:144). 한 연구에서는 세포형태학적으로 MDS의 증거가 뚜렷하지 않았고, 장기간 동안 안정된 경과를 겪었던 ider(20q) 증례들을 보고하였습니다(Cancer Genet Cyto-

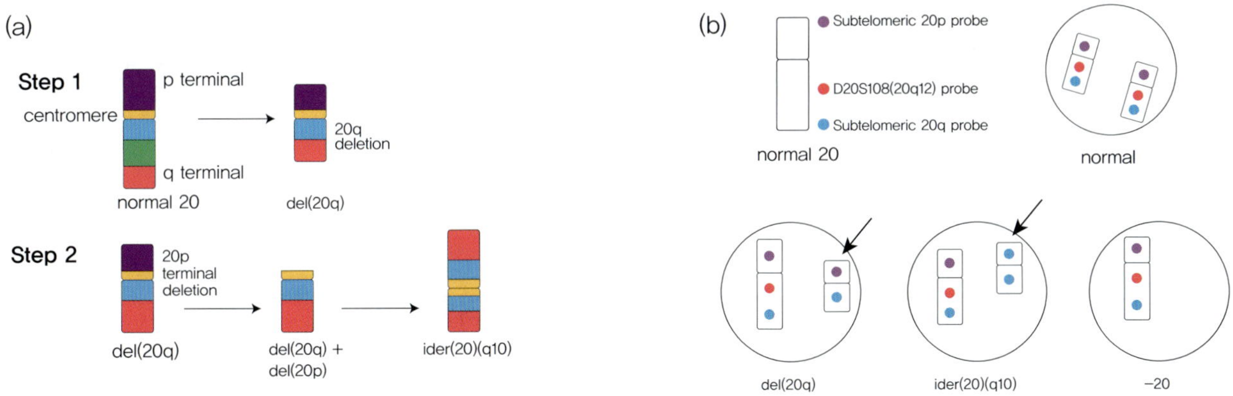

그림 5-22. ider(20)(q10)del(20)(q11q13) 생성 기전 및 FISH 양상

(a) 일차적으로 20q의 중간결실이 발생하고, 이차적으로 20p의 말단결실이 발생한 후, 등완염색체(isochromosome) 이상이 생성된 형태임. 결론적으로는 20q의 중간결실(interstitial deletion)이 있으면서 일부 보존되어 있는 20q는 중복되어 있으며, 20p는 일부만 남고 나머지는 결실된 형태임.

(b) 정상 20번의 경우 D20S108, subtelomeric 20p와 20q probe의 시그널이 모두 관찰됨. del(20q)의 경우 subtelomeric probe signal은 정상적으로 존재하고, 1개 염색체에서 D20S108 시그널이 소실됨. ider(20)(q10)del(20)(q11q13)의 경우는 D20S108과 20p subtelomeric probe 시그널이 모두 소실되고 20q subtelomeric probe는 비정상염색체의 양쪽 말단에서 2개로 관찰됨. monosomy 20의 경우 D20S108, subtelomeric 20p와 20q probe의 시그널이 1개씩만 관찰됨. Subtelomeric probe를 적용하지 않고, D20S108 probe만을 사용하여 FISH를 시행할 경우, del(20q), ider(20)(q10), -20의 경우 모두 동일하게 D20S108 시그널 1개만 관찰되어 구분할 수 없음. 따라서 이들은 subtelomeric probe을 추가로 검사해야 정확하게 구분할 수 있음.

genet 2008:184:72).

ider(20q)가 있을 경우 del(20q)에 비해 특징적인 호중구 형태가 관찰될 수 있으므로(hypogranulated and vacuolized neutrophils, 적혈구를 탐식하는 호중구 등) -20과 마커 염색체가 관찰되는 환자에서 이러한 호중구 형태가 관찰될 때는 꼭 FISH 검사를 추가하여 ider(20q)를 정확하게 인지하는 것이 필요합니다(Ann Hematol 2012;91;203). 그외 elliptocytosis 관찰 빈도가 더 높고 거핵구의 형태(hyperlobulated megakaryocytes)가 특징이라고 하였습니다(Ann Hematol 2012;91;203).

(3) -21(monosomy 21)과 마커 염색체

-21과 마커 염색체가 포함된 경우도 최종적으로 iAMP(21q) 형태임을 확인할 수 있었습니다.

iAMP21 (intrachromosomal amplification of 21q)은 21q 염색체 내에서 증폭이 일어난 형태인데, 소아 ALL의 2%에서 관찰될 수 있으며, 예후가 나쁜 것으로 보고되어 있습니다(제3장 참조).

iAMP(21)은 21번 1개에서 복잡하고 다양한 재배열(획득, 증폭, 역위, 결실 등)이 발생하여 최종적으로 RUNX1 유전자를 포함하는 21q 부위의 증폭(amplification)이 초래된 형태입니다. G-분염법에서 iAMP(21)를 나타내는 염색체 형태는 환자마다 다양해서 add(21q), dup(21q), der(21q) 또는 -21과 함께 마커 염색체를 가진 형태로 관찰될 수 있습니다.

iAMP(21)을 검출하기 위해 염색체 21q에 위치하는 *RUNX1*을 타깃으로 하는 probe(예. *RUNX1/ETV6* probe)를 이용하여 중기세포 FISH를 시행하는 것이 유용합니다. iAMP(21)는 FISH를 시행했을 때 1개의 21번에서 3개 이상의 *RUNX1* 시그널이 관찰(또는 1개 간기세포에서 5개 이상의 시그널이 관찰)되는 것으로 정의합니다. 만약 간기세포만 시행하는 경우는 1개 세포에서 5개 이상 증가된 시그널이 iAMP(21q)인지 아니면 hyperdiploidy, triploidy, tetraploidy 등에 의해 정상형태의 21번 염색체 수 증가로 인한 시그널 증가인지를 감별하기 어렵습니다.

10. 염색체 이상이 발생한 부위의 절단점 기록시 고려할 사항

절단점(breakpoint)의 정확도는 밴드의 해상도에 따라 좌우됩니다. 해상도가 나쁘면 정확한 절단점을 인식하기가 어렵습니다. 따라서 절단점은 되도록 긴 염색체를 가진 중기세포(해상도가 좋은 염색체를 가진 중기세포)로 분석하여 결정해야 합니다. 또한 특정 염색체 이상의 특정 절단점이 이미 잘 알려진 경우는 이것도 참고로 해서 절단점을 결정합니다. 예를들면, *PML/RARA* 재배열과 연관성 있는 t(15;17)에서 17번 염색체의 절단점은 실제 중기세포 분석 시 결정하기 어려운 경우가 많은데, *RARA* 유전자는 17q21 부위에 위치하는 것으로 알려져 있으므로 17q12-q21 등과 같이 표기하는 것보다는 17q21로 표기하는 것이 더 바람직합니다.

또한 염색체 말단부위(telomere)는 기능적으로 꼭 필요한 부위이므로 염색체 이상이 발생한 경우도 대부분 보존되어 있으며 말단결실(terminal deletion)은 실제로 존재하지 않는 것으로 생각됩니다. 따라서 G-분염법에서 del(7)(q21)와 같이 말단결실처럼 관찰되었더라도 실제는 7q의 말단이 존재하는 중간결실(interstitial deletion) 형태일 가능성이 더 높습니다. 따라서 del(7)(q21)보다는 del(7)(q21q36)으로 표기하는 것이 더 바람직합니다. del(5q)와 del(20q)의 경우도 말단결실 형태가 아닌 중간결실 형태로 표기합니다.

(예) del(5)(q12q33), del(20)(q11q13)

11. 중간보고가 필요한 경우

골수의 최종 보고서는 90% 이상이 21일 이내에 보고되도록 해야 합니다(진단검사의학재단 우수검사실신임 인증기준). 그러나 환자의 치료 방침에 결정적 영향을 미칠 만한 염색체 결과는 최종 보고에 앞서 중간 보고를 통해서, 즉시 적절한 치료를 받을 수 있도록 해야 합니다. 필요에 따라서는 46개 염색체를 모두 분석하지 않고, 특정 염색체 이상 유무만이라도 먼저 스크리닝 해서 중간보고가 필요한 경우도 있습니다. 최종 보고서에는 중간보고를 했던 사항들을 기록해야 합니다.

다음은 저자의 검사실에서 중간보고를 하고 있는 지침의 예입니다. 각자의 검사실에 맞게 중간보고를 해야 하는 지침을 정할 필요가 있습니다.

1) 치료 방침에 영향을 미칠 염색체 이상이 관찰되었을 때

- AML 또는 ALL에서 t(9;22)이 관찰될 때
- AML에서 t(15;17)이 관찰될 때, 24~48시간 이내에 보고해야 ATRA 치료를 바로 시작할 수 있습니다.

2) 골수의 형태학적 진단과 염색체 결과에 차이를 보일 때

- 세포형태학적으로 APL이 아닌 환자에서 t(15;17)이 관찰될 때
- 세포형태학적으로 CML 외의 다른 MPN 아형이 의심되었는데, t(9;22)가 관찰될 때
- 세포형태학적으로 CLL이 의심되었는데, t(11;14) 염색체 이상이 관찰될 때
- 세포형태학적으로 골수에는 혈액종양 소견이 없는데, 염색체 이상이 관찰될 때

3) 조혈모세포 이식 후 생착 실패가 의심되는 염색체 결과가 관찰되었을 때

조혈모세포를 이식받은 환자에서 환자 핵형이 관찰될 때

4) 임상에서 환자 진단 및 치료 결정에 염색체 결과가 중요하여 판독을 빨리 요청할 경우

5) 기타

- 핵형이 복잡하여 염색체 분석에 시간이 오래 걸릴 때, 일단은 중간보고로 복잡핵형임을 알립니다.
- 검체의 재채취가 필요하거나 염색체 검사 외에 다른 추가 검사 결과를 확인할 필요가 있어 최종 보고 시간이 지연될 때

12. 보고서에 포함되어야 할 사항들과 보고서 예제

1) 환자의 인적 사항(이름, 등록번호, 나이, 성별, 진단명, 의뢰한 의사 성명)
2) 검체 채취 날짜, 검체 접수 날짜, 검체의 종류
3) 세포배양 방법, 분염법
4) 분석한 중기세포 수, Karyogram 수
5) 염색체 밴드 해상도
   *ECA (European Cytogenetics Association) : 후천성 종양의 경우 요구되는 최소 해상도 기준 없음
6) 염색체 결과 : ISCN 명명법에 따라 핵형을 표기
7) 결과 해석, 검사의 제한점 및 추천 사항
8) 기타 : 중간보고 사항
9) 보고 날짜, 검사자 성명, 보고자 성명, 검사실 책임자 성명, 검사실 주소, 문의사항 연락처
10) karyogram : 적어도 2개의 karyogram을 첨부하고, 1개의 부클론(subclone)마다 1개의 karyogram을 추가합니다.

G-분염법 염색체 결과 보고서 작성 시 고려할 사항(Cancer Cytogenetics : Methods and Protocols, Methods in Molecular Biology. vol 730. Chapter 18.; Current Protocols in Human Genetics 2011:Suppl 70;appendix 1D)

1) 보고서는 누구나 이해할 수 있도록 작성되어야 합니다.

ISCN 명명법은 국제적으로 표준화된 핵형표기법입니다. 따라서 보고서는 ISCN 명명법에 따라 핵형이 표기되어야 합니다. ISCN 명명법은 세포유전학 전공자들끼리 소통할 수 있는 유용한 언어이지만, 세포유전을 전공하지 않은 임상의들은 ISCN 명명법을 이해할 수 없습니다. 따라서 보고서는 핵형을 ISCN 명명법으로 표기 후, 각 염색체 이상의 종류 및 임상적 의의를 누구나 이해하기 쉽게 설명이 추가되어야 합니다.

2) 과거 결과를 일일이 찾아보지 않더라도 현재 결과지만으로 환자의 상태를 분명히 전달할 수 있어야 합니다.

예를 들면, APL 환자에서 치료 후 정상핵형이 관찰되었을 때 단순히 “염색체 이상이 관찰되지 않습니다”라고 보고하는 것보다는 “진단 시 관찰되었던 t(15;17) 염색체 이상이 관찰되지 않고 모두 정상핵형으로 관찰되어 세포유전학적 관해로 판단됩니다” 로 기록하는 것이 더 유용한 보고서가 될 수 있습니다.

3) 관찰된 염색체 이상과 예후와의 연관성에 대해서도 자세히 명시하는 것이 필요합니다.

혈액종양을 전공한 임상의의 경우 t(15;17), inv(16) 등이 AML에서 예후가 좋은 염색체 이상임을 알지만, 다른 임상의의 경우 이러한 전문지식을 가지고 있지 않을 수 있습니다. 또한 MDS의 예후예측 score 시스템 중 하나인 IPSS에서 모든 종류의 7번 염색체 이상은 불량한 예후에 포함합니다. 이와 같이 관찰된 염색체 이상의 예후에 대해서 보고서에 명시하는 것이 필요합니다.

또한 복잡핵형은 예후가 나쁜 것으로 알려져 있는데, 이에 대한 정의가 다양하여 혼란을 줄 수 있습니다. 따라서 결과보고 시 단순히 복잡핵형으로만 보고하지 말고, 염색체 이상의 개수가 3개 기준이었는지 5개 기준이었는지를 명시할 필요가 있습니다. NCCN 2019 기준에 따르면 ALL에서 복잡핵형은 5개 이상 염색체 이상이 관찰될 때로 정의하고 있습니다.

반면, AML에서 복잡핵형은 NCCN (National Comprehensive Cancer Network)과 ELN (European Leukemia NET) 기준에 따르면 t(8;21), inv(16)/t(16;16), t(15;17), t(9;11), t(v;11), inv(3)/t(3;3), t(6;9)은 포함되지 않은 상태에서 3개 이상 염색체 이상이 존재하는 경우로 정의합니다.

또한 AML 또는 MDS에서 예후의 score를 정하기 위해서는 염색체 이상의 개수가 중요할 수 있는데, 이를 정하는 기준은 세포유전학의 전문적인 지식을 필요로 하므로, 결과지에 염색체 이상의 개수를 포함한 예후의 score를 구체적으로 명시하는 것이 추천됩니다. 염색체 이상의 개수가 3개인 복잡핵형보다 4개 이상을 가지고 있는 경우 예후가 더 불량하다고 보고되어 있습니다(Blood 2012:119:2122, J Clin Oncol 2013:31:916, J Clin Oncol 2012:30:820).

* 염색체 이상의 개수를 정하는 기준(Leuk Res 2010:34:160)

- 수적 이상은 각각 염색체 이상으로 간주합니다(예외. -Y)
  예) 46, XY, -7, +8[20] → 2개 염색체 이상이 존재함
- 1개 염색체에서 결실과 전좌가 동시에 발생하여 유도(derivative) 염색체가 생성되었을 때는 1개 염색체 이상으로 간주합니다.
- 체질성 염색체 이상은 염색체 이상 개수에 포함시키지 않습니다.
- 다클론(multiple clone)이 존재할 때 독립적인 이상은 각각 염색체 이상으로 간주합니다.
  예) 46,XY,t(9;22)(q34;q11.2)[15]/47,XY,+8[3]/48,XY,del(7)(q21q36),+8[2]
  3개 염색체 이상이 존재함 : t(9;22), +8, del(7q)
- tetraploidy는 1개의 염색체 이상으로 간주합니다.

4) 염색체 검사의 한계에 대해서도 임상의에게 잘 알려야 합니다.

밴드의 해상도가 낮거나, 충분한 중기세포를 분석하지 못한 경우는 보고서의 결과가 완전히 분석되지 못했음을 명시해야 합니다. 예를 들면, 정상핵형으로 보고된 증례에서 해상도가 300 밴드 이하로 나빴고, 10개 중기세포만 분석했을 때는, 클론성 있는 염색체 이상을 놓쳤을 가능성도 있음을 보고서에 기록합니다.

정상핵형으로 보고하려면 반드시 20개 이상 중기세포를 분석해야 합니다. 만약 20개 미만의 중기세포만 관찰하였고, 그중에서 비정상핵형이 관찰되지 않았다면, 최종 정상핵형으로 진단하기에 제한점이 있음을 강조할 필요가 있습니다.

5) 무작위(Random) 염색체 이상 표기법에 대해서는 아직 정립되어 있지 않습니다.

예를 들면, 20개 중기세포 중 9개는 46,XX였고 나머지 11개 세포는 무작위염색체 이상이 포함되어 있을 때, 46,XX[20]으로 보고할지 46,XX[9]로 보고할지 결정하기 어렵습니다.

13개 나라의 19개 검사실을 대상으로 조사한 결과를 살펴보면 58% 검사실에서는 무작위염색체 이상을 가진 세포를 정상세포로 간주하고 46,XX[20]으로 보고한다고 하였습니다(ALM 2014:34:413). 나머지 검사실에서는 46,XX[9]로 보고한다고 하였습니다.

또한 20개 중기 세포 중 19개는 t(9;22), 1개는 -5가 관찰되었을 때(-5는 무작위 염색체 이상임), 46,XX,t(9;22)(q34;q11.2)[19]로 보고할지, 아니면 46,XX,t(9;22)(q34;q11.2)[19]/46,XX[1]로 보고할지 고민이 됩니다. 현재는 각 검사실의 규정에 따라 보고하고 있지만, 앞으로 ISCN 위원회에서 무작위 염색체 이상 표기에 대한 표준화된 지침을 제시할 필요가 있습니다(ALM 2014:34:413).

6) FISH 검사에서 G-분염법 핵형결과 외에 추가적인 정보를 얻는 경우는 G-분염법 핵형결과를 다시 최종 수정합니다.

그러나 G-분염법에서 관찰할 수 없는 미세한 결함에 대한 정보를 FISH 검사에서 알게 된 것은 핵형에 표기하지 않습니다.

예) FISH에서 ETV6/RUNX1 재배열 양성결과를 확인한 경우 G-분염법 결과에 t(12;21)로 추가 보고할 필요 없음.

결론적으로 혈액종양 환자에서 염색체 결과는 진단, 예후 및 치료방침 결정, 치료 효과 판정 등에 도움이 되는 중요한 검사입니다. 따라서 보고서 작성 시 혈액종양의 특성을 잘 이해하고, 임상의와의 긴밀한 협력체제와 의사소통을 통해 가장 적절한 결과 해석과 판독을 시행하고 유용한 정보를 제공할 수 있도록 작성해야 합니다.

진단 시 정상핵형인 AML 염색체 보고서 예

염색체 결과 보고서

등록번호 : ******** 환자명 : *** 나이/성별 : **세/**
의뢰의사 : *** 병 동 : ** 진 료 과 : ****과
검체채취 날짜 : ******

BM finding : AML
Type of specimen : bone marrow
Methods : unstimulated 24 hr and 48 hr culture
G - banding
Total No. of analysed metaphase : 20개
Total No. of karyotype : 2개
Resolution : 400 band

Karyotype : 46,XX[20]

Impression : AML with normal karyotype

Comment
분석한 20개 중기 세포들은 클론성을 가진 염색체 이상이 관찰되지 않았고 모두 정상핵형을 나타내었습니다.

현미경하에서 관찰이 불가능한 미세한 염색체 결함이나 유전자 결함 등의 이상은 본 검사법만으로 발견할 수 없습니다.

Recommendation : *FLT3, NPMI, CEBPA* 병적유전자 변이 검사

검사자 성명 : ***
보고자 성명 : ***
보 고 날 짜 : ******

검사실 주소 : **시 ***구 **동 **번지, ****병원 ****과 ***검사실 우편번호 : ******
검사실 전화 : ****-****

진단 시 비정상핵형인 ALL 염색체 보고서 예

염색체 결과 보고서

등록번호 : ******** 환자명 : *** 나이/성별 : **세/**

의뢰의사 : *** 병 동 : ** 진 료 과 : ****과

검체채취 날짜 : ******

BM finding : B lymphoblastic leukemia

Type of specimen : bone marrow

Methods : unstimulated 24 hr and 48 hr culture

G-banding

Total No. of analysed metaphase : 20개

Total No. of karyotype : 2개

Resolution : 300-400 band

Karyotype : 46,XY,t(4;11)(q21;q23)[6]/46,XY[14]

Impression : B lymphoblastic leukemia

with t(4;11) associated with *KMT2A/AFF1* rearrangement

Comment

분석한 20개 중기 세포 중 6개 세포에서 t(4;11) 염색체 이상이 관찰되었는데,
이는 *KMT2A/AFF1* 재배열과 연관성이 있으며,
불량한 예후를 보이는 것으로 보고되어 있습니다.

현미경하에서 관찰이 불가능한 미세한 염색체 결함이나 유전자 결함 등의
이상은 본 검사법만으로 발견할 수 없습니다.

검사자 성명 : ***
보고자 성명 : ***
보 고 날 짜 : ******

검사실 주소 : **시 ***구 **동 **번지, ****병원 ****과 ***검사실

우편번호 : ****** 검사실 전화 : ****-****

CML 치료 후 염색체 보고서 예

염색체 결과 보고서

등록번호 : ******** 환자명 : *** 나이/성별 : **세/**

의뢰의사 : *** 병 동 : ** 진 료 과 : ****과

검체채취 날짜 : ******

BM finding : known CML, hematologic remission

Type of specimen : bone marrow

Methods : unstimulated 24 hr and 48 hr culture
G-banding

Total No. of analysed metaphase : 20개

Total No. of karyotype : 2개

Resolution : 300-400 band

Karyotype : 46,XY,t(9;22)(q34;q11.2)[6]/46,XY[14]

Impression : known CML with partial cytogenetic response

Comment

분석한 20개 중기세포 중 30% 세포에서 t(9;22) 염색체 이상이 관찰되어 partial cytogenetic response로 생각됩니다.

그외 clonal evolution과 연관된 염색체 이상은 관찰되지 않았습니다.

현미경하에서 관찰이 불가능한 미세한 염색체 결함이나 유전자 결함 등의 이상은 본 검사법만으로 발견할 수 없습니다.

검사자 성명 : ***

보고자 성명 : ***

보 고 날 짜 : ******

검사실 주소 : **시 ***구 **동 **번지, ****병원 ****과 ***검사실

우편번호 : ****** 검사실 전화 : ****-****

충분한 중기세포를 관찰하지 못했을때 염색체 보고서 예

염색체 결과 보고서

등록번호 : ******** 환자명 : *** 나이/성별 : **세/**
의뢰의사 : *** 병 동 : ** 진 료 과 : ****과
검체채취 날짜 : ******

BM finding : Multiple myeloma
Type of specimen : bone marrow
Methods : unstimulated 24 hr and 48 hr culture
G - banding
Total No. of analysed metaphase : 2개
Total No of karyotype : 0개
Resolution : 300 band

Karyotype : 46,XX[2]

Impression : Multiple myeloma with insufficient number of metaphase

Comment
접수된 검체는 육안상 용혈과 응괴가 관찰되었으며, 이런 부적합 검체의 경우
충분한 중기세포를 얻기 어렵습니다(clot 된 검체는 배양에 필요한 세포가 적게 포함되어 있습니다).
본 환자에서 세포 배양 후 충분한 수의 중기세포를 얻을 수 없었습니다.
분석한 2개 세포는 정상핵형을 나타내었으나 20개 이상 중기세포를 분석하지 못하였으므로 정상핵형이라고 판정하기는 어렵습니다.

현미경하에서 관찰이 불가능한 미세한 염색체 결함이나 유전자 결함 등의 이상은 본 검사법만으로 발견할 수 없습니다.

Recommendation : 간기세포 FISH (Multiple myeloma panel)

검사자 성명 : ***
보고자 성명 : ***
보 고 날 짜 : ******

검사실 주소 : **시 ***구 **동 **번지, ****병원 ****과 ***검사실
우편번호 : ****** 검사실 전화 : ****-****

성별이 다른 공여자로부터 이식 후 염색체 보고서 예

염색체 결과 보고서

등록번호 : ******** 환자명 : *** 나이/성별 : **세/**

의뢰의사 : *** 병 동 : ** 진 료 과 : ****과

검체채취 날짜 : ******

BM finding : known AML post sex mismatched stem cell transplantation status
Type of specimen : bone marrow
Methods : unstimulated 24 hr and 48 hr culture
G - banding
Total No. of analysed metaphase : 20개
Total No. of karyotype : 2개
Resolution : 300-400 band

Karyotype : //46,XX[20]

Impression : known AML, post sex mismatched stem cell transplantation status with normal donor's karyotype

Comment

20개 중기 세포를 분석한 결과 모두 정상 공여자의 XX 핵형이 관찰되었고, 환자의 XY 세포는 관찰되지 않아서, 생착 유지가 잘되고 있는 상태로 생각됩니다.

그러나 환자세포가 존재하더라도 생체 외에서 분열 능력이 감소되어 있을 경우 환자의 중기세포를 관찰할 수 없을 수도 있습니다.

현미경하에서 관찰이 불가능한 미세한 염색체 결함이나 유전자 결함 등의 이상은 본 검사법만으로 발견할 수 없습니다.

Recommendation : 간기세포 FISH with X/Y probe

검사자 성명 : ***
보고자 성명 : ***
보 고 날 짜 : ******

검사실 주소 : **시 ***구 **동 **번지, ****병원 ****과 ***검사실

우편번호 : ****** 검사실 전화 : ****-****

성별이 같은 공여자로부터 이식 후 염색체 보고서 예

염색체 결과 보고서

등록번호 : ******** 환자명 : *** 나이/성별 : **세/**
의뢰의사 : *** 병 동 : ** 진 료 과 : ****과
검체채취 날짜 : ******

BM finding : known AML
sex matched stem cell transplantation status
Type of specimen : bone marrow
Methods : unstimulated 24 hr and 48 hr culture
G - banding
Total No. of analysed metaphase : 20개
Total No of karyotype : 2개
Resolution : 300-400 band

Karyotype : 46,XY[20]

Impression : known AML, post sex matched stem cell transplantation status
with normal karyotype

Comment
분석한 20개 중기 세포들은 모두 정상 남자 핵형을 나타내었습니다.
진단 시 정상핵형이었고, 성별이 같은 공여자 이식을 이식받았으므로 금일 정상 남자 핵형인 염색체 결과만으로 생착여부와 관해유지 여부를 판정하기 어렵습니다.
현미경하에서 관찰이 불가능한 미세한 염색체 결함이나 유전자 결함 등의 이상은 본 검사법만으로 발견할 수 없습니다.

Recommendation : STR (short tandem repeat) 결과를 확인하여 주십시오.

검사자 성명 : ***
보고자 성명 : ***
보 고 날 짜 : ******

검사실 주소 : **시 ***구 **동 **번지, ****병원 ****과 ***검사실
우편번호 : ****** 검사실 전화 : ****-****

골수에서 체질성 염색체 이상이 관찰된 경우 염색체 보고서 예

염색체 결과 보고서

등록번호 : ******** 환자명 : *** 나이/성별 : **세/**

의뢰의사 : *** 병 동 : ** 진 료 과 : ****과

검체채취 날짜 : ******

BM finding : Leukopenia with normocellular marrow

Type of specimen : bone marrow and peripheral blood

Methods : BM : unstimulated 24 hr and 48 hr culture

PB : PHA-stimulated 72 hr culture

G - banding

Total No. of analysed metaphase : BM : 20개, PB : 20개

Total No of karyotype : 4개(BM : 3개, PB : 1개)

Resolution : 400 band

Karyotype : PB : 46,XX,inv(9)(p11q13)

BM : 46,XX,inv(9)(p11q13)c[20]

Impression : Constitutional chromosomal abnormality of pericentric inversion of chromosome 9

Comment

PHA 자극배양한 PB와 무자극배양한 BM에서 분석한 중기 세포들은 모두 inv(9)가 관찰되었습니다. 그 외 다른 염색체 이상은 관찰되지 않았습니다. inv(9)는 정상변이형으로 알려져 있는 염색체 이상 중 하나입니다. 결론적으로 본 환자는 혈액종양과 연관된 클론성 염색체 이상은 없는 것으로 생각됩니다.

현미경하에서 관찰이 불가능한 미세한 염색체 결함이나 유전자 결함 등의 이상은 본 검사법만으로 발견할 수 없습니다.

검사자 성명 : ***

보고자 성명 : ***

보 고 날 짜 : ******

검사실 주소 : **시 ***구 **동 **번지, ****병원 ****과 ***검사실

우편번호 : ****** 검사실 전화 : ****-****

핵형분석을 정확히 하지 못한 경우 보고서 예

염색체 결과 보고서

등록번호 : ******** 환자명 : *** 나이/성별 : **세/**

의뢰의사 : *** 병 동 : ** 진 료 과 : ****과

검체채취 날짜 : ******

BM finding : BM involvement of gastric cancer

Type of specimen : bone marrow
Methods : unstimulated 24 hr and 48 hr culture
G - banding
Total No. of analysed metaphase : 11개
Total No of karyotype : 2개
Resolution : 300-400 band
중간보고 날짜 : ** 년 * 월 * 일, 방법 : E-mail
수신자 : 내과 *** 통신자 : ***
내용 : 염색체 개수가 60~63개 되는 비정상 핵형 존재

Karyotype : 60~63,XX,add(7)(q36),inc[4]/46,XY[7}

Impression : BM involvement of malignancy with abnormal karyotype containing unidentified structural or numerical changes in addition to add(7)(q36)

Comment
분석한 11개 중기 세포 중 7개 세포는 정상핵형이었고 나머지 4개 세포는 염색체 개수가 60~63개로 예상되었고 7q 재배열이 관찰되었습니다. 7q 이상 외에도 다른 염색체 이상이 관찰되었으나, G-banding 방법만으로는 정확한 핵형 결정이 어려워 "incomplete karyotype (inc)"으로 기입하였습니다.

현미경하에서 관찰이 불가능한 미세한 염색체 결함이나 유전자 결함 등의 이상은 본 검사법만으로 발견할 수 없습니다.

검사자 성명 : ***
보고자 성명 : ***
보 고 날 짜 : ******

검사실 주소 : **시 ***구 **동 **번지, ****병원 ****과 ***검사실

우편번호 : ****** 검사실 전화 : ****_****

세포유전학의 시작

"인간 염색체 수는 48개가 아니고 46개다"

1890년대는 인간 염색체 수가 대충 16~38개로 알고 있었고, 1912년에 Von Winiwarter는 남자는 47개, 여자는 48개로 염색체 수를 보고하였습니다.

1923년에는 Painter가 인간의 염색체가 48개라고 보고하였습니다. 이는 Von Winiwarter가 발표한 자료에서 Y 염색체가 소실된 것을 확인하였으며, 따라서 남자도 여자와 같이 염색체 개수가 48개라고 단순하게 결론지었습니다.

Painter의 발표 이후 33년 동안 모든 연구에서 인간 염색체 수는 48개임을 일반적인 진리로 받아들였습니다. 따라서 1920년에서 1950년 사이를 '세포유전학의 암흑기'라고 불립니다. 한 예로 유산된 태아 간조직의 체세포 분열을 연구하다가 포기한 연구자 이야기는 더욱 기가 막힙니다. 연구를 포기하게 된 이유는 태아의 조직에서 46개의 염색체만 반복적으로 관찰되었고, 48개인 염색체를 관찰할 수 없어 적절한 연구검체를 얻지 못했다고 판단했기 때문이라고 합니다. 그런데 Painter도 2년 전에 발표한 보고에서는 관찰하기에 가장 좋은 세포는 염색체 수가 46개임을 언급하기도 하였다고 합니다.

이 당시까지도 염색체 개수를 정확히 셀 수 있는 질 좋은 슬라이드를 얻을 수 있는 기술이 아직 개발되지 않았고, 말초혈액 검체 대신 염색체 개수가 비정상일 수 있는 종양조직을 대상으로 주로 연구를 하였으므로, 인간의 염색체 개수를 혼동해서 보고한 것이 어쩌면 피할 수 없는 결과인지도 모릅니다.

그러다가 1956년 역사적인 사건이 일어나게 됩니다. Tjio와 Levan이 태아 폐조직 배양과 관련된 실험을 하면서 사람의 염색체수가 46개임을 발표하게 되었고, 이로써 세포유전학 역사를 본격적으로 열게 되었습니다.

당시 논문 제목은 "The chromosome number of man" (Hereditas 1956:42:1-6)로 약간 싱겁기까지 합니다. 지난 30년 이상 동안 사람의 염색체는 48개임이 불변의 진리처럼 받아들여지고 있었으므로, Tjio와 Levan은 처음 논문을 발표할 때 다음과 같이 조심스럽게 연구결과를 언급하였습니다.

"사람의 염색체 수가 2n=46개라는 우리의 현재 결과를 일반화하기를 바라지는 않는다. 그러나 우리 관찰 결과의 가장 자연스러운 설명이라는 결론을 피하기는 어렵다(We do not wish to generalize our present finding into a statement that the chromosome number of man is 2n=46, but it is hard to avoid the conclusion that this would be the most natural explanation of our observations)".

Tjio와 Levan이 발표한 논문은 연구자들 간에 많은 주목을 받게 되었고, 같은 해인 1956년 말에 Ford와 Hamerton에 의해서도 사람의 염색체 개수는 46개라는 것을 증명하였습니다.

결론적으로 Tjio와 Levan의 연구결과는 지난 30년 이상 진리라고 믿어 왔던 사실을 뒤엎고 세포유전학의 새로운 장을 열게 되었습니다. 이에 따라 염색체의 수적 이상인 선천성 증후군이 밝혀지게 되었습니다.

1959년 21번 염색체가 3개인 다운증후군을 비롯하여 터너증후군(45,X), 클라인펠터증후군(47,XXY)과 같은 선천성 염색체 이상 질환이 알려지게 되었습니다.

2006년 미국 Maryland Bethesda에서 전 세계 세포유전학자들이 모여서 염색체가 46개임을 밝힌 50주년을 기념하는 역사적인 행사를 개최했다고 합니다. 주제는 "**50 years of 46 Human Chromosomes : Progress in Cytogenetics**" 였다고 합니다.

6 염색체의 핵형 명명법 (ISCN 2016)

세포유전학 분야의 눈부신 발전에 따라 연구자들 사이에서 의사소통을 증진시키기 위한 공통적인 명명법이 필요하게 되었습니다. ISCN (International System for Human Cytogenomic Nomenclature)은 다국적 실무위원회에서 세포유전학 명명법에 관한 국제규약에 따라 제시한 표준화된 표기법입니다. ISCN에 따라서 명명된 표기는 세계적으로 공통된 해석이 가능하게 되었습니다.

중요한 몇 가지 사건들을 살펴보면, 다음과 같습니다.

1960년 Denver 컨퍼런스에서 처음으로 염색체 명명법의 기본체계를 만들어서 상염색체의 크기 순서로 1~22번을 결정하였습니다.

1963년 London 컨퍼런스에서 크기나 모양이 상이한 염색체끼리 모아서 A-G군 7개 그룹으로 분류하였습니다.

1966년 Chicago 컨퍼런스에서 염색체의 수적 이상과 구조적 이상을 논의하게 되고 몇 가지 기호를 결정하였습니다.

1971년 Paris 컨퍼런스에서는 각 염색체의 band, region 등을 결정하였습니다.

1977년 Stockholm 컨퍼런스에서 현재까지 컨퍼런스에서 결정된 것을 모두 종합하여 공통 명명체계인 ISCN (International System for Human Cytogenetic Nomenclature) 출판을 결정하게 되었습니다. 이에 따라 1978년에 "ISCN 1978"이 처음으로 출간되었고, 그 후에도 지속적으로 수정 보완됨에 따라 "ISCN 1981, 1995, 2005, 2009, 2013, 2016" 이 출간되었습니다.

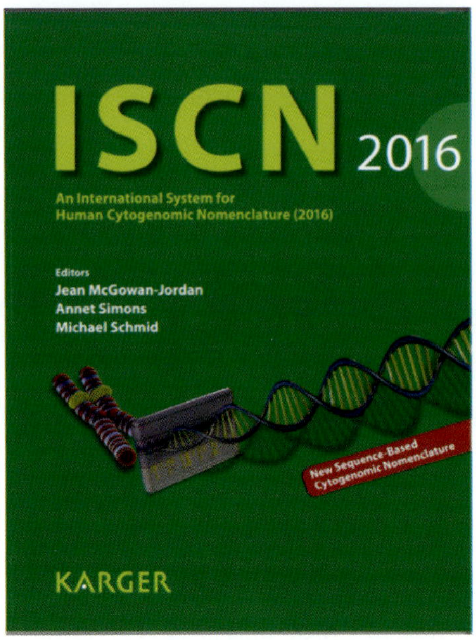

A. 일반적 원칙

염색체 염색법은 다양한 종류(Q-bands, G-bands, R-bands, C-bands, T-bands, NORs-band 등)가 존재하는데, 가장 중요하고 일반적으로 사용되는 G-bands (Giemsa)법을 기준으로 핵형명명법을 설명하겠습니다.

염색체 이상을 ISCN (International System for Human Cytogenomic Nomenclature) 원칙에 따라 정확하게 표기할 수 있도록 우선 정상 염색체의 형태부터 이해해야 합니다.

1. 정상 염색체의 형태(그림 6-1)

1) 동원체(centromere)

정상 염색체는 2개의 딸 염색체 분체(chromatids)가 1차 수축(primary constriction)으로 불리는 부위에서 서로 붙어 있는데, 이 부위가 동원체(centromere)입니다. 세포분열시기에 방추사(spindle fiber)가 동원체에 부착하여 염색체를 양쪽 방향으로 끌어당기는 역할을 하므로, 동원체가 없는 염색체(acentric chromosome)는 방추사가 부착되지 못하여, 세포분열 시 딸세포를 만들 수 없습니다. 동원체와 동원체 부위(pericentromeric heterochromatin)는 다양한 repetitive DNA로 구성되어 있습니다.

2) 단완(p arm)과 장완(q arm)

염색체는 동원체를 기준으로 2개의 완(arm)으로 분리되는데, 짧은 완인 단완(p arm)과 긴 완인 장완(q arm)으로 나눌 수 있습니다.

3) 말단부(telomere)

염색체의 말단부위를 말하며, 염색체의 구조적 안정성을 유지하는 데 중요한 역할을 합니다. 따라서 말단부가 소실될 경우, 염색체가 불안정하게 되어 다른 깨진(broken) 염색체와 융합되려는 경향이 있습니다.

말단부는 TTAGGG의 tandem hexanucleotid minisatellite repeat unit가 반복되는 5~20 kb로 이루어져 있습니다.

4) 동원체 위치에 따른 정상 염색체 분류

(1) 중부 염색체(metacentric) : 동원체의 위치가 염색체의 중간부위에 위치하여 단완과 장완의 길이가 비슷합니다.

(2) 차중부 염색체(submetacentric) : 동원체가 염색체의 중간보다 더 위쪽에 치우쳐 위치하므로 단완이 장완보다 짧습니다.

(3) 차단부 염색체(acrocentric) : 동원체가 염색체의 말단부 근처에 위치하고, 단완이 굉장히 짧은 것이 특

징입니다. 정상염색체 중 13번, 14번, 15번, 21번, 22번이 여기에 포함됩니다. 또한 경상부(stalk), 부수체(satellite)와 같은 구조도 특징으로 관찰됩니다. 차단부 염색체의 단완(nucleolar organizer regions, NORs)은 18S와 28S ribosomal RNA 유전자가 군집을 이루고 있습니다.

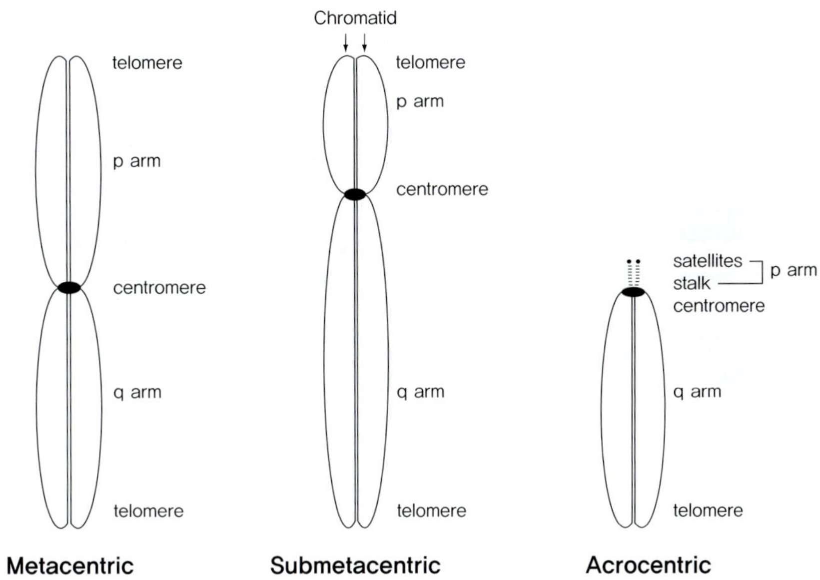

그림 6-1. 정상 염색체의 형태

5) 염색체 밴드 명명법(그림 6-2)

염색체의 특정 위치를 표기할 때는 다음 5가지 요소가 필요하며, 간격없이 순서대로 표기합니다. 다만, 밴드번호 뒤에 부밴드 번호를 기입하기 전에는 소수점을 넣습니다.

(1) 염색체 번호
(2) 완의 부호
(3) 영역 번호(region number)
(4) 그 영역(region) 안에 있는 밴드 번호(band number)
(5) 그 밴드 안에 있는 부밴드 번호(sub-band number).

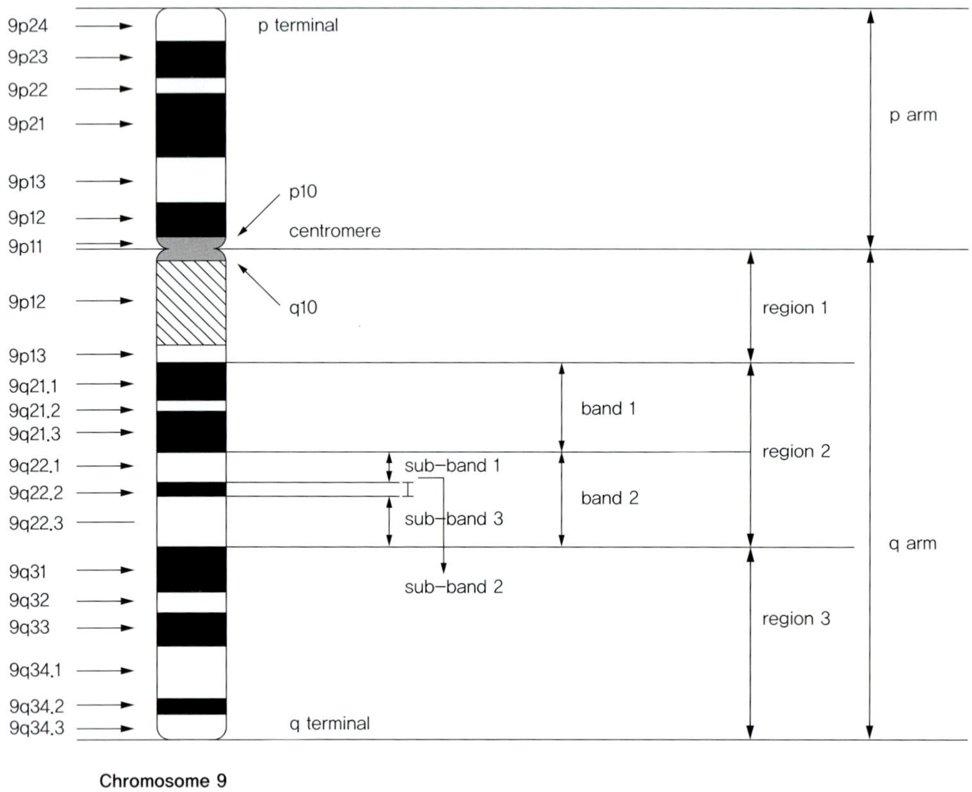

그림 6–2. 염색체 밴드 명명법

(1) 영역(region)

염색체의 완(arm)을 따라 여러 영역(regions)으로 나뉘게 되는데, 이는 염색체의 특징적인 형태를 인지하는데 중요한 근접한 2 표지(landmarks) 사이의 부위를 지칭합니다.

(2) 밴드(band)

염색체는 G-분염법을 시행하면 밝고 어두운 염색 정도에 따라 주변 부분으로부터 확실히 구분할 수 있는데, 이러한 염색체 부분을 밴드(band)라고 합니다.

영역과 밴드는 중심체로부터 바깥쪽 순서대로 번호를 매길 수 있습니다. 즉, 중심체에 인접한 영역은 “1”로 써 표기하고, 그 다음은 말단 부위로 갈수록 “2”, “3”으로 표기합니다. 또한 동원체 자체는 “10”으로 표기하는데, 단완에 마주(facing)한 동원체 부분은 p10으로 표기하고, 장완에 마주한 부분은 q10으로 표기합니다. 밴드는 그 부위의 가장자리(margin)가 아니고, 중간점(midpoints)을 기반으로 표시할 수 있습니다.

각 밴드는 수백 개의 유전자를 포함하는 5~10 megabase 정도의 DNA를 포함하며, 염색체 검사에서 흔히 사용하는 G-분염법에서 진하게 염색되는 밴드(G-dark band)는 A(adenin)과 T(thymidine)이 풍부한 AT-rich 부위이며, 세포분열 시 늦게 복제(late replicating)되며, 상대적으로 유전자가 적게 존재합니다. 반면 G-분염법에서 밝게 염색이 되는 부위(G-light band)는 C(cytosine)과 G(guanin)이 풍부한 GC-rich 부위이며, 세포분열 시 조기에 복제되고(early replicating) 상대적으로 유전자가 풍부하게 존재하는 부위입니다.

(3) 부밴드(sub-band)

1개 밴드 내에서도 밝고 어두운 염색 정도에 따라 다시 구분할 수 있는 부분을 부밴드(sub-band)라고 하며, 밴드 뒤에 소수점(decimal point)을 찍은 뒤 해당되는 부밴드를 숫자로 표시합니다. 부밴드도 영역이나 밴드와 마찬가지로 동원체로부터 바깥쪽으로 번호를 순서대로 부여합니다.

예를 들면, "9q22.3"(그림 6-2)은 염색체 9번, 장완, 영역 2, 밴드 2, 부밴드 3을 나타냅니다. 9q22 밴드 속에 9q22.1, 9q22.2, 9q22.3과 같이 3개의 부밴드가 있습니다.

Tip Karyogram, Idiogram, Karyotype의 차이(그림 6-3)

이 3가지 용어는 서로 구분없이 혼동되어 사용되어 왔는데, Karyogram은 무작위로 흩어져 있는 염색체를 체계적으로 분석하여 염색체를 번호 순서대로 그림, 디지털 이미지 또는 사진으로 나열한 것입니다. Idiogram은 염색체를 도식적인 형태(diagrammatic representation)로 나타낸 것입니다.

Karyotype은 정상 또는 비정상 염색체를 기술하기 위해 명명법을 이용하여 표기한 것입니다. 예를 들면, "46,XX" 또는"47,XY,+21" 등과 같이 표기한 것을 karyotype이라고 합니다.

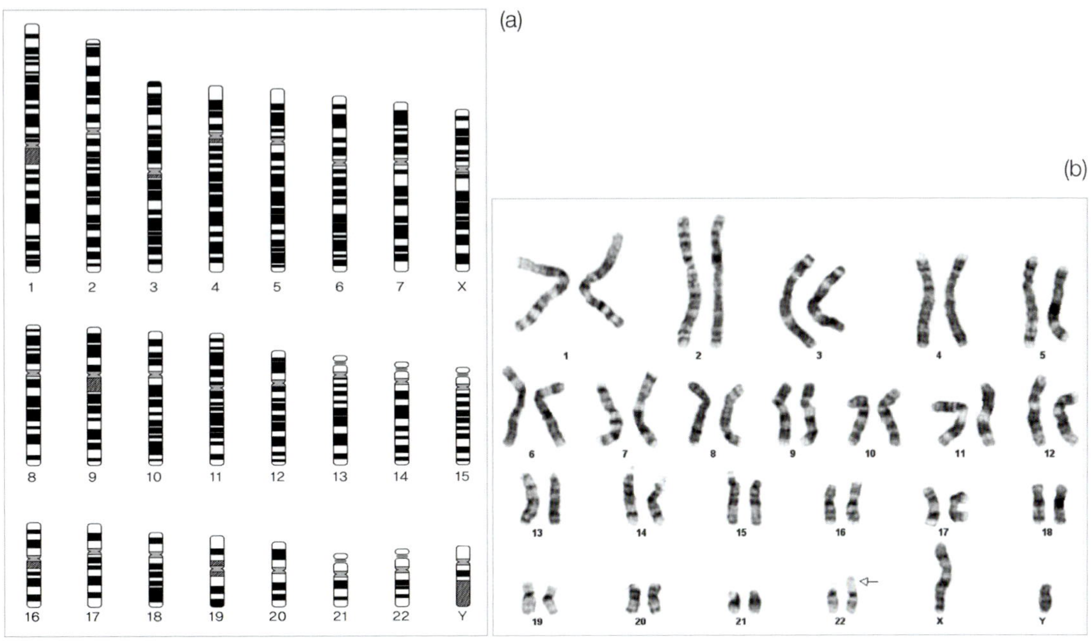

그림 6-3. (a) Idiogram (b) Karyogram

2. 수적 염색체 이상

1) 일반적 원칙

모든 수적 이상은 적합한 배수성(ploidy) 수준과 연관지어 표현할 수 있으므로, ploidy에 관련된 용어를 먼저 정리하겠습니다.

(1) 배수성(Ploidy)의 정의

Euploidy이란 염색체 개수가 23개를 기준으로 2배, 3배, 4배씩 증가하는 경우를 의미합니다.

따라서 euploidy의 종류에는 haploidy, diploidy, triploidy, tetraploidy 등이 포함됩니다. Haploidy는 염색체 수가 23개, diploidy는 46개(23개×2배), triploidy는 69개(23개×3배), tetraploidy는 92개(23개×4배)를 의미합니다.

반면에 aneuploidy는 염색체 수가 23개의 배수가 아닌 경우를 의미합니다. 예를 들면 염색체 수가 20개, 48개, 72개라면 이는 euploidy가 아니고 aneuploidy라고 말합니다. Pseudodiploidy는 diploidy이므로 염색체 개수가 46개이며, 앞에 "pseudo"라는 말이 붙어 있어 구조적 이상이 있음을 의미합니다. 또는 염색체수가 46개이나 수적 이상을 가지고 있음을 의미합니다. 일반적으로 정상인의 정상핵형(normal karyotype)은 구조적 이상 없이 염색체 개수가 46개인 diploidy 상태를 의미합니다.

또한 diploidy 중에서도 hyperdiploidy와 hypodiploidy로 분류할 수 있는데, diploidy인 46개를 기준으로 11을 더한 경우, 즉 46+11=57개까지는 hyperdiploidy에 포함됩니다. 반대로 diploidy인 46개를 기준으로 11을 뺀 경우, 즉 46−11=35개까지는 hypodiploidy에 포함됩니다.

다시 말하면, diploidy는 염색체 개수가 46개인 경우만을 지칭하며, hyperdiploiy란 염색체 개수가 47개부터 57개까지를 말하고, hypodiploidy란 염색체 개수가 35개부터 45개까지인 경우를 의미합니다.

다른 euploidy의 종류도 마찬가지로 11을 더하거나 빼서 hyper 또는 hypo로 명칭할 수 있습니다. 또한 hyperdiploidy와 hypodiploidy를 모두 합쳐서 통칭하는 용어는 near diploidy라고 말합니다.

표 6–1에 이와 같은 사항을 정리하였습니다.

표 6–1. 염색체 개수에 따른 배수성(ploidy)의 분류

hypohaploidy < 23	haploidy 23	hyperhaploidy 24~34	near haploidy ≤34
hypodiploidy 35~45	diploidy 46	hyperdiploidy 47~57	near diploidy 35~57
hypotriploidy 58~68	triploidy 69	hypertriploidy 70~80	near triploidy 58~80
hypotetraploidy 81~91	tetraploidy 92	hypertetraploidy 93~103	near tetraploidy 81~103

(2) 염색체의 수적이상 표기

가) 플러스(+) 또는 마이너스(-) 부호는 특정 염색체가 획득되었거나 또는 소실된 것을 나타내며, 염색체 번호 앞에 표기합니다.

47,XX,+21 : 염색체 개수가 47개이고 21번 염색체가 1개 획득되어 21번이 3개인 형태

44,XY,-5,-7 : 염색체 개수가 44개이고 5번과 7번 염색체가 소실된 형태

나) 염색체의 소실과 획득은 배수성을 기준으로 표기합니다(그림 6-4-1, 6-4-2).

염색체 개수가 72개인 경우, 핵형을 표기하기 위해 우선 배수성을 정해야 하는데, 앞에서 언급했던 기준으로 보면 hypertriploidy에 해당됩니다. 따라서 각 염색체가 3개씩 존재함을 의미합니다. 그런데, X는 3개, 7번이 4개이고 10번은 2개이고, 15번은 5개가 있고 나머지 염색체는 모두 3개씩 존재한다면, 어떻게 표기해야 할까요?

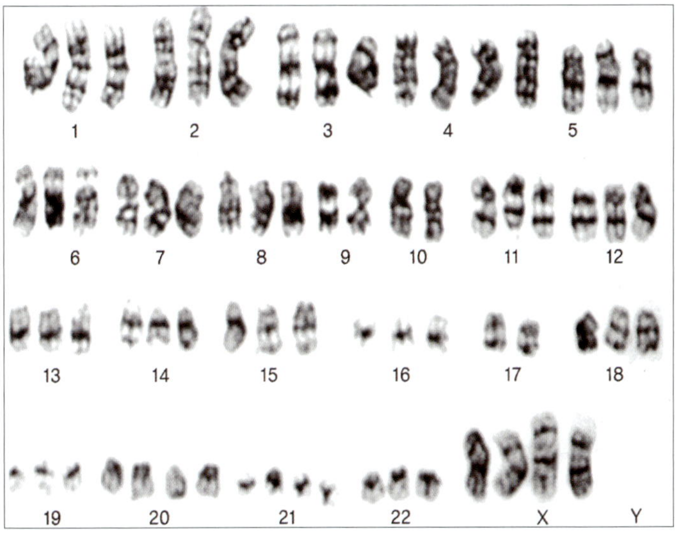

그림 6-4-1.
70,XXX,+X, +4,-9,-10,-17,+20,+21. 염색체 개수가 70개이므로 hypertriploidy에 해당되고 각 염색체는 3개씩 존재하는 것을 기준으로 생각해야 함. 4번 염색체는 4개, 9번은 2개, 10번 2개, 17번 2개, 20번 4개, 21번 4개 존재함.

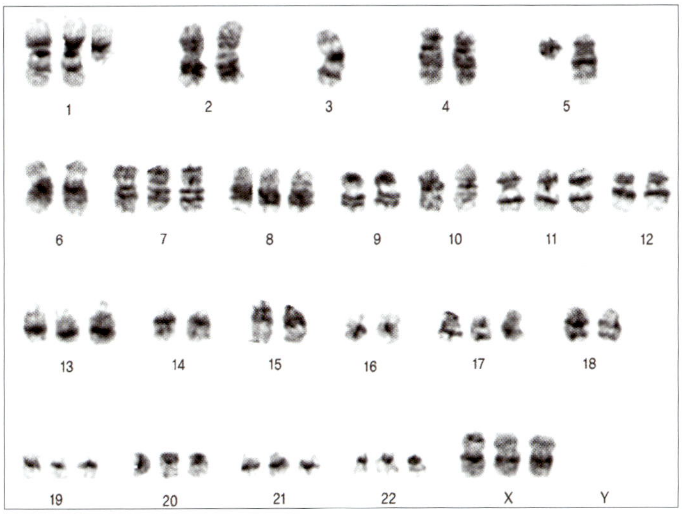

그림 6-4-2.
56,XX, +X, +1, -3, +7, +8, +11, +13, +17, +19, +20,+21,+22. 염색체 개수가 총 56개이므로 hyperdiploidy (47~57개)에 해당되며, 각 염색체는 2개씩 존재하는 것을 기준으로 생각해야 함. 염색체 1번과 5번에 구조적 염색체 이상이 존재하는 것은 표기에서 생략함. 염색체 3번은 1개 존재하고 X 염색체, 1번, 7번, 8번, 11번, 13번, 17번, 19번, 20번, 21번, 22번은 3개씩 존재함.

triploidy는 염색체가 3개씩 존재하는 것이 기준이므로, 이에 따라 획득과 소실을 표기하면, 72,XXX, +7, -10,+15,+15입니다.

다른 예로써 염색체 개수가 55개였고, 앞의 예와 동일하게 X는 3개, 7번이 4개이고 10번은 2개이고, 15번은 5개가 있고 나머지 염색체는 2개씩 존재한다면 어떻게 표기해야 할까요? 우선 염색체 개수가 55개이므로 hyperdiploidy에 해당되므로 각 염색체가 2개씩 존재하는 것을 기준으로 합니다. 따라서 55,XX-,+X,+7,+7,+15,+15,+15로 표기해야 합니다. 10번 염색체가 2개 존재할 때 triploidy라면 10번 염색체가 소실된 것으로 "-10"과 같이 표기해야 하지만, 배수성 기준이 diploidy라면 다른 표시가 필요하지 않습니다. 위의 예에서 볼 수 있듯이 배수성 기준으로 염색체의 소실과 획득을 + 또는 –로 표기해야 합니다.

1가지 이상의 배수성이 존재할 경우에는 가장 간단하고 의미있는 핵형을 나타낼 수 있는 배수성을 선택해서 표기해야 합니다. 이러한 경우에 배수성 수준(n, 2n, 3n, etc)은 염색체 수를 표시한 뒤에 괄호 〈 〉 안에 표기합니다.

76~102〈4n〉,XXXX,----- : 염색체 수가 hypertriploidy와 hypertetraploidy 사이에서 다양한데, 〈4n〉 부호로 표기하였으므로 모든 염색체 이상을 tetraploid와 연관지어 표기하였음을 의미합니다.

3. 구조적 염색체 이상

1) 전좌(Translocation)

전좌는 Reciprocal 전좌, Robertsonian 전좌, Jumping 전좌로 3가지 종류가 있습니다.

(1) Reciprocal 전좌

2개 이상의 염색체가 서로 상호 교환되는 구조적 이상을 말합니다. 또한 유전자의 획득이나 소실이 없는 균형전좌(balanced translocation) 형태입니다.

가) 2개의 절단을 가진 Reciprocal 전좌

ⓐ 상염색체끼리 전좌가 발생한 경우 : 염색체 번호가 작은 것부터 기입합니다(그림 6-5).

ⓑ 성염색체와 상염색체 사이에 전좌가 발생한 경우 : 성염색체를 먼저 기입합니다.

> * t(X;10)(p22.1;q22)
> 전좌에 관여한 염색체 1개가 X 성염색체이므로, X 염색체를 첫 번째에 표기함. 또한 46,XX,t(X;10)으로 표기하지 않으며, 46,X,t(X;10)으로 표기해야 함. 남자에서는 46,Y,t(X;10)으로 표기함.

ⓒ X와 Y 성염색체 사이에 전좌가 발생한 경우 : X 염색체를 먼저 기입합니다.

> * 46,t(X;Y)(q22;q11.2)

ⓓ X와 Y 성염색체가 각각 다른 상염색체와 전좌가 발생한 경우 : X 염색체의 전좌를 먼저 기입하고, Y 염색체가 관여된 전좌를 뒤에 기입합니다.

* 46,t(X;10)(p22.1;q22),t(Y;1)(q11.2;p31)

나) 3개의 절단을 가진 Reciprocal 전좌

ⓐ 3개의 상염색체끼리 전좌가 발생한 경우(그림 6-6)

2개의 상염색체 사이에서 발생한 reciprocal 전좌는 염색체 번호가 작은 것부터 기입하였습니다. 그러나 3개 염색체 사이에서 reciprocal 전좌가 발생한 경우는, 첫 번째 기입하는 염색체는 성염색체 또는 염색체 번호가 가장 작은 상염색체를 기입하고, 두 번째 기입하는 염색체는 성염색체 또는 번호가 작은 상염색체와 상관없이 첫 번째 표기된 염색체로부터 분절을 받은 염색체를 두 번째 표기해야 합니다. 마지막에 표기하는 염색체는 첫 번째 표기한 염색체에 분절을 공여하는 염색체를 표기합니다. 기입 순서에 따라 전좌된 염색체의 모양이 전혀 달라지므로 표기 순서에 주의해야 합니다.

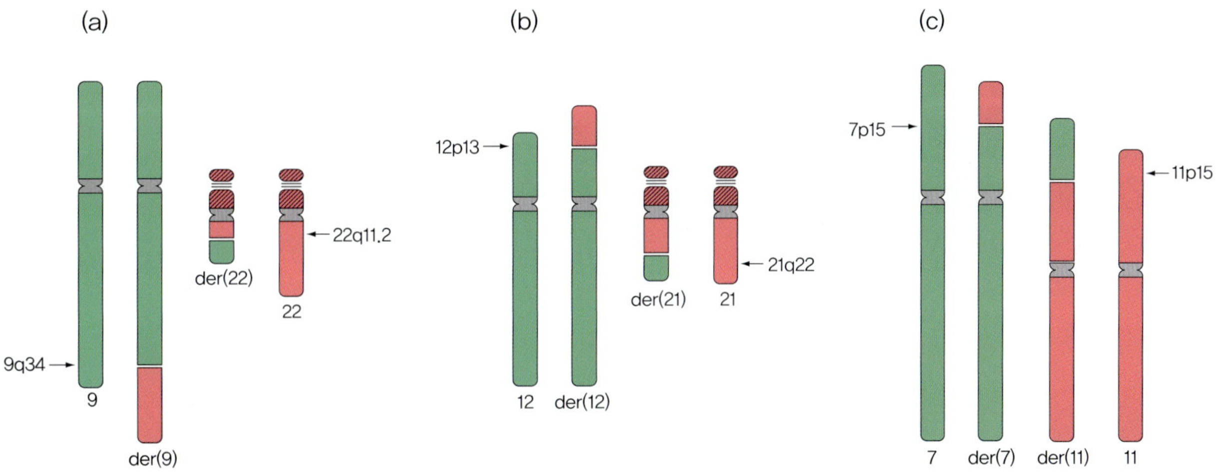

그림 6-5. 2개의 절단을 가진 reciprocal 전좌

(a) t(9;22)(q34;q11.2)

9번 염색체의 q34와 22번 염색체의 q11.2에서 각각 절단이 일어난 후, 이 band의 하단 분절이 서로 상호 교환되었음.

(b) t(12;21)(p13;q22)

12번 염색체의 p13과 21번 염색체의 q22에서 각각 절단이 일어났고, 이 band의 하단 분절이 서로 교환되었음. 이 염색체 이상은 현미경으로 관찰이 어렵고, FISH 또는 분자유전 방법에 의해서만 검출이 가능함.

(c) t(7;11)(p15;p15)

7번 염색체의 p15 부위와 11번 염색체의 p15 부위에서 각각 절단이 일어났고 이 band의 하단 분절이 서로 교환되었음.

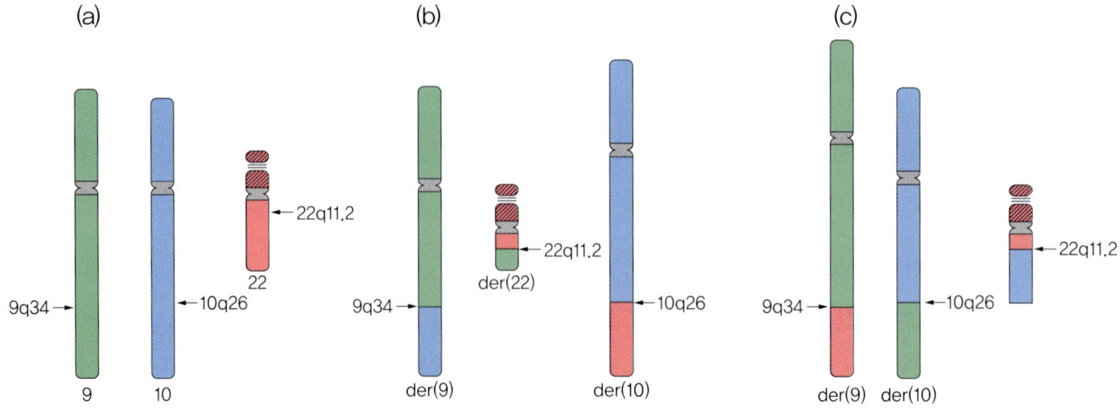

그림 6-6.

(a) 정상 9번, 10번, 22번 염색체

(b) t(9;22;10)(q34;q11.2;q26)

9q34 아래 부위가 22q11.2 부위의 아래로 전좌되었으며, 22q11.2 하단 염색체는 10q26 부위의 하단으로 전좌되었음. 또한 10q26 부위 아래는 9q34 부위의 하단으로 전좌되었음.

(c) t(9;10;22)(q34;q26;q11.2)

9q34 아래 부위가 10q26 부위의 아래로 전좌되었으며, 10q26 하단 염색체는 22q11.2 부위의 하단으로 전좌되었음. 또한 22q11.2 부위 하단은 9q34 부위의 하단으로 전좌되었음.

ⓑ 2개 상염색체와 성염색체 사이에서 전좌가 발생한 경우(그림 6-7)

전좌가 일어난 순서대로 기입합니다. 기입한 순서에 따라 염색체 모양이 달라집니다.

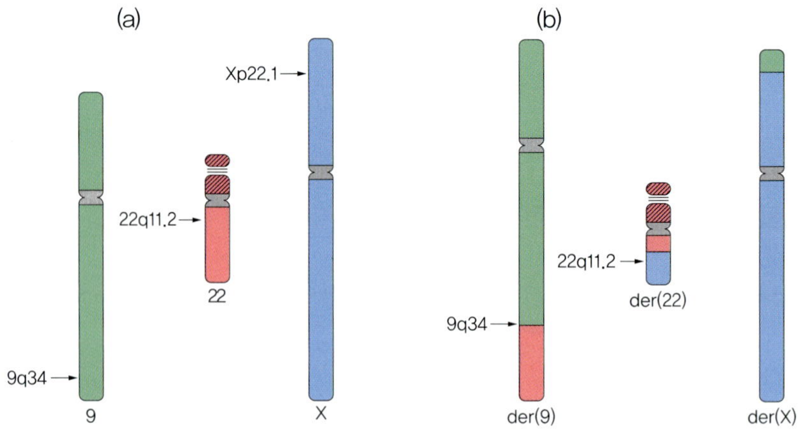

그림 6-7.

(a) 정상 9번, 22번, X 염색체

(b) t(X;22;9)(p22.1;q11.2;q34). 9q34 하단 염색체가 Xp22.1 부위의 하단으로 전좌되었음. 또한 Xp22.1 부위의 하단은 22q11.2 부위의 하단으로 전좌되었고, 22q11.2 아래 부위가 9q34 부위의 아래로 전좌되었음.

ⓒ 3개 염색체 중 2개 상동염색체 사이에서 전좌가 발생한 경우(그림 6-8)

상동염색체임을 강조하기 위해 밑줄을 그어 줍니다.

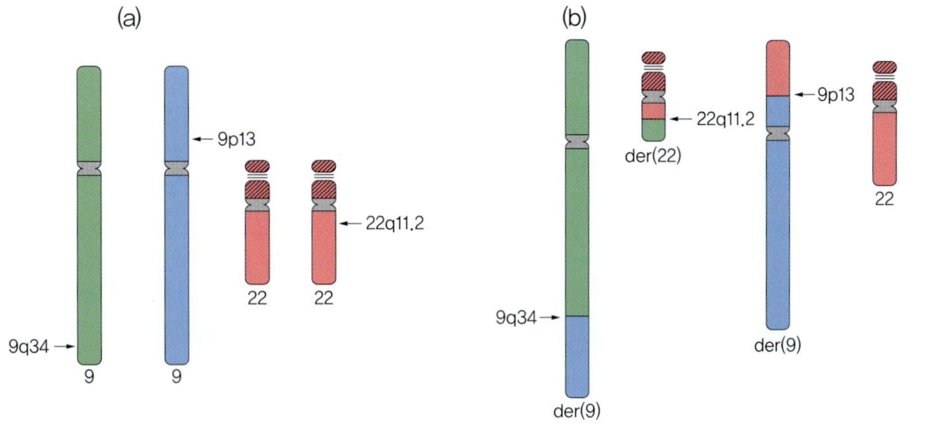

그림 6-8.

(a) 정상 9번과 22번 염색체 (b) 46,XX,t(9;22;9)(q34;q11.2;p13)

9q34 하단이 22q11.2 하단으로 전좌되었음. 또한 22q11.2 하단의 염색체는 상동염색체인 9번 염색체의 9p13 부위로 전좌되었으며, 9p13 하단분절은 다른 상동염색체인 9q34로 전좌되었음. 따라서 정상 22번 염색체는 1개 있고, 9번 염색체는 2개 모두 비정상임.

다) 4개의 절단을 가진 Reciprocal 전좌(그림 6-9)

3개의 절단을 가진 경우와 같은 원칙으로 핵형을 기입합니다. 즉, 염색체 번호가 작은 것과 상관없이 분절을 주고받은 순서대로 기입합니다.

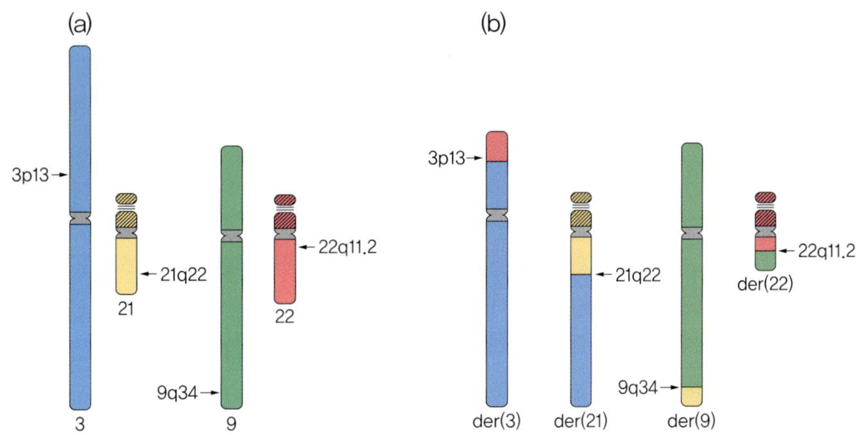

그림 6-9.

(a) 정상 3,21,9,22번 염색체

(b) t(3;21;9;22)(p13;q22;q34;q11.2)

3p13 하단 부위가 21q22 부위로 전좌되었고, 21q22 하단 부위는 9q34 부위로 전좌됨. 9q34 하단부위는 22q11.2 하단부위로 전좌되었고, 22q11.2 하단부위는 3p13 부위로 전좌됨.

라) 염색체의 일부분 분절끼리 Reciprocal 전좌(그림 6-10)

전좌된 해당 분절을 전좌 표기법대로 기입합니다.

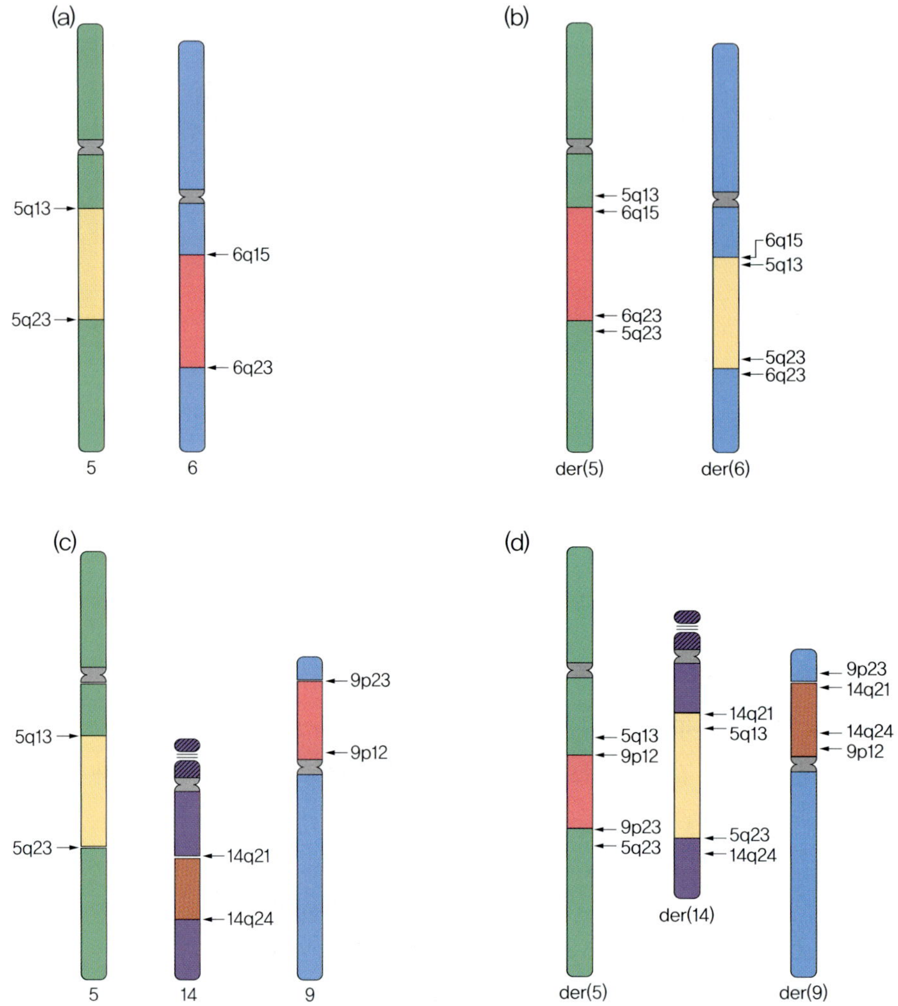

그림 6-10.

(a) 정상 5,6번 염색체

(b) t(5;6)(q13q23;q15q23).

2개의 염색체가 관여되었고, 4개 절단을 가진 재배열인데, 염색체 5q13에서 5q23 사이의 분절과 6q15에서 6q23 사이의 분절이 서로 교환되었음.

(c) 정상 5,14,9번 염색체

(d) t(5;14;9)(q13q23;q24q21;p12p23).

3개 염색체에서 6개 절단점을 가진 reciprocal 전좌임. 5q13과 5q23 사이의 분절은 14q21과 14q24 사이로 전좌되었음.

14q21과 14q24 사이의 분절은 9p12와 9p23 사이로 전좌되었고 9p12-23 분절은 5q13-q23 분절로 전좌되어 대치되었음. 동원체와 관련된 분절의 방향은 band의 순서로부터 명확해지는데, 14q21-q24는 역위되어 있음. 즉, 9p12-23 부위로 전좌될 때 14q24 부위가 14q21 부위보다 9p10 (9번 염색체의 단완에 인접한 동원체)에 더 가깝도록 위치함.

마) Whole arm끼리 Reciprocal 전좌(그림 6-11)

Reciprocal 전좌와 동일한 형태로 구조적 이상을 일으키는데, 전좌되는 염색체 부위가 단완 또는 장완 전체인 것이 특징입니다. Whole arm이 전좌되었을 경우는 비정상 염색체의 형태에 따라 동원체의 p10과 q10 band에 따른 절단점을 기술하여, whole arm이 전좌되었음을 표시할 수 있습니다(p10 : 단완에 인접한 동원체, q10 : 장완에 인접한 동원체). 성염색체 또는 번호가 작은 염색체부터 기입합니다.

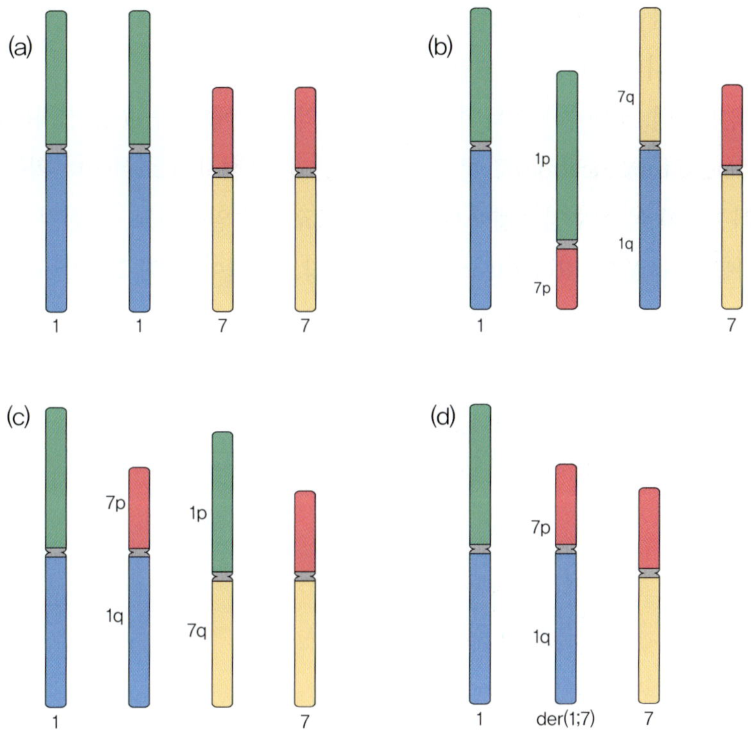

그림 6-11.

(a) 정상 1번과 7번 염색체

(b) t(1;7)(p10;p10)

염색체 1번의 단완은 7번 염색체의 단완을 가지고 있는 동원체와 융합되었고 1번 염색체의 장완은 7번 염색체의 장완과 융합되어 발생한 reciprocal 전좌임.

(c) t(1;7)(q10;p10)

염색체 1번의 장완은 7번 염색체의 단완을 가지고 있는 동원체와 융합되었고 1번 염색체의 단완은 7번 염색체의 장완과 융합되어 발생한 reciprocal 전좌임.

(d) der(1;7)(q10;p10)

염색체 형태는 (c) 형태와 동일한데, 차이점은 t(1;7)(q10;p10)으로 표기한 경우는 reciprocal 전좌이므로 1q와 7p로 이루어진 염색체와 1p와 7q로 이루어진 2개의 비정상 염색체가 존재함. 그러나 der(1;7)(q10;p10)으로 표기하면, 1q와 7p로 이루어진 비정상 염색체는 존재하고, 1p와 7q로 이루어진 비정상 염색체는 존재하지 않음. 즉, t(1;7)(q10;p10)은 서로 전좌되었을 뿐이지 염색체의 소실이나 획득은 없으나, der(1;7)(q10;p10)은 1p와 7q의 소실이 있음.

(2) Robertsonian 전좌(그림 6-12)

앞에서 언급된 Reciprocal 전좌는 acrocentric 염색체를 제외한 모든 상동 염색체 또는 성염색체에서 2개 이상의 염색체 일부분, 분절, 또는 전체 whole arm이 서로 상호 교환되는 형태입니다. Robertsonian 전좌도 2개 염색체의 whole arm이 서로 상호 교환된 형태입니다. 단지 차이점은 acrocentric 염색체 사이에서 일어나는 상호 교환인 것이 다릅니다. 즉, Robertsonin 전좌는 acrocentric 염색체(염색체 13, 14, 15, 21, 22번)의 단완은 단완끼리 장완은 장완끼리 서로 상호 교환이 일어나며, 단완끼리 교환되어 생성된 염색체는 소실되고, 장완끼리 상호 교환된 형태만 남습니다. Robertsonian 전좌는 "der" 부호를 이용하여 불균형 whole arm 전좌 표기법과 같이 표기할 수 있습니다(제6장, 그림 6-48 참조).

또한 전좌에 의해 유전자의 소실이나 획득이 발생했는지의 여부에 따라 균형 전좌(balanced translocation)와 불균형 전좌(unbalanced translocation)로 분류할 수 있는데, 유전자의 소실이나 획득이 없으면 균형전좌입니다. Reciprocal 전좌는 2개 이상의 염색체에서 서로 상호 교환이 일어나고, 유전자의 소실이나 획득이 없으므로 균형전좌에 포함됩니다. 반면, Robertsonian 전좌는 상호교환에 의해 2개의 acrocentric 염색체 단완으로 구성된 염색체는 소실되므로 엄밀한 의미에서 불균형 전좌입니다. acrocentric 염색체의 단완은 반복적인 DNA 염기서열과 ribosomal RNA 등의 유전자로 구성되어 있으므로, 이 부위가 소실되어도 크게 문제가 되지 않고 기능상으로는 균형전좌와 유사합니다.

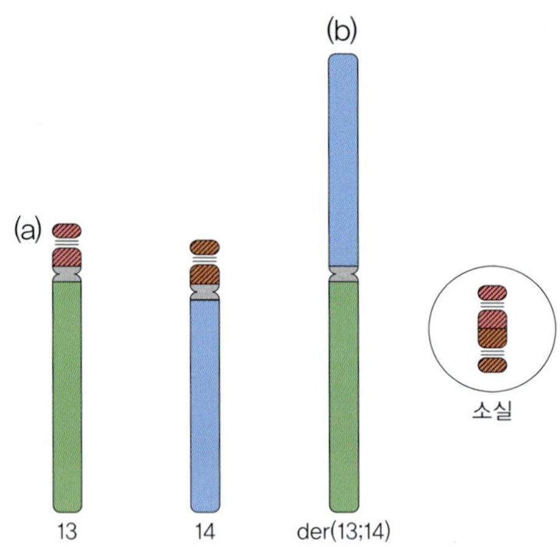

그림 6-12.
(a) 정상 13, 14번 염색체
(b) der(13;14)(q10;q10)
13번 염색체와 14번 염색체 동원체인 13q10과 14q10 band에서 절단과 재융합이 일어남. 새로 생성된 유도(derivative) 염색체는 13번 염색체 장완과 14번 염색체 장완으로 구성되어 있으며, 13번 단완과 14번 단완으로 구성된 염색체는 소실됨.

(3) Jumping 전좌

Jumping 전좌는 1개 염색체의 부위 또는 분절이 각각 다른 염색체 부위 또는 분절로 상호 교환된 형태를 말합니다. 전좌의 표기법과 동일하게 표기할 수 있으며, 클론의 수가 큰 순서대로 표기합니다.

> * 46,XX,t(4;7)(q35;q11.2)[6]/46,XX,t(1;7)(p36;q11.2)[4]/46,XX,t(7;9)(q11.2;p24)[3]

7q11.2 부위와 관련되어 jumping 전좌가 발생하였는데, 4q35, 1p36, 9p24로 각각 전좌가 일어나 3개의 클론으로 관찰됩니다. 4q35로 전좌된 클론이 6개로 다른 클론보다 많으므로 가장 먼저 기입하고, 9p24 부위와 전좌된 세포는 3개로 가장 적어 맨 끝에 표기하였습니다.

2) 역위(Inversion) (그림 6-13)

역위(inversion)는 2개의 절단점을 기준으로 염색체 부위가 서로 거꾸로 배열되는 형태이며, "inv" 부호를 이용하여 표기합니다. 완내 역위(paracentric inversion)는 같은 한쪽 완 내에서 역위된 것을 말하며, 완간 역위(pericentric inversion)는 염색체의 양쪽 완 사이에서 역위가 일어난 경우를 말합니다. 예를 들면, 3번 염색체의 장완 내에서 역위가 일어난 경우 완내 역위이며, 9번 염색체 단완의 p11과 장완의 q13 부위에서 역위가 일어난 경우는 완간 역위에 해당합니다.

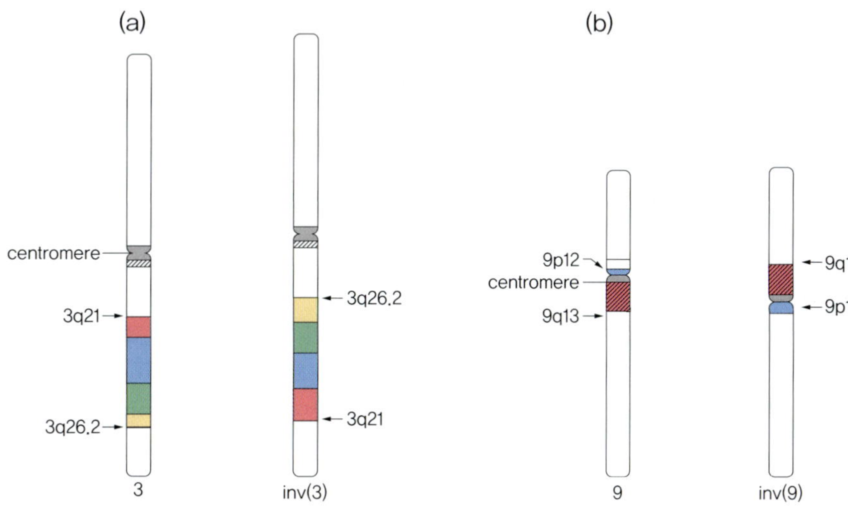

그림 6-13.
(a) inv(3)(q21q26.2) : 3q21 band와 3q26.2 band 사이에서 분열과 재융합이 발생한 완내 역위임.
(b) inv(9)(p12q13) : 9p12 band와 9q13 band 사이에서 분열과 재융합이 발생한 완간 역위임.

3) 결실(Deletion) (그림 6-14)

염색체의 일부가 결실된 경우 "del"을 이용하여 표기하며, 5q- 또는 del(5q)와 같은 표기는 교과서에서 사용할 수 있는 약자이며, 핵형을 표기할 때는 사용하지 않습니다. 말단부 결실(terminal deletion)은 그 절단점 이하가 모두 결실된 경우를 말하며, 간질성 결실(interstitial deletion)은 2개의 절단점 사이에서 결실이 일어났으며, 나머지 부위는 그대로 존재하는 경우를 말합니다.

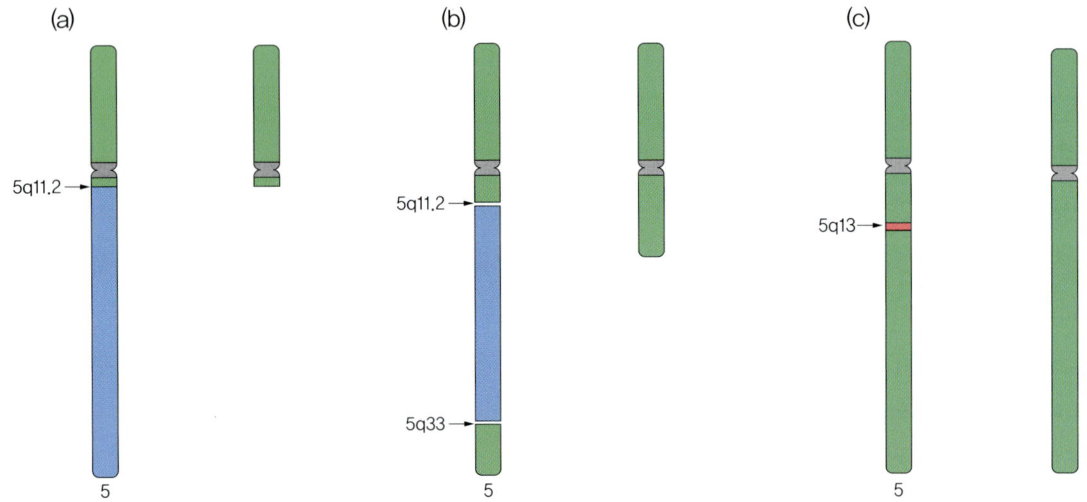

그림 6-14.

(a) del(5)(q11.2).

5q11.2 band에서 절단점을 가진 말단부 결실(terminal deletion)을 의미함. 5q11.2 이하 부위는 존재하지 않음.

(b) del(5)(q12q33).

5q12과 5q33 사이의 부위는 결실되었고, 5q33부터 5q 말단(terminal) 부위는 그대로 남아 있는 간질성(interstitial) 결실을 나타냄.

(c) del(5)(q13q13).

band 5q13 안에 있는 작은 분절에 간질성(interstitial) 결실이 발생하였으며, 5q13 이하부터 5q 말단(terminal) 부위는 그대로 남아 있음. 이 결실은 너무 미세하여 현미경으로 결실을 확인하기 어려움. 만약 del(5)(q13)으로 표기할 경우, 5q13 부위부터 5q 말단 부위까지 모두 결실된 말단부 결실을 의미하게 되므로 표기에 주의해야 함.

4) 등완염색체(Isochromosome) (그림 6-15)

동원체를 중심으로 서로 모양이 같은 단완 또는 장완 염색체로 구성된 형태를 말하며, "i"로 표기합니다("iso"로 표기하지 않습니다). 등완염색체의 절단점은 생성된 형태에 따라 p10과 q10으로 표기합니다.

idic는 isodicentric 염색체를 나타내며, 형태는 isochromosom과 비슷하나 동원체가 2개 존재하는 경우를 말합니다.

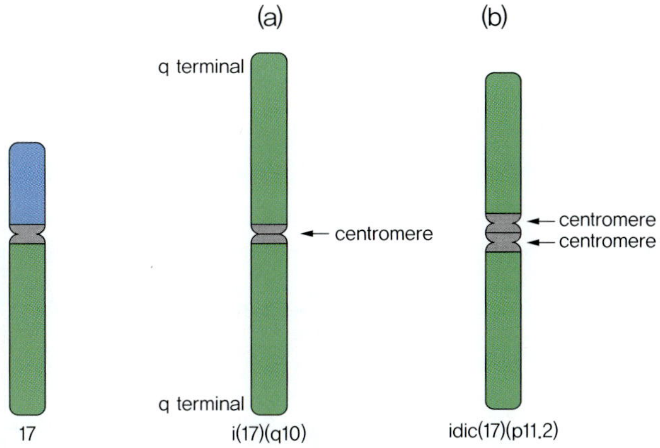

그림 6-15.
(a) i(17)(q10). 17번 염색체의 동원체를 중심으로 똑같은 모양의 17번 염색체 장완으로 구성됨.
(b) idic(17)(p11.2). i(17)(q10)과 형태가 비슷하나 17p11.2 부위를 포함하고 있고 동원체가 2개임

5) 삽입(Insertion)

염색체의 한 절단 부위가 다른 절단 부위에 삽입된 형태입니다. “ins” 부호를 이용하여 표기하며 동원체를 기준으로 삽입된 분절의 band를 표기합니다.

(1) 1개 염색체 내에서의 삽입(Insertion within a chromosome) (그림 6-16)

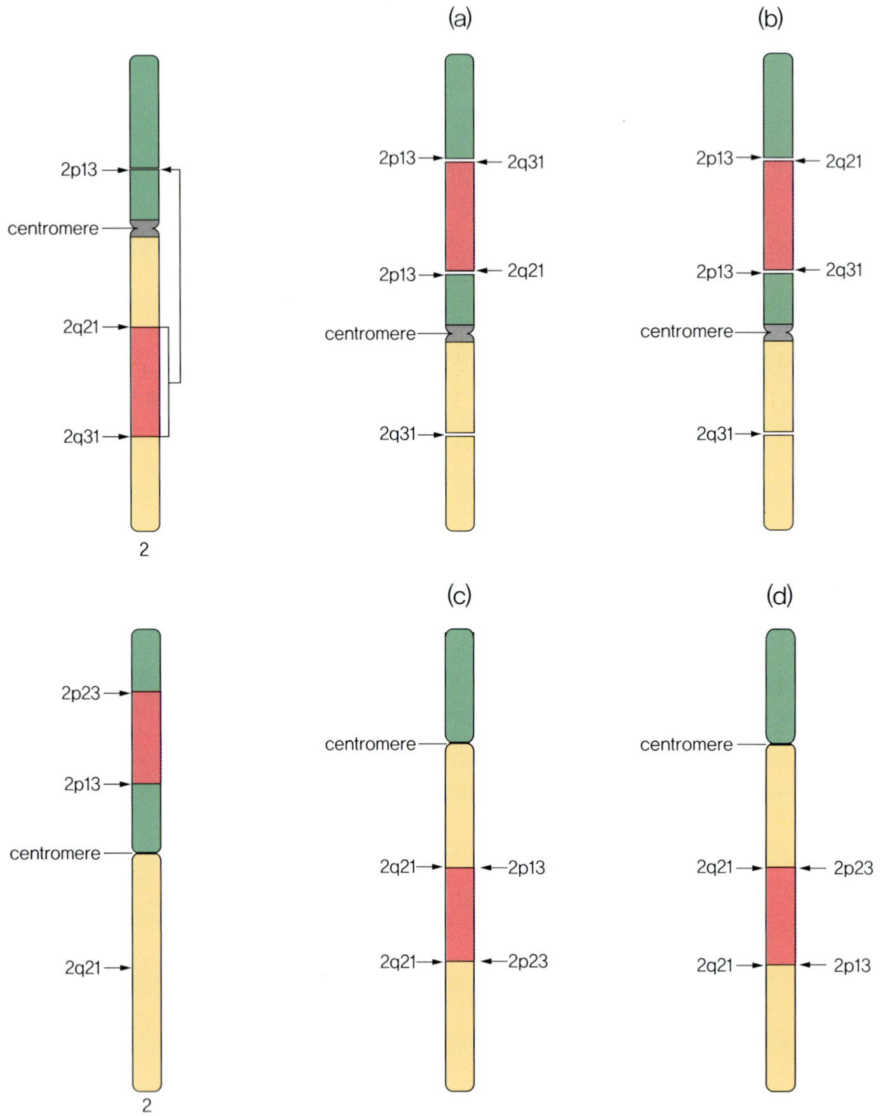

그림 6-16.

(a) ins(2)(p13q21q31).

2q21과 2q31 사이의 장완 분절이 2p13의 단완으로 삽입됨. 삽입된 부위 중 먼저 기입한 부위가 동원체에 더 가깝게 위치해서 삽입되는 형태임. 2q21을 2q31보다 먼저 기입하였으므로, 2q21이 동원체에 더 가깝게 위치하고, 2q31이 동원체에서 더 멀리 말단쪽으로 위치함.

(b) ins(2)(p13q31q21).

2q31과 2q21 사이의 장완 분절이 2p13의 단완으로 삽입됨. 삽입된 부위 중 먼저 기입되는 부위가 동원체에 더 가깝게 위치해서 삽입되는 형태이므로, 2q31이 2q21보다 동원체에 더 가깝게 위치하고, 2q21이 동원체에서 더 멀리 2p 말단쪽으로 위치함.

(c) ins(2)(q21p13p23).

2p13과 2p23 사이의 단완 분절이 2q21 장완으로 삽입됨. 2p13이 2p23보다 동원체 가까이 위치함.

(d) ins(2)(q21p23p13)

2p23과 2p13 사이의 단완 분절이 2q21 장완으로 삽입됨. 2p13이 2p23보다 동원체로부터 멀어져 있음.

(2) 2개 염색체 사이에서의 삽입(Insertion between two chromosome) (그림 6-17)

일반적으로 염색체의 구조적 이상은 염색체 번호가 작은 것부터 기입하는 것이 원칙인데, 2개 염색체 사이에서 삽입이 일어난 경우는 염색체 번호와 관계없이 삽입될 염색체보다 받는 수여자(recipient)의 염색체를 첫 번째에 표기해야 합니다. 또한 1개 염색체 내에서 삽입이 일어난 경우 ins(2)(q21p13p23)와 같이 ";" 부호를 사용하지 않았는데, 2개 염색체 사이에서 삽입이 일어난 경우는 ins(5;2)와 같이 ";" 부호를 기입합니다.

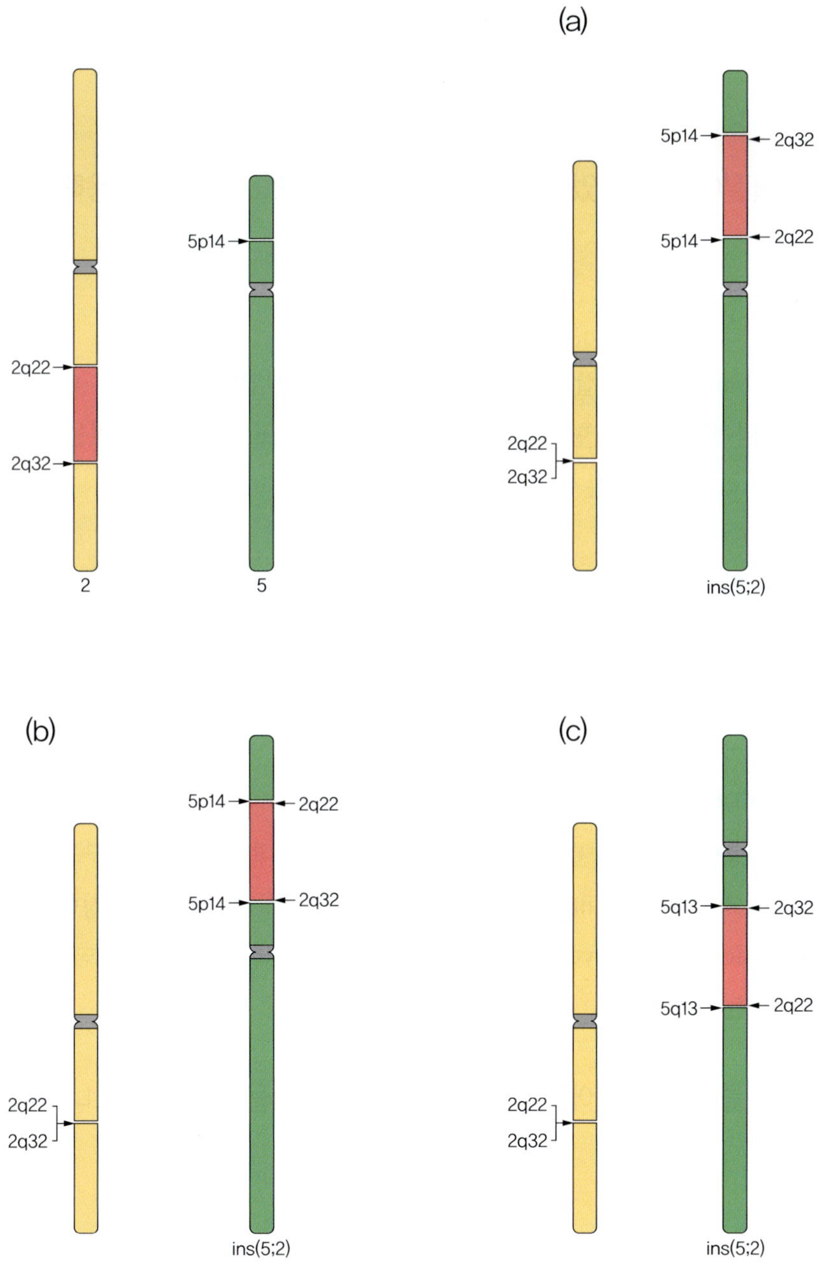

그림 6-17.
(a) ins(5;2)(p14;q22q32).
2q22와 2q32 사이의 장완 분절이 5p14의 단완으로 삽입됨. 2q22가 2q32보다 먼저 표기되어 있으므로 2q22가 5p의 동원체에 더 가깝도록 삽입됨. 분절 안에서 band의 방향이 동원체에 대해 reverse되어 있지 않고(동원체에서 바깥쪽으로 갈수록 2q band 번호가 커짐), direct 삽입 형태임.
(b) ins(5;2)(p14;q32q22).
2q32와 2q22 사이의 장완 분절이 5p14의 단완으로 삽입됨. 2q32가 2q22보다 먼저 표기되어 있으므로 2q32가 5p의 동원체에 더 가깝도록 삽입되었음. 분절 안에서 band의 방향이 동원체에 대해 reverse 되어 있으므로(동원체에서 바깥쪽으로 갈수록 2q band 번호가 작아짐), inverted 삽입 형태임.
(c) ins(5;2)(q13;q32q22).
2q32와 2q22 사이의 장완 분절이 5q13의 장완으로 삽입됨. 2q32가 2q22보다 먼저 표기되어 있으므로 2q32가 5q의 동원체에 더 가깝도록 삽입되었음. 분절 안에서 band의 방향이 동원체에 대해 reverse 되어 있으므로(동원체에서 바깥쪽으로 갈수록 2q band 번호가 작아짐), inverted 삽입 형태임.

Tip 염색체 이상을 표기할 때 성염색체 또는 번호가 작은 상염색체를 가장 먼저 기입하는 것이 일반적이나 다음 2가지 예외가 있습니다.

▲ 2개 염색체 사이에서의 삽입 : 한 염색체 부위가 다른 염색체의 분열된 지점에 삽입되는 경우, 성염색체 또는 염색체 번호가 작은 번호부터 기술하는 것이 아니라, 공여자 염색체로부터 염색체 부위를 받는 수여자 염색체를 첫 번째로 기술합니다.

▲ 3개 이상의 염색체가 관여하는 전좌 : 첫 번째 염색체는 성염색체나 번호가 가장 작은 상염색체를 기술하지만, 두 번째 염색체부터는 염색체를 주고받은 순서에 따라 기입합니다. 즉, 두 번째 나열되는 염색체는 첫 번째 염색체로부터 염색체 부위를 받는 염색체를 기술하고 마지막으로 기록하는 염색체는 첫 번째 기술된 염색체로 염색체 부분을 공급하는 염색체를 기술합니다.

(3) 염색체 완에 기원을 알 수 없는 물질이 삽입되었을 경우에는 ins와 물음표 부호를 사용해서 표기합니다.

* 46,XX,ins(5;?)(q13;?)

기원을 알 수 없는 추가적인 물질이 5q13 band 위치에 삽입됨. 기원을 알 수 없는 부분이 삽입된 후 다시 5q13부터 5q 말단(5q terminal) 부위가 연결되어 존재하는 형태임. 만약 add(5)(q13)로 표기한다면 기원을 알 수 없는 물질이 5q13-qter도 치환하여, 5q13-qter 부위는 존재하지 않음.

6) 이중 중복(Duplication), 삼중 중복(Triplication), 사중 중복(Quadruplication) (그림 6-18)

이중으로 반복된 경우 “dup”, 삼중으로 반복이 일어난 경우 “trp”, 사중으로 반복이 일어난 경우 “qdp”로 표기합니다.

7) 유도 염색체(Derivative chromosome)

유도 염색체(der)는 2개 이상의 염색체가 관여하여 재배열되었거나 또는 한 염색체 내에서 다수의 구조적 이상에 의해서 생성된 염색체를 말합니다. 이 용어는 항상 intact한 동원체를 가지고 있는 염색체를 지칭합니다. Recombinant chromosome (rec)은 meiotic crossing over로부터 유래된 재배열 염색체이므로 종양과 같은 후천성 염색체 이상을 표기할 때 사용해서는 안됩니다.

(1) 동원체를 가지고 있는 염색체의 번호를 der( ) 안에 기입하고 이상소견 유형을 뒤에 표기합니다.

* der(22)t(9;22)(q34;q11.2)

비정상 염색체의 동원체가 22번 염색체이므로 der(22)로 표기하였고, t(9;22) 이상에 의해 생성되었으므로, der(22) 뒤에 t(9;22)를 표기함. CML과 연관성이 높은 필라델피아염색체(Philadelphia chromosome)는 t(9;22)(q34;q11.2)의 전좌로 인해 생성된 der(22)t(9;22) 염색체를 지칭하는 것임.

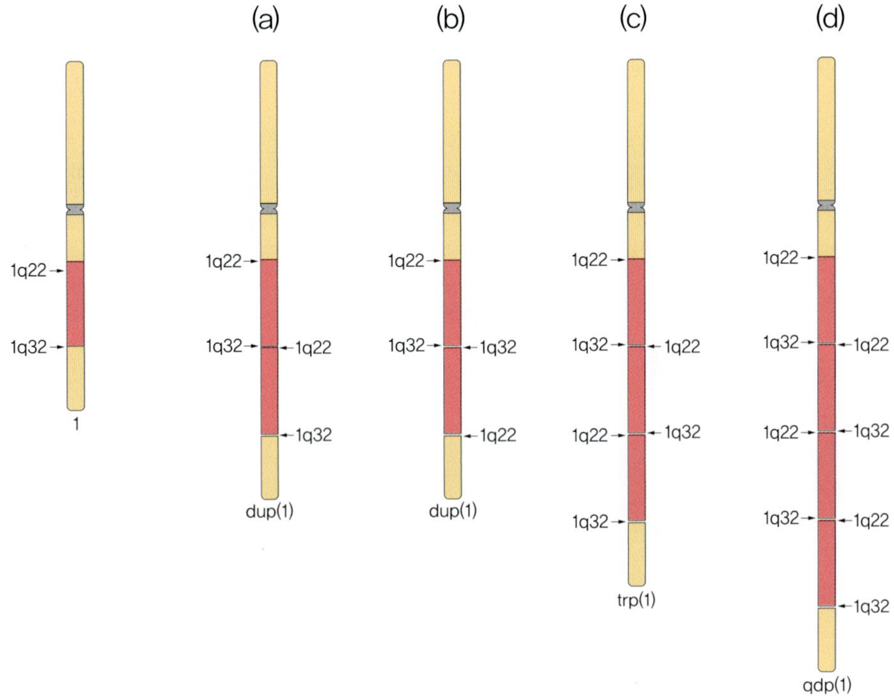

그림 6-18.

(a) dup(1)(q22q32).

1q22와 1q32 사이의 분절이 이중 중복이 일어난 형태임. 1q22가 1q32보다 먼저 표기되어 있으므로 1q22가 1q의 동원체에 더 가깝게 위치하는 이중 중복된 형태임. 분절 안에서 band의 방향이 동원체에 대해 reverse되어 있지 않으므로(동원체에서 바깥쪽으로 갈수록 1q band 번호가 커짐), direct 중복임.

(b) dup(1)(q32q22).

1q32와 1q22 사이의 분절이 이중 중복이 일어난 형태임. 1q32가 1q22보다 먼저 표기되어 있으므로 1q32가 1q의 동원체에 더 가깝게 위치하는 이중 중복된 형태임. 분절 안에서 band의 방향이 동원체에 대해 reverse되어 있으므로(동원체에서 바깥쪽으로 갈수록 1q band 번호가 작아짐), inverted 중복임.

(c) trp(1)(q22q32).

1q22와 1q32 사이의 분절이 삼중으로 중복됨. 1q22가 1q32보다 먼저 표기되어 있으므로 1q22가 1q의 동원체에 더 가깝게 위치하게 삼중으로 중복된 형태임. 분절 안에서 band의 방향이 동원체에 대해 reverse되어 있지 않으므로(동원체에서 바깥쪽으로 갈수록 1q band 번호가 커짐), direct 삼중 중복임.

(d) qdp(1)(q22q32).

1q22와 1q32 사이의 분절이 사중으로 중복됨.

약자인 Ph (Ph1)로 표기하는 것은 교과서에서 일시적으로 사용될 수 있으나 핵형을 기술할 때는 사용하지 않음. 대신 der(22)t(9;22)(q34;q11.2)로 표기해야 함.

* t(9;22)(q34;q11.2), der(9)t(9;22)(q34;q11.2), der(22)t(9;22)(q34;q11.2)의 차이(그림 6–19)

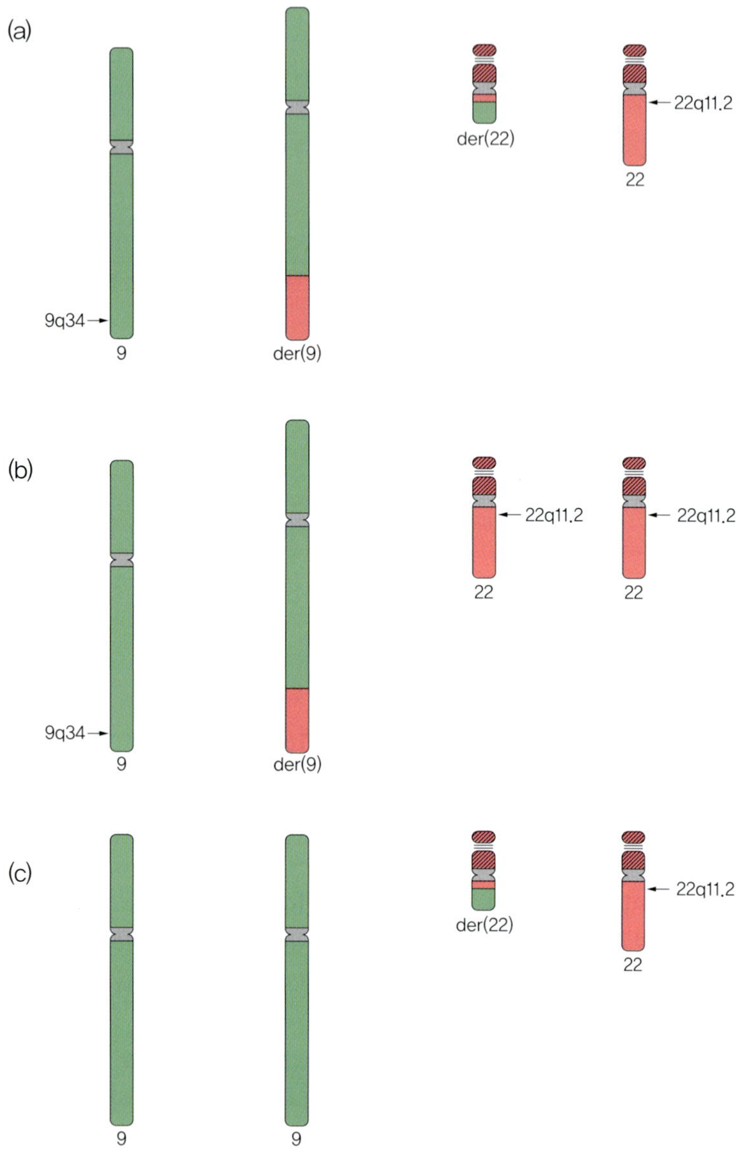

그림 6–19.

(a) t(9;22)(q34;q11.2).

9q34와 22q11.2 부위에서 서로 상호 교환(reciprocal 전좌)이 일어났으므로, 유전자의 소실이나 획득이 없는 균형전좌임(balanced translocation). 9번과 22번 염색체는 1개씩 비정상 형태를 가지게 됨. 즉, der(9)t(9;22)와 der(22)t(9;22)를 모두 가지게 됨.

(b) der(9)t(9;22)(q34;q11.2).

22번 염색체는 2개 모두 정상이고, 9번 염색체의 경우 1개는 정상이고, 나머지 다른 9번 염색체는 비정상인데, t(9;22)에 의해 생성된 비정상 9번 형태임. 따라서 이 경우는 t(9;22)로 표기할 수 없고, 비정상 염색체가 9번 염색체의 동원체를 가지고 있으므로 der(9)로 표기하고 그 뒤에 t(9;22)를 기록함.

(c) der(22)t(9;22)(q34;q11.2).

9번 염색체는 2개 모두 정상이고, 22번 염색체의 경우 1개는 정상이고, 다른 상동염색체는 비정상인데, t(9;22)에 의해 생성된 비정상 22번 형태임. 따라서 이 경우는 t(9;22)로 표기할 수 없고, 비정상 염색체가 22번 염색체의 동원체를 가지고 있으므로 der(22)로 표기하고 그 뒤에 t(9;22)를 기록함.

(2) 1개 염색체 내에서 2개 이상의 재배열로 인해 생성된 유도(derivative) 염색체의 경우 동원체를 가지고 있는 염색체를 der( )에 표기하고, 그 뒤에 유도 염색체를 생성하는 데 관여한 구조적 이상 소견을 모두 표기합니다. 이상 소견은 유도 염색체의 단완 끝쪽(pter)부터 장완 끝쪽(qter)까지 절단점에 따라 순서대로 나열하고 콤마로 분리하지 않습니다(그림 6-20, 그림 6-21, 그림 6-22).

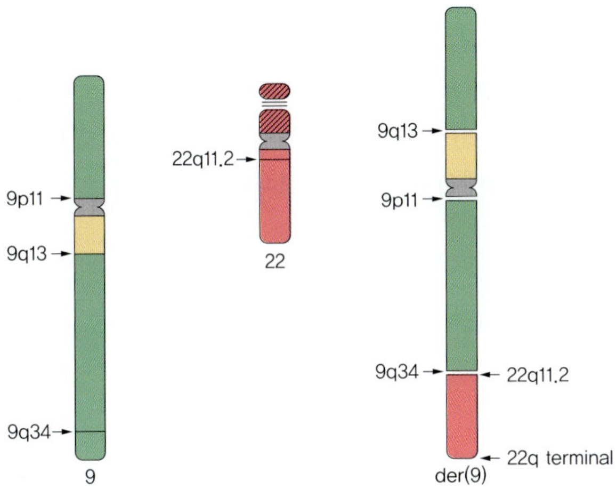

그림 6-20. der(9)inv(9)(p11q13)t(9;22)(q34;q11.2).
이상 염색체의 동원체는 9번 염색체이므로, der(9)로 표기하였음.
der(9)는 첫 번째 완간역위(pericentric inversion)가 발생하고, 두 번째로 22q11.2 부위 사이에서 reciprocal 전좌가 발생한 2가지 구조적 이상에 의해 생성된 염색체 형태임. 구조적 이상을 기입하는 순서는 pter부터 qter 순서대로 구조적 이상을 차례대로 기술하므로, 9p11과 9q13 사이의 완간역위를 먼저 기입하였고, 9q34 부위의 reciprocal 전좌는 더 나중에 기입하였음.

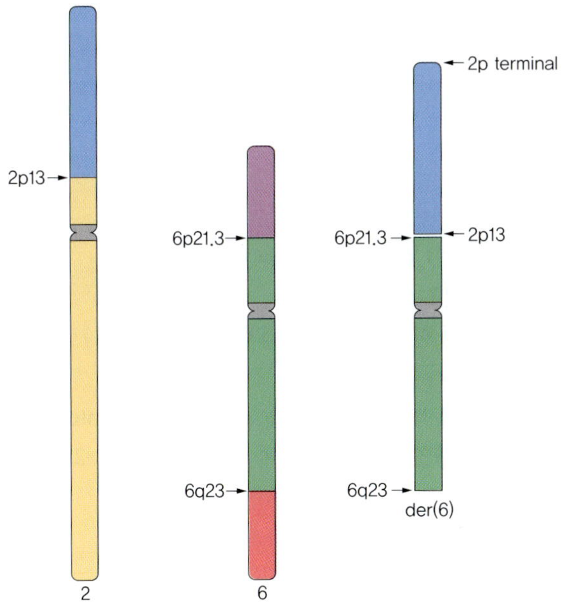

그림 6-21. der(6)t(2;6)(p13;p21.3)del(6)(q23).
이상 염색체의 동원체는 6번 염색체이므로, der(6)로 표기하였음.
der(6)는 첫 번째 2p13과 6p21.3 부위 사이에서 전좌가 발생하였고, 두 번째로 6q23 부위에서 말단부(terminal) 결실이 발생한 2가지 구조적 이상에 의해 생성되었음. 구조적 이상을 기입하는 순서는 pter부터 qter 순서대로 구조적 이상을 차례대로 기술하므로, 6p21.3 부위의 이상을 먼저 기입하였고, 6q23 부위의 이상은 더 나중에 기입하였음. "t"가 알파벳으로는 "d"보다 더 나중이지만 단완쪽에 발생한 이상부터 표기하므로 먼저 기입함. 2개 염색체 사이에서의 전좌는 번호가 작은 염색체를 먼저 기입하므로, 2번 염색체를 6번 염색체보다 먼저 기입하여 "t(2;6)"으로 표기하며, "t(6;2)"로 표기하지 않음.

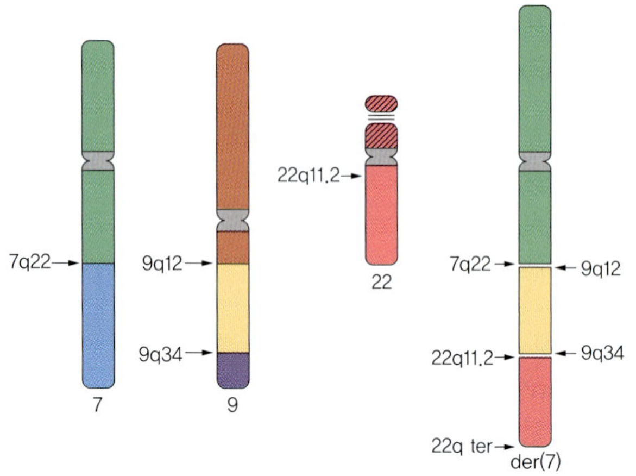

그림 6-22-1. der(7)t(7;9)(q22;q12)t(9;22)(q34;q11.2).
염색체 7q22, 9q12, 9q34, 22q11.2 부위의 4개 절단점(breakpoint)에서 구조적 이상이 발생하였는데, 동원체는 7번이므로 “der(7)”로 표기함. pter부터 qter 순서대로 구조적 이상이 발생된 것을 기입하면, 첫 번째로 7q22와 9q12 사이에서 reciprocal 전좌가 발생하였으며, 두 번째로 9q34와 22q11.2 사이에서 reciprocal 전좌가 발생함.

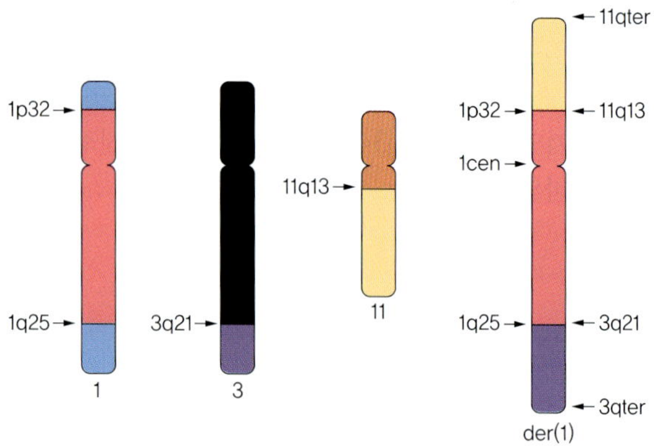

그림 6-22-2. der(1)t(1;11)(p32;q13)t(1;3)(q25;q21).
이상 염색체의 동원체는 1번 염색체이므로, der(1)로 표기하였음. der(1)는 첫 번째 1p32에서 11q13과 전좌가 발생하였고, 두 번째로 1q25에서 3q21과 전좌가 발생하였음. p arm에서 q arm으로 이상이 발생한 순서대로 표기하므로 3번 염색체보다 11번 염색체를 먼저 표기함.

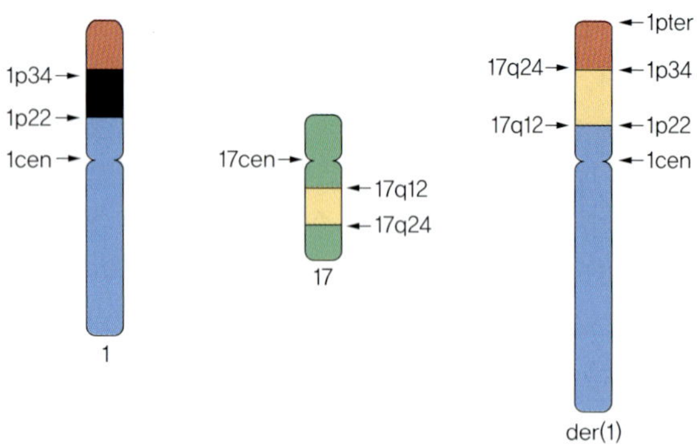

그림 6-22-3. der(1)del(1)(p22p34)ins(1;17)(p22;q12q24).
이상 염색체의 동원체는 1번 염색체이므로, der(1)로 표기하였음.
der(1)의 첫 번째 이상은 1p22와 1p34 사이에 interstitial deletion이 발생하였고, 이 사이에 17q12부터 17q24에 해당하는 부위가 삽입됨.

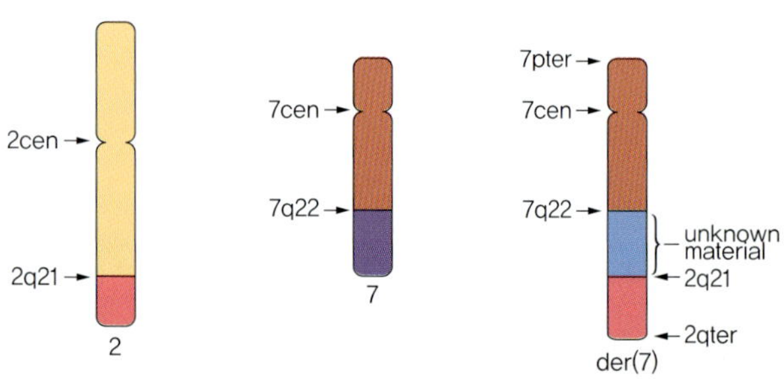

그림 6-22-4. der(7)t(2;7)(q21;q22)ins(7;?)(q22;?).
이상 염색체의 동원체는 7번 염색체이므로, der(7)로 표기함. 2q21과 7q22 사이에 전좌가 발생했는데 7q22 부위에 기원을 알 수 없는 염색체 부위가 삽입됨.

(3) 등완 유도염색체(Isoderivative chromosome) (그림 6-23)

등완유도염색체(Isoderivative)는 isochromosome과 derivative가 합쳐진 용어로써, 생성된 유도염색체에서 한쪽 완은 소실되고, 다른 한쪽 완이 등완 염색체 형태를 이룬 것을 의미합니다. 절단점은 등완유도 염색체의 형태에 따라 동원체의 bands인 “p10” 또는 “q10”으로 표기합니다.

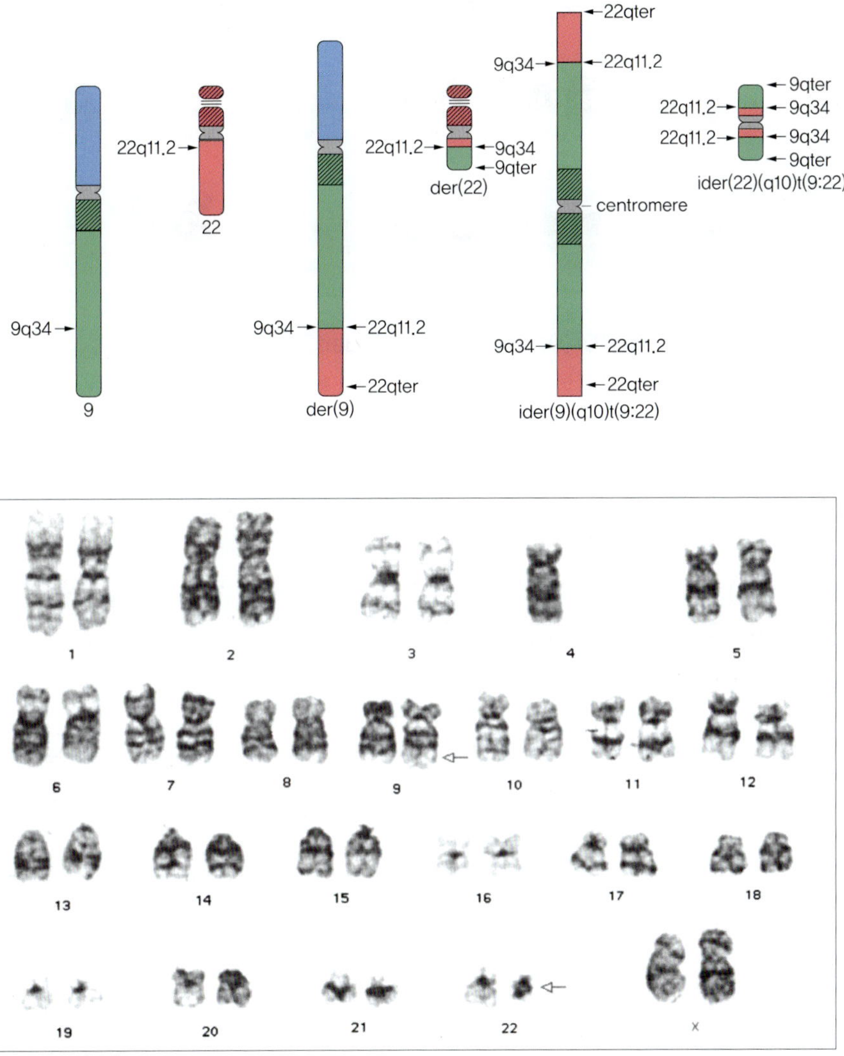

그림 6-23-1. (a) 46,XX,der(9)t(9;22)(q34;q11.2), ider(22)(q10)t(9;22)(q34;q11.2).
이상 염색체의 동원체는 22번 염색체이므로 ider(22)로 표기함. t(9;22)에 의해 der(22)t(9;22) 염색체가 생성되었고, 그 다음에 der(22)의 단완은 소실되고, 소실된 그 자리에 der(22)의 장완이 대치되어 등완 염색체 형태를 나타내게 됨. 즉, der(22)t(9;22)가 등완 염색체 형태를 가지게 됨.

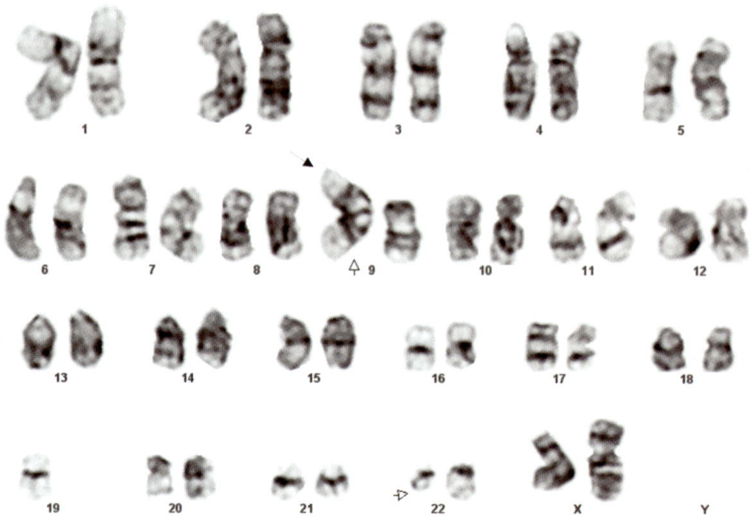

그림 6–23–2. (b) 46,XX,ider(9)(q10)t(9;22)(q34;q11.2),der(22)t(9;22).
이상 염색체의 동원체는 9번 염색체이므로 ider(9)로 표기함. t(9;22)에 의해 der(9)t(9;22) 염색체가 생성되었고, 그 다음에 der(9)의 단완은 소실되고, 소실된 그 자리에 der(9)의 장완이 대치되어 등완 염색체 형태를 나타내게 됨. 즉 der(9)t(9;22)가 등완 염색체 형태를 가지게 되었으며, 9p는 소실됨.

(4) 유도(derivative) 염색체의 동원체를 알 수 없고 염색체 하단 부분만을 알 수 있을 때 비정상 염색체는 der(?)로써 표기합니다(그림 6–24).

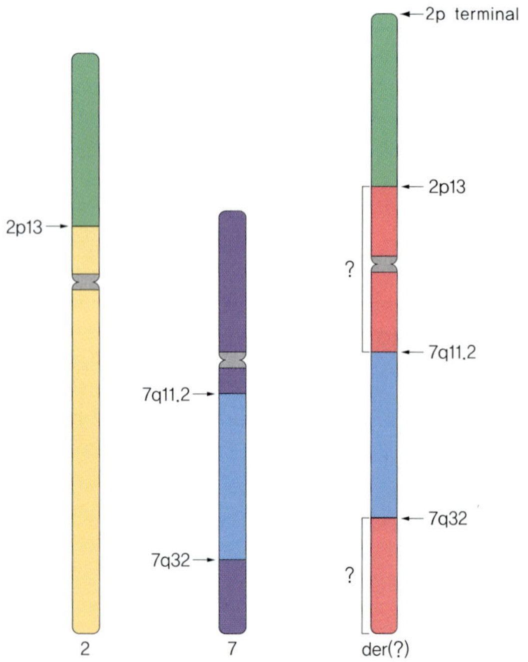

그림 6–24. der(?)t(?;2)(?;p13)ins(?;7)(?;q11.2q32).
이상 염색체의 동원체는 어떤 염색체인지 기원을 알 수 없으므로 der(?)로 표기함. 구조적 이상을 기입하는 순서는 pter부터 qter 순서대로 구조적 이상을 차례대로 기술하므로, 기원을 알 수 없는 염색체의 단완이 2p13과 reciprocal 전좌를 일으킨 것을 첫 번째로 먼저 기입하고, 그 다음에 기원을 알 수 없는 염색체의 장완에 7q11.2와 7q32 사이의 분절이 삽입된 형태를 기입함(알파벳 순서가 아니고, "t"가 "ins"보다 먼저 기입함).

8) 이중, 삼중 동원체(Dicentric, Tricentric)

(1) 이중동원체 염색체(Dicentric chromosome) (그림 6-25, 6-26, 6-27, 6-28)

이중동원체 염색체란 1개의 염색체에 2개의 동원체가 존재하는 것을 의미하며, 부호 "dic"을 사용합니다. "dic" 대신 "der"라는 표기를 할 수 있지만, "der dic"는 잘못된 표기입니다. 등완염색체 형태에서 동원체가 2개 존재할 때는 등완 이중동원체 염색체(isodicentric)로 명칭하며 "idic"로 표기합니다.

이중동원체 염색체가 정상 염색체를 대치한 경우, 정상 염색체가 소실된 것을 표기할 필요가 없습니다. Whole arm 전좌에 의한 유도 염색체가 이중동원체 형태라면 절단점은 p11 또는 q11로 표기합니다.

complex한 dicentric 염색체는 "derivative" 염색체 표기법을 사용해야 합니다.

*45,XX, dic(13;15)(q22;q24)

13q22와 15q24 부위에서 절단과 재융합이 일어난 dicentric 염색체 1개와 정상 13번 1개, 정상 15번 1개 존재하며, 총 염색체수는 45개임.

*46,XX, +13, dic(13;15)(q22;q24)

dicentric 염색체 1개와 정상 13번 염색체 2개, 정상 15번 염색체 1개 존재함.

dic(13;15) 생성으로 인한 13번과 15번 염색체 소실은 따로 표기하지 않으며, 추가적으로 13번이 획득되어 "+13"으로 표기함.

*47,XX, + dic(13;15)(q22;q24)

정상 13번 염색체 2개와 정상 15번 염색체 2개 존재하고, 추가하여 dic(13;15)가 관찰되어 총 염색체수는 47개임.

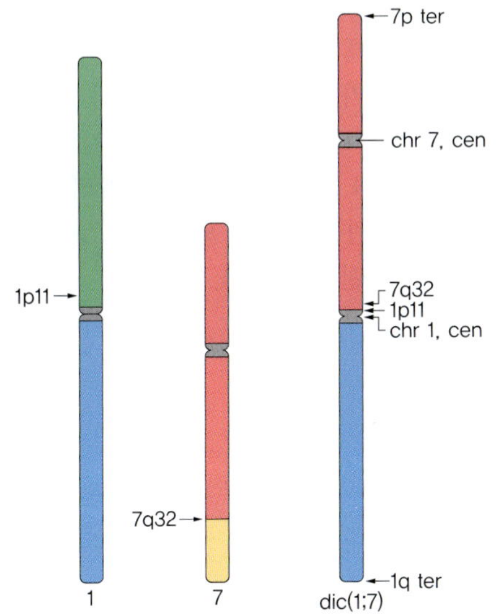

그림 6-25. dic(1;7)(p11;q32).
동원체를 2개 가지고 있는데, 1번과 7번 염색체의 동원체임.
1p11 부위부터 1pter 부위는 소실되었고, 그 부위는 7pter부터 7q32 부위에 해당하는 분절로 대치되었으며, 7q32부터 7qter 부위도 소실된 형태임.

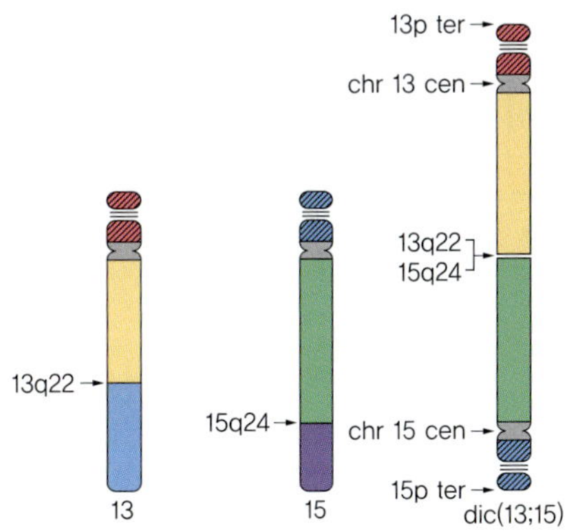

그림 6-26. dic(13;15)(q22;q24).
동원체를 2개 가지고 있는데, 13번과 15번 염색체의 동원체임. 13q22와 15q24의 band에서 절단과 재융합이 일어난 이중동원체 염색체 형태임. 13q22 부위부터 13qter 부위는 소실되었고, 그 부위는 15q24부터 15pter 부위에 해당하는 분절로 대치되었으며 15q24부터 15qter 부위도 소실된 형태임.

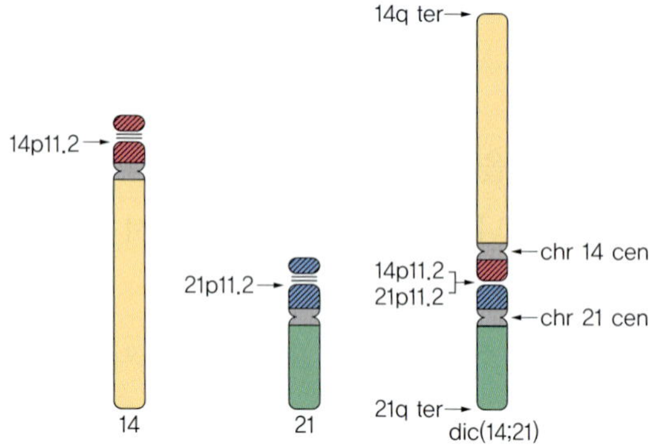

그림 6-27. dic(14;21)(p11.2;p11.2).
동원체를 2개 가지고 있는데, 14번과 21번 염색체의 동원체임. 14p11.2과 21p11.2 band에서 분열과 재융합이 일어난 이중동원체 염색체임. 14p11.2 부위부터 14pter 부위는 소실되었고, 그 부위는 21p11.2부터 21qter 부위에 해당하는 분절로 대치되었으며, 21p11.2부터 21pter 부위도 소실된 형태임.

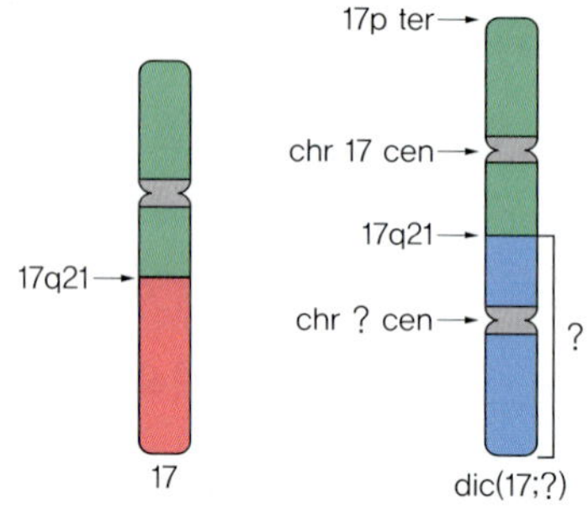

그림 6-28. dic(17;?)(q21;?).
동원체를 2개 가지고 있는데, 1개는 17번이고 나머지 1개는 기원을 알 수 없는 염색체의 동원체라서 " ? "로 표기함. 17q21부터 17qter 부위는 소실되고 이 부위를 동원체를 가진 기원을 알 수 없는 염색체가 대치됨. 따라서 17q21부터 17qter 부위는 소실된 형태임

(2) 등완 이중동원체 염색체(Isodicentric chromosome) (그림 6-29, 6-30)

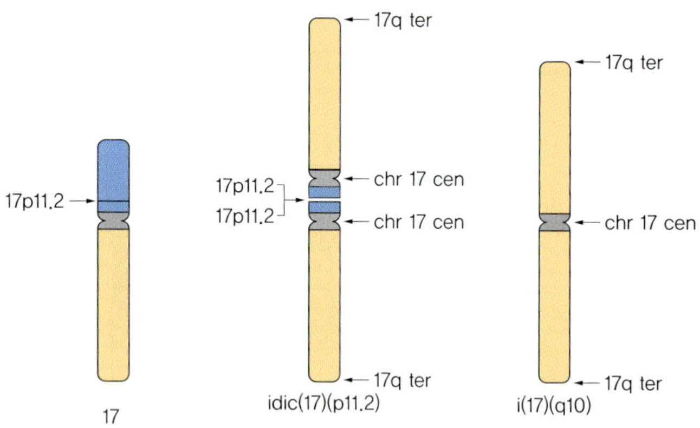

그림 6-29. idic(17)(p11.2).
동원체 2개가 모두 17번 염색체임. 17qter부터 17p11.2 부위에 이르는 동원체를 1개 가진 비정상 17번 염색체가 등완염색체 형태를 이룸. i(17)(q10) 염색체 형태와 거의 비슷한데, 차이점은 i(17)(q10)은 동원체가 1개이고 17p 부위가 존재하지 않는데 반해, idic(17)(p11.2)는 동원체가 2개이고, 17p10부터 17p11.2 부위가 존재함. 따라서 17p11.2부터 17qter 부위는 획득이 되었고, 17p11.2부터 17pter 부위는 소실된 형태임.

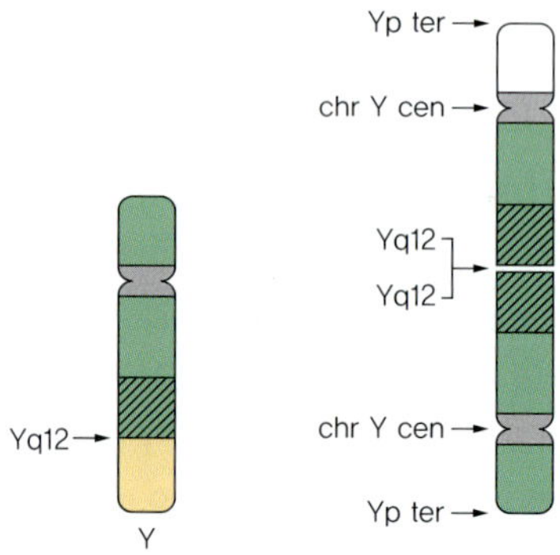

그림 6-30. idic(Y)(q12).
동원체 2개가 모두 Y 염색체임. Ypter부터 Yq12 부위에 이르는 동원체를 1개 가진 비정상 Y 염색체가 등완염색체 형태를 이룸. 따라서 Ypter부터 Yq12 부위는 획득이 되었고, Yq12부터 Yqter 부위는 소실된 형태임.

(3) 위이중동원체 염색체(Pseudodicentric chromosome) (그림 6-31)

일반적으로 동원체는 일차수축(primary constriction) 형태(활성화된 동원체)를 띠어 잘록해 보이며, 정상염색체는 동원체가 1개이고 1개의 일차수축 형태를 띠고 있습니다. 이중동원체 염색체에서 동원체가 2개이고, 1개의 동원체만이 일차 수축 형태를 나타낼 수 있는데, 이를 "pseudodicentric" 염색체라 하며, "psu dic"로써 표기합니다. 2개의 동원체가 모두 수축 형태를 나타내면 "psu" 표기를 사용하지 않습니다.

일차수축 형태를 띠고 있는 동원체를 가지고 있는 염색체를 염색체 번호 순서와 관계없이 처음에 표기합니다. 일차수축 형태를 띠고 있는 동원체를 가지고 있는 염색체가 어떤 것인지 구분하기 어려울 때는 염색체 번호가 작은 것을 먼저 기입합니다.

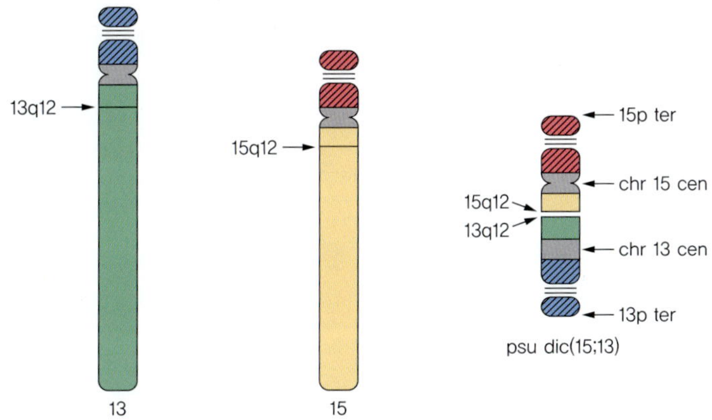

그림 6-31. psu dic(15;13)(q12;q12).

동원체를 2개 가지고 있는데, 13번과 15번 염색체의 동원체임. 13q12와 15q12 band에서 절단과 재융합이 일어난 이중 동원체 염색체 형태임. 13q12 부위부터 13qter 부위는 소실되었고, 그 부위는 15q12부터 15pter 부위에 해당하는 분절로 대치되었으며, 15q12부터 15qter 부위도 소실된 형태임. 일차수축이 있는 동원체를 가진 염색체는 15번이고(잘록하게 보임), 13번 염색체의 동원체는 일차 수축이 관찰되지 않으므로 13번 염색체보다 먼저 기입하고, "psu" 용어를 기입함. 만약 15번 염색체의 동원체가 일차 수축이 없고, 13번 염색체의 동원체가 일차수축을 나타내었다면, "psu dic(13;15)(q12;q12)"로 표기해야 함. 또한 어느 염색체의 동원체가 일차수축을 나타내고 있는지 구분이 어려운 경우는 염색체 번호가 작은 것부터 기입하는 원칙에 따라 "dic(13;15)(q12;q12)"로 기입함.

(4) 삼중 동원체 염색체(Tricentric chromosomes) (그림 6-32)

동원체를 3개 가진 염색체를 의미하며, "trc" 부호를 사용합니다. 기입하는 염색체 순서는 가장 번호가 작은 염색체 또는 성염색체를 첫 번째에 표기합니다. 그 뒤에 기록하는 염색체는 염색체 번호가 작은 것과 상관없이 첫 번째 기록된 염색체와 재배열된 순서대로 표기합니다.

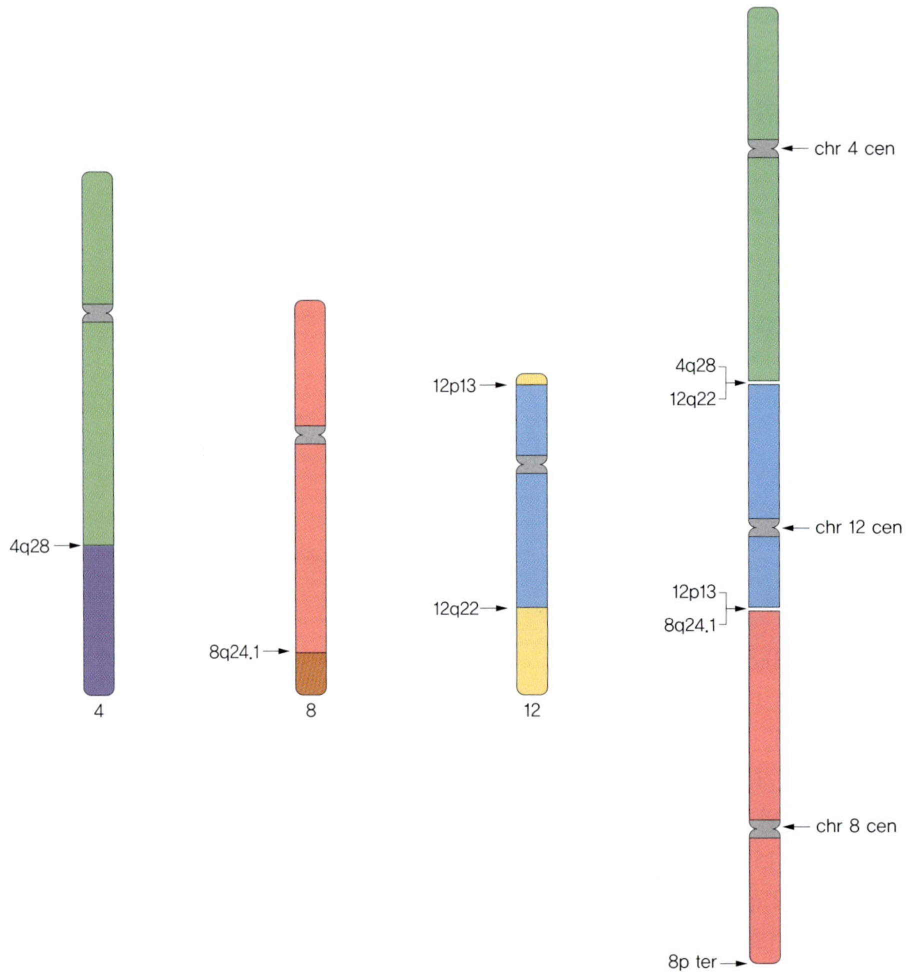

그림 6-32. trc(4;12;8)(q28;q22p13;q24.1).
동원체를 3개 가지고 있는데, 4번, 8번, 12번 염색체의 동원체임. 4q28 band가 12q22와 융합을 이루고 12p13은 8q24.1과 융합을 이룬 삼중 동원체 염색체임. 번호가 가장 작은 4번 염색체를 첫 번째 기입하였고, 두 번째는 염색체 번호가 작은 것과 상관없이 4q28에 연이어 부착된 12번 염색체를 8번 염색체보다 먼저 기입하였고, 세 번째는 12p13에 연이어 부착되어 있는 8번 염색체를 기입함.

(5) 유도(Derivative) 염색체가 이중 동원체 염색체이고 1개 이상의 추가적인 이상소견이 있을 때(그림 6-33, 6-34)

2개의 동원체를 포함하는 염색체는 괄호(parentheses) 안에 두고, semicolon으로 분리한 뒤에 이상소견을 표기합니다.

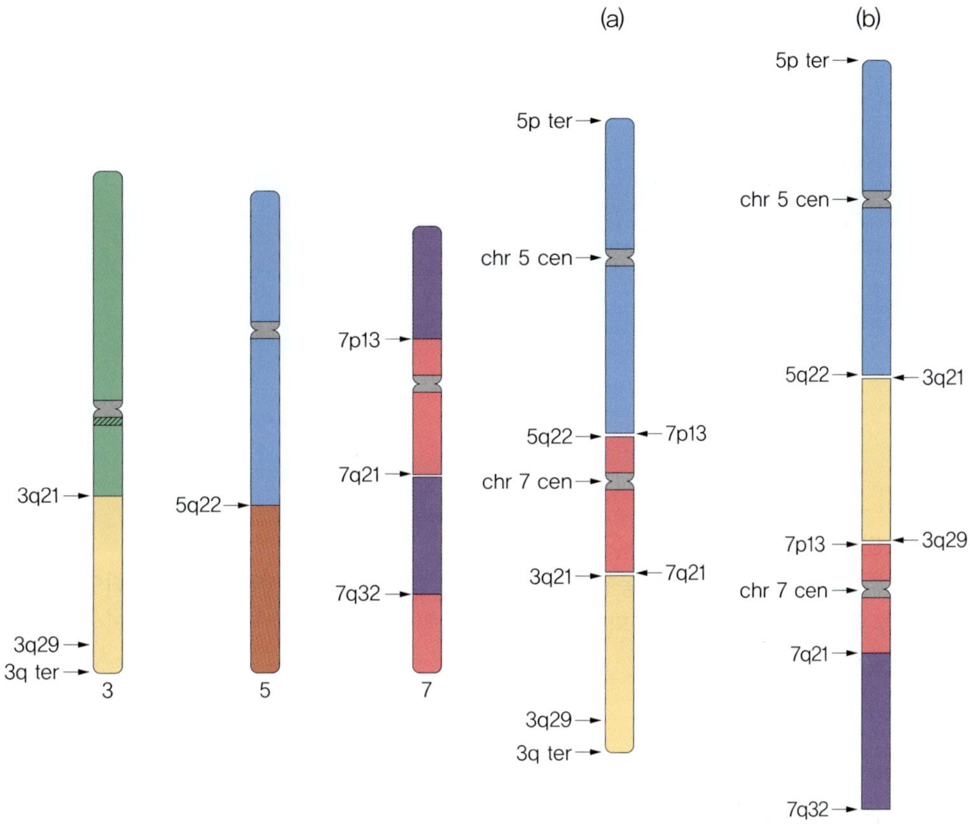

그림 6-33.

(a) der(5;7)t(5;7)(q22;p13)t(3;7)(q21;q21).

동원체가 2개인데, 5번과 7번 염색체임. 5q22 부위와 7p13 부위가 전좌되어 융합을 이루고 7q21 부위는 3q21과 전좌 후 융합을 이룬 이중 동원체 염색체임. 따라서 5q22부터 5qter 부위가 소실되었고, 7pter부터 7p13 부위와 7q21부터 7qter 부위가 소실되었으며, 3q21부터 3qter 부위까지 대치됨.

(b) der(5;7)t(3;5)(q21;q22)t(3;7)(q29;p13)del(7)(q32).

동원체가 2개인데, 5번과 7번 염색체임. 5q22 부위와 3q21 부위가 전좌되어 융합을 이루고 3q29 부위는 7p13 부위와 전좌 후 융합을 이룬 이중 동원체 염색체임. 또한 7q32 band 위치에서 7qter까지 말단부 결실됨. 따라서 5q22부터 5qter 부위가 소실되었고, 3pter부터 3q21 부위와 3q29부터 3qter 부위가 소실되었으며, 7pter부터 7p13 부위와 7q32부터 7qter 부위까지 소실된 형태임.

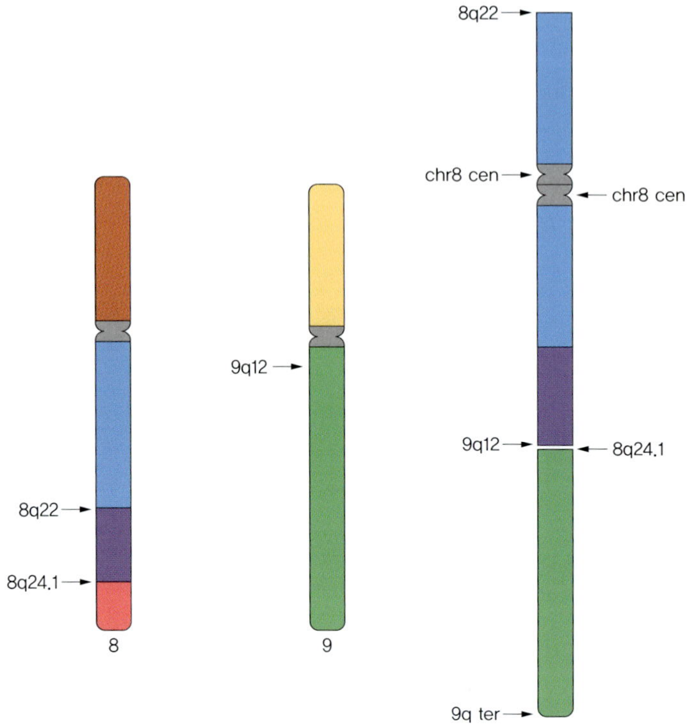

그림 6-34. der(8;8)(q10;q10)del(8)(q22)t(8;9)(q24.1;q12).
동원체가 2개인데, 모두 8번 염색체임. 동원체를 가진 8번 염색체의 2개 장완으로 구성되었는데, 8번 염색체 한 쪽 장완은 8q24.1 부위와 9q12 부위가 전좌되어 융합을 이룬 형태임. 다른 장완은 8q22 부위에서 말단부 결실이 일어나 8q22부터 8qter 부위가 소실된 형태임.

9) 기원을 알 수 없는 염색체 부위의 추가(Additional material of unknown origin)(그림 6-35)

부호 add(라틴어, additio)는 특정 염색체의 region 또는 band에 기원을 알 수 없는 물질이 추가로 붙어 있을 때 사용합니다. 이러한 이상은 "t"와 "?" 부호를 사용하여 기술할 수도 있습니다. 예를 들면 add(1)(p36)은 t(1;?)(p36;?)으로도 표기할 수 있습니다. 그러나 재배열된 염색체가 실제로 전좌에 의해 이루어졌다는 것은 극히 드문 경우에만 정확하게 알 수 있고, 다른 구조적 이상에 의해 생성되었을 수도 있으므로 t(1;?)(p36;?)보다는 어떤 특정 재배열을 상징하지 않는 "add"라는 부호를 사용하는 것이 권장됩니다.

말단 band에 추가적인 물질이 붙었을 때는 염색체의 길이가 항상 길게 변하나, 기원을 알 수 없는 물질이 염색체 분절을 치환했을 경우에는 추가된 염색체의 크기에 따라 원래 염색체의 길이보다 길어질 수도 있고 짧아질 수도 있습니다. 1p+ 또는 1p-와 같은 표기는 핵형을 기술할 때 사용하지 않습니다.

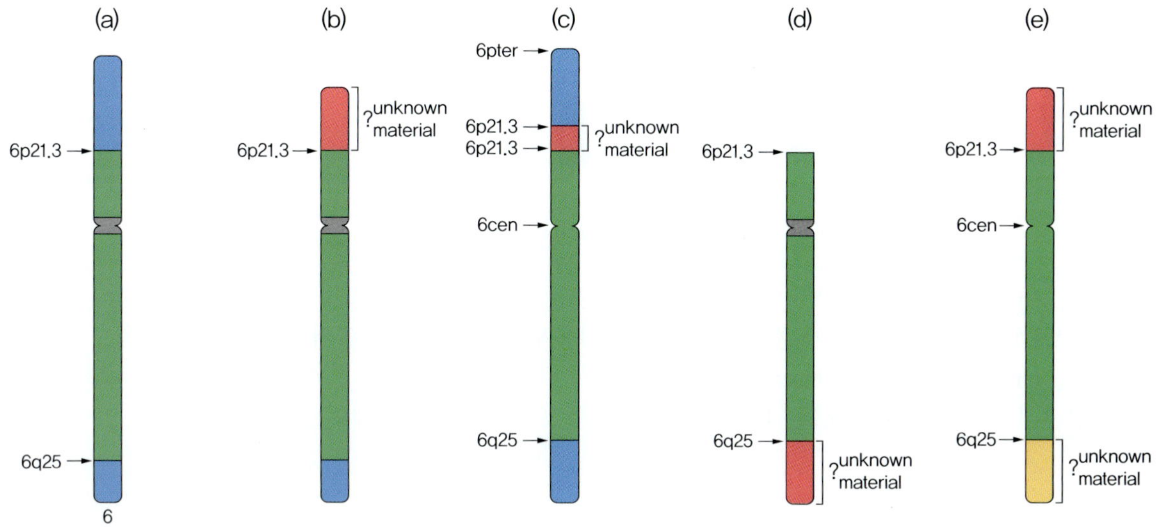

그림 6-35.

(a) 정상 6번 염색체.

(b) add(6)(p21.3).

6p21.3 band에 어떤 염색체 부위가 추가되었는데, 추가된 염색체는 기원도 알 수 없고 재배열의 유형도 알 수 없음. 6p21.3부터 6pter 부위는 소실된 형태이고, 그 부위에 기원을 알 수 없는 다른 염색체가 대치한 형태임.

(c) der(6)ins(6;?)(p21.3;?).

6p21.3 부위에 기원을 알 수 없는 염색체 부위가 삽입됨. add(6)(p21.3)은 6p21.3부터 6p terminal까지 모두 unknown material이 치환되었고, der(6)ins(6;?)(p21.3;?)은 6p21.3부터 6p terminal은 그대로 보존됨.

(d) der(6)del(6)(p21.3)add(6)(q25).

동원체는 6번 염색체이며, 6p21.3 부위에서 말단부 결실(terminal deletion)이 일어남. 또한 6q25 band에 어떤 염색체 부위가 추가되었는데, 추가된 염색체는 기원도 알 수 없고 재배열의 유형도 알 수 없음.

(e) der(6)add(6)(p21.3)add(6)(q25).

양쪽 arm에서 add 형태의 이상이 있을 때는"der"을 이용해서 표기함.

10) 표지 염색체(Marker chromosome) (그림 6-36)

표지 염색체(marker chromosome)는 비정상 염색체의 기원을 전혀 알 수 없는 염색체를 의미합니다. 비정상 염색체의 어떤 부위라도 기원을 알 수 있다면, 유도(derivative) 염색체 형태로 표기해야 합니다. 표지 염색체를 표기할 때는 "mar" 앞에 플러스(+) 기호를 붙입니다.

종류가 다른 여러 개의 표지 염색체가 클론성으로 존재할 때, mar 부호 뒤에 아라비아 숫자로써 표시할 수 있습니다. 예를 들면 mar1, mar2 등으로 표기할 수 있습니다. 같은 marker가 여러 개 존재할 때는 mar 부호 뒤에 multiplication 부호를 써서 기록하는데, 예를 들면 mar1 ×2는 marker 1이 2개 존재하는 것을 의미합니다.

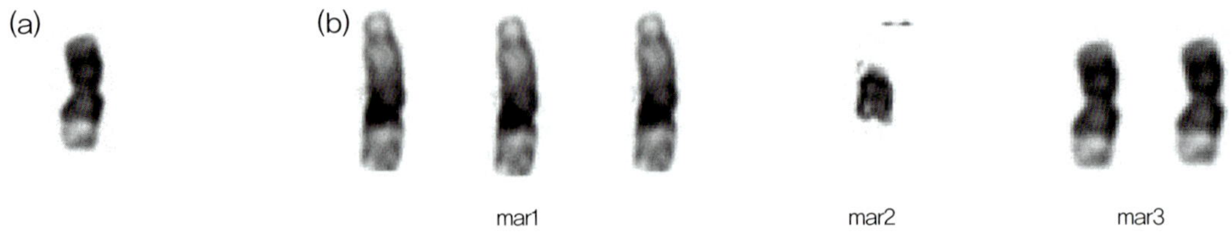

그림 6-36.
(a) 47,XX, +mar.
추가적으로 1개의 marker 염색체가 존재함. 이 maker 염색체는 기원이 어느 염색체인지 알 수 없음.
(b) 52,XX, +mar 1×3, +mar2, +mar 3×2.
Marker1은 3개 존재하고, marker 2는 1개, marker3는 2개 포함되어 염색체 개수는 총 52개임.

* 48,X,t(X;18)(p11;q11),+2mar

t(X;18) 염색체 외에 표지 염색체가 2개 존재함.

* 47~51,XY, t(11;22)(q24;q12), +1~5mar

t(11;22) 염색체 이상 외에 5개의 클론성 표지 염색체가 존재함.

모든 세포에서 5개의 표지 염색체가 동일하게 관찰되는 것은 아니므로, "1~5mar"로 표기함.

* der(?)t(?;15)(?;q22)

동원체의 기원을 알 수 없더라도 비정상 염색체의 일부분이라도 어느 염색체인지 인지되면, 표지 염색체(marker)로 표기하기보다는 유도(derivative) 염색체로 표기함. 동원체를 가진 염색체의 기원을 알 수 없으나, 비정상 염색체의 일부는 15q22부터 15qter까지 부위로 구성되어 있음을 알 수 있으므로, 위와 같이 표기함.

11) 미소쌍염색체(Double minutes)

double minutes(약자로 dmin)는 acentric chromosome 구조를 가진 염색체 이상이며, 2개 이상의 중기세포에서 관찰될 때는 핵형에 기록해야 합니다. dmin은 염색체 수에는 포함시키지 않으며 dmin 부호 앞에 플러스 기호도 붙이지 않습니다. 표기하는 순서는 표지 염색체 뒤에 기록합니다. 세포당 dmin의 수는 절대 수, 평균 또는 범위로써 부호 앞에 표기합니다.

* 49,XX,+3mar,1dmin

세포당 3개의 marker chromosome과 1개의 dmin를 포함함. dmin는 염색체 수에 포함시키지 않으므로 염색체 개수는 50개가 아니고 49개임.

* 49,XX,+3mar,~14dmin

세포당 대략 14개 정도의 dmin를 포함함. dmin는 염색체 개수에 포함시키지 않으므로 염색체 수는 49개임.

* 49,XX,+3mar,9~34dmin

세포당 9개에서 34개 정도의 dmin를 포함함.

dmin 외의 acentric fragments (ace)(동원체가 없는 염색체)는 2개 세포 이상에서 존재할지라도 핵형에 표기하지 않습니다. 그러나 chromosome breakage 검사에서는 기록해야 합니다.

12) 환 염색체(Ring chromosome)

반지 모양의 염색체 형태는 "r" 부호로써 표기하며, 1개 또는 여러 개의 염색체로 구성될 수 있습니다. 1개의 염색체로 이루어진 환 염색체는 동원체가 1개이나, 2개 이상의 염색체로부터 유래된 환 염색체는 동원체가 1개 이상 여러 개의 동원체를 가지고 있을 수 있습니다.

(1) 1개의 염색체로부터 유래된 환 염색체(그림 6-37)

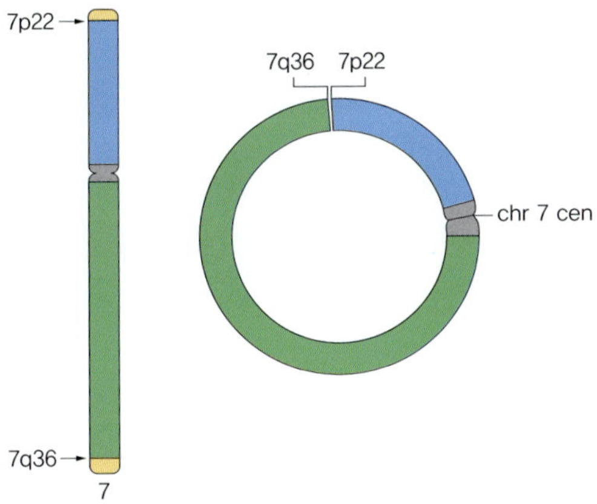

그림 6-37. r(7)(p22q36).
7p22와 7q36에서 분열과 재융합이 일어난 환 염색체 형태이며, 7p22부터 7pter 부위, 그리고 7q36부터 7qter 부위는 결실되어 있음. 1개 염색체로부터 유래된 환 염색체는 염색체 band 표기 사이에 semicolon을 사용하지 않음.

(2) 2개 이상의 염색체로부터 유래된 환 염색체(그림 6-38, 6-39, 6-40)

동원체가 2개 또는 3개인 환 염색체는 "dic" 또는 "trc"를 "r" 부호 앞에 표기하며, 가장 먼저 첫 번째로 표기하는 염색체는 성염색체 또는 번호가 가장 작은 상염색체부터 표기합니다. 염색체의 방향은 절단점의 순서로부터 명확하게 알 수 있습니다. 동원체가 1개인 경우는 "der" (derivative chromosome) 형태로 표기하며 동원체가 있는 염색체를 먼저 표기합니다(그림 6-40).

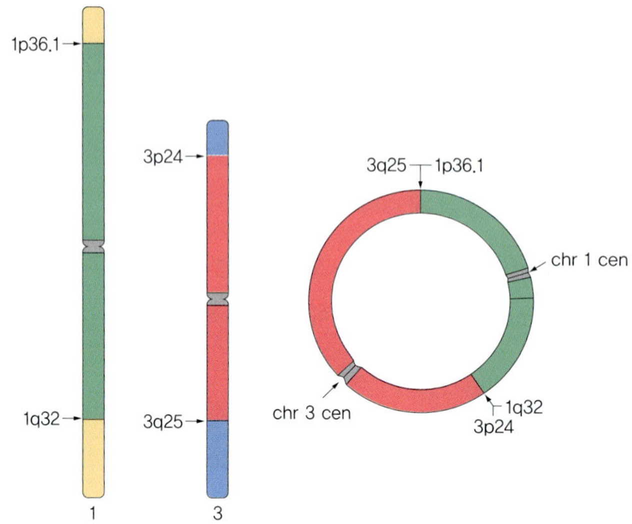

그림 6–38. dic r(1;3)(p36.1q32;p24q25).
염색체 1번과 3번으로 구성된 동원체를 2개 가지고 있는 환 염색체인데, 1q32가 3p24에 융합되어 있고 3q25은 1p36.1에 융합되어 있음. 결과적으로는 1pter부터 1p36.1 부위, 1q32부터 1qter 부위, 3pter부터 3p24 부위, 3q25부터 3qter 부위가 소실된 형태임.

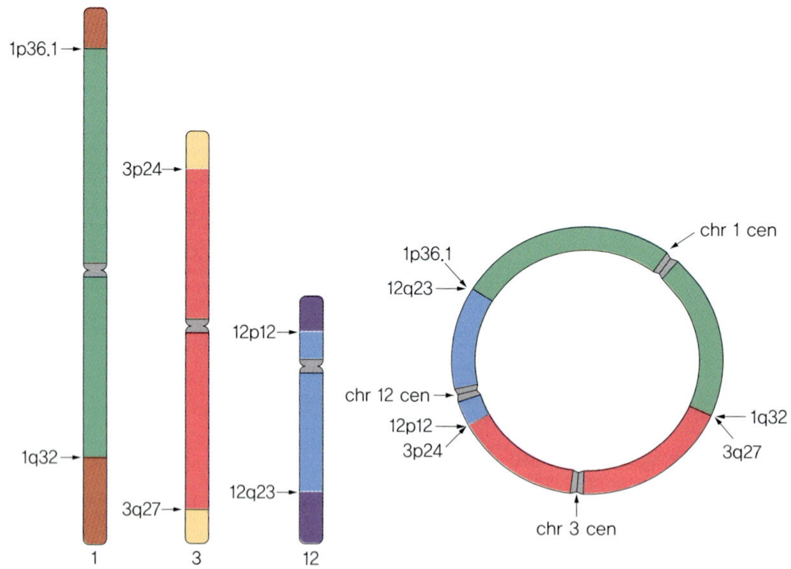

그림 6–39. trc r(1;3;12)(p36.1q32;q27p24;p12q23).
염색체 1번, 3번, 12번으로 구성된 동원체를 3개 가지고 있는 환 염색체인데, 1q32가 3q27에 융합되어 있고 3p24는 12p12에 융합되어 있으며, 12q23은 1p36.1에 융합되어 있음. 결과적으로는 1pter부터 1p36.1 부위, 1q32부터 1qter 부위, 3pter부터 3p24 부위, 3q27부터 3qter 부위, 12pter부터 12p12 부위, 12q23부터 12qter 부위가 소실된 형태임.

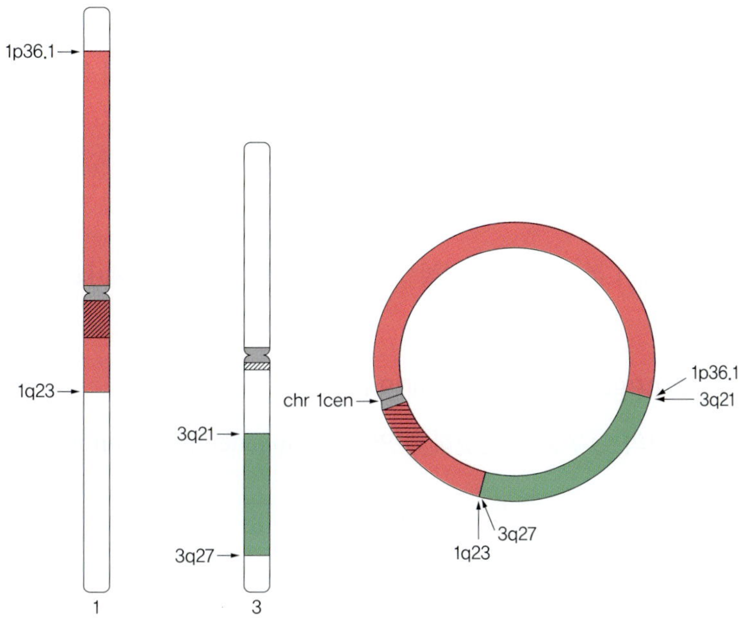

그림 6-40. der(1)r(1;3)(p36.1q23;q27q21)
동원체를 1개 가지고 있고 2개 이상의 염색체로 이루어진 환 염색체는 유도(derivative, der) 염색체로 표기함. 동원체를 포함하는 염색체를 첫 번째 표기하며 동원체를 가지고 있지 않은 염색체 분절의 방향은 절단점의 순서로부터 확실히 알 수 있도록 기입함. 염색체 1번과 3번으로 구성된 환 염색체인데, 동원체는 1번 염색체로 1개 있음. 1q23가 3q27에 융합되어 있고 3q21은 1p36.1에 융합되어 있음. 결과적으로는 1pter부터 1p36.1 부위, 1q23부터 1qter 부위, 3pter부터 3q21 부위, 3q27부터 3qter 부위가 소실된 형태임.

(3) 환 염색체의 기원을 알 수 있을 때 표기는 염색체 순서에 따라 기입합니다.

* 49,XX,+1,+3,r(7),+8

기원을 알 수 있는 환염색체가 존재 시 염색체 번호순서에 따라 기입함.

* 53,XX,----,+r1,+r2

기원을 알 수 없는 각각 다른 환 염색체를 표시할 때는 r 부호 뒤에 아라비아 숫자로 표기합니다

2개의 서로 다른 클론성의 환 염색체가 존재함. r1, r2로 표기한 것은 염색체 1번과 염색체 2번으로부터 유래되었다는 의미가 아님. 환 염색체의 기원을 알 수 있을 때는, "r" 뒤의 괄호 안에 해당되는 염색체 번호를 기입함.

예) r(1) : 염색체 1번으로부터 유래된 환 염색체

* 53,XY,-----,+5r

기원은 알 수 없지만 환 염색체가 5개 존재. 확실히 알 수 없는 여러 종류의 환 염색체가 여러 개 존재할 때는 ring 부호 앞에 숫자로 표시합니다.

* 51,XY,+1,+3,+8,+r,+mar

기원을 알 수 없는 환염색체가 존재할 때는 핵형 기입 시 맨 나중에 쓰고, marker 염색체보다는 앞에 기입함.

13) 균질염색부위(Homogeneously staining region)(그림 6-41)

hsr 부호는 완, 분절, band의 일부분이 균질하게 염색(homogeneously staining)된 형태를 나타냅니다.

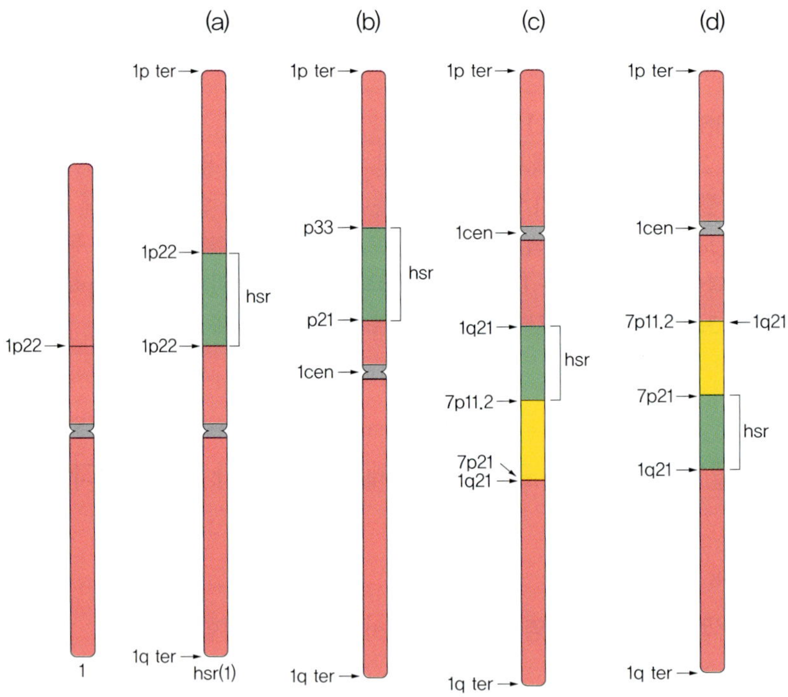

그림 6-41.

(a) hsr(1)(p22)

1pter부터 1p22까지 존재하고 그 다음에 균질염색부위(homogeneously staining region)가 존재하며, 여기에 연이어서 그 다음에는 1p22부터 1qter 부위가 존재하는 형태임.

(b) der(1)del(1)(p21p33)hsr(1)(p21)

1p21과 1p33 사이에 interstitial deletion이 발생했고, 그 부위에 homogeneously staining region이 대치됨. hsr은 deletion된 절단점의 proximal band로 표시하므로 hsr(1)(p21)로 표기함.

(c) der(1)ins(1;7)(q21;p11.2p21)hsr(1;7)(q21;p11.2)

7p11.2로부터 7p21 부위가 1q21 부위에 삽입되었으며 homogeneously staining region은 삽입된 7번 염색체의 상단(proximal) 분절에 위치함.

(d) der(1)ins(1;7)(q21;p11.2p21)hsr(1;7)(q21;p21)

(c)와 비슷한 형태이지만, homogeneously staining region이 삽입된 7번 염색체의 하단(distal) 분절에 위치함.

14) Neocentromere(그림 6-42)

Neocentromere란 정상적으로 동원체를 갖는 염색체 부위가 아닌 다른 부위에서 동원체가 생성되고 활성화된 염색체를 말합니다. 이러한 neocentromere는 "neo" 또는 "der" 부호로 표기할 수 있습니다.

Neocentromere 염색체는 비정상 부위이지만 동원체를 가지고 있으므로, 염색체 수에 포함시켜야 합니다.

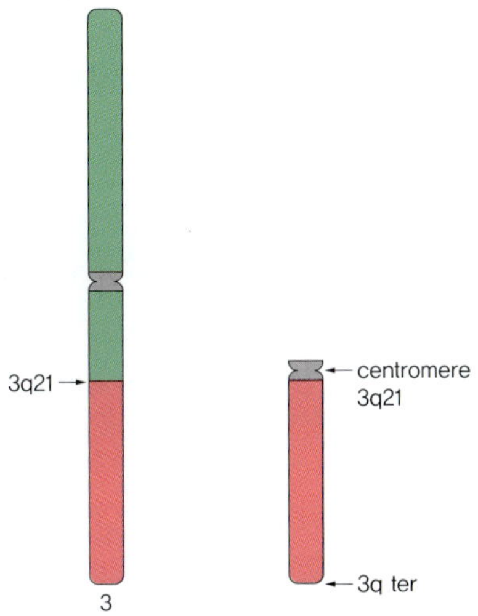

그림 6-42. 47,XX,+neo(3)(qter → q21:), 또는 47,XX, +der(3)(qter → q21:). 3qter부터 3q21 부위로 이루어진 염색체 형태인데, 정상적으로는 이 부위에 동원체가 존재하지 않는데, neocentromere 위치가 3q21 위치에 생성되었음을 알 수 있음. 또한 neocentromere는 염색체 개수에 포함시켜 47개로 표기하였음.
47,XX,+der(3)(qter → q21 → neo → q21:)과 같이 표기할 수도 있음.

*47,XX,der(3)(:p11 → q11:),+neo(3)(pter → p11::q11 → q26 → neo → q26 → qter)

3번 염색체가 2개의 비정상 형태로 대치되었는데, 1개는 동원체를 포함하는 작은 유도 염색체(derivative chromosome)이고, 다른 1개는 3q26 부위에서 비정상적인 동원체가 생긴 neocentromere 형태임.

4. 핵형 명명법 원칙

1) 정상핵형 표기 원칙

처음 표기해야 할 사항은 성염색체를 포함한 염색체의 총 수이며, 그 뒤에 쉼표를 찍습니다. 성염색체의 조성은 그 다음에 기술하며, 상염색체는 이상 소견이 있을 때만 기술합니다. 따라서 정상핵형은 다음과 같이 표기할 수 있습니다.

예) 정상 여자, 46,XX
정상 남자, 46,XY

2) 수적 염색체 이상이 존재할 때 표기 원칙

정상 또는 비정상 염색체의 추가나 소실을 나타낼 때는 플러스 (+) 또는 마이너스 (-) 표시를 염색체 앞에 붙이는데, 그 예로 "+21, -7, +der(2)" 등으로 표시할 수 있습니다. 교과서에서는 "4p+, 5q-" 등과 같이 단완 또는 장완 기호 뒤에 "+" 또는 "- " 기호를 표시하여 염색체 완 길이의 증감을 표시하기도 하나, 핵형 표기에서는 사용하지 않습니다. 예외적으로 정상 변형 염색체 표기 시에는 사용할 수 있습니다(예 : 9qh+, Yqh-).

3) 구조적 염색체 이상이 존재할 때 표기 원칙

(1) 성염색체 이상을 첫 번째 표기하고 그 뒤에 상염색체 이상을 표기합니다. 성염색체 X와 Y 2개가 모두 이상이 발생하였을 경우는 X 염색체 이상을 Y염색체 이상 앞에 표기합니다.

* 46,t(X;18)(p11;q11),t(Y;1)(q11;p31)

(2) 상염색체 이상은 수적 이상이건 구조적 이상이건 종류에 상관없이 염색체 번호 순서가 작은 것부터 기술하며, 각각의 이상은 쉼표로써 분리합니다.

* 48,X,t(Y;12)(q11;p12),del(6)(q11),+8,t(9;22)(q34;q11),+17,-21,+22

Y 염색체의 전좌를 첫 번째에 표기하고 그 다음에는 염색체 번호 순서에 따라 상염색체 이상소견을 표기함.

(3) 같은 번호의 상염색체가 수적 이상과 구조적 이상이 동시에 존재할 때는, 구조적 이상보다 수적 이상을 앞에 표기합니다.

* 49,X, inv(X)(p21q26),+3, inv(3)(q21q26), +7, +10, -20, del(20)(q11), +21

X 염색체 완간역위를 첫 번째 표기하였음. 3번 염색체는 수적 이상과 구조적 이상을 모두 가지고 있는데, 수적 이상을 먼저 표기해야 하므로, 3번 염색체가 획득된 것을 "+3"으로 먼저 표기하고, 그 뒤에 3번 염색체의 완간역위 소견을 표기함. 20번 염색체도 수적이상과 구조적 이상이 모두 발생하였는데, 20번 염색체 소실을 "-20" 으로 먼저 표기하고 그 뒤에 구조적 이상인 "del(20)"을 표기함.

그러나 1개의 염색체 내에서 여러 개의 구조적 이상이 발생한 경우는 알파벳 순서가 아니라 p arm부터 q arm 순서대로 구조적 이상을 표기합니다.

* 46,XX,der(8)ins(8;3)(p23;q21)del(8)(q22)

삽입(insertion) 이상은 8p23 부위에서 발생하였고, 결실(deletion)은 8q22 부위에서 발생함. p arm부터 q arm 순서로 기입해야 하므로 "ins"을 "del"보다 먼저 기입함.

(4) 상동염색체에서 여러 개의 구조적 이상은 표기 부호의 알파벳 순서대로 표기합니다.

* 50,XX,+1,+del(1)(p13),+dup(1)(q21q32),+inv(1)(p31q41),+8,r(10)(p12q25),-21

정상 1번 염색체 2개 외에 1번 염색체가 4개 추가되었는데, 1개는 정상 1번 염색체가 추가되었고, 나머지 3개는 구조적 이상을 가진 1번 염색체가 추가됨. 1번 염색체의 수적 이상을 처음에 명시해야 하므로, 1번 염색체 획득을 "+1"로 가장 먼저 표기하였고, 그 다음에는 1번 염색체의 구조적 이상을 표기부호의 알파벳 순서대로 표기함. 1p13 부위의 말단결실인 "del"이 1q21q32 부위의 "dup"보다 알파벳 순서에서 더 앞에 있으므로, "del"을 먼저 표기함. 또한 1p31와 1q41 부위 사이의 "inv"은 알파벳 순서에서 "dup"보다 더 뒤이므로, "dup" 뒤에 표기함. 1번 염색체 뒤에는 염색체 번호 순서대로 8번, 10번 21번 염색체 이상을 순서대로 표기함. 기원을 알 수 없는 환 염색체라면 맨 뒤에 표기해야 하지만, 10p12부터 10q25 부위로 이루어진 환 염색체이므로, 염색체 번호 순서에 따라 8번 염색체 이상 뒤에 그리고 21번 염색체 이상 앞에 표기함.

(5) 구조적으로 재배열된 동일한 염색체가 2개 이상 존재할 때 copies를 표기하기 위해 "x"(multiplication sign)를 사용할 수 있고, copies의 수 (x2, x3 등)를 이상소견 뒤에 표기합니다.

multiplication sign은 정상 염색체의 multiple copies를 표기하는 데 사용해서는 안됩니다.

* 48,XX, del(6)(q13q23)x2,+7,+7

6번 염색체 구조적 이상은 6q13과 6q23 사이의 간질성(interstitial) 결실임. 이러한 비정상 6번 염색체가 2개 존재하며, 정상 6번 염색체는 존재하지 않음. 7번 염색체가 2개 추가되었는데, 이것을 "+7x2"로 표기하면 안되고, "+7,+7" 로 표기해야 함.

* 48,XX,+del(6)(q13q23)x2

정상 6번 염색체가 2개 존재하고, 2개의 비정상 6번 염색체가 추가되어 "+" 부호를 앞에 표기함. 6번 염색체 구조적 이상은 6q13과 6q23 사이의 간질성(interstitial) 결실임. 따라서 염색체 개수는 48개임.

* 47,XX,+8, i(8)(q10)×2

47,XX, i(8)(q10), +i(8)(q10)

정상 8번 염색체는 1개 존재하고 2개 8번은 i(8)(q10)의 비정상 형태임.

2가지 표현법 모두 가능함.

(6) 복합적인 재배열은 몇 개의 유도(derivative) 염색체를 생성시킬 수 있는데, 각각의 유도 염색체를 기술할 때 동일한 재배열에 의해 생성된 유도 염색체의 절단점은 반복해서 표기할 필요가 없습니다(그림 6-43, 6-44).

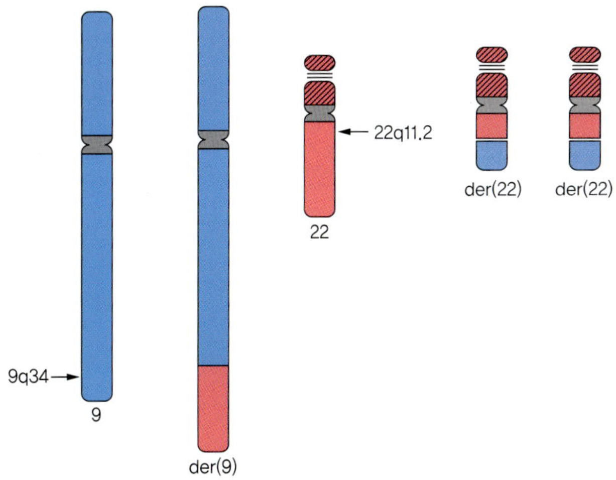

그림 6-43. 47,XX,t(9;22)(q34;q11.2),+der(22)t(9;22).
t(9;22)에 의해 der(9)와 der(22)를 각각 1개씩 가지고 있고, der(22)는 1개 더 추가됨. 추가된 der(22)의 절단점은 앞에서 표기한 t(9;22)(q34;q11.2)의 절단점과 동일하므로 "+der(22)t(9;22)(q34;q11.2)"와 같이 "(q34;q11.2)" 를 반복하여 표기할 필요가 없음.

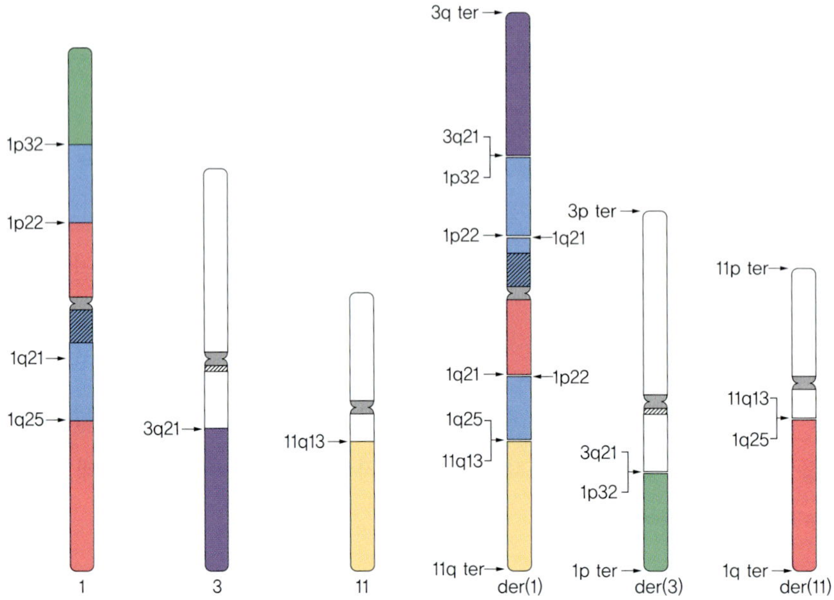

그림 6-44. 46,XX, der(1)t(1;3)(p32;q21)inv(1)(p22q21)t(1;11)(q25;q13),der(3)t(1;3), der(11)t(1;11).
1번, 3번, 11번 염색체에서 각각 1개씩 유도(derivative) 염색체를 가지고 있으며, 나머지 1번 염색체 1개, 3번 염색체 1개, 11번 염색체 1개는 정상임. der(1) 염색체 이상을 살펴보면, 1p32 부위와 3q21 부위 사이에 reciprocal 전좌가 발생하였고, 1p22와 1q21 사이에 완간역위가 발생하였고, 1q25 부위에서 11q13과 reciprocal 전좌가 발생하였음. 1번 염색체의 pter부터 qter 순서로 구조적 이상이 발생한 순서대로 표기함(알파벳 순서가 아님).
der(3) 염색체 이상을 살펴보면, der(1)에서 관찰된 t(1;3)(p32;q21)과 동일한 전좌에 의해 der(3)이 생성되었으므로 "der(3)t(1;3)(p32;q21)"과 같이 반복하여 절단점을 표기할 필요가 없고,"der(3)t(1;3)"으로 표기해도 됨.
der(11)의 경우도 t(1;11)의 절단점과 동일하므로 반복하여 표기할 필요가 없음. 복잡한 재배열이 발생하였으나, 유전자의 획득이나 소실이 없으므로 균형 재배열임(balanced translocation).

(7) 두 개의 상동염색체가 모두 유도염색체(derivative chromosome)를 생성했을 때 상동염색체가 유도 염색체라는 것을 표기할 필요는 없습니다.

상동염색체를 이와 같은 명명법에서 구분할 수 없을 때, 1개의 염색체에 밑줄을 그을 수 있습니다(그림 6-45). 이러한 표기가 도움이 되는 경우는 2개의 상동염색체가 동일한 이상소견을 나타내어 2개의 동일한 유도 염색체를 생성했을 때입니다.

(8) 2개 이상의 derivative 염색체로 이루어진 복잡(complex) 핵형을 정확히 표기하기 어려운 경우에는 애매한 해석을 피하기 위해 단어나 문장으로 명확하게 설명하고 기술하는 것이 좋습니다.

4) 정상염색체가 구조적 이상을 가진 염색체로 치환되었을 경우 표기 원칙

정상염색체를 소실된 것으로 따로 기록하지 않습니다.

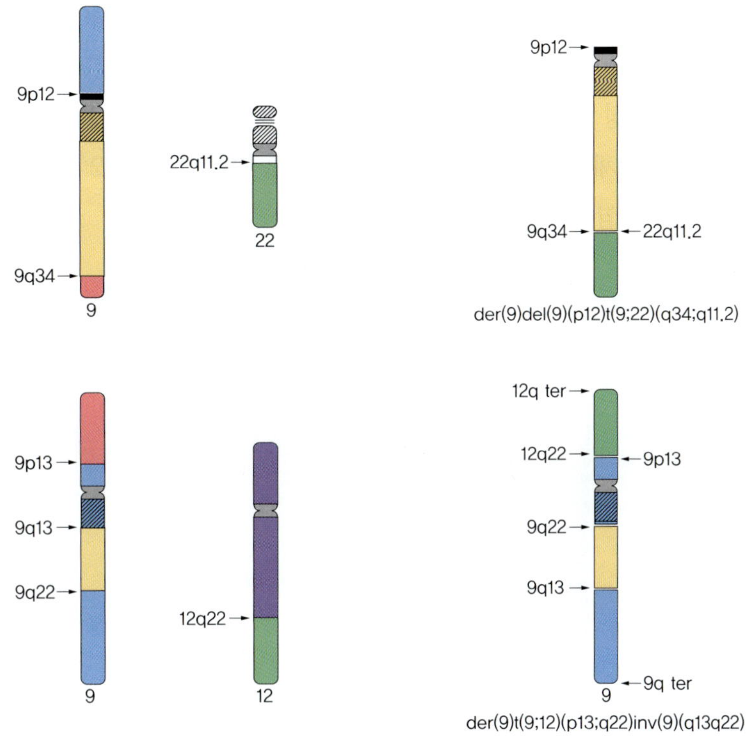

그림 6-45. 46,XX,der(9)del(9)(p12)t(9;22)(q34;q11.2),der(9)t(9;12)(p13;q22)inv(9)(q13q22).
9번 염색체는 정상형태가 존재하지 않고 2개의 9번 염색체 모두 다른 구조적 이상을 가진 비정상 형태임. 1개의 der(9)는 9p12 부위의 말단결실이 발생하였고, 9q34 부위에서 22q11.2와 reciprocal 전좌로 생성된 형태임. 다른 der(9)는 9p13 부위와 12q22 사이에서 reciprocal 전좌가 발생하였고, 9q13과 9q22 사이에 완내역위가 발생한 형태임. 2개의 정상 12번 염색체와 2개의 정상 22번 염색체가 존재하지만 9번 염색체는 정상이 없음.
결론적으로는 9p12부터 9pter 부위의 결실, 9q34부터 9qter 부위의 결실, 22q11.2부터 22qter 부위의 획득이 있고, 다른 상동 염색체 9번의 경우 9p13부터 9pter 부위의 결실, 12q22부터 12qter 부위의 획득이 있어 불균형 재배열 (unbalanced) 형태임.

* 46,XX,inv(3)(q21q26.2)

3번 염색체 1개는 정상이고, 나머지 1개 염색체는 3q21과 3q26.2 부위에서 완내 역위가 발생함. 이것을 "46,XX,-3,+inv(3)"와 같이 표기하지 않음.

* 46,XX,der(1)t(1;3)(p34;q21),der(1)t(1;3)(p34;q21)

1번 염색체 2개 모두 정상 형태가 아니고, 동일한 비정상 형태를 나타내고 있음. 즉, 1p34와 3q21 부위 사이에서 전좌가 일어난 형태인데, 2개의 1번 염색체 모두 동일한 형태임. 따라서 1개의 1번 염색체는 der(1), 다른 상동 염색체는 "der(1)"로 밑줄을 그어 표시함. 이 염색체 이상은 "46,XX,der(1)t(1;3)(p34;q21)x2"와 같이 표기할 수도 있음.

(1) 유도(Derivative) 염색체가 정상염색체를 대치한 경우 (그림 6-46, 그림 6-47, 그림 6-48)

* 46,XY,der(1)t(1;3)(p22;q13)

der(1)은 정상염색체 1번이 비정상 염색체로 대치되었음을 의미하며, 정상 1번 염색체가 소실된 것을 표기할 필요가 없음. 따라서 1번 염색체 1개는 정상이고, 나머지 1개 염색체는 1p22 위치에서 3q13 부위와 전좌를 일으켜서 생성된 형태임. 3번 염색체는 2개 모두 정상임.

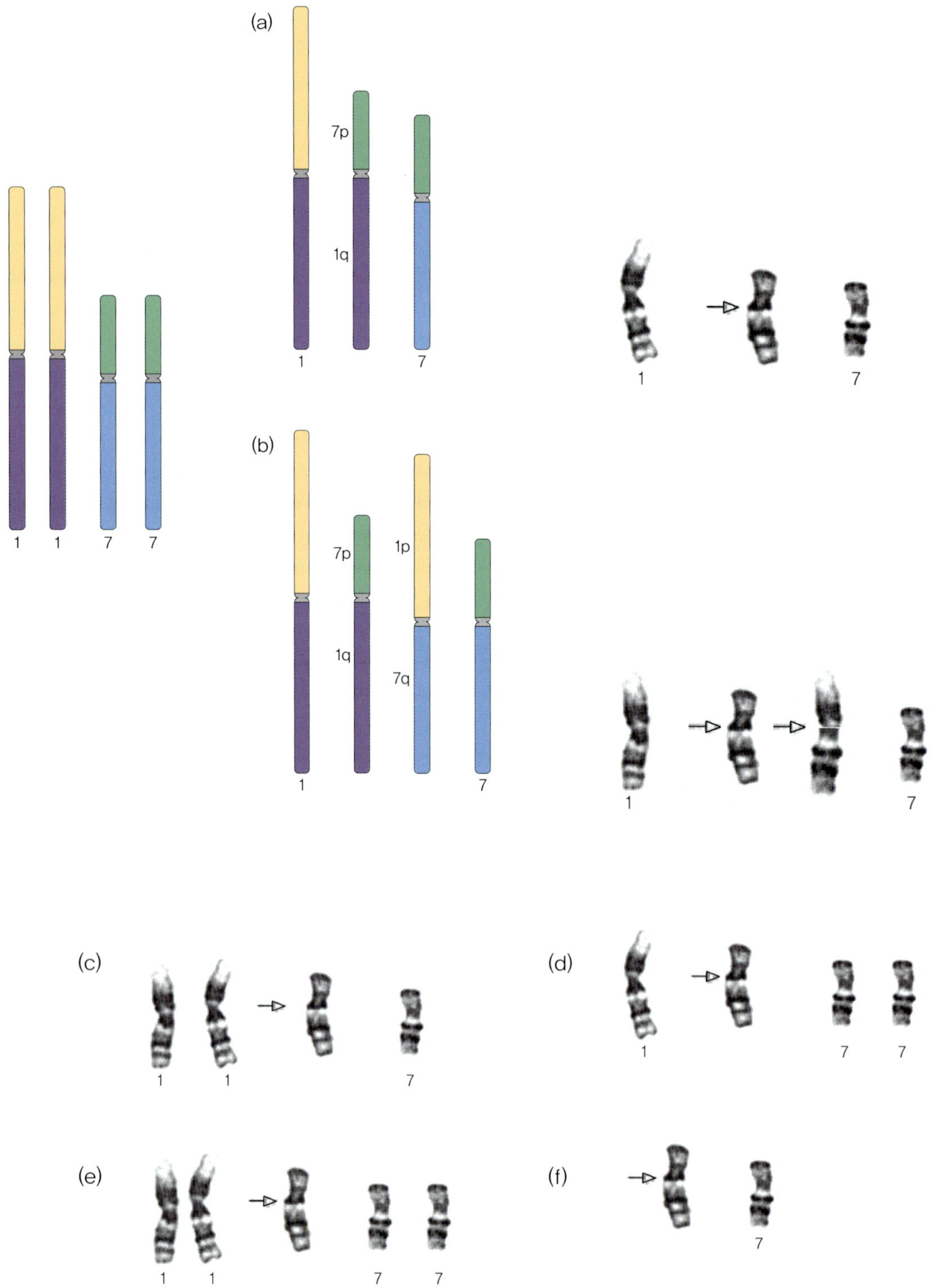

그림 6-46.

(a) 45,XY,der(1;7)(q10;p10)

1번 염색체의 장완과 7번 염색체 단완으로 구성된 유도(derivative) 염색체 형태임. 소실된 1번과 7번 염색체는 유도 염색체로 대치되었으므로 소실된 것을 "-1, 또는 -7" 등과 같이 표기하지 않음. 따라서 정상 1번 염색체 1개, 정상 7번 염색체 1개와 der(1;7)을 포함하고 있으므로, 1p와 7q 부위가 소실된 불균형 재배열임.

(b) 46,XY,t(1;7)(q10;p10)

Whole arm 전좌이며, 1q10 부위와 7p10 부위로 구성된 비정상 형태와 1p10과 7q10으로 구성된 비정상 형태가 모두 존재함. 따라서 유전자의 소실이나 획득이 없으므로 균형 재배열임. der(1;7)(q10;p10)과의 차이점이 중요함((a) 참조).

(c) 46,XY,+1,der(1;7)(q10;p10)

1번 염색체의 장완과 7번 염색체 단완으로 구성된 유도 염색체 형태는 (a) 예제와 동일함. der(1;7)(q10;p10) 염색체가 정상 1번 염색체 1개와 정상 7번 염색체 1개를 대치하였음. 그러나 정상 1번 염색체가 2개 존재하므로, der(1;7) 외에 정상 1번 염색체 1개가 추가되었음을 의미하고, 결과적으로 이와 같은 획득은 "+1"로 표기함. 따라서 핵형은 정상 1번 염색체 2개, 정상 7번 염색체 1개와 der(1;7)을 포함하며, "+1" 표기가 있으나, 총 염색체 개수는 46개임.

(d) 46,XX,der(1;7)(q10;p10),+7

1번 염색체의 장완과 7번 염색체 단완으로 구성된 유도 염색체 형태는 (a) 예제와 동일함. der(1;7)(q10;p10) 염색체가 정상 1번 염색체 1개와 정상 7번 염색체 1개를 대치하였음. 그러나 정상 7번 염색체가 2개 존재하므로, der(1;7) 외에 정상 7번 염색체 1개가 추가되었음을 의미하고, 결과적으로 이와 같은 획득은 "+7"로 표기함. 따라서 핵형은 정상 1번 염색체 1개, 정상 7번 염색체 2개와 der(1;7)을 포함하며, "+7" 표기가 있으나, 총 염색체 개수는 46개임. (c) 예제에서는 "+1" 수적 이상을 "der(1;7)"에 의해 생성된 구조적 이상보다 먼저 표기하였으며, (d) 예제에서는 "+7" 수적 이상을 염색체 번호가 작은 순서대로 기입해야 하는 원칙에 따라 "der(1;7)" 보다 나중에 표기함.

(e) 47,XX,+der(1;7)(q10;p10)

1번 염색체의 장완과 7번 염색체 단완으로 구성된 유도 염색체 형태는 (a) 예제와 동일함. 정상 1번 염색체 2개와 정상 7번 염색체 2개가 존재하고, der(1;7)(q10;p10) 염색체가 추가로 존재하므로 "der(1;7)" 앞에 "+" 표기함.

(f) 44,XX,-1,der(1;7)(q10;p10)

1번 염색체의 장완과 7번 염색체 단완으로 구성된 유도 염색체 형태는 (a) 예제와 동일함. der(1;7)(q10;p10) 염색체가 정상 1번 염색체 1개와 정상 7번 염색체 1개를 대치하였음. 그러나 정상 1번 염색체가 1개도 존재하지 않으므로, der(1;7) 외에 정상 1번 염색체 1개가 소실되었음을 의미하고, 결과적으로 이와 같은 소실은 "-1"로 표기함

* 45,XY,-10,der(10)t(10;17)(q22;p12)

der(10)은 정상 10번 염색체를 대치하였으며, 정상 10번 염색체가 소실된 것을 표기할 필요가 없음.

그러나 나머지 10번 상동염색체는 소실되었으므로, "-10"으로 표기함. 이와 같은 경우에 소실된 10번 염색체는 꼭 표기해야 함. 같은 번호를 가진 염색체에서 구조적 이상과 수적이상이 있을 때 수적이상을 먼저 표기하므로 "-10"을 먼저 표기함. 결론적으로 정상 10번 염색체는 없음.

(2) 이중 또는 삼중 동원체(Dicentric, Tricentric) 염색체가 정상 염색체를 대치한 경우

* 45,XX,dic(13;15)(q22;q24)

이중 동원체 염색체가 정상 13번 염색체 1개와 정상 15번 염색체 1개를 대치하였으므로, "-13" 또는 "-15"로 표기하지 않음.

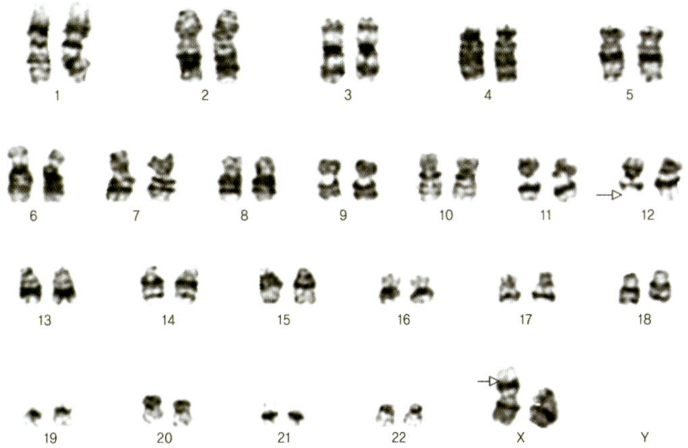

그림 6-47.
46,X,der(X;12)(q10:q10),+del(12)(q15q24.2).
X 염색체의 장완과 12번 염색체 장완으로 구성된 유도 염색체이며, 정상 X 염색체와 12번 염색체를 대치하였으므로, "-X" 또는 "-12"로 표기할 필요 없음. der(X;12)와 연관되어 정상 X 염색체 1개와 정상 12번 염색체 1개가 존재하는 것에 추가하여 del(12)(q15q24.2) 형태를 가진 비정상 12번 염색체가 1개 더 존재함. 따라서 del(12)앞에 "+" 표기함.

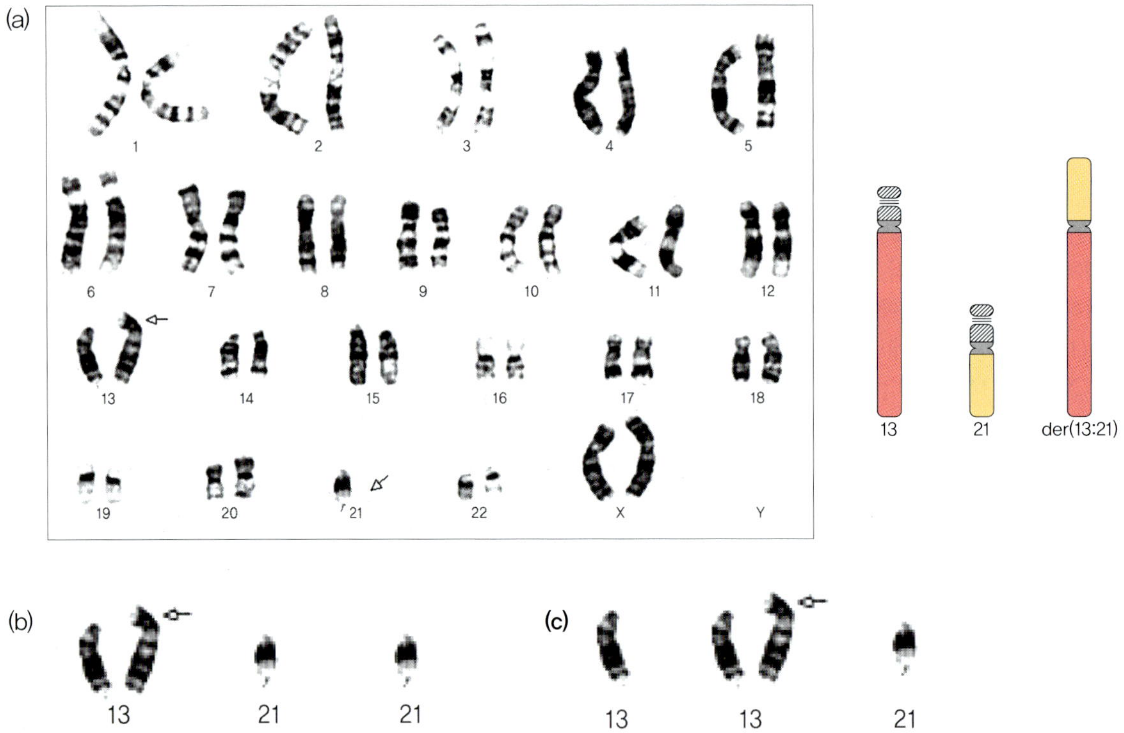

그림 6-48.

(a) 45,XX,der(13;21)(q10;q10)
Robertsonian 전좌에 의해 13번과 21번 장완으로 구성된 유도(derivative) 염색체가 정상 13번 염색체 1개와 21번 염색체 1개를 대치하였으므로 "-13, 또는 -21" 등과 같이 표기하지 않음.

(b) 46,XX,der(13;21)(q10;q10),+21
Robertsonian 전좌에 의해 13번과 21번 장완으로 구성된 유도 염색체가 있고, 정상 21번 염색체는 2개인데, der(13;21)와 연관하여 21번이 1개 추가된 형태이므로, 이러한 획득은 "+21"로 표기함. 따라서 핵형은 정상 13번 염색체 1개, 정상 21번 염색체 2개, der(13;21)을 포함함. "+21"로 표기되어 있으나, 염색체 개수는 46개임.

(c) 46,XX,+13,der(13;21)(q10;q10)
Robertsonian 전좌에 의해 13번과 21번 장완으로 구성된 유도 염색체가 있고, 최종 핵형은 정상 13번 염색체 2개, 정상 21번 염색체 1개와 der(13;21)을 포함함. 같은 번호의 염색체에서 수적 이상을 구조적 이상보다 먼저 기입해야 하므로, "+13"을 "der(13;21)"보다 먼저 표기함.

* 46,XX,+13,dic(13;15)(q22;q24)

2개의 정상 13번 염색체와 1개의 정상 15번 염색체와 dic(13;15) 염색체를 포함함. "+13"으로 표기되어 있으나 염색체 개수는 46개임.

* 47,XX, +idic(13)(q22)

2개의 정상 13번 염색체에 추가하여, 등완 이중 동원체 염색체(isodicentic)인 13번 염색체가 추가로 있음.

5) 배수성(Ploidy)과 연관된 구조적 염색체 이상 표기 원칙

(1) 배수성과 연관된 상염색체 이상 표기

* 69,XXX,del(7)(p11)

염색체 개수가 69개이므로 triploidy이며, 각 상동 염색체가 3개씩 존재함. 따라서 2개의 정상 7번 염색체가 있고, 나머지 1개는 7p11 부위가 결실되어 있는 비정상 7번 염색체임.

* 69,XXX,del(7)(q22),inv(7)(p13q22),t(7;14)(p15;q11)

염색체 개수가 69개이므로 triploidy이며, 각 상동 염색체가 3개씩 존재함. 정상 7번 염색체는 존재하지 않고 3개 모두 비정상 염색체 형태를 가짐. 1개는 장완이 결실되었고 1개는 완간역위가 있으며, 나머지 1개는 14번 염색체와 reciprocal 전좌를 이루고 있음. 알파벳 순서에 따라 "del", "inv", "t" 순서대로 표기함.

* 70,XXX,+del(7)(p11)

염색체 개수가 70개이므로 hypertriploidy이며, 각 상동 염색체가 3개씩 존재함. 3개의 정상 7번 염색체가 있고, del(7)(p11)이 있는 비정상 7번 염색체가 1개 추가됨.

* 92,XXYY, del(7)(p11),t(7;14)(p15;q11)

염색체 개수가 92개이므로 tetraploidy이며, 각 상동 염색체가 4개씩 존재함. 2개는 정상 7번 염색체이고, 나머지 2개는 비정상 7번 형태임. 비정상 7번 염색체 중 1개는 7번 염색체 단완이 결실되었고, 1개는 14번 염색체와 균형전좌를 이루고 있음.

* 48,XX,t(8;14)(q24;q32),+der(14)t(8;14)×2

염색체 개수가 48개이므로 hyperdiploidy이며, 각 상동 염색체가 2개씩 존재함. t(8;14)의 균형 전좌가 존재하고, t(8;14)에 의해 생성된 der(14) 염색체가 동일한 형태로 2 copies 추가로 존재함. 결과적으로 정상 8번 염색체 1개, 비정상 8번 염색체 1개, 정상 14번 염색체 1개, 비정상 14번 염색체 3개 존재함.

* 92,XXXX,t(8;14)(q24;q32)×2

염색체 개수가 92개이므로 tetraploidy이며, 각 상동 염색체가 4개씩 존재함. 2개의 t(8;14)를 가지고 있으므로, 비정상 8번 염색체 2개, 정상 8번 염색체 2개, 비정상 14번 염색체 2개, 정상 14번 염색체 2개를 가지고 있음.

* 94,XXYY,t(8;14)(q24;q32)×2,+der(14)t(8;14)×2

염색체 개수가 94개이므로 hypertetraploidy이며, 각 상동 염색체가 4개씩 존재함. 2개의 t(8;14) 전좌와, t(8;14)에 의해 생성된 der(14) 염색체 2개가 추가됨. 따라서 정상 8번 염색체 2개와 비정상 8번 염색체 2개, 정상 14번 염색체 2개와 비정상 14번 염색체 4개 존재함.

* 94,XXXX,t(8;14)(q24;q32)×2,+14,der(14)t(8;14)×2,+der(14)t(8;14)

염색체 개수가 94개이므로 hypertetraploidy이며, 각 상동 염색체가 4개씩 존재함. 2개의 t(8;14) 전좌와 3개의 der(14) 염색체와 정상 14번 염색체 1개 가지고 있음. 따라서 총 5개의 der(14)가 존재하며, 정상 14번 염색체는 1개, 8번 염색체 2개는 정상, 2개는 비정상임.

(2) 배수성(Ploidy)과 연관된 성염색체 이상 표기

여자 haploid의 경우 X, diploid는 XX, triploid는 XXX, tetraploid는 XXXX, pentaploid인 경우 XXXXX를 기준으로 성염색체의 수적 또는 구조적 이상을 표기하면 됩니다. 남자의 경우는 diploid는 XY, tetraploid는 XXYY를 기준으로 하면 되지만, haploid, triploid, pentaploid 등과 같은 ploidy에서는 어떤 것을 기준으로 할지 애매할 수 있습니다(예를 들면 triploid는 XXY 또는 XYY 기준으로 할 수도 있음).

일반적으로 남자의 경우는 haploid를 가진 종양에서 X 염색체를 기준으로 표기하는 것을 원칙으로 합니다. 따라서 triploid 종양에서는 XXY, pentaploid 종양에서는 XXXYY과 연관지어 표기합니다.

예를 들어 pentaploid 종양을 가진 남자 환자에서 X염색체가 4개, Y 염색체가 1개 존재한다면,

115,XXXY,+X,-Y로 표기해야 합니다.

6) 유도 염색체, 환 염색체, 표지 염색체, 미소쌍염색체가 동시에 존재할 때 표기 원칙

염색체 이상의 기원을 알 수 있는 것을 우선적으로 기입하고, 끝에 기원을 알 수 없는 이상들을 표기합니다. 동원체를 알 수 없는 유도(derivative) 염색체는 이상소견을 알 수 있는 염색체 바로 뒤에 표기하고, 그 다음에는 인지할 수 없는 환(ring) 염색체, 표지(marker) 염색체, double minute 염색체 순서대로 표기합니다.

* 51,XX,+1,+3,+8,+r,+mar

환 염색체의 기원을 알 수 없을 때, 플러스 표시(+)를 r의 앞에 붙인 다음 핵형의 끝에 표기함. 그러나 표지(marker) 염색체보다는 앞에 표기함.

* 49,XX,+1,+3,r(7),+8

환 염색체의 기원이 7번 염색체인 것을 알 수 있으므로, 염색체 번호 순서에 따라 기입하는 원칙에 따라 3번 염색체 이상과 8번 염색체 이상 사이에 r(7)을 기입함.

* 50,XX,t(9;22)(q34;q11.2),+der(22)t(9;22),+der(?)t(?;9)(?;q22),+r,+mar,5~9dmin

기원을 알 수 없는 유도 염색체는 기원을 알 수 있는 염색체 이상을 모두 기입한 후 맨 끝에 기록하고, 그 다음에는 기원을 알 수 없는 환 염색체, 표지 염색체, double minute 순으로 표기함.

7) 염색체 이상을 확실하게 인지하기 어려울 때 표기 원칙

(1) 의심스러운 염색체 이상(Questionable identification)

염색체 이상이 불확실하여 의문을 나타낼 때 "?"로 표시할 수 있습니다.

* 45,XX,-?21

염색체 개수는 45개이고, 염색체 1개 소실이 의심됨. 아마도 21번 염색체의 소실로 의심되나 확실하지는 않음.

* 47,XX,+?21

염색체 개수는 47개이고, 염색체 1개의 획득이 의심됨. 아마도 21번 염색체의 획득으로 의심되나 확실하지는 않음.

* 46,XX,del(1)(q?2)

염색체 1번 장완의 절단점에 결실이 있는 것은 확실한데, 어느 region인지 확실하지 않으며, 아마도 1q2 region일 것으로 생각됨.

* 46,XX,del(1)(q2?)

1번 염색체 장완이 결실(deletion)되었는데, 결실된 절단점이 1q2 부위로 생각되나 그 region 안에서 정확한 band 위치는 알기 어려움.

* 46,XX,del(1)(q2?3)

1번 염색체 장완의 절단점이 1q2이고, 1q2 region 안에서도 1q23 band로 생각되지만 확실하지는 않음.

* 46,XX,del(1)(q?23)

염색체 1번 장완의 절단점이 1q2 region에 있는지의 여부는 불확실하지만, 있다면 절단점은 band 1q23일 것임

* 46,XX,del(1)(q?)

1번 염색체 장완이 결실되었는데, region과 band는 어느 부위인지 전혀 알 수 없음.

* 46,XX,?del(1)(q23)

염색체 1번, band 1q23에서 결실되었을 것으로 생각되나 결실 자체가 있는지도 불확실함.

* 46,XX,der(1)?t(1;3)(p22;q13)

der(1)은 아마도 t(1;3)로부터 유래되었을 것으로 의심되는데, 만약 그렇다면, 절단점은 1p22와 3q13 band에 있음.

(2) 절단점의 위치와 염색체 번호가 불확실할 때

구조적 염색체 이상을 일으킨 염색체 밴드의 절단점을 표기할 때, 2개 band가 인접한 근처에서 절단이 일어난 경우, 정확한 band의 절단점을 표기하기 어려울 수 있습니다. 일반적으로는 band의 번호가 더 높은 것으로 표시합니다. 다시 말하면, band가 동원체로부터 더 멀리 떨어져 있는 band의 번호를 절단점으로 합니다. 그러나 절단점 위치가 너무 불확실하여 절단점을 결정하기 어려운 경우는 간격과 불확실함을 표현하기 위해 approximate sign(~)을 사용할 수 있는데, 이것은 절단점이 발생한 염색체 분절의 경계를 나타낼 수 있습니다.

* 46,XX,del(1)(q21~24)

염색체 1번 장완의 말단 결실이 1q21와 1q24 사이의 분절 안에 있는 절단점에서 발생한 것으로 생각됨. 예를 들면, 절단점은 band 1q21, 1q22, 1q23, 또는 1q24 중에 있음.

* 46,XX,t(3;12)(q27~29;q13~15)

reciprocal 전좌를 일으킨 3번과 12번 염색체의 절단점이 모두 불확실함. 염색체 3번에서는 절단점이 band 3q27, 3q28, 또는 3q29 중에 있고, 12번 염색체에서는 12q13, 12q14, 또는 12q15 중에 있을 것으로 의심됨.

* 43~47,XX,…

염색체 개수가 확실하지 않은데, 43개에서 47개일 것으로 추정됨.

(3) 선택적 해석(Alternative interpretation)

부호 "or"는 염색체 이상 소견에 대해 선택적 해석(alternative interpretation)이 필요한 경우 사용합니다. 이 부호 앞과 뒤에는 공간을 띄웁니다.

* add(19)(p13 or q13)

기원이 불확실한 염색체 부분이 19p13 아니면 19q13에 추가로 붙음.

* del(8)(q21) or i(8)(p10)

8번 염색체 이상이 관찰되는데, del(8)(q21)이거나 아니면 i(8)(p10)으로 의심됨.

* t(12;14)(q15;q24) or t(12;14)(q13;q22)

t(12;14)의 형태가 12q15와 14q24 간의 전좌일 수도 있고, 또는 12q13과 14q22 간의 전좌일수도 있음. 반면 t(12;14)(q13~15;q22~24)로 표기한 것은 절단점의 위치가 불확실함을 의미함.

(4) 불완전한 핵형

부호 "inc"은 염색체 해상도 질이 나빠 염색체 이상을 모두 정확하게 관찰하기 어려울 때, 표기된 핵형이 완전하지 못함을 뜻합니다. 즉, 표기된 염색체 이상 외에도 인지하지 못한 염색체 이상이 추가적으로 있을 수 있음을 의미합니다.

부호 "inc"은 핵형표기의 맨 마지막에 기록합니다. 관찰할 수 있는 염색체 이상은 모두 인지하여 핵형으로 표기해야 하며, "inc"는 되도록 제한하여 사용해야 합니다.

* 46,XX,del(1)(q21),inc[20]

염색체 1q21 부위에서 말단 결실이 있는 것은 확실히 관찰이 가능하였는데, 이외에도 다른 염색체 이상이 존재할 수도 있으며, 인지하지 못한 것일 수 있음. "inc" 부호가 없다면 del(1)(q21)이 유일한 염색체 이상임을 의미함.

* 53~57,XY,+1,+3,+6,t(9;22)(q34;q11),+21,+3mar,inc[20]

3개의 표지(marker) 염색체를 포함하여 표기된 위의 염색체 이상 외에도 다른 염색체 이상이 있을 수 있는데, 다만 인지하지 못한 것일 수 있음.

8) 정상 변이 염색체가 존재할 때 표기 원칙

(1) 진정 염색질(euchromatin)과 이질 염색질(heterochromatin)

- 진정 염색질(euchromatin) : 생체에서 기능을 가진 단백질을 생성할 수 있는 유전자를 함유하고 있는 염색질 부위를 말하며, 이 부위에 이상이 생기면 질환이 발생하게 됩니다.
- 이질 염색질(heterochromatin) : 코딩할 수 있는 유전자를 포함하고 있지 않고, 특이한 염기서열(unique sequences)을 가지고 있지 않으며, 개인마다 양이나 분포에서 다양한 변이를 보이는 염색질 부위를 말합니다. 따라서 이 부위의 다양성은 질환과 직접적인 관련이 없습니다.
- 정상 변이 염색체는 이질 염색질의 다양성으로 인해 개인마다 다양한 형태를 보이는 염색체를 의미합니다. 따라서 여러 염색법(Q-, G-, R-, C-, T-, NOR-bands)을 적용 시 크기와 염색강도(size and staining intensity)가 다양하게 관찰될 수 있습니다.

(2) 이질 염색질(heterochromatin)의 종류

- 지속적 이질 염색질(constitutional heterochromatin) : 유전자가 항상 불활성화되어 있는 염색질입니다. 주로 동원체 근처에서 발견됩니다.
- 선택적 이질 염색질(facultative heterochromatin) : 유전적으로 활성화될 수도 있고 불활성화될 수도 있는 염색질입니다(예. X 염색체의 불활성화 : 남자는 X 염색체가 1개이지만, 여자는 X 염색체가 2개이므로, 여자에서 1개의 X 염색체는 불활성화되어 있습니다).

(3) 이질 염색질이 주로 위치하는 부위(그림 6-49, 표 6-2)

- 모든 염색체의 동원체 근처 부위
- acrocentric 염색체의 단완과 부수체(satellite)
  acrocentric 염색체의 단완은 반복적인 DNA로 구성되어 있으며, 경상부(stalk)는 ribosomal RNA를 코딩하는 반복적인 유전자로 구성되어 있고, NORs (nucleolar organizer regions)이라고도 불리며, 간기세포에서 핵인(nucleolus)과 연관이 있는 구조물입니다.
- Y 염색체의 장완
  Yq12 부위의 이질 염색질은 개인마다 크기가 다양합니다.

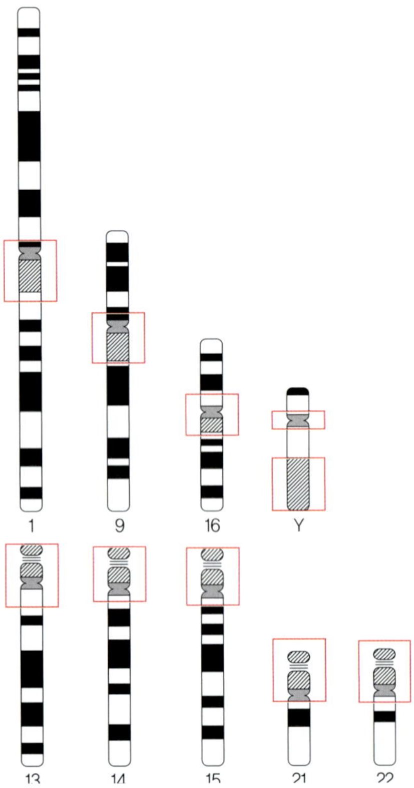

그림 6-49. Heteromorphism of chromosome.
idiogram에서는 heterochromatin 부위를 빗금으로 표시함.

표 6-2. 정상변이 염색체의 종류(Heteromorphisms)

chr 1	q12, inv(p13q21)	1q12 부위에 band
chr 2	inv(p11.2q13)	
chr 3	inv(p11.2q12)	
chr 6	p11.1	
chr 9	q12, inv(p12q13)	9q12 또는 9p11~9p13 부위에 band
chr 10	inv(p11.2q21.2)	
chr 13, 14, 15, 21, 22	p arm	
chr 16	q11.2, inv(p11.2q12.1)	16p11.2 또는 16q11.2 부위에 band
Y	inv(p11.2q11.2), q12	Yq12 부위에 band

(4) 정상 변이 염색체 표기

가) 길이의 다양성

이질염색질 분절(heterochromatic segments), 경상부(satellite stalks), 부수체(satellites) 부위에서 관찰되는 길이의 변이는 다른 구조적 이상으로 발생한 길이의 변화와는 다르며, 염색체 번호와 완을 표기하고 나서 부호 h, stk, s 뒤에 "+" 또는 "-" 부호로 표기합니다.

16qh+ : 16번 염색체 장완의 이질염색질의 길이가 증가됨

Yqh- : Y 염색체 장완의 이질염색질의 길이가 감소됨

21ps+ : 21번 염색체 단완 부수체의 크기가 커짐

22pstk+ : 22번 염색체 단완의 부수체 경상부의 길이가 길어짐

13cenh+ : 13번 염색체 동원체의 이질염색질의 길이가 길어짐

15cenh+mat,15ps+pat : 어머니로부터 물려받은 15번 염색체 동원체의 이질염색질의 길이가 길어져 있고 아버지로부터 물려받은 15번 염색체에 크기가 큰 부수체가 존재함

14cenh+pstk+ps+ : 같은 14번 염색체에서 동원체의 이질염색질의 길이가 길어지고 부수체의 경상부 길이도 길어지고 부수체의 크기도 커짐.

나) 숫자와 위치의 변이(Variation in number and position)(그림 6-50)

위에서 사용한 같은 명명 부호를 이질 염색질 분절, 경상부, 부수체의 위치 변이를 기술하는 데 사용할 수 있습니다.

1q41h : 염색체 1q41 부위의 이질염색질

17ps : 17번 염색체 단완의 부수체

Yqs : Y 염색체 장완의 부수체

9phqh : 9번 염색체의 단완과 장완 양쪽 모두의 이질염색질

21pss : 21번 염색체 단완의 이중 부수체
(부수체가 2개 중복되어 존재하므로 s를 2개 연이어서 “ss”로 표기함)
14pstkstk : 14번 염색체 단완의 이중 부수체 경상부
(부수체 경상부가 2개 중복되어 존재하므로 stk를 2개 연이어서 “stkstk”로 표기함)

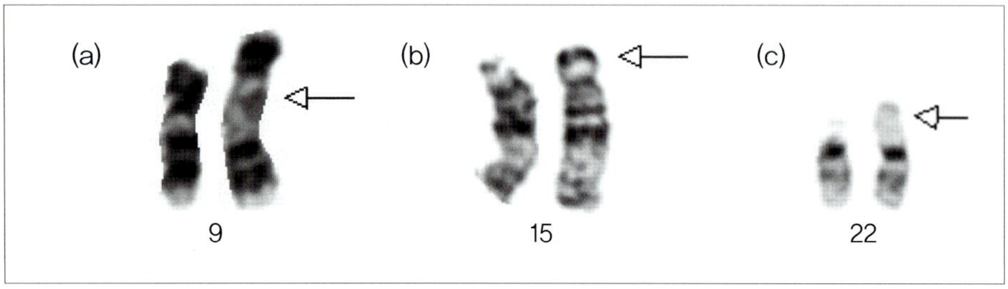

그림 6-50.
(a) 9qh+. 9번 염색체 장완의 이질염색질 길이가 증가됨.
(b) 15ps+. 15번 염색체 단완의 부수체 크기가 커짐.
(c) 22pstk+. 22번 염색체 단완의 부수체 경상부 길이가 길어짐.

다) 진정 염색질(euchromatin) 부위에 절단점(breakpoint)을 갖는 정상변이 염색체
inv(9)(p12q13) : 9번 염색체의 완간역위(pericentric inversion)
inv(2)(p11.2q13) : 2번 염색체의 완간역위(pericentric inversion)

라) 취약위치(Fragile sites)
특정 염색체 band와 연관 있는 취약위치는 표현형에 이상을 초래하지 않는 정상변이 중 하나입니다.
이것은 co-dominant 멘델리안 유전 방식에 따라 유전되며, 결실, 다중방사(multiradial figures), 무동원체성 조각(acentric fragment) 등을 초래할 수도 있습니다.
* fra(10)(q25.2), fra(16)(q22.1)
2개의 취약위치가 관찰되는데, 1개는 10q25.2 부위에 있고, 다른 1개는 16q22.1 부위에 있음.

Tip **참고**

염색체 9번의 heteromorphic variants에 대한 연구결과 요약(Mol Cytogenet 2013;6;14)

유럽인을 대상으로 G-분염법과 FISH를 이용해서 9번 염색체 변이종류를 연구한 결과 17개 종류가 있음이 밝혀졌고, 그중 pericentric inversion이 가장 흔한 유형이었습니다. 그 다음은 9qh variant (9q heterochromatin 부위의 크기가 커지거나 작아짐)의 빈도가 높았고, 그 외 9p heterochromatin size의 변화, centromere heterochromatin의 변화가 관찰될 수 있다고 합니다. 또한 아주 드물지만 dicentric 형태, duplication 형태, del(9q)도 heteromorphism으로 보고되어 있습니다. 이러한 정상변이는 정상집단의 1.5% 정도에서 관찰될 수 있으며, 불임과의 연관성은 없습니다. 염색체 9번의 pericentromeric region이 구조적 재배열이 일어나기 쉬운 위치로 보고되어 있습니다(J Med Genet 2011;48;317).

다른 문헌에서는 체질성(선청성)이 아닌 후천성으로 획득된 inv(9)를 보고하기도 하였습니다(Cancer Genet Cytogenet 2005;160;76). 그러나 일반적으로 정상변이형은 클론성 염색체 이상이 아니며, 결과보고서에도 이러한 사항을 잘 기록하는 것이 중요합니다. 흥미로운 것은 9q13 부위에 extra G-positive band가 있는 정상변이형은 한국인에서 빈도가 높습니다(Fetal Pediatr Pathol 2011;30;257).

B. 종양과 연관된 염색체 명명법

1. 클론(Clone)과 클론 진화(Clonal evolution)의 정의 및 명명법

1) 클론의 정의

혈액종양은 클론성 질환입니다. 클론이란 1개의 전구세포(progenitor)로부터 유래된 세포의 집단으로 정의할 수 있습니다. 일반적으로 여러 세포들에서 동일한 염색체 이상 또는 밀접하게 연관된 염색체 이상이 관찰될 때 클론성이 있는 세포에서 기원되었다고 간주합니다.

염색체 검사를 위해 세포를 배양하게 되면, 세포배양 과정 중 생체외(in vitro)에서 무작위(random) 염색체 이상이 발생할 수 있는데, 혈액 종양 환자에서는 무작위(random)로 생성된 염색체 이상은 제외하고, 클론성으로 발생한 염색체 이상만을 보고해야 합니다.

2) 클론성 염색체 이상의 기준

혈액종양에서 염색체 검사의 예민도는 20개 세포 중 1개의 클론성 있는 염색체 이상을 발견할 수 있는 수준이므로, 염색체 분석 시 중기세포를 적어도 20개 이상 관찰해야 합니다.

따라서 혈액종양에서 클론성 있는 염색체 이상의 기준은 적어도 20개 이상의 중기세포를 관찰하였을 때, 동일한 구조적 이상을 가진 염색체 또는 동일한 염색체의 획득(gain)이 2개 이상의 중기세포에서 관찰될 때로 정의합니다. 또한 동일한 염색체의 소실(loss)이 3개 이상의 중기세포에서 관찰될 때 클론성이 있는 염색체 이상으로 간주합니다.

이와 같은 클론성 기준에 해당하지 않을 때는 무작위염색체 변화(random chromosomal change)로 간주하고 핵형에 보고하지 않습니다. 그러나 몇 가지 예외적인 상황이 있는데, 예를 들면 t(15;17)과 같이 특정 질환에 특이한 염색체 이상이 관찰되었을 때는 클론성 기준에 만족하지 않더라도 클론성 핵형으로 보고해야 합니다(제5장 1. 클론성 기준 참조).

20개 이상의 중기세포를 관찰하지 못한 경우는, 위의 기준에 의한 클론성 염색체 이상 존재 여부를 판정하기 어렵습니다.

3) 클론의 종류

(1) 부클론(Subclone)과 클론 진화(Clonal evolution)

부클론은 일차적으로 발생한 클론성 염색체 외에 이차적 염색체 이상을 추가로 가지고 있는 세포를 말합니다. 처음 생성된 클론으로부터 부클론이 생기는 경우를 클론 진화라고 하며, 질환이 진행되거나 악화될 때 흔히 발생합니다.

* A 세포 : 46,XX,t(9;22)(q34;q11.2). B 세포 : 47,XX,+8,t(9;22)(q34;q11.2)

→ B세포는 클론 진화에 의해 A세포가 가지고 있는 t(9;22) 외에 +8이 추가로 발생하였으며, A세포에 대해 부클론임.

(2) 무관성 클론(Unrelated clone)

서로 연관성이 없는 염색체 이상이 동시에 관찰될 때를 의미합니다.

* A 세포 : 46,XX,t(9;22)(q34;q11.2). B 세포 : 47,XX,+8

→ A세포와 B세포가 동일한 사람에서 관찰되었는데, A세포와 B세포에서 관찰된 염색체 이상은 서로 동일한 염색체 이상이 없고, 연관성 있는 염색체 이상도 관찰되지 않으므로 A세포와 B세포는 서로 무관성 클론임.

4) 클론성 염색체 이상의 명명법

(1) 클론의 크기

클론을 이루는 세포의 수는 핵형 뒤에 "[ ]"으로 표기합니다.

* 46,XX[20]

20개 중기세포를 관찰하였는데, 20개 모두 정상 여자 핵형임.

* 46,XX,t(9;22)(q34;q11.2)[30]

30개의 중기세포를 관찰하였는데, 30개 모두 t(9;22) 염색체 이상이 관찰됨.

(2) 여러 개의 클론이 있을 때는 "slant line (/)"으로 분리하여 기록합니다. .

* 46,XY,t(9;22)(q34;q11.2)[12]/47,XY,+8,t(9;22)[8]

20개 중기세포를 분석하였는데, 12개 세포는 t(9;22)가 관찰되었고, 8개 세포는 t(9;22)에 추가하여 +8이 관찰됨.

(3) 클론의 명명 순서

Stemline (sl)은 종양세포 집단에서 가장 기본적인 클론을 나타내며, 모든 추가적인 부클론(subclone)들은 sideline (sdl)으로 간주합니다(1개 이상의 sideline이 존재할 때는 "sdl1", "sdl2" 등으로 표기할 수 있습니다). 핵형 표기 시 stemline을 첫 번째로 기술해야 하며, subclone (slideline)은 클론의 크기와 관계없이 염색체 이상이 복잡해지는 순서에 따라 기술해야 합니다. 또한 정상핵형은 항상 가장 맨 뒤에 표기합니다.

* 46,XY,t(9;22)(q34;q11.2)[4]/
45,X,-Y,t(9;22)(q34;q11.2)[9]/
46,X,-Y,t(9;22)(q34;q11.2),+der(22)t(9;22)[2]/
47,X,-Y,+8,t(9;22)(q34;q11.2),+der(22)t(9;22)[5]

t(9:22) 이상을 가진 클론이 stemline이므로 가장 첫 번째로 표기하고, 클론진화로 인해 염색체 이상이 복잡해진 순서대로 나열함. 부클론(subclone)의 크기는 염색체 개수가 45개이고, -Y와 t(9;22)를 가지고 있는 클론이 9개로써 가장 크지만, 복잡한 순서대로 표기하는 원칙에 따라 두 번째에 표기함.

cf. 선천성 염색체 이상을 표기할 때는 클론 크기(clone size)가 큰 것부터 기입하고, 클론성 염색체 이상은 클론 크기가 기준이 아니라 복잡(complex)해지는 순서대로 기입합니다.

sideline에서 t(9;22)의 절단점은 반복해서 표기할 필요가 없으므로, "der(22)t(9;22)"로만 표기함.

(4) Stemline과 Sideline 명명법

여러 개의 관련된 부클론(subclone), 즉 sideline을 가지고 있는 경우, "sl (stemline), sdl (slideline)" 부호를 이용하여 표기할 수 있는데, stemline을 첫 번째 표기하고, 그 뒤에 연관된 부클론은 "sdl" 부호를 사용하여, stemline에 해당하는 동일한 염색체 이상 표기는 생략하고, 추가적인 이상 소견만 표기할 수 있습니다.

따라서 "sl"은 항상 첫 번째 기술된 핵형을 가리키며, 첫 번째 핵형에 추가되어 클론의 변화가 있음을 의미하며, sideline이 여러 개일 경우 sdl1, sdl2, sdl3 등과 같이 표기합니다.

또한 sideline에 표기하는 플러스와 마이너스의 부호는 stemline의 핵형을 기준으로 연관된 변화를 의미합니다.

부클론을 표기하기 위해 "idem"(라틴어로 동일하다는 뜻) 부호를 사용하여 표기할 수도 있는데, 같은 종양 검체에서 "idem"과 "sl" 용어를 섞어서 사용하는 것은 안됩니다.

여러 개의 stemline과 sideline을 가지고 있을 경우는 "sdl1, sdl2"로 표기하는 것보다는 "idem" 부호를 사용하는 것이 더 명확합니다.

또한 idem 부호를 이용하여 표기한 경우는 첫 번째 기록된 핵형을 기준으로 각 부클론의 클론 변화를 반복적으로 표기합니다.

* 46,XY,t(9;22)(q34;q11.2)[4]/
45,X,-Y,t(9;22)(q34;q11.2)[9]/
46,X,-Y,t(9;22)(q34;q11.2),+der(22)t(9;22)[2]/
47,X,-Y,+8,t(9;22)(q34;q11.2),+der(22)t(9;22)[5]

↙ ↘

46,XY,t(9;22)(q34;q11.2)[4]/45,sl,-Y[9]/
46,sdl1,+der(22)t(9;22)[2]/47,sdl2,+8[5]

46,XY,t(9;22)(q34;q11.2)[4]/45,idem,-Y[9]/
46,idem,-Y,+der(22)t(9;22)[2]/
47,idem,-Y,+8,+der(22)t(9;22)[5]

*47,XY,+8,t(9;22)(q34;q11.2)[4]/46,sl,-Y[9]/45,sdl1,-8,+der(22)t(9;22)[2]

가장 나중에 표기된 45개 염색체를 가진 클론은 첫 번째 표기된 stemline과 비교하여 3개의 추가적인 변화가 있음. stemline은 trisomy 8을 가지고 있는데, 45개 염색체 클론에서는 "-8"로 표기되므로, stemline을 기준으로 해석하면, trisomy 8인 염색체에서 8번 염색체 1개가 소실되었음을 의미함. 따라서 45개 염색체 클론은 8번 염색체가 1개가 아니고 2개임.

*46,XX,t(12;16)(q13;p11.1)[23]/47,sl,+6[8]/48,sdl1,+7,-8,+9[4]

46,XX,t(12;16)(q13;p11.1)[23]/47,idem,+6[8]/48,idem,+6,+7,-8,+9[4]

stemline을 기준으로 +와 -를 표기함. 48개 염색체 clone에서 "sdl"와 "idem" 부호를 사용했을 때 "+6" 표기에 차이가 있음.

idem을 이용한 명명법	sl, sdl을 이용한 명명법
* 46,XY,t(9;22)(q34;q11.2)[3]/ 47,idem,+8[10]/ 48,idem,+8,+der(22)t(9;22)[4]/ 47,idem,+19[3]	* 46,XY,t(9;22)(q34;q11.2)[3]/ 47,s1,+8[10]/ 48,sd1,+der(22)t(9;22)[4]/ 47,s1,+19[3]

Stemline은 t(9;22)인데, +19는 stemline에서 유래된 sideline이므로 "sdl2" 대신 "s1"로 표기함.

이런 경우 "idem" 부호 사용이 더 편리하고 명확하게 표시 가능함.

* 46,XY,-3,inv(6)(p21q25),+8,t(9;22)(q24;q11.2)[5]/48,idem,+3,-inv(6)(p21q25),+11,+mar[15]
sideline은 stemline을 기준으로 하므로 48개 염색체 클론은 3번이 2개이며, 6번은 정상 1개만 존재함. inv(6)이 sideline에서는 소실됨.

(5) 다배수성 클론의 이상 소견을 표기할 때 "sl, sdl 등 (또는 idem)" 부호와 multiplication "x" 부호를 이용하여 명명할 수 있습니다.

* 46,XX,t(9;22)(q34;q11.2)[15]/92,slx2[5]
분석한 20개 중기세포 중 5개는 92개의 염색체를 가지고 있으며, 이 클론은 46개 염색체를 가진 stemline의 doubling product (endoreduplication)를 의미함. 또한 "idem"을 이용하여 "46,XX,t(9;22)(q34;q11.2)[15]/92,idemx2[5]"와 같이 표기할 수도 있음.

*46,XX,t(9;22)(q34;q11.2)[15]/93,idemx2,inv(3)(q21q27),t(3;6)(p25;q21),+8[5]
46,XX,t(9;22)(q34;q11.2)[15]/93,slx2,inv(3)(q21q27),t(3;6)(p25;q21),+8[5]
93개 염색체를 가진 클론은 46개 염색체를 가진 stemline의 이중산물(doubling product) (endoreduplication)이며 8번 염색체가 1개 추가되었고, inv(3)과 균형전좌인 t(3;6)을 가지고 있음.
따라서 이 클론에서는 정상 3번 염색체가 2개 있고 나머지 2개는 비정상 3번 염색체이며, 6번 염색체는 1개가 비정상이고, 나머지 3개는 정상이며, 8번 염색체는 구조적 이상은 없으나 총 5개 존재함.

idem을 이용한 명명법	sl, sdl을 이용한 명명법
*45,XY,-7[5]/46,idem,+8[6]/ 46,XY,t(9;22)(q34;q11.2)[3]/ 92,XXYY,t(9;22)x2[5]/ 93,XXYY,t(9;22)x2,+8[2]	45,XY,-7[5]/46,sl,+8[6]/ 46,XY,t(9;22)(q34;q11.2)[3]/ 92,sl2x2[5]/ 93,sl2x2,+8[2]

2개의 무관성 클론에서 각각 클론진화가 발생했을 때는 sideline "sl1"과 "sl2"가 혼동을 초래할 수 있으므로 "sdl" 부호사용은 피합니다.
1번째 stemline은 monosomy 7이고 trisomy 8을 가진 subclone을 "sl"로 표기함. 또한 2번째 stemline은 t(9;22)이고 tetraploidy를 가진 subclone을 "sl2"로 표기함. "idem" 부호를 사용하는 것이 혼동을 줄일 수 있음.

(6) Mainline

mainline (ml)은 종양세포 집단에서 수적으로 가장 큰 클론을 나타내는 정량적인 용어입니다.

* 46,XX,t(9;22)(q34;q11)[3]/47,XX,+8,t(9;22)[17]/48,XX,+8,t(9;22),+der(22)t(9;22)[10]

총 30개의 중기세포를 관찰하였는데, 47개와 48개 염색체를 가진 클론은 t(9;22)이 포함된 46개 염색체를 가진 클론으로부터 클론 진화가 발생되어 +8과 der(22)t(9;22)를 추가로 가지고 있는 sideline임. 46개 염색체를 가진 클론이 stemline이고, 47개 염색체를 가진 클론은 30개 중 17개가 관찰되어, 수적으로 가장 크므로 mainline임.

2. 복합핵형(Composite karyotype)의 정의 및 명명법

세포가 어느 정도 공유하는 염색체 이상을 가지고 있으나, 세포마다 핵형의 이질성(heterogeneity)을 가지고 있는 경우를 말합니다. 즉, 세포마다 클론성 있는 염색체의 종류가 다양한 핵형을 말하며, “cp” 부호를 사용하여 표기합니다.

복합핵형(composite karyotype)은 클론성으로 발생한 염색체 이상만을 포함하여 표기하고, 클론성 이상을 포함한 중기세포에서 염색체 수의 범위를 명시합니다. 클론성 변화가 관찰되는 세포 수는 핵형 뒤에 괄호 [ ] 안에 표기하고 약자인 cp를 그 앞에 표기합니다.

※ 예제

47,XX,+7,+9,-15	47,XX,+7,+11,-15	47,XX,+11,del(17)(q21)
46,XX,+9,+11,-12,-15	47,XX,+9,+13,-15	47,XX,-12,+13,del(17)(q21),+21

동일한 환자에서 위와 같은 6개의 중기세포가 관찰되었는데, 세포마다 관찰되는 염색체 종류가 다양함. 클론성 기준에 따라 동일한 구조적 이상 또는 획득이 2개 이상의 중기세포에서 관찰되고, 동일한 염색체 소실이 3개 이상의 중기세포에서 관찰되는 염색체 이상만 선택하면 핵형은 다음과 같이 표기할 수 있음.

46~47,XX,+7,+9,+11,+13,-15,del(17)(q21)[cp6]

염색체 수가 세포마다 달라 “~” 부호를 이용하여 46~47개로 표기하였고, 클론의 수를 나타내는 “[6]” 앞에 “cp”를 기록하여 복합핵형(composite karyotype)임을 명시함.

7번 염색체 획득과 del(17)(q21)은 6개 세포 중 2개 세포에서 관찰되므로 클론성 기준에 합당하므로 핵형에 기입하였고, 12번 염색체의 소실은 6개 세포 중 2개 세포에서만 관찰되어 클론성 기준에 맞지 않으므로 핵형에 기입하지 않음.

“cp” 표기가 없다면 관찰한 6개 세포에서 위에 표기한 염색체 이상이 모두 동일하게 관찰된다는 의미이며 염색체 수도 49개가 되어야 하지만, 세포마다 염색체 이상이 다양하므로 염색체 수도 49개보다 적음. 복합핵형에서 염색체 수적 이상에 의한 염색체 수의 총합은 실제 관찰되는 것보다 더 높거나 낮을 수 있음.

위와 같이 복합핵형을 표기하는 것은 어떤 염색체 이상이 어느 정도의 빈도를 가지고 있는지 예측하기 어려움. 따라서 이러한 정보는 각각의 이상 소견을 기록한 뒤에 세포의 수를 괄호 안에 표기함으로써 명확하게 표기할 수 있음.

46~47,XX,+7[2],+9[3],+11[3],+13[2],-15[4],del(17)(q21)[2][cp6]

※예제

45,XX,-15,del(17)(q11)	46,XX,+7,-15,del(17)(q11)
46,XX,+12,-15	47,XX,+7
47,XX,+15,del(17)(q11)	48,XX,+12,+15

6개의 세포에서 위와 같이 염색체 이상이 관찰되었다면, 복합핵형은 다음과 같이 표기할 수 있음.

45~48,XX,+7,+12,+15,-15,del(17)(q11)[cp6]

15번 염색체 획득은 6개 세포 중 2개, 15번 염색체 소실은 3개에서 관찰되므로 클론성을 가진 염색체 이상이며, 핵형에 각각 "+15"와 "-15"로 표기함. 이와 같이 복합핵형은 동일한 염색체의 획득과 소실을 모두 표기하여 아이러니 해 보일 수 있음.

※예제

a) 39,XX,-1,-3,-5,-9,-10,-12,-22	d) 40,XX,-2,-4,-6,-8,-11,-14	g) 45,XX,-7,+8,-16,-21,+22
b) 41,XX,-2,-5,-13,-16,-17	e) 42,XX,-1,-7,-9,-11	h) 46,XX,-7,+8
c) 43,XX,-7,-12,-13	f) 44,XX,-7,-19	i) 47,XX,+6,-14,-18,+19,+21

9개의 세포에서 위와 같이 관찰되었다면, 핵형 표기는 42~46,XX,-7,+8[cp5]임. 복합핵형에서 염색체 수의 범위와 괄호 안에 제시된 총 세포의 숫자는 단지 클론성 이상을 포함하는 세포만을 반영함. 즉, -7과 +8 이상만 클론성이고 이와 같은 이상은 분석된 9개의 세포 중 5개(c, e, f, g, h)에서만 발견되므로, "[cp5]"로 표기함. 나머지 4개 세포에서 관찰된 염색체 이상은 클론성을 가지고 있지 않은 무작위(random)한 염색체 이상임.

따라서 염색체 수도 -7과 +8만이 포함된 세포에 해당하는 염색체 수만 범위로 표기하였고, 39개, 40개, 41개, 47개 염색체를 가진 세포(a, b, d, i)는 클론성을 가진 염색체 이상을 포함하지 않으므로 염색체 수 표기에도 제외됨.

Slide	좌 표	Count	sex	1	2	3	4	5	6	7	8	9	10	11	12	13	14	15	16	17	18	19	20	21	22	M
1-A	33.0 ' 98.0	43	XY		−3.	t(3:21)				−7	+8		−10			+13				−17				−21		
	65.0 ' 100.1	47	XY			t(3:21)					+8	−9			+12	+13					−18	−19	+20			
	32.5 ' 102.6	47	XY			t(3:21)										+13										
H-A	58.4 ' 93.0	50	XY			t(3:21)					+8				+12	+13							+20			
	22.4 ' 102.0	46	XY			t(3:21)																				
	25.0 ' 103.0	46	XY			t(3:21)																				
	30.4 ' 104.8	46	XY			t(3:21)					+8		−10			+13					−18					
	24.9 ' 108.0	50	XY			t(3:21)					+8				+12	+13							+20			
H-B	65.0 ' 98.5	46	XY			t(3:21)																				
	23.5 ' 98.1	46	XY			t(3:21)																				
1-1	25 ' 106	45	XY			t(3:21)							−10													
	27.2 ' 102.3	47	XY			t(3:21)																				
	28.5 ' 99.5	46	XY			t(3:21)																				
	29.2 ' 102.5	46	XY			t(3:21)																				
	29.6 ' 102	46	XY			t(3:21)																				
	51.8 ' 104.5	46	XY			t(3:21)																				
	61 ' 93.8	50	XY			t(3:21)					+8				+12	+13							+20			
1-2	28.5 ' 100	47	XY		−3.	t(3:21)					+8					+13				−17			+20			
	32.5 ' 100.5	47	XY			t(3:21)										+13										
M-1	36 ' 101	46	XY			t(3:21)																				

그림 6-51. 46,XY,t(3;21)(q26.1;q22)[10]/43~50,idem,+8,−10,+12,+13,+20[cp10].
실제 20개 중기세포를 관찰하고 염색체 이상을 기록한 worksheet임. 20개 세포 모두에서 t(3;21)(q26.1;q22)이 관찰되며, 그중 10개 세포는 다른 염색체 이상 없이 t(3;21)이 관찰되므로 이것이 stemline임. 나머지 10개 sideline 세포들을 살펴보면, t(3;21) 외에 clonal evolution에 의해 염색체의 획득이나 소실로 인한 수적 염색체 이상이 관찰됨. 그러나 모든 세포에서 염색체 이상이 동일하게 관찰되지 않고 핵형의 heterogeneity가 관찰되므로, sideline은 composite karyotype으로 표기함.
염색체 3번, 7번, 9번, 17번, 18번 19번 21번 소실은 clonality의 기준에 합당하지 않으므로, 핵형에 표기하지 않음. composite 핵형이라는 사실은 "cp" 기호로부터 알 수 있고, 염색체 숫자의 범위가 43~50으로 주어진 사실로부터도 명확해짐.

3. 무관성 클론(Unrelated clones)의 정의 및 명명법

1) 서로 연관되지 않은 클론의 명명법

서로 연관되지 않은 염색체 이상은 클론의 수가 많은 순서대로 표기합니다. 즉, 성염체 이상, 상염색체 이상의 종류와 관계없이 클론의 수가 가장 큰 것을 첫 번째에 표기하고, 두 번째로 큰 것을 그 다음에 표기하며, 정상핵형은 항상 가장 나중에 표기합니다. 만약 클론 크기가 동일하다면, 성염색체 이상을 가진 클론을 먼저 표기하고 상염색체 번호가 작은 이상부터 큰 순서대로 클론을 표시합니다.

예외적으로 서로 연관되지 않은 염색체 이상 중 1가지 클론이 전에 관찰되었던 염색체 이상이고, 다른 클론은 이번에 새롭게 관찰된 염색체 이상이라면 클론의 수와 관계없이, 전에 관찰되었던 클론을 첫 번째에 표기해야 합니다.

* 46,XY,t(9;22)(q34;q11.2)[10]/47,XY,+8[2]/46,XY[8]

20개 중기세포 중 10개는 t(9;22)가 관찰되었고, 2개는 +8이 관찰되었는데, 이 클론들은 서로 전혀 연관성이 없음. 따라서 클론의 수가 더 큰 t(9;22)를 첫 번째 표기하고 +8은 그 다음에 표기함. 정상 클론은 가장 나중에 표기함.

* 46,XY,t(9;22)(q34;q11.2)[6]/46,XY,t(1;3)(p22;p14)[14]

t(9;22)는 전에도 관찰되었던 염색체 이상인데, 이번에는 t(9;22)와 무관한 클론인 t(1;3) 염색체 이상이 새롭게 관찰되고 있음. t(9;22)는 전에 관찰되었던 염색체 이상이므로 클론수는 t(1;3)를 포함한 클론보다 적지만 첫 번째에 표기함.

2) 서로 연관된 클론과 연관되지 않은 클론이 동시에 존재할 때 명명법

연관성이 있는 염색체 이상을 포함한 클론을 연관성이 없는 클론보다 먼저 표기하며, 염색체 이상이 점점 복잡해지는 순서대로 기록합니다. 반면, 연관성이 없는 클론은 클론수가 많은 것부터 표기합니다.

* 46,XY,t(9;22)(q34;q11.2)[5]/47,idem,+8[2]/48,idem,+8,+der(22)t(9;22)[3]/
46,XX,del(3)(q13)[10]/47,XX,+21[6]/46,XX,t(1;3)(p22;p14)[4]

30개 세포 중 10개 세포는 서로 연관성이 있으며, t(9;22)를 포함한 세포가 stemline이므로, +8,+der(22)t(9;22)를 포함한 세포는 각각 "idem"을 이용하여 표기하였으며, 염색체 이상이 복잡해지는 순서대로 표기함.

나머지 20개 세포는 t(9;22)에 대해서 뿐만 아니라 서로 각자도 연관성이 없는 무관성(unrelated) 염색체 이상이므로, 클론수가 10개로 가장 큰 del(3)(q13)을 포함한 세포를 먼저 기록하고, 그 뒤에 클론수가 적어지는 순서대로 표기함.

4. 키메리즘(Chimerism) 명명법

성별이 다른 공여자로부터 조혈모세포 이식을 받은 후에는 이차적으로 키메리즘이 발생할 수 있습니다.

예를 들면 여자 환자가 남자 공여자로부터 이식을 받은 후 생착이 잘 이루어지지 않으면, 환자 핵형인 XX와 공여자 핵형인 XY가 모두 관찰될 수 있는데, 이런 경우 double slant line인 "//" 부호를 이용하여 표기하며, 환자의 핵형을 첫 번째로 표기하고, 공여자 핵형은 그 다음에 표기합니다.

* 46,XX[3]//46,XY[17]

여자 환자의 핵형이 20개 세포 중 3개에서 관찰되고, 나머지 17개 세포는 공여자 핵형임.

* //46,XY[20]

20개 세포 모두 공여자 핵형인 XY만 관찰되고, 환자의 핵형은 관찰되지 않음.

* 46,XX[20]//

20개 세포 모두 환자 핵형인 XX만 관찰되고, 공여자의 핵형은 관찰되지 않음.

* 46,XX[20]/46,XY[10]

조혈모세포 이식이 아닌 체질성으로 키메리즘을 가지고 있는 경우는 single slant line " / "를 이용하여 표기하며, 클론수가 가장 큰 세포부터 먼저 표기함.

(chimera : cell lines originating from different zygotes).

5. 체질성 염색체 이상과 후천성 염색체 이상 명명법

1) 체질성과 후천성 염색체 이상의 정의

출생 시는 염색체가 정상이었으나, 종양으로 인해 염색체 이상이 생겼다면, 후천성 염색체 이상(acquired chromosomal abnormality)이며, 출생 시부터 염색체 이상을 가지고 있었다면 체질성 염색체 이상(constitutional chromosomal abnormality)입니다.

혈액종양은 후천성 염색체 이상과 연관성이 있지만, 체질성 염색체 이상이 동시에 관찰되는 경우가 있습니다. 체질성 염색체 이상이 있는 경우 선천성 기형, 외모 이상, 선천성 증후군 등을 호소하지만, 모두 그런 것은 아닙니다(47,XXX 또는 47,XYY 등과 같은 염색체 이상은 특별한 표현형 이상이 나타나지 않아 염색체 검사할 때까지 본인이 체질성 염색체 이상이 있는지 모르고 지내는 수도 있습니다).

2) 체질성과 후천성 염색체 이상 명명법(표 6-3)

상염색체 이상은 체질성과 후천성 염색체 구분없이 염색체가 추가되었거나 소실된 경우 "+" 또는 "-" 부호로 표기하지만, 성염색체 이상의 표기는 다릅니다. 체질성인 성 염색체 이상은 플러스나 마이너스 부호 없이 표기하는 것이 원칙이고, 후천성인 성 염색체의 이상은 플러스나 마이너스 부호로 표기해야 합니다.

표 6-3. 체질성과 후천성 염색체 이상 명명법

핵형	체질성 염색체 이상	후천성 염색체 이상
X 염색체 1개	45,Xc (Turner 증후군)	여자 : 45,X,-X, 남자 : 45,X,-Y
X 염색체 2개와 Y 염색체 1개	47,XXYc (Klinefelter 증후군)	47,XY,+X
X 염색체 3개	47,XXXc (삼중X 증후군)	47,XX,+X
X 염색체 1개와 Y 염색체 2개	47,XYYc	47,XY,+Y
Y 염색체 1개	45,Y (생존 불가능)	45,Y,-X
21번 염색체 3개	47,XX(XY),+21c (Down 증후군)	47,XX(XY),+21
18번 염색체 3개	47,XX(XY),+18c (Edward 증후군)	47,XX(XY),+18
13번 염색체 3개	47,XX(XY),+13c (Patau 증후군)	47,XX(XY),+13
5번 염색체 1개	45,XX(XY),-5c (생존 불가능)	45,XX(XY), -5

3) 후천성 염색체 이상이 있는 환자에서 체질성 염색체 이상이 같이 존재할 때 명명법

체질성 염색체 이상을 표기할 때도 후천성 염색체 이상을 표기할 때와 같은 기준을 적용하며 (성염색체 이상을 먼저 표기하고, 염색체 번호가 작은 것부터 순서대로 표기), "c" 부호를 추가함으로써 체질성 염색체 이상임을 표시하고, 후천적 염색체 이상과 구분할 수 있습니다. 또한 후천적 염색체 이상은 항상 체질성 염색체 핵형을 기준으로 연관지어 표기해야 합니다.

체질성 염색체 이상과 후천성 염색체 이상이 같이 존재하는 세포를 먼저 기입하고, 체질성 염색체 이상만 있는 세포는 가장 나중에 기입합니다.

* 46,Xc,+X

Turner 증후군 환자에서 종양으로 인해 후천적으로 X 염색체가 1개 추가됨. 전체적으로 보면 X 염색체가 2개인 정상 여자 핵형처럼 보이나, 진정한 의미의 정상 핵형이 아님. 이와 같이 후천적 염색체 이상은 항상 체질성 염색체 핵형을 기준으로 연관지어 표기해야 함.

* 46,XXYc,-X

Klinefelter 증후군 환자에서 종양으로 인해 후천적으로 X 염색체 1개가 소실됨. 전체적으로 보면 XY 염색체를 가진 정상 남자 핵형처럼 보이나, 진정한 의미의 정상 핵형이 아님. 이와 같이 후천적 염색체 이상은 항상 체질성 염색체 핵형과 연관지어 표기해야 함.

* 44,Xc,-X

Turner 증후군 환자에서 종양으로 인해 후천적으로 X 염색체가 소실됨. 전체적으로 보면 X 염색체가 전혀 없는데, 선천성으로 X 염색체 2개가 모두 없는 사람이라면 생존이 아예 불가능하여 출생조차 하지 못함.

* 48,XY,+21c,+21[15]/47,XY,+21c[5]

20개 중기세포를 관찰한 결과 15개는 21번이 2개 추가되어 21번 염색체는 총 4개임. 추가된 21번 염색체 중 1개는 다운증후군으로 인해 발생한 체질성 염색체 이상이고, 다른 1개는 종양으로 인해 후천적으로 21번 염색체가 추가된 것임. 나머지 5개 세포는 다운증후군으로 인한 21번 염색체 3개가 관찰됨.

* 46,XY,+21c,-21[20]

20개 중기세포를 관찰한 결과 모두 21번이 2개 관찰되어 정상처럼 보이나 실제로는 정상이 아님. 다운증후군으로 인해 발생한 trisomy 21 체질성 염색체 이상이 있고, 종양으로 인해 후천적으로 21번 염색체가 소실되어 최종적으로는 정상처럼 21번 염색체가 2개 관찰되는 것임.

이와 같이 종양세포가 특별한 염색체 이상을 가지고 있지 않은 것처럼 관찰되더라도 체질성 염색체 이상은 항상 기록해야 하며, 따라서 후천적 염색체 이상은 항상 체질성 염색체 핵형을 기준으로 연관지어 표기해야 함.

47,XXX?c[20]

X 염색체 1개가 추가된 것이 체질성 염색체 이상인지 아니면 후천성 염색체 이상인 확실하지 않아 "?"로 표기함.

* 45,Xc,t(X;18)(p11;q11)[20]

45,X인 Turner 증후군 환자에서 후천성 염색체 이상으로 t(X;18)이 관찰됨. 원래 1개의 X 염색체만 가지고 있었는데, 이 염색체가 전좌에 관여되었으므로 결과적으로 정상 X 염색체는 존재하지 않음.

* 48,XY,+8,inv(10)(p12q22)mat,+21[20]

inv(10)은 엄마로부터 유래된 체질성 염색체 이상이므로 "mat"(maternal)을 표기하였고 "c"는 표기하지 않음.

* 47,XXYc,t(9;22)(q34;q11)[20]

체질성 염색체 이상인 XXY가 있어 Klinefelter 증후군 환자인데, t(9;22)가 후천적 염색체 이상으로 발생함.

* 47,XX,inv(9)(p11q12)c,+21[20]

20개 중기세포를 관찰한 결과 모두 inv(9)와 trisomy 21이 관찰되었는데, +21은 후천성 염색체 이상이고, inv(9)는 체질성 염색체 이상임.

* 48,X,t(X;18)(p22.1;q21),del(5)(q15),+21,+mar c

체질성 염색체는 기원을 알 수 없는 표지(marker) 염색체이므로, "mar" 뒤에 "c"로 표기하였으며, "mar"와 "c" 사이에는 한 칸 띄움. t(X;18)과 del(5)(q15),+21은 후천적으로 발생한 염색체 이상임. 표기순서는 후천적 염색체 이상을 표기했던 원칙과 동일하게 성염색체 이상을 가장 먼저 표기하고, 상염색체 이상은 수적, 구조적 이상과 관계없이 염색체 번호가 작은 것부터 순서대로 기입하며, 표지 염색체는 가장 나중에 기입함.

* 48,XY,+8,+21c[3]/49,XY,+8,+9,+21c[6]/47,XY,+21c[11]

48,XY,+8,+21c[3]/49,idem,+9[6]/47,XY,+21c[11]

trisomy 21은 체질성 염색체 이상이고, +8과 +9는 후천성 염색체 이상임. 20개 중기세포를 관찰한 결과 9개(3개 세포와 6개 세포)는 체질성과 후천성 염색체 이상이 동시에 관찰되는데, 11개 세포는 체질성 염색체 이상만 관찰되어 클론의 크기와 상관 없이 가장 나중에 기술함.

* 46,XX,der(9)t(9;11)(p22;q23)t(11;12)(p13;q22)c,der(11)t(9;11)t(11;12)c,der(12)t(11;12)c[20]

t(11;12)를 체질성 염색체 이상으로 가지고 있고, t(9;11)은 후천성 염색체 이상임. 같은 염색체 내에 2가지 이상을 모두 가지고 있어, 유도염색체(derivative chromosome) 표기법을 이용함.

6. 형식적 염색체수(Modal chromosome number)

형식적염색체수는 종양세포군에서 가장 흔한 염색체수를 지칭하며, 염색체 개수에 따른 배수성(ploidy) 분류는 **표 6-1**을 참조해 주십시오.

haploid, triploid, pentaploid 등의 이상을 가진 남자 환자의 성염색체는 표기가 애매할 수 있는데, 예를 들면 triploid 종양에서 이론적으로 XXY 또는 XYY가 모두 가능하기 때문입니다. 일반적으로는 haploid를 가진 종양에서는 X, triploid를 나타내는 종양에서는 XXY, pentaploid 종양에서는 XXXYY를 기준으로 표기합니다.

7. Chromothripsis

Chromothripsis (cth)는 특정 염색체 전체 또는 일부분에서 획득, 소실, 정상 등의 수적 변화가 교대로 생기는 복잡한 양상의 변화를 의미합니다. 이러한 양상은 G-분염법에서는 육안으로 관찰될 수 없고 염색체마이크로어레이 검사를 통해 확인할 수 있습니다.

Chromothripsis가 흔히 일어나는 염색체는 5번, 7번, 12번, 17번이었습니다(Leuk Res 2014:38:537). 이 연구에서는 Chromothripsis가 복잡핵형을 가지고 있는 MDS 환자의 49%에서 관찰되었는데, 점차적인 클론 진화를 일으켰던 MDS 환자와 단시간 내에 chromothripsis를 일으킨 MDS 환자 간 예후는 차이가 없었습니다.

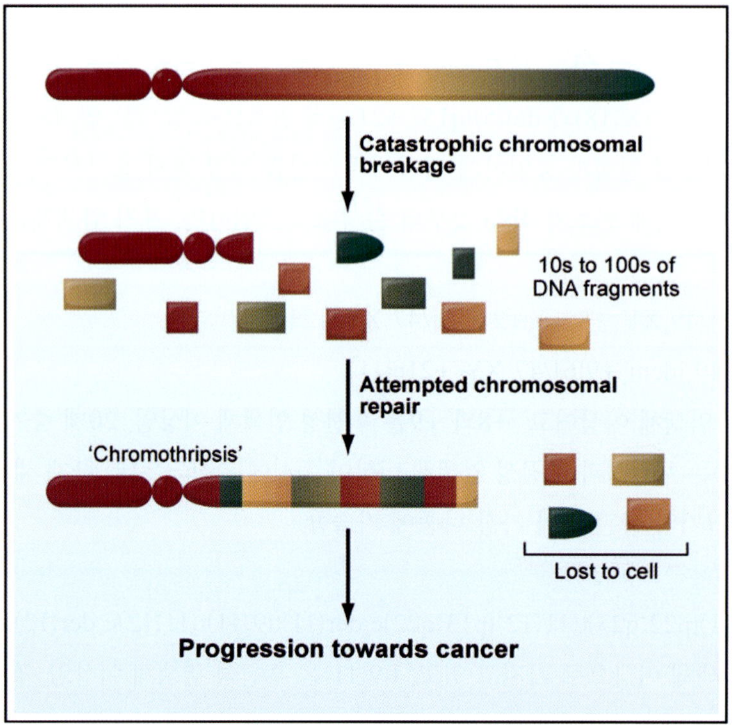

그림 6–52. chromothripsis의 발생기전

(출처 : google)

C. 염색체 표기 부호 및 약자

add	Additional material of unknown origin
approximate sign(~)	Denotes intervals and boundaries of a chromosome segment or number of chromosomes, fragments or markers; denotes a range of number of copies of a chromosomal region when the exact number cannot be determined
c	Constitutional anomaly
cen	Centromere
chr	Chromosome
cp	Composite karyotype
del	Deletion
der	Derivative chromosome
dic	Dicentric
dmin	Double minute
dup	Duplication
fis	fission, at the centromere
fra	fragile site
h	Heterochromatin, constitutive
hsr	Homogeneously staining region
i	Isochromosome
idem	Denotes the stemline karyotype in a subclone
ider	Isoderivative chromosome
idic	Isodicentric chromosome
inc	Incomplete karyotype
ins	Insertion
inv	Inversion
mar	Marker chromosome
mos	Mosaic
multiplication sign(×)	Multiple copies of rearranged chromosomes; designates aberrant polyploidy clones in neoplasias
neo	Neocentromere
or	Alternative interpretation
p	Short arm of chromosome
ps	Satellited short arm of chromosome
psu	Pseudo

pter	Terminal end of the short arm
q	Long arm of chromosome
qdp	Quadruplication
qs	Satellited long arm of chromosome
qter	Terminal end of the long arm
question mark(?)	Questionable identification of a chromosome or chromosome structure
r	Ring chromosome
s	Satellite
sdl	Sideline
sl	Stemline
slant line, single(/)	Separates clones
slant line, double(//)	Separates chimeric clones
stk	Satellite stalk
t	Translocation
tas	telomeric association
ter	Terminal (end of chromosome) or telomere
trc	Tricentric chromosome
trp	Triplication
underlining(single)	Used to distinguish homologous chromosomes

염색체 검사 기술의 역사 : 실수에서 얻은 행운

1950년대 : 염색체 확산 (spreading) 기술의 발견

1952년 Hsu는 세포를 고정하기 전에 저장액(hypotonic solution)을 몇 분간 처리하면 염색체의 확산(spreading)이 더 잘 된다는 것을 우연히 발견하였습니다. 이는 그의 동료가 세포를 세척할 때 실수로 염기용액(salt solution) 대신에 일반적인 물로 세척한 것에서 비롯되었습니다. 이와 같은 기술은 과거에 염색체가 서로 겹쳐져 있어 염색체 개수를 정확히 계수하기가 어려웠던 한계점을 극복하고 질 좋은 슬라이드를 제작할 수 있게 되었습니다. 이러한 실수가 없었다면 Tjio와 Levan가 1956년에 염색체 개수가 46개임을 발표할 수 없었을 것입니다.

1960년대 : 염색체 검사를 위한 검체로 말초혈액 이용

Nowell이 말초혈액 림프구를 PHA (phytohemagglutinin)로 자극해서 유사분열이 일어나는 것을 발견하였습니다. 이를 통해 체질성 염색체 이상 확인을 위한 염색체 검사는 종양조직을 이용하거나 피부생검조직으로 섬유아세포를 배양해야 하는 번거로움을 없애고, 말초혈액을 이용해서 쉽게 염색체 검사를 시행할 수 있게 되었습니다. 이는 세포유전학 연구를 활성화시키는 데 큰 도움을 주게 되었습니다.

1970년대 : 염색체 밴드 염색법(Banding) 기술의 발전

1970년대 이전에는 염색체 밴드(band)를 구분할 수 있는 염색 기술이 없었기 때문에 염색체를 크기와 중심체 위치에 따른 모양(centromere position)으로만 분류가 가능하였습니다(metacentric, submetacentric, acrocentric). 1963년 런던 컨퍼런스에서는 염색체를 A부터 G까지 7개 그룹으로 분류하였으며, 염색체의 수적 이상과 일부 구조적 이상만을 확인할 수 있었습니다.

그러다가 1970년대에 들어서면서 여러 연구자들에 의해 염색체의 밴드를 구분할 수 있는 다양한 기술이 소개되었습니다. Caspersson과 Lore Zech은 Quinacrine mustard (fluorescence dye)를 이용한 염색체 분염 기술을 발견하였습니다. Seabright은 염색체 표본에 트립신을 처리한 후 Giemsa로 염색하는 G-분염법 기술을 발견하였고, 이로써 염색체의 밴드라고 일컫는 특징적인 구조를 확인할 수 있게 되었습니다. Yunis는 고정도분염법(high resolution G-banding)을 개발하여 미세한 염색체 결함도 확인이 가능하게 되었습니다.

이와 같은 염색체 밴드 염색법의 발전에 따라 염색체 이상에 대한 연구가 엄청난 속도로 발전하게 되었으며, 마침내 필라델피아 염색체 이상인 t(9;22)의 발견도 할 수 있게 됩니다.

7 FISH 결과 보고 시 고려할 사항

1. 종양의 종류에 따른 FISH 종목선택

FISH 검사는 probe에 해당하는 타깃 유전자 재배열 유무에 대한 정보만 제공하는 것이며, 그 외 다른 위치의 유전자 재배열 여부는 알 수 없는 제한점을 가지고 있습니다.

혈액종양의 종류에 따라 연관성이 있는 유전자 재배열의 종류가 다르므로, 각 종양에 따라 검사하는 probe 판넬은 다르게 구성해야 합니다.

1) FISH 종목 선택의 일반적 기준

(1) 감별진단 또는 치료 방침에 결정적 영향을 미칠 수 있는 유전자 재배열 확인

각 질환에서 빈도가 낮은 유전자 재배열이라도, 감별진단이나 치료 방침에 결정적 영향을 미칠 수 있는 유전자 재배열을 검출하기 위한 probe는 우선적으로 선택해야 합니다.

AML 또는 ALL에서 *BCR/ABL1* 재배열이 양성인 경우, 치료방침을 다르게 세워야 하므로 *BCR/ABL1* probe는 꼭 포함시키는 것이 좋습니다. 또한 AML에서 t(8;21), inv(16), t(15;17) 염색체 이상 유무에 따라서도 치료 방침이 달라지므로, AML FISH를 시행할 때는 위의 재배열을 검출할 수 있는 probe를 포함시켜야 합니다.

MPN 중 *BCR/ABL1* 재배열 유무에 따라 CML인지 아니면 다른 MPN인지 감별 진단하는데 결정적인 영향을 미치고, 이에 따라 치료 방침도 달라지므로 MPN 질환의 FISH 검사에서 *BCR/ABL1* probe는 포함시키도록 합니다. 그러나 *BCR/ABL1* 재배열과 연관 있는 t(9;22) 염색체 이상을 G-분염법에서 관찰했다면, *BCR/ABL1* FISH를 추가할 필요는 없습니다.

(2) G-분염법에서 충분한 중기세포를 관찰하지 못했을 때

G-분염법 검사에서 중기세포를 얻지 못했거나, 또는 20개 이상 관찰하지 못했을 때는 각 해당 종양과 연관성 높은 유전적 이상을 검출하기 위해, 해당 probe로 FISH를 시행할 필요가 있습니다.

(3) FISH를 시행하려는 종양의 종류

종양세포가 생체 외에서 분열능력이 감소되어 있어 G-분염법에서는 유전자 재배열을 검출하기 어려운 림프구계 종양들은 통상적으로 간기세포 FISH 검사를 시행하는 것이 좋습니다.

(4) G-분염법의 염색체 검사에서 관찰된 특정 염색체 이상 확인

진단 시 G-분염법의 염색체 검사에서 특정 염색체 이상이 관찰되었을 경우, 그 이상을 타깃으로 하는 probe로 FISH 검사를 시행하여 추적 검사 마커로 사용 가능한지 확인해야 합니다.

예를 들면, AML에서 G-분염법으로 5q의 결실이 관찰된 경우, 5q probe로 FISH를 시행하여 결실이 양성임을 확인해야 합니다. probe의 타깃 부위가 환자에서 결실된 부위와 다를 경우에는 정상결과로 나올 것이며, 이 경우 probe는 추적관찰 시 마커로 사용할 수 없습니다.

2) 종양별 FISH 검사 항목

모든 종양에서 진단 시 G-분염법은 기본검사로 시행해야 하며, FISH를 추가적으로 검사할지 여부는 종양마다 다를 수 있습니다.

적절한 핵형분석(adequate karyotype)을 시행하는 검사실이라면 진단 시 MDS와 AML 환자에서 G-분염법과 간기세포 FISH 결과와의 일치율이 96~98%로 높습니다(AJCP 2015;143:873, AJCP 2016;146:86). G-분염법과 FISH를 동시에 시행할 경우 FISH에서 추가로 발견할 수 있는 검출률은 AML은 4~8%, MDS 6~15%, ALL 50%, MM은 45~67%로 보고하였습니다(Leuk AJCP 2016;146;86, AJCP 2015;143;873, Lymphoma 2014;55:601, Cytogenet Genome Res 2012;136:335, Leuk Res 2012;36:448, Leuk Res 2010:34:420, AJCP 2010;133;260, KJH 2010:45:171, KJLM 2009:29:371).

이와 같이 종양의 종류에 따라 G-분염법에 추가하여 FISH를 통해 추가로 얻을 수 있는 정보에 차이가 나는 것은 진단 당시 종양세포의 생체외 분열능(in vitro mitosis)의 차이 때문으로 생각됩니다. 골수구계 종양의 경우 분열능이 높아 G-분염법으로 중요한 유전적 변이를 대부분 검출할 수 있습니다. 반면, 림프구계 종양에서는 생체 외 분열능이 낮아 중기세포를 관찰하는 G-분염법에서 검출하지 못한 변이를 간기세포 FISH 검사를 통하여 추가적인 유전 정보를 얻을 수 있습니다.

따라서 골수구계와 림프구계 종양의 종류에 따라 FISH 검사 시행 전략을 다르게 세우는 것이 효율적일 것입니다(**표 7-1** 참조). 또한 임상적으로 유용한 정보를 얻기 위해 적절한 FISH probe를 선택하는 것이 중요합니다.

표 7-1. 혈액종양에서 G-분염법과 간기세포 FISH 검사 시행 전략(Genetics in Medicine 2016:18:635)

	골수구계 종양	림프구계 종양
G-분염법	필수	필수
간기세포 FISH	순차적, 선택적 시행	필수, G-분염법과 동시에 시행

(1) CML

- 진단 당시 CML 환자에서 G-분염법 또는 PCR 검사로 t(9;22)를 관찰했다면 *BCR/ABL1* FISH를 추가로 시행할 필요가 없습니다. 그러나 염색체 검사 또는 PCR 검사에서 재배열을 확인하지 못했을 때는 *BCR/ABL1* FISH를 필수로 시행해야 합니다(*BCR/ABL1*의 드문 형태의 변이형 확인은 FISH 검사가 가장 유용할 수 있습니다).
- CML 환자는 치료 후 3개월, 6개월, 12개월 및 급성기로 진행이 의심될 때는 염색체 검사를 시행하고, 그 외는 말초혈액을 이용한 *BCR/ABL1* 정량 PCR로 모니터링 합니다. 따라서 염색체 검사에서 중기세포를 관찰하지 못했을 때는 *BCR/ABL1* FISH를 추가로 시행하지만, 그렇지 않은 경우는 추적관찰 시 *BCR/ABL1* FISH를 시행할 필요는 없습니다.

(2) MPN 또는 MDS/MPN

- 염색체 검사 또는 PCR 검사에서 t(9;22) 또는 *BCR/ABL1* 재배열을 확인한 경우는 *BCR/ABL1* FISH를 필수로 시행할 필요가 없습니다.
- 호산구증가증이 동반된 MPN 또는 MDS/MPN의 경우 *PDGFRA*, *PDGFRB*, *FGFR1*, *PCM1-JAK2* 재배열에 대한 FISH를 시행합니다(염색체 검사에서 *PDGFRB*, *FGFR1*, *PCM1-JAK2* 재배열에 해당하는 염색체 이상을 관찰한 경우는 FISH를 선택적으로 시행합니다. 그러나 *PDGFRA* 재배열은 염색체 검사만으로는 검출이 어려우므로 필수로 시행합니다).
- 염색체 검사에서 정상핵형으로 관찰되었을 때 클론성을 증명하기 위해 del(13q), +8, +9, del(20q), 1q 획득에 대한 FISH를 선택적으로 시행할 수도 있습니다.
- CMML 또는 juvenile myelomonocytic leukemia에서 -7/del(7q)에 대한 FISH를 필요시 시행할 수 있습니다.

(3) AML

- 염색체 검사 또는 PCR 검사에서 *RUNX1/RUNX1T1*, *PML/RARA*, *CBFB/MYH11*, *BCR/ABL1* 재배열 양성 유무를 확인하지 못한 경우는 해당 probe를 이용하여 FISH를 시행해야 합니다. 그러나 염색체 검사 또는 PCR에서 이러한 재배열 유무를 확인한 경우는 FISH를 꼭 시행할 필요가 없습니다.
- *KMT2A* 재배열은 유전학적으로 다양(genetically heterogeneous)하며 G-분염법 또는 PCR에서 정확한 검출이 어려울 수 있으므로 *KMT2A* breakapart FISH는 필수로 시행합니다(다양한 파트너 염색체가 존재하고, 재배열이 발생하는 절단점이 다양하고, 전좌, 역위, 결실 등 다양한 형태의 재배열이 발생하고, 미세한 결함 형태로 관찰됨).
- del(5q), -7/del(7q), inv(3)/t(3;3), t(6;9), *TP53*에 대한 FISH는 염색체 결과가 복잡핵형이라서 정확한 핵형분석이 어려운 경우에 시행하고, 염색체 검사에서 중기세포를 관찰하지 못한 경우(no metaphase)는 필수로 시행해야 합니다.
- Trisomy 8 검출을 위한 CEP8 FISH는 염색체 검사에서 중기세포를 관찰하지 못한 경우 선택적으로 시행할 수 있습니다.

(4) MDS

- 염색체 검사에서 inv(3)/t(3q)/del(3q), del(5q), -7/del(7q), +8, del(11q), del(12p), i(17q), +19, del(20q), -Y 등의 염색체 이상을 관찰한 경우는 이에 대한 FISH를 추가로 시행할 필요가 없습니다. 그러나 염색체 검사에서 중기세포를 관찰하지 못한 경우는 예후판정(IPSS-R)을 위해 위의 항목을 모두 필수로 시행해야 합니다. 또한 염색체 결과가 복잡핵형이라서 정확한 핵형분석이 어려운 경우에 선택적으로 시행할 수 있습니다.
- MDS와 AML 감별이 어려운 경우 AML을 배제하기 위해 t(15;17), t(8;21), inv(16) FISH를 선택적으로 시행할 수 있습니다.

(5) ALL

- *KMT2A* 재배열은 다양한 유전학적 특성으로 인해 G-분염법 또는 PCR검사에서 정확한 검출이 어려울 수 있으므로 *KMT2A* breakapart FISH는 필수로 시행합니다.
- *BCR/ABL1* 재배열은 염색체 검사 또는 PCR 검사에서 확인하지 못했을 때 필수로 FISH를 시행 합니다.
- *ETV6/RUNX1* 재배열은 미세한 결함으로 염색체 검사에서 확인이 불가능하므로 특히 빈도가 높은 소아에서 *ETV6/RUNX1* FISH를 필수적으로 시행합니다. iAMP21의 검출을 위해서도 *ETV6/RUNX1* FISH가 유용합니다.
- 소아 ALL에서 hyperdiploidy 여부를 확인하기 위해 4번, 10번, 17번, 21번, X 염색체에 대한 CEP enumeration probe FISH를 시행할 수 있습니다.
- 그 외 B-lineage ALL에서 *CDKN2A (p16), TCF3-PBX1, IL3-IGH*, Ph-like ALL 재배열 검출을 위한 FISH를 시행할 수 있습니다.
- T-lineage ALL 의심될 때 T cell receptor A/D (alpha/delta), T cell receptor B FISH를 시행할 수 있습니다. 그 외 *KMT2A*와 *BCR/ABL1* FISH를 시행합니다.

(6) Multiple myeloma

- del(17p), t(4;14), t(14;16), lq21 재배열은 예후결정에 중요하므로 필수로 시행해야 합니다.
- 염색체 검사가 정상핵형이고 MM 필수 항목 FISH가 모두 음성인 환자에서 hyperdiploidy를 배제하기 위해 5번, 9번, 15번, 11번, 19번에 대한 FISH를 선택적으로 시행할 수 있습니다.
- 그 외 del(1p), t(14;20) FISH를 선택적으로 시행할 수 있고, 클론성 확인을 위해 del(13q), *IGH/CCND1*에 대한 FISH를 추가할 수 있습니다(European Myeloma Network. Haematologica 2012:97:1272).
- 형질세포만을 타깃으로 FISH를 판독해야 하므로 형질세포 분리(plasma cell sorting) 후 FISH 또는 ImmunoFISH를 시행합니다.

(7) 림프종

골수에 림프종의 침범이 있는 경우 FISH를 시행할 수 있는데, 림프종 세포가 소수 존재할 경우는 FISH에서도 재배열 검출이 어려울 수 있습니다. 드물지만 세포 형태학적으로 림프종 세포가 관찰되지 않는데도 염색체 이상이 관찰되는 경우도 있습니다.

표 7-2. 림프종과 FISH 검사

Follicular lymphoma	*IGH/BCL2*	t(14;18)
Mantle cell lymphoma	*IGH/CCND1*	t(11;14)
Burkitt lymphoma	*IGH/MYC* or variant	t(8;14), t(2;8), t(8;22)
Diffuse large B-cell lymphoma	*BCL6* *IGH/BCL2* *IGH/MYC*	t(3;v), t(14;18) t(8;14)
High-grade B-cell lymphoma	*MYC* and *BCL2* and/or *BCL6*	*MYC*, BCL2, *BCL6*
MALT lymphoma	*BIRC3/MALT1*	t(11;18)

가) CLL

ATM, del(17p), *IGH/CCND1* FISH를 필수로 시행해야 합니다. *IGH/CCND1* FISH를 시행하는 이유는 mantle cell lymphoma를 배제하기 위해서입니다. CEP12와 del(13q) FISH는 필수항목은 아니지만 되도록 시행하는 것을 추천합니다.

특히 del(13q)은 결실된 크기에 따라 예후가 다르다는 연구결과들이 있으므로 *RB1* 유전자까지 포함하도록 여러 개의 del(13q) FISH probe를 사용하도록 추천하고 있습니다(Hematol Oncol 2012:31:136, Cancer Chromosomes Cancer 2011:50:633). 또한 t(11;14) 외의 *IGH* 재배열도 CLL과 연관성이 있으므로, 클론성 증명을 위해 *IGH* breakapart probe도 추가할 수 있습니다(Cancer Genet Cytogenet 2010:196:56).

나) Mantle cell lymphoma

t(11;14) FISH를 필수로 시행합니다.

다) Burkitt lymphoma

t(8;14) 및 t(2;8), t(8;22)를 검출하기 위해 *MYC* breakapart probe FISH를 필수로 시행합니다.

또한 재배열을 일으키는 *MYC*의 다양한 절단점으로 인해 breakapart FISH만으로 모든 종류의 *MYC* 재배열 검출이 어려울 수 있으므로 breakapart probe을 단독으로 사용하는 것은 권장되지 않습니다. *IGH/MYC* (*IGK/MYC*, *IGL/MYC*)과 같은 locus specific probe FISH를 breakapart probe와 동시에 시행하도록 추천되고 있습니다.

라) Diffuse large B cell lymphoma (DLBCL)

t(3;v) 재배열 검출을 위한 *BCL6* breakapart FISH, t(14;18) 검출을 위한 *IGH/BCL2* FISH를 시행합니다. 또한 DLBCL에서 *MYC* 재배열이 양성인 경우 예후가 불량하므로 *MYC* FISH를 시행하는 것이 추천됩니다.

마) High-grade B-cell lymphoma

정확한 진단을 위해 *MYC*, *BCL2*, *BCL6* FISH를 필수로 시행해야 합니다.

바) Gastric MALT lymphoma (H. pylori 감염과 연관성 있을 때)

t(11;18)(q21;q21) 재배열 검출을 위해 *BIRC3/MALT1* FISH는 필수로 시행합니다.

사) Follicular lymphoma

t(14;18) 재배열 검출을 위한 *BCL2* FISH를 시행할 수 있습니다.

아) Anaplastic large cell lymphoma 의심될 때 *ALK* breakapart FISH, hepatosplenic T cell lymphoma 의심될 때 i(7)(q10) FISH, 또한 T-PLL에서 *TCR A/D* FISH를 시행할 수 있습니다.

3) 진단 시 여러 개의 FISH 종목이 양성인 환자에서 추적 관찰 시 선택 기준

진단 시 여러 개의 probe에서 재배열이 양성이었을 때 치료 후 그 probe를 모두 사용해서 추적 관찰하는 것이 가장 이상적이지만, 그렇지 못할 경우에는 남아 있는 종양세포를 가장 잘 검출할 수 있는 probe를 선택해야 합니다. 어떤 probe가 그러한 조건을 만족할지 판단하기가 어려운데, 일차성 염색체 이상과 연관된 probe를 우선으로 선택합니다. 또한 probe의 예민도와 특이도가 높고, 시그널을 판독하기가 쉽고 위양성도 적은 probe를 선택하는 것이 좋습니다.

예를 들면, ALL 환자에서 FISH 검사로 *BCR/ABL1* 재배열, -4, -9, -11, +17 등에 해당하는 소견이 관찰되었을 때, 추적관찰 시 1차적으로 선택해야 하는 probe는 *BCR/ABL1*입니다. *BCR/ABL1*은 t(9;22)와 연관된 1차성 염색체 이상이고 나머지는 이차성 이상이기 때문입니다.

성별이 다른 조혈모세포 이식을 받은 환자에서는 X/Y FISH가 환자 세포를 검출하는데 예민도가 높으므로 꼭 포함시키는 것이 좋습니다. 한 문헌보고에서도 *BCR/ABL1* 재배열이 양성이고, 성별이 다른 조혈모세포 이식을 받은 환자에서 *BCR/ABL1* FISH보다 X/Y FISH가 남아 있는 환자의 세포를 확인하는 데 더 예민하다고 하였습니다(Ann Hematol 2000;79:622-626). 그러나 X/Y FISH에서 환자의 세포가 남아 있다는 의미는 환자의 종양 세포인지, 아니면 환자의 정상세포인지는 구분할 수 없는 단점이 있습니다.

결론적으로는 여러 probe로 검사해서 종합적으로 판단하는 것이 좋겠습니다.

참고. 혈액종양 종류에 따른 FISH probe의 선택
(Genetics in Medicine 2016;18:635, Genes Chromosomes & Cancer 2007;46;494)

AML

G-banded karyotype
FISH : KMT2A

→ No metaphase / Complex karyotype
→ t(9;22), t(15;17), t(8;21), Inv(16), t(16;16), +8, 5q-, 7q-/-7, Inv(3), t(3;3), t(6;9), *TP53*

→ Abnormal karyotype
→ Final Report / Target FISH

MDS

G-banded karyotype

→ No metaphase / Complex karyotype
→ Prognostic panel (IPSS-R score): +8, -Y, 5q-, 7q-/-7, Inv(3), t(3;3), del(3q), del(11q), del(12p), i(17q), +19, del(20q), TP53
→ AML 배제하기 위한 Panel: t(15;17), t(8;21), Inv(16), t(16;16)

→ Abnormal karyotype
→ Final Report / Target FISH

Non-CML MPN

G-banded karyotype
FISH (or RT-PCR)* : BCR/ABL1

→ No metaphase / Complex karyotype
→ Prognostic panel (DIPSS-Plus score): inv(3), 5q-, -7/7q-, +8, 11q23, 12p-, i(17q)

→ Abnormal karyotype
→ Final Report / Target FISH

ALL (Acute Lymphoblastic Leukemia)

G-banded karyotype

- B-lineage (Adult) FISH
  - KMT2A, BCR-ABL1
  - CDKN2A(p16), TCF3-PBX1, IL3-IGH, Ph-like ALL
- B-lineage (Child) FISH
  - KMT2A, BCR-ABL1, ETV6/RUNX1, (iAMP21), CEP 4,10,17,21,X
  - CDKN2A(p16), TCF3-PBX1, IL3-IGH, Ph-like ALL
- T-lineage FISH
  - TCR A/D, TCRB (T cell receptor)
  - KMT2A, BCR-ABL1

Plasma cell Neoplasm (Myeloma)

G-banded karyotype
(unstimulated & stimulated 배양)

FISH : plasma cell enrichment

1차 FISH : t(4;14), t(14;16), TP53, 1q amplification

→ 2차 FISH : IGH/CCND1, del(13q), hyperdiploidy (CEP5,9,15,11,19)

Lymphoma

CLL/SLL

G-banded karyotype
CpG stimulated*
unstimulated

FISH
ATM / TP53
IGH/CCND1
Trisomy 12 / del(13q)

Other Lymphoma

G-banded karyotype
→ FISH

- B-cell: IGH, CCND1, BCL2, BCL6, MYC, MALT1
- T-cell : ALK

2. Probe의 특성

1) Probe의 종류

(1) Locus (Sequence) specific probe (그림 7–1)

특정 유전자 부위의 염기서열에 대한 probe를 제작하여 그 부위의 재배열 여부를 알아보는 것입니다. 형광의 개수를 확인함으로써 수적이상을 확인할 수 있습니다. 즉, probe의 시그널 수가 정상보다 증가되어 있을 경우 획득, 이중 반복(duplication) 또는 증폭(amplification)을 의미하며, 시그널 수가 정상보다 감소되어 있을 경우 결실 또는 소실을 의미합니다.

또한 절단점 부위(breakpoint cluster regions)가 포함되도록 제작된 융합 probe는 상호전좌(reciprocal translocation) 검출에 유용합니다. 즉, 정상에서는 따로 떨어져 존재하는 2개의 다른 probe 시그널이 유전자 재배열을 통해 서로 합쳐진 융합시그널(fusion signal)을 나타냅니다.

예) *BCR/ABL1* FISH

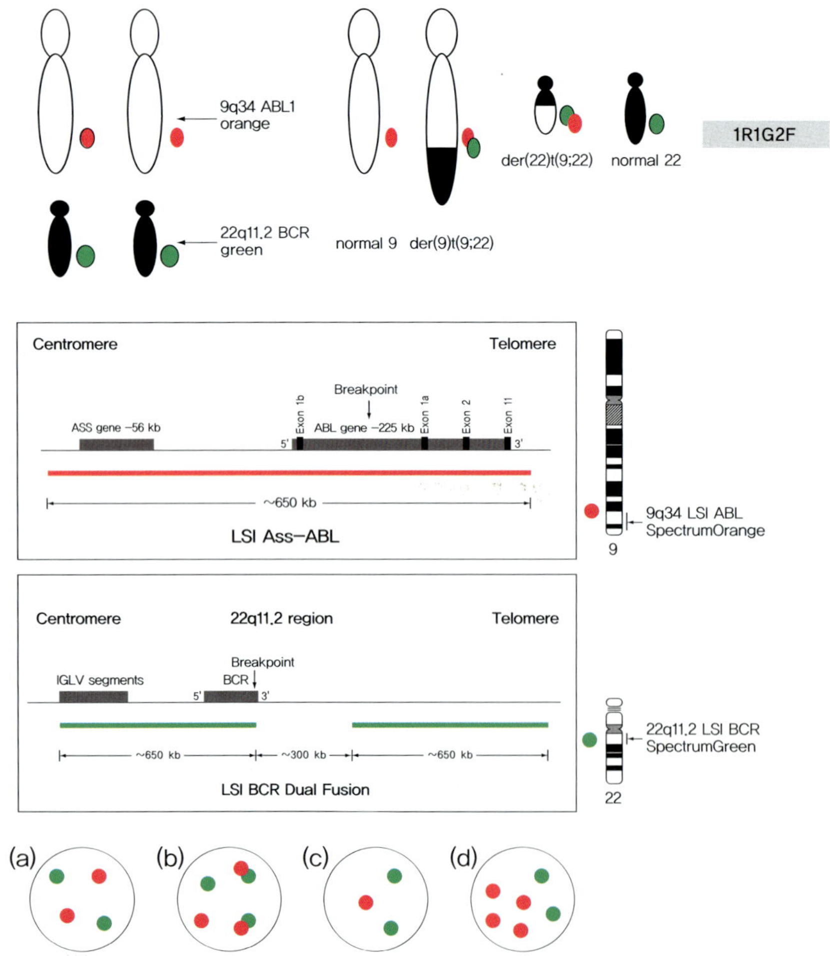

그림 7–1. *BCR/ABL1* dual color dual fusion probe의 예

(a) 정상. 9번 *ABL1* 시그널 2개와 22번 *BCR* 시그널 2개 관찰됨.

(b) 비정상. 정상 *ABL1* 시그널 1개, 정상 *BCR* 시그널 1개와 t(9;22)에 의해 생성된 융합 시그널 2개 관찰됨.

(c) 비정상. 정상 *ABL1* 시그널이 1개만 관찰되어 *ABL1* 유전자 소실이 의심됨.

(d) 비정상. *ABL1* 시그널이 4개 관찰되어 *ABL1* 유전자의 증폭이 의심됨.

t(9;22)가 발생하면, 9번 염색체의 *ABL1* 유전자 일부가 22번 염색체로 전좌되어 이동되고, 22번 염색체에서도 일부 *BCR* 유전자는 남고, 3′ *BCR* 유전자는 9번 염색체로 이동하여 전좌됩니다. 즉 비정상 22번 염색체는 남아 있던 *BCR* 유전자(green 시그널)와 전좌되어온 *ABL1* 유전자(red 시그널)가 서로 융합되어 yellow 융합시그널을 형성하게 됩니다.

(2) Breakapart probe (그림 7-2)

Breakapart probe는 재배열을 일으키는 파트너 유전자가 많은 경우 특정 유전자의 5′ 와 3′ 를 서로 다른 형광색으로 표지해 줌으로써 일부 유전자가 다른 유전자로 전좌될 경우 5′와 3′시그널이 분리(separate)됨을 확인하여 재배열이 양성임을 확인할 수 있습니다. 그러나 전좌된 파트너의 종류는 알 수 없습니다. 예를 들면, 11q23 부위의 *KMT2A* 유전자는 100개 이상의 다양한 파트너 염색체와 전좌를 일으킬 수 있는데, 어떤 파트너 염색체와 전좌를 일으켰는지 알 수 없는 경우, sequence specific probe로는 검사가 불가능합니다. 그러나 *KMT2A* breakapart probe를 이용하여 5′ 와 3′ 시그널이 분리된 것을 확인함으로써 재배열 양성임을 알 수 있습니다. 파트너 유전자와 재배열이 없는 경우는 시그널이 분리되지 않고 융합(fusion)된 상태로 관찰됩니다.

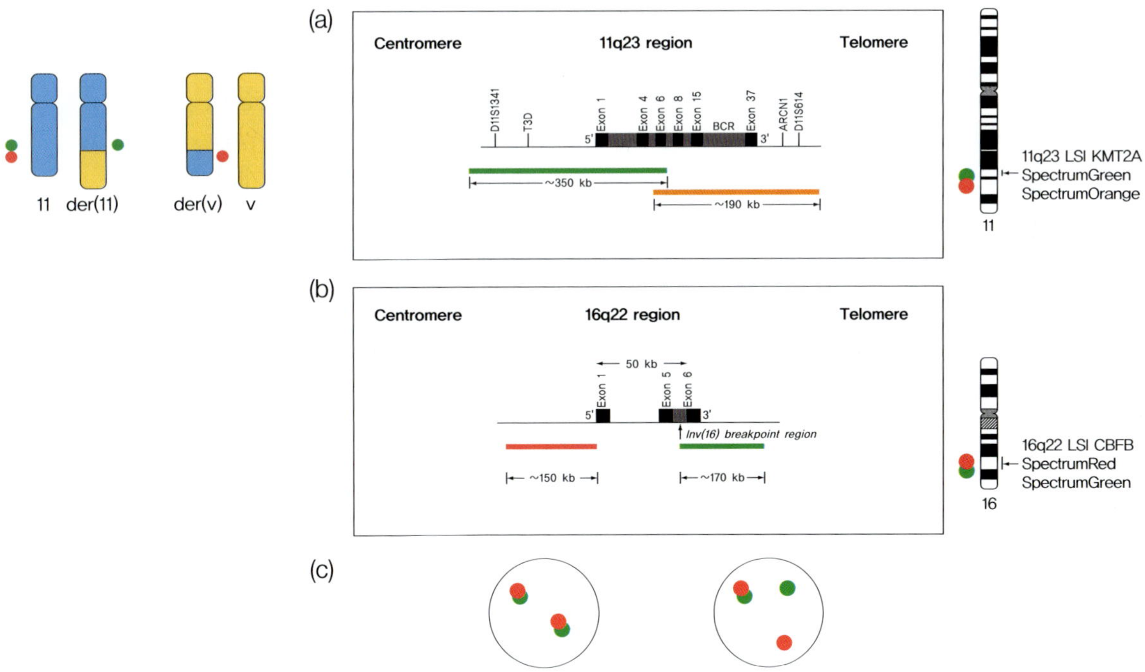

그림 7-2.

(a) *KMT2A* breakapart probe (b) *CBFB* breakapart probe의 예

(c) 정상과 비정상 : 정상인 경우 융합시그널이 2개 관찰되고 다른 파트너 염색체와 전좌가 발생한 경우는 시그널이 분리되어 green 시그널 1개와 red 시그널 1개가 각각 관찰되고 정상융합 시그널은 1개만 관찰됨. V; Partner chromosome

(3) Satellite sequence probe (centromere, α-satellite, β-satellite)(그림 7-3)

동원체(centromere) 혹은 동원체 근처(pericentromere)에 존재하는 반복성 DNA 서열을 가지고 있는 부위에 대한 probe입니다.

이런 종류의 probe는 시그널이 강하고 치밀(compact)하여 시그널을 관찰하기가 쉬우며, 특히 염색체의 수적 이상을 검출하는 데 유용하게 사용할 수 있습니다. 그러나 이는 동원체 수에 대한 정보만 주는 것이고, 구조적 이상에 대한 정보는 알 수 없습니다. 이 probe로 검사를 시행할 때는 엄격한 부합(stringent hybridization) 조건하에서 FISH를 시행하여, 다른 염색체의 동원체와 교차반응(cross reaction)을 일으키지 않도록 하는 것이 중요합니다.

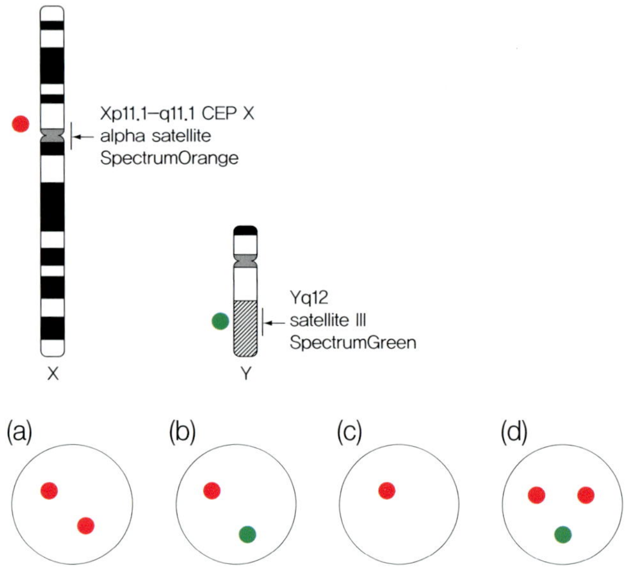

그림 7-3-1. CEP X/CEPY (DYZ1) probe의 예
(a) XX. X 시그널 2개 관찰됨.
Y 시그널은 관찰되지 않음
(b) XY. X와 Y 시그널 1개씩 관찰됨
(c) X. X 시그널 1개 관찰됨
(d) XXY. X 시그널 2개와 Y 시그널 1개 관찰됨

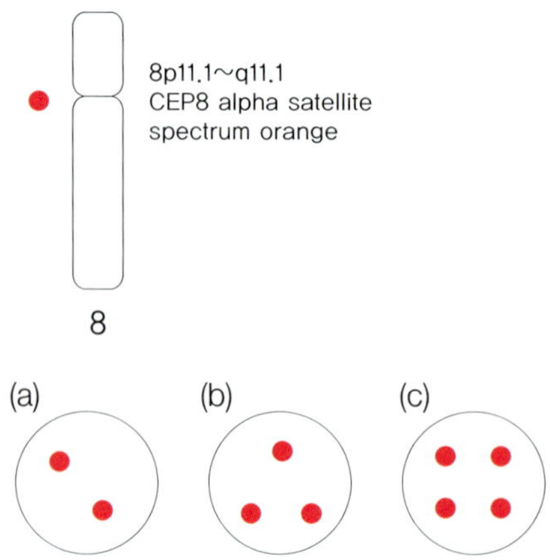

그림 7-3-2. CEP8 probe의 예
(a) 정상 CEP8 시그널 2개 관찰됨
(b) trisomy 8. CEP8 시그널 3개
(c) tetrasomy 8. CEP8 시그널 4개

(4) Whole chromosome paint probe (painting probes)

특정 염색체 전체 단완 또는 장완에 대한 고유한 염기서열과 반복적인 염기서열(unique and repetitive sequences)이 모두 포함할 수 있도록 분리해부(microdissected)된 염색체로부터 유래된 다양한 DNA 조각들로 구성한 probe를 제작하여, 중기세포의 상동염색체 전체에 형광을 나타내게 하는 것입니다. 이 probe는 중기세포를 대상으로 사용할 수 있고, 간기세포 FISH에서는 probe가 응축되지 않은(decondensed) 염색질(chromatin)에 부합(hybridization)되므로 시그널 판독이 어려워 적용하기 어렵습니다. 중기 세포에서 수적이상, 구조적 이상을 확인하는 데 유용하지만, 동일한 염색체 내의 구조적 이상은 검출하지 못합니다.

(5) Multi-Telomere FISH (subtelomeric probes)

24개 모든 염색체의 subtelomeric 부위를 포함하는 probe인데, 염색체 말단으로부터 300 kb 떨어져 있는 subtelomeric 부위의 100~200 kb에 해당하는 고유한 염기서열(unique sequence)로 구성되어 있는 probe입니다. 단완과 장완에 대한 probe가 각각 green과 red 형광물질로 부착되어 있습니다. 이를 통해, 주로 염색체 말단 부위(telomere)의 미세한 결실 또는 subtelomeric 부위의 전좌 등을 검출하는 데 유용하게 사용할 수 있습니다.

(6) Multicolor FISH

Multicolor FISH는 Multiplex FISH (M-FISH)와 SKY (spectral karyotyping)가 대표적인 기법입니다. 이는 1회의 부합(hybridization) 과정을 통해 46개 전체 염색체를 24가지 다른 색깔의 형광으로 나타내어 관찰하는 것입니다. 각 WCP (whole chromosome probe)는 유세포분석기로 세포분류(sorting)한 것으로부터 유래된 DNA 염기서열의 libraries로 구성됩니다. 특정 염색체의 특정 색깔은 1개의 형광색소(fluorochrome) 또는 여러 개의 형광색소 물질을 서로 다르게 조합하여 전체 염색체가 서로 다른 24가지 형광색(pseudocolour)으로 나타내게 합니다(combinatorial labelling). 이것을 특정한 형광색소 기호(signature)에 기반하여 해당 염색체를 지정하는 것입니다. 24가지 각 색깔은 5가지 형광색소의 조합(2^n-1)으로 만들 수 있습니다(n=number of spectrally separate fluorochromes) (그림 7-4 참조). 또는 probe의 각 형광색소의 비율을 달리하여 다양한 색깔의 probe를 만들 수도 있습니다(ratio-labelling).

M-FISH와 SKY는 검사원리는 거의 동일하고, 여러 가지 조합으로 이루어진 다양한 형광색소 양상을 인지하고 구분할 수 있는 이미지를 획득(acquisition)하는 과정만 차이가 있습니다. SKY는 interferometer와 CCD (charge coupled device camera)를 이용한 spectral imaging 시스템에 의해 모든 이미지를 획득하고 전체 emission spectra에 의하여 각 염색체를 감별하며, 각각 다른 파장에서의 이미지를 동시에 각 pixel에서 형광강도를 측정합니다. 반면 M-FISH는 각각의 이미지를 narrow bandp*ass* filter를 이용하여 6개의 형광색소에 대해 각각 포착하여 소프트웨어에 의해 이미지를 합쳐서(merge) 분석하는 것입니다.

Multicolor FISH의 가장 큰 장점은 기원을 알 수 없는 마커 염색체를 인지하고, 불균형전좌와 복잡핵형을 정확하게 인지할 수 있는 것입니다. 그러나 동일한 염색체 내의 재배열(동일한 염색체 내에서 발생한 역위, 삽입, 결실, 중복 등)은 인지할 수 없는 제한점이 있습니다(그림 7-5). 또한 1개 염색체에 대한 WCP보다

Chromosome	Colour	Flour 1	Flour 2	Flour 3	Flour 4	Flour 5
1					X	
2						X
3			X			
4				X		X
5		X			X	
6				X		
7		X				
8		X				X
9					X	X
10		X	X		X	
11			X			X
12				X	X	
13			X	X		
14				X	X	X
15			X		X	X
16		X		X		
17		X		X		X
18		X			X	X
19		X		X	X	
20		X	X			X
21			X	X	X	
22			X	X		X
X		X	X			
Y			X		X	

그림 7-4. 5가지 fluorochrome을 사용한 Combinatorial labelling의 예(Cytogenet Genome Res. 2006:114:240 에서 발췌).

colour column에 있는 것은 각 고유의 colour combination에 의해 *assign*된 peudocolour를 나타냄. 염색체 8번 probe는 형광색소1 (Flour 1)과 형광색소 5(Flour 5)를 조합하여 제조하였음. 염색체 21번 probe는 형광색소 2, 3, 4의 조합으로 제조하였음.

(a) (b)

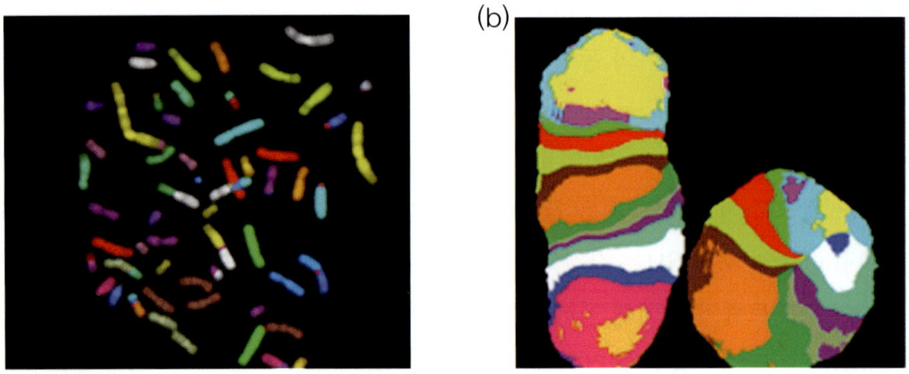

그림 7-5-1. Multcolor FISH (A)와 mBAND FISH (B)의 예

(출처 : http://www.metasystems-international.com에서 screen shot함)

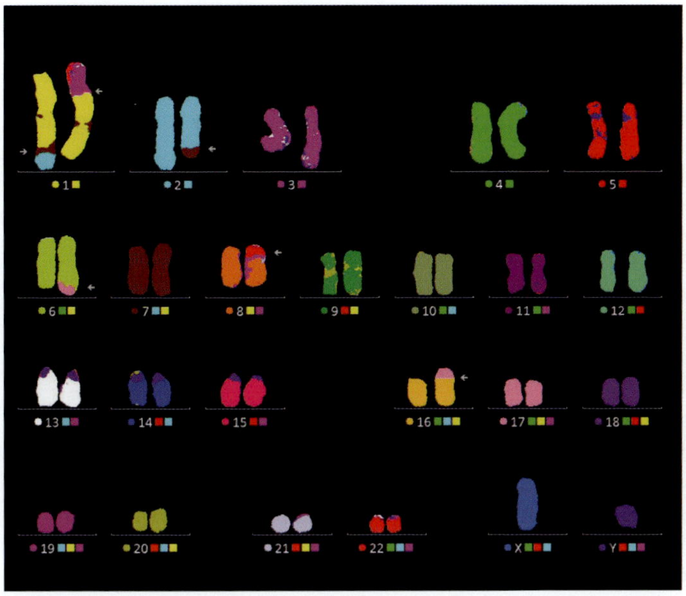

그림 7-5-2. Multicolor FISH 예.
G-분염법 결과와 multicolor FISH 결과를 종합할 때 최종 핵형 결과는 다음과 같이 보고함.
46,XY,der(1)t(1;3)(p32;q21),t(1;2)(q32;q31), der(6)t(6;17)(q27;p11.2), der(8)t(8;22)(p21;q11.2), der(16)t(16;17)(p12;p11.2)
(출처 : http://www.metasystems-international.com에서 screen shot함)

Multicolor FISH의 예민도가 떨어지는 것으로 보고되어 있는데, 이는 WCP는 1개의 형광색소로 라벨하지만 M-FISH의 경우 5개 형광색소의 조합으로 라벨하여 예민도가 감소하는 것으로 생각됩니다.

(7) Multicolor banding (mBAND)

1개 전체 염색체에 대해 banding specific paint probe를 이용하여 각 밴드 양상(banding pattern)을 색깔을 달리해서 나타내는 것입니다(각각의 밴드에 따라 형광색소 비율을 다르게 조합하여 probe를 만듦). 가장 큰 장점은 동일한 염색체 내의 재배열(동일한 염색체 내에서 발생한 역위, 삽입, 결실 등) 확인이 가능하고, 재배열을 일으킨 염색체의 절단점(breakpoint) 위치를 정확하게 인지할 수 있습니다.

표 7-3. 검사방법에 따른 해상도 (Mol Cytogenet 2010:3:1)

종류	해상도(Mb)
G-분염법	5~7
centromeric FISH	0.3~1
locus specific FISH	0.1~2
whole painting probe FISH	5~10
Multicolor FISH, SKY	5~10
Multicolor banding FISH	2~5

(8) 기타

그 외 COBRA (combined binary ratio labeling)는 형광색소의 조합라벨(combinatorial labeling)과 비율라벨(ratio labeling)을 동시에 적용하여 48개 색깔로 구분하는 방법입니다. 그외 cross-species color segmenting, Rx-FISH 등이 있습니다.

표 7-4. G-분염법, multicolor FISH, multicolor banding FISH 비교

Description	Technique		
	Conventional banding	Multicolor karyotyping	Multicolor banding
Typical method	G-banding	spectral karyotyping (SKY) multiplex-FISH (M-FISH)	spectral color banding (SCAN) multicolor-banding (MCB)
Labeled probes	unnecessary	chromosome-specific painting probes(flow-sorted)	chromosome band (region)-specific painting probes (microdissected)
Identification	morphological identification	automated identification	automated identification
Objects in a single analysis	all 24 human chromosomes	all 24 human chromosomes	some particular chromosomes (SCAN, MCB), all 24 human chromosomes (mMCB)
Intrachromosomal aberrations	detectable	difficult to detect	detectable
Interchromosomal aberrations	detactable, but sometimes overlooked if the translocation involves similarly banded segments or segments are too small	very useful	difficult with the probe for a particular chromosome alone; detectable with probe sets for more than two different chromosomes (MCB) or for all human chromosomes (mMCB)
Identification of the origin of chromosomal segments	possible in units of bands	possible in units of chromosomes	possible in units of bands identical to G-bands(SCAN)
Determination of breakpoints of chromosomal rearrangements	possible, but sometimes difficult in the case of complex rearrangements	difficult with multicolor karyotyping analysis alone	possible even in the case of complex rearrangements

출처 : Cytogenet Genome Res 2006;114:240.

2) 유전자 재배열의 특성에 따른 probe 선택

(1) *RARA* 재배열

- *RARA* 유전자 재배열을 검출하기 위한 probe로 *RARA* breakapart probe도 있고, *PML/RARA*의 dual color dual fusion probe를 사용할 수도 있습니다. 어느 probe를 사용할지는 유전자 재배열을 검출하려는 목적에 따라 선택할 수 있습니다. Breakapart probe의 장점은 *RARA* 유전자와 전좌를 일으킨 파트너 염색체를 모르더라도, *RARA* 유전자 재배열 여부를 확인할 수 있습니다. 반면, *PML/RARA* probe는 t(15;17) 재배열 유무를 직접적으로 확인하는 것이며, 그 외 다른 형태의 *RARA* 재배열은 비전형적

인 시그널 양상으로 관찰됩니다. AML에서 다른 유형의 *RARA* 재배열보다 *PML/RARA* 재배열의 빈도가 높으므로, 일차적으로 *PML/RARA* probe로 검사하는 것이 좋습니다. APL이 의심되는데, FISH에서 *PML/RARA* 재배열이 음성인 경우는 *PML* 외의 다른 파트너 염색체와의 재배열 유무를 확인하기 위해 *RARA* breakapart probe를 추가하는 것이 좋겠습니다.

(2) *IGH* 재배열

- *IGH* 재배열에 관한 probe도 *IGH* breakapart probe와 *IGH/CCND1*, *IGH/FGFR3*, *IGH/MAF*, *IGH/MYC* 등 locus specific probe가 있습니다. *IGH*와 재배열을 일으킨 파트너 염색체를 모를 경우에는 breakapart probe를 일차로 사용하는 것이 좋겠고, 의심되는 파트너 염색체가 있는 경우에는 locus specific probe를 처음부터 사용해도 되겠습니다.

(3) *MYC* 재배열

- *MYC* 재배열을 검출하기 위해서는 sequence specific probe 또는 breakapart probe를 이용할 수 있습니다.

Burkitt 림프종의 경우 파트너 유전자가 85%는 *IGH*, 10%는 lambda (*IGL*), 5%는 kappa immunoglobulin loci (IGK)에 위치합니다. *IGH/IGK/IGL*와 *MYC* 간의 유전자 재배열이 음성일 경우 Burkitt 림프종 가능성이 떨어집니다.

Burkitt 림프종 외의 다른 림프종에서 *MYC* 유전자 재배열이 발생한 경우, 특히 DLBCL의 경우 70% 환자는 *IGH/IGK/IGL* 파트너 유전자와 재배열을 일으키나 나머지는 9p13 또는 3q27 (*BCL6*)와도 재배열을 일으킬 수 있습니다.

따라서 림프종에서 *MYC* 재배열을 검출하기 위해서는 첫 번째로 *MYC* breakapart probe로 스크리닝 후 *IGH/IGK/IGL*와 같은 sequence specific probe로 FISH를 시행하는 것이 바람직합니다. 1가지 종류의 breakapart probe만 단독으로 사용 시 재배열을 일으킨 절단점(breakpoint)에 따라서 일부 재배열을 검출하지 못할 수 있으므로 추가로 sequeuce specific probe 또는 다른 종류의 breakapart probe가 필요할 수도 있습니다. Double-hit 또는 triple-hit lymphoma를 진단하기 위해서는 *BCL2*, *BCL6* breakapart probe와 함께 *MYC* breakapart probe FISH도 꼭 시행해야 합니다.

3) Probe의 다양한 형광 패턴

(1) *ETV6/RUNX1* FISH

t(12;21) 재배열 검출을 위해 사용하는 *ETV6/RUNX1* dual color dual fusion probe 사용 시 t(12;21) 외에 추가적인 이상도 검출이 가능합니다(그림 7-6).

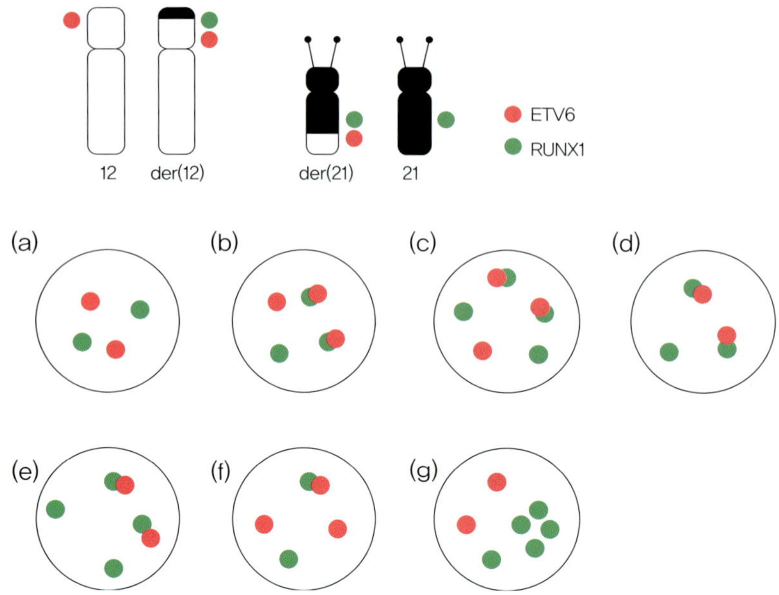

그림 7-6. *ETV6/RUNX1* dual color dual fusion probe를 이용한 FISH의 다양한 패턴.

(a) 정상

ETV6 정상시그널 2개와 *RUNX1* 정상시그널 2개 관찰됨.

(b) t(12;21)

ETV6/RUNX1 재배열로 인해 융합시그널이 2개 관찰됨.

(c) t(12;21)과 +21

t(12;21)로 인한 2개의 융합시그널 외에 *RUNX1* 시그널이 1개 추가되어 관찰됨.

(d) t(12;21)과 정상 *ETV6* 결실

t(12;21)로 인한 2개의 융합시그널이 관찰되고 정상 *ETV6* 1개가 결실되어 green 시그널 1개만 관찰됨.

(e) t(12;21), +21, 정상 *ETV6* 결실이 동시에 발생

(f) t(12;21)와 der(12)에서 5'*RUNX1* 결실이 발생

융합시그널이 1개만 관찰되고 der(12)에서 관찰되어야 하는 *RUNX1* 시그널(green)이 결실되어 *ETV6* 시그널(red)만 관찰됨.

(g) *RUNX1* 증폭 또는 pentasomy 21. *RUNX1* 시그널이 5개이므로, *RUNX1* 유전자의 증폭 또는 21번 획득(gain)의 가능성이 의심됨.

(2) *PML/RARA* FISH

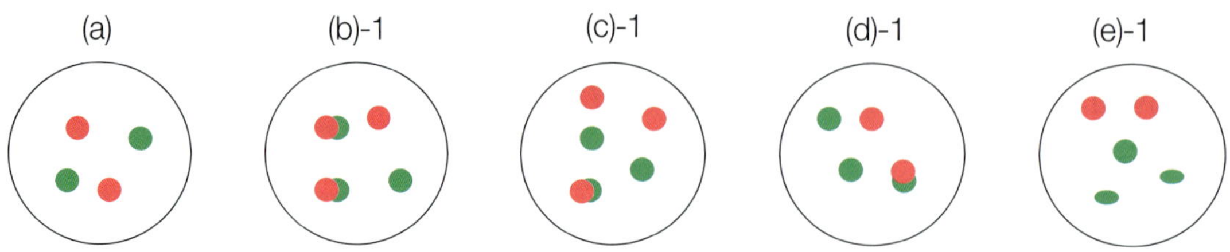

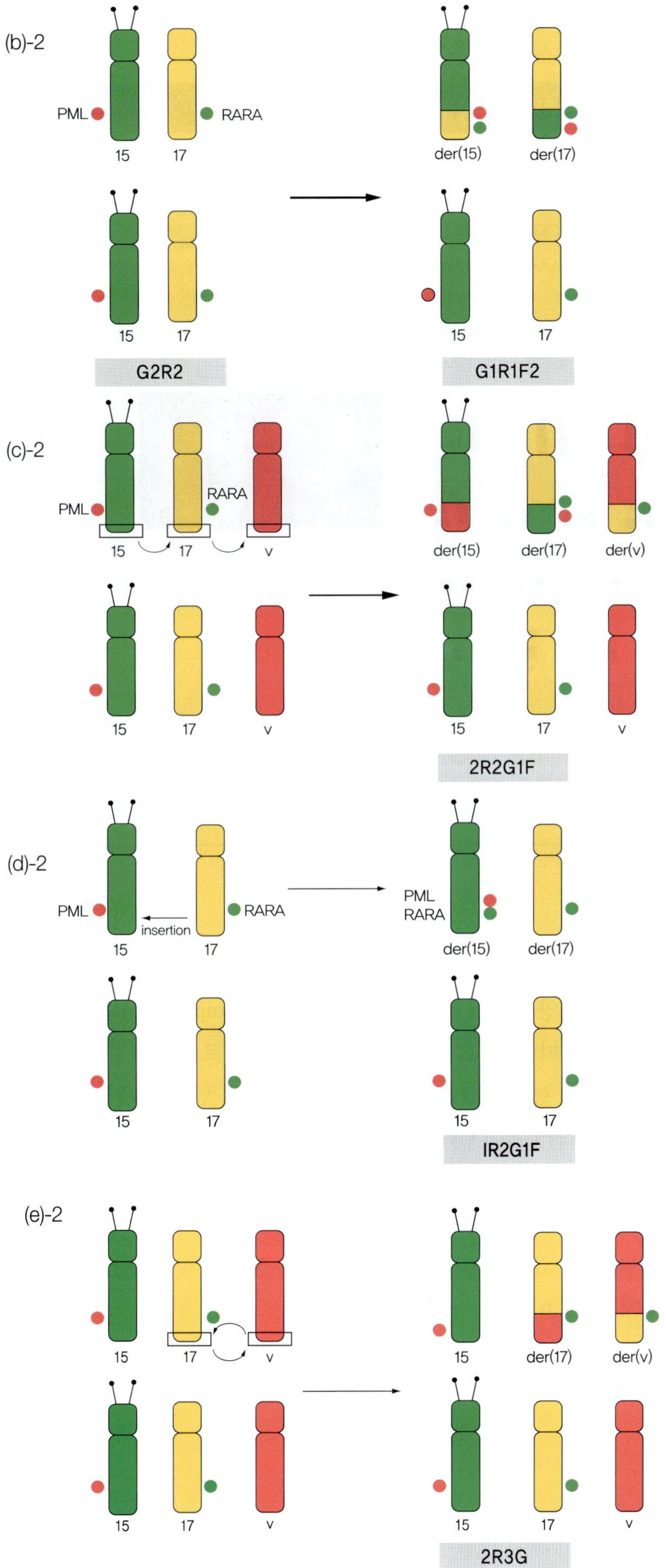

그림 7-7. *PML/RARA* dual color dual fusion probe를 이용한 FISH의 다양한 패턴(*PML*, red; *RARA*, green).

(a) 2R2G : 정상 (b) 1R1G2F : t(15;17) (c) 2R2G1F : t(15;17;V)

(d) 1R2G1F : *RARA*가 *PML*에 삽입된 미세한 형태의 재배열.

(e) 2R3G (2R1G2dimG) : alternate translocation

* "dim"은 시그널 크기가 감소되어 있으며, 이는 *RARA* locus 시그널 분할(split)이 있음을 의미

* Alternate 전좌 ; 17번 염색체에 위치하는 *RARA* locus가 *PML*이 아닌 다른 유전자와 전좌를 일으킬 수 있음.

t(11;17)(q23;q21), t(11;17)(q13;q21), t(5;17)(q35;q21)은 각각 *RARA* 유전자와 *PLZF, NUMA1, NPM1*과 재배열을 일으킴

Case 7-1. *RUNX1/RUNX1T1* 재배열의 복잡한 형태를 FISH로 확인한 증례.

- 35세 남자, AML
- 염색체 결과 : 46,XY,t(8;17;21)(q22;q21;q22)[20]
- FISH 결과 : *RUNX1/RUNX1T1* dual color, dual fusion probe
  nuc ish(RUNX1T1x3,RUNX1x3)(RUNX1T1 con RUNX1x1) [152/200]
- **FISH 결과 해석**

전형적인 t(8;21)에 해당하는 1R1G2F 형광 양상은 관찰되지 않았습니다. 대신 2R2G1F 양상으로 관찰되었는데, 이는 t(8;17;21)(q22;q21;q22) 염색체 결과에 합당한 소견이며 76% 간기세포에서 관찰되었습니다.

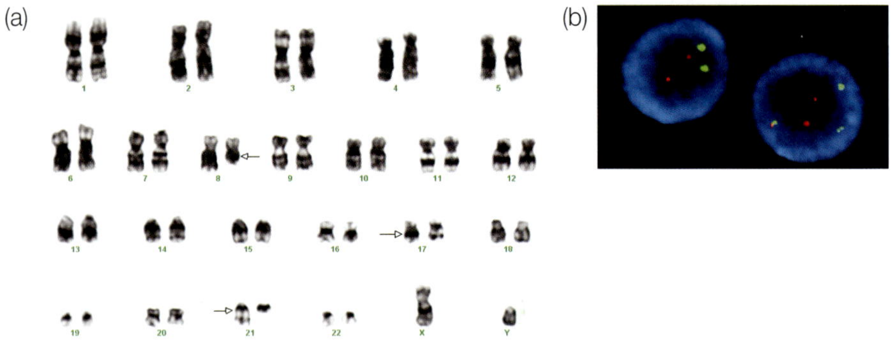

그림 7-8.
(a) 46,XY,t(8;17;21)(q22;q21;q22)
(b) *RUNX1/RUNX1T1* dual color dual fusion probe를 이용한 간기세포 FISH (*RUNX1T1*, red; *RUNX1*, green). 2R2G1F

(3) *BCR/ABL1* FISH

가) *BCR/ABL1* 재배열 종류에 따른 다양한 형광패턴(그림 7-10)

BCR/ABL1 재배열은 t(9;22)에 의한 전형적인 양상 외에 der(9) 결실, 복잡전좌(complex translocation) 및 삽입에 의한 재배열 등이 발생할 수 있으며, 이에 따라 FISH는 다양한 시그널 양상으로 관찰될 수 있습니다. der(9)의 결실은 전형적인 t(9;22)보다 복잡재배열 형태의 필라델피아 염색체(Ph)에서 빈도가 더 높게 관찰되는 것으로 보고되어 있습니다(40% vs 13%)(Cancer Genet Cytogent 2007;173;97).

따라서, 복잡재배열 Ph에서 der(9) 결실이 동반된 경우는 더 복잡한 형태의 FISH 양상이 관찰될 수 있습니다.

표 7-5는 *BCR/ABL1* FISH에서 관찰될 수 있는 다양한 시그널 양상을 정리한 것입니다(Ann Acad Med Singapore 2005;34:533, Blood 2011;117:6793).

표 7-5. *BCR/ABL1* FISH의 다양한 시그널 양상.

FISH pattern*	Location of signals			해석
	Fusion	Red (*ABL1*)	Green (*BCR*)	
t(9;22)(q34;q11.2) (그림 7-9-1 참조)				
1R1G2F	der(9) der(22)	9	22	전형적인 재배열 양성
1R1G1F	der(22)	9	22	t(9;22) with deletion of both *ABL1* and *BCR* on der(9)
1R2G1F	der(22)	9	22 der(9)	t(9;22) with deletion of *ABL1* on der(9)
2R1G1F	der(22)	9 der(9)	22	t(9;22) with deletion of *BCR* on der(9)
1R1G3F	der(22) extra der(22) der(9)	9	22	t(9;22), + der(22)t(9;22)
t(9;22;V) (V; variable partner chromosome)(그림 7-9-1 참조)				
2R2G1F	der(22)	9 der(9)	22 third translocation partner	1 step complex 전좌 [그림 7-9-1(b)]
1R1G2F	der(22) der(V)	9	22	2 step complex 전좌 [그림 7-9-1(c)]
Cryptic (Insertion)(그림 7-9-2 참조)				
1R2G1F	der(9)	9	22 der(22)	*BCR*이 *ABL1*로 삽입됨
2R1G1F	der(22)	9 der(9)	22	*ABL1*이 *BCR*로 삽입됨

* dual color, dual fusion *BCR/ABL1* FISH

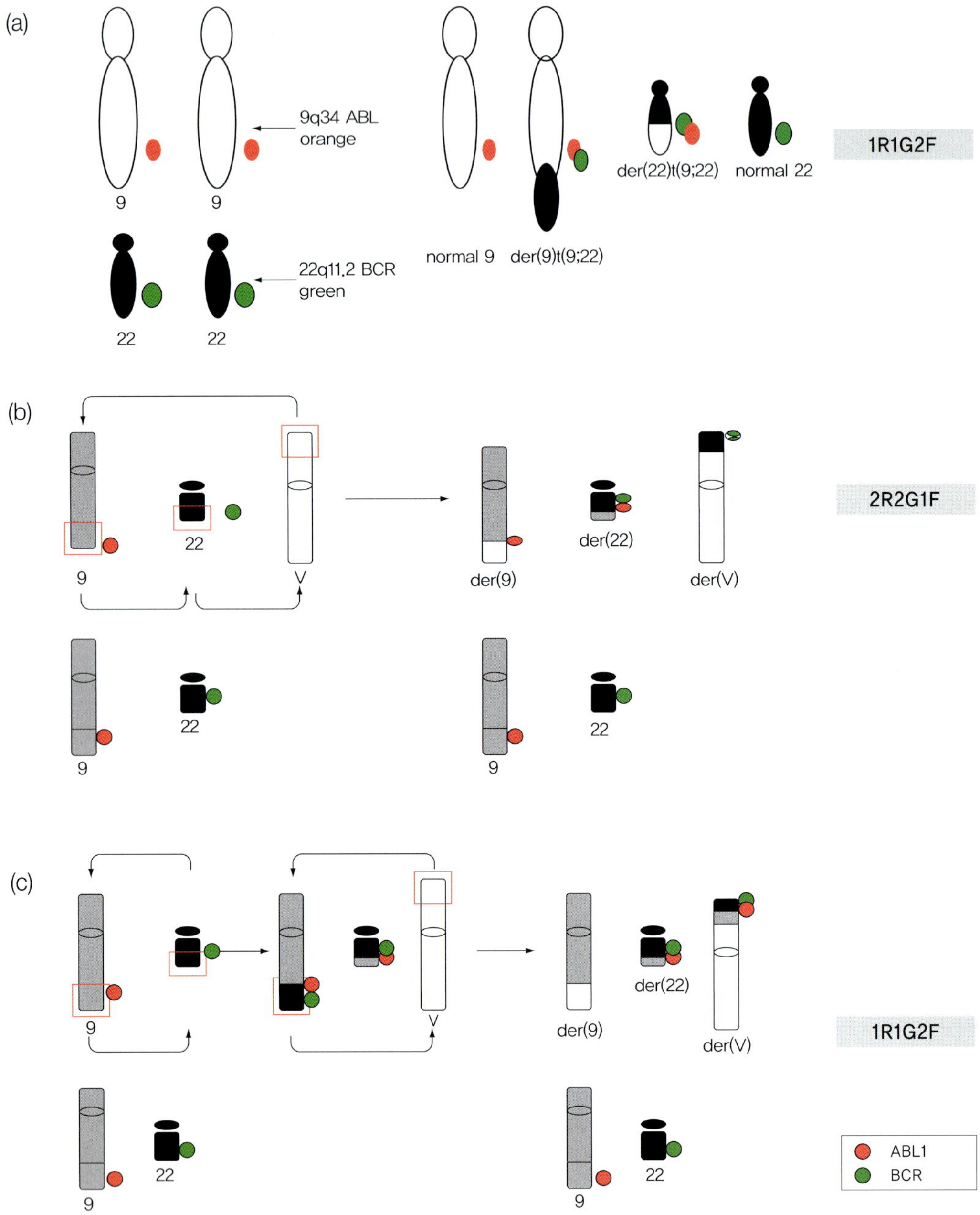

그림 7-9-1. *BCR/ABL1* 재배열에서 복잡(Complex) 전좌가 발생하는 2가지 기전

(a) 전형적인 t(9;22) (b) 1단계 기전 (c) 2단계 기전

1단계로 발생하는 기전은 9번, 22번 제3의 염색체 사이에서 한 번에 전좌가 발생하는 경우를 말하며, 2단계 기전은 일단 9번과 22번 사이에서 전좌가 발생한 후 다시 제3의 염색체와 전좌가 발생하는 2단계 기전으로 발생한 경우를 말함.

본 문헌에 포함된 증례를 살펴보면 1단계로 일어난 복잡전좌가 2단계로 발생한 전좌보다 빈도가 높았고, 일부는 동일한 검체에서 1단계와 2단계로 발생한 이상이 혼합된 양상을 보이기도 함.

1단계로 발생할 경우 2R2G1F 형태로 관찰되며, 2단계로 발생할 경우 1R1G2F 형태로 관찰되며, 2단계로 발생한 경우, 중기세포에서 확인하지 않으면 복잡전좌가 아닌 전형적인 t(9;22) 염색체 이상처럼 잘못 판독할 수 있음.(R, red시그널; G, green 시그널; F, 융합 fusion; v, variant).

(Cancer Genet Cytogenet 2007;173:97)

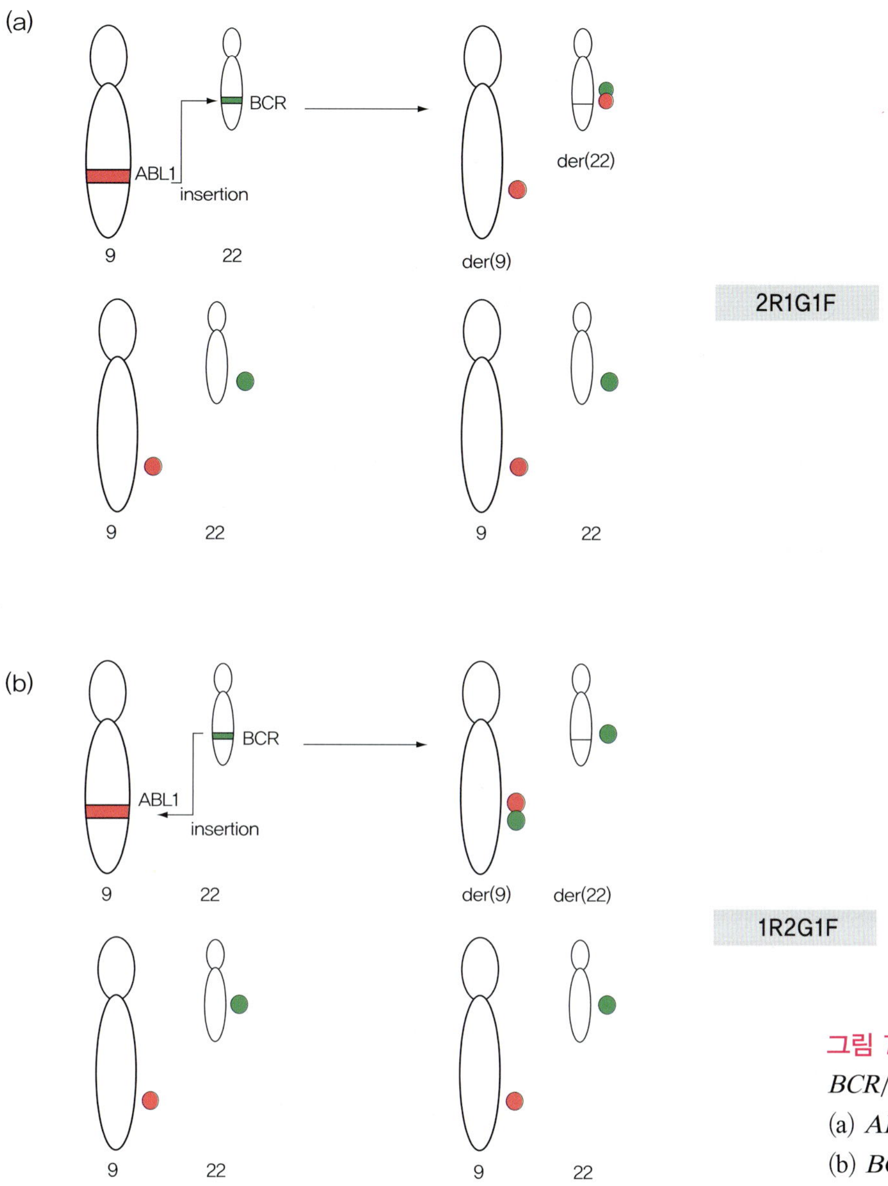

그림 7-9-2. 삽입(Insertion)에 의한 *BCR*/*ABL1* 재배열
(a) *ABL1* 유전자가 *BCR*로 삽입
(b) *BCR* 유전자가 *ABL1*로 삽입

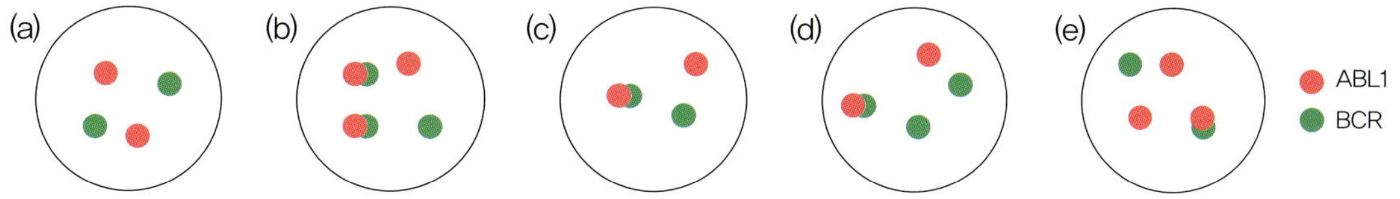

그림 7-10. *BCR*/*ABL1* dual color dual fusion probe를 이용한 간기세포 FISH의 다양한 패턴.
(a) 2R2G : 정상
(b) 1R1G2F : *BCR*/*ABL1* 재배열 양성
(c) 1R1G1F : *BCR*/*ABL1* 재배열 양성이고 der(9)t(9;22)에 *ABL1*과 *BCR* 유전자 결실이 의심됨.
(d) 1R2G1F : *BCR*/*ABL1* 재배열 양성이고 der(9)t(9;22)에 *ABL1* 유전자 결실이 의심됨.
(e) 2R1G1F : *BCR*/*ABL1* 재배열 양성이고 der(9)t(9;22)에 *BCR* 유전자 결실이 의심됨.

나) *BCR/ABL1* probe 디자인에 따른 다양한 형광패턴(그림 7–11, 7–12)

동일한 probe라도 제작 원리에 따라 재배열이 양성인 시그널 패턴에 차이가 있습니다. *BCR/ABL1* probe의 종류에 single fusion FISH (S-FISH), extra signal FISH (ES-FISH), dual fusion FISH (D-FISH)가 있습니다. 정상세포 중 *ABL1*과 *BCR* 시그널이 우연히 겹쳐져 융합시그널(fusion signal)처럼 보이는 경우가 있는데, 이는 S-FISH에서 양성세포의 융합시그널 양상과 유사하여 판독이 어려운 경우가 많습니다. 종양세포의 비율을 가장 정확하게 인지하고, 비전형적인 양상까지 모두 검출할 수 있는 probe는 D-FISH이고, 가장 많이 사용됩니다.

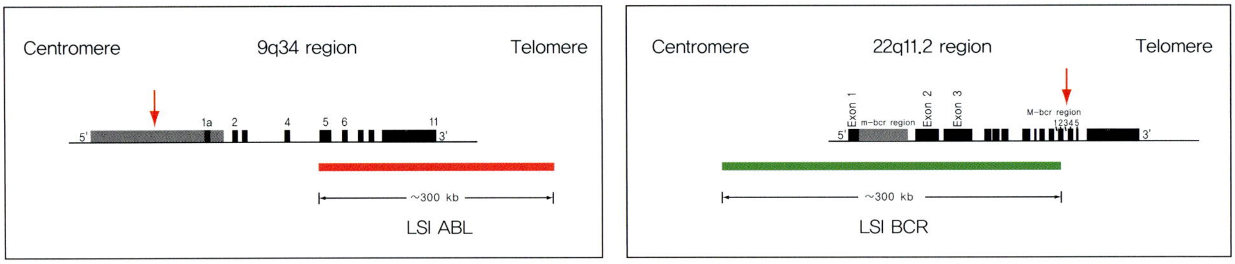

그림 7–11–1. *BCR/ABL1* single fusion probe 모식도 (↓ breakpoint)

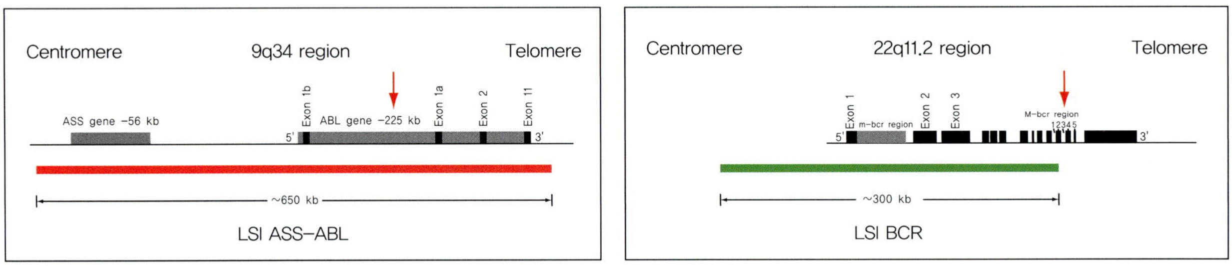

그림 7–11–2. *BCR/ABL1* extra signal probe 모식도 (↓ breakpoint)

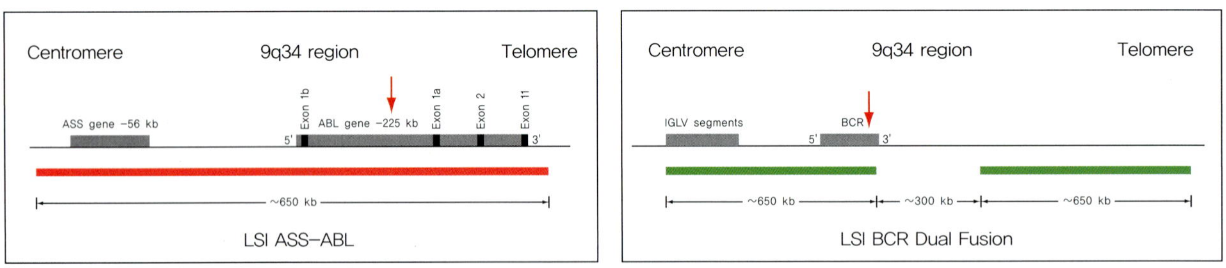

그림 7–11–3. *BCR/ABL1* dual fusion probe 모식도 (↓ breakpoint)

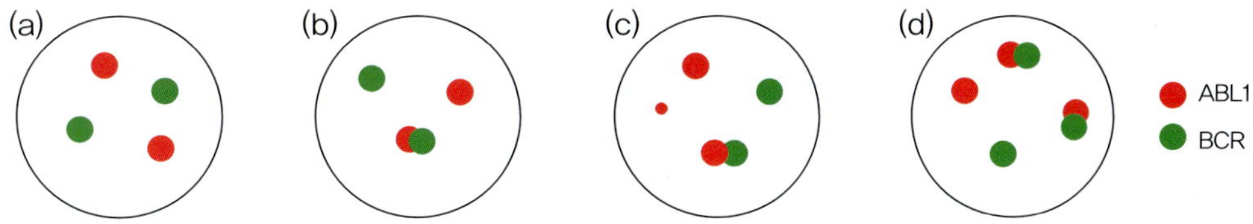

그림 7-12. *BCR/ABL1* FISH의 여러 가지 probe에 따른 시그널 패턴

(a) 2R2G : 정상. 2개 red 시그널은 정상 *ABL1* 시그널이고, 2개 green 시그널은 정상 *BCR* 시그널임.

(b) 1R1G1F : single fusion FISH의 *BCR/ABL1* 재배열 양성. 1개의 fusion 시그널은 der(22)t(9;22)에 있고, der(9)t(9;22)에는 시그널 없음.

(c) 1R1dimR1G1F : extra 시그널 FISH의 *BCR/ABL1* 재배열 양성. Red 시그널이 2개 관찰되는데, 1개는 정상 9번의 *ABL1* 시그널이고 나머지 작은 1개의 시그널은 der(9)t(9;22)에 남아있는 *ABL1* 시그널임. 1개의 fusion 시그널은 der(22)t(9;22)에 있음.

(d) 1R1G2F : dual fusion FISH의 *BCR/ABL1* 재배열 양성. 1개의 fusion 시그널은 der(9)t(9;22)에 있고, 나머지 1개의 fusion 시그널은 der(22)t(9;22)에 있음.

(4) *ETV6* breakakpart FISH

ETV6 breakapart FISH에서 정상은 융합시그널 2개가 관찰되고, 다른 파트너 염색체와 재배열이 발생한 경우는 1R1G1F (red 1개, green 1개, fusion 1개) 형태로 관찰됩니다. 그러나 이외에도 다양한 양상으로 관찰될 수 있으므로, 해석에 주의해야 합니다(그림 7-13).

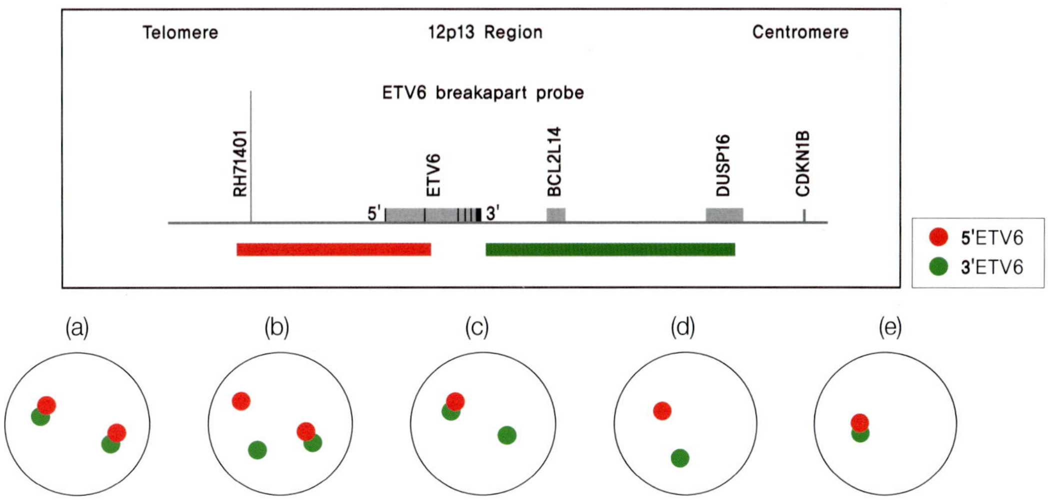

그림 7-13. *ETV6* breakapart probe를 이용한 FISH의 다양한 패턴

(a) 2F : 정상

(b) 1R1G1F : 재배열 양성

(c) 1G1F : 재배열 음성이고 5'*ETV6* 결실

(d) 1R1G : 재배열 양성이고 나머지 *ETV6* 1개 결실

(e) 1F : 재배열 음성이고 나머지 *ETV6* 1개 결실

Case 7-2. inv(16) 재배열 양성 환자에서 미세한 결실(submicroscopic deletion)이 동반되었음을 FISH로 확인한 증례.

47세 남자, AML

염색체 결과 : 46,XY,inv(16)(p13.1q22)[18]/47,idem,+21[2]

간기세포 FISH 결과 : *CBFB* breakapart probe

nuc ish(5'*CBFB*x2,3'*CBFB*x1)(5'*CBFB* con 3'*CBFB*x1)[145/200](그림 7-14(C) 참조)

해석

CBFB FISH에서 *3'CBFB*의 결실이 관찰되었는데, 문헌에 따르면, der(9)t(9;22)에서 *ABL1* 또는 *BCR* 유전자가 결실되는 것 같이, inv(16)과 연관되어 결실이 관찰될 수 있는 것으로 보고되어 있습니다. 이에 대한 임상적 의의는 아직 확실히 밝혀져 있지 않습니다.

Cancer Genet 2014:204:344.

Cancer Genetics Cytogenet 2010:200:54.

Cancer Genetics Cytogenet 2007:172:92.

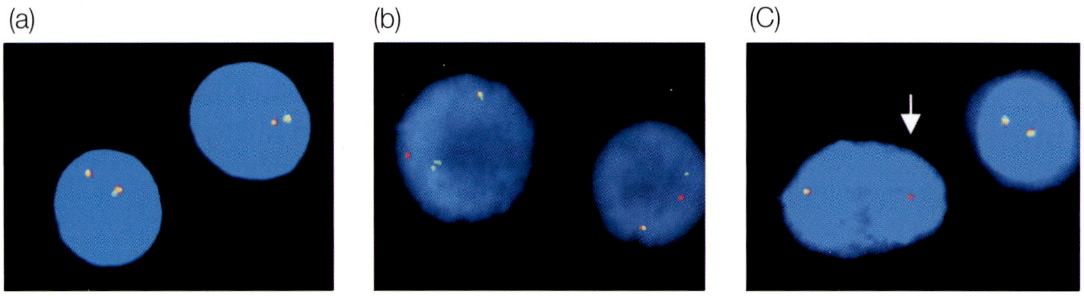

그림 7-14. *CBFB* break apart probe (5′ *CBFB*, red; 3′ *CBFB*, green)를 이용한 간기세포 FISH
(a) 2F : 정상 (b) 1R1G1F : inv(16) 또는 t(16;16)에 의한 재배열 양성 (c) 1R1F : *CBFB*의 3′ 이 결실됨.

(5) *IGH* breakapart FISH

IGH breakapart FISH에서 정상은 융합시그널 2개가 관찰되고, 다른 파트너 염색체와 재배열이 발생한 경우는 IRIG1F 양상으로 관찰됩니다. 그러나 이외에도 IR1F, 2R1G, 1R1G 양상으로 관찰될 수도 있는데, 이는 *IGH* variable region (*IGH*v) 결실 또는 whole *IGH* 결실이 동반되어 있을 가능성이 있습니다(그림 7-15)

따라서 *IGH* breakapart에서 비전형적인 패턴이 관찰될 경우는 재배열을 일으킨 파트너 염색체에 대한 해당 sequence specific probe 결과와 종합적으로 해석하는 것이 필요합니다.

IGH variable region (*IGH*v, 5′ *IGH*) 결실은 MM의 14~21%, CLL의 13~33%에서 관찰될 수 있으며, 특히 CLL의 경우 del(13q) 다음으로 흔한 이상으로 알려져 있습니다.

*IGH*v 결실이 발생하는 기전은 V-D-J 재조합(recombination) 발생 시 DNA 소실로 인해 동반되는 생리학적 현상으로 추측되고 있습니다. 정상 B세포 또는 B세포 종양에서 발견될 수 있으며, *IGH*v 결실은 주로 *IGH* 재배열이 발생하지 않은 정상 14번 염색체에서 일어나며, 재배열이 일어난 der(14)에서도 드물게 결실이 보고되어 있습니다. *IGH*v 결실이 예후와는 무관한 것으로 보고되어 있습니다(IJLH 2011:33:299).

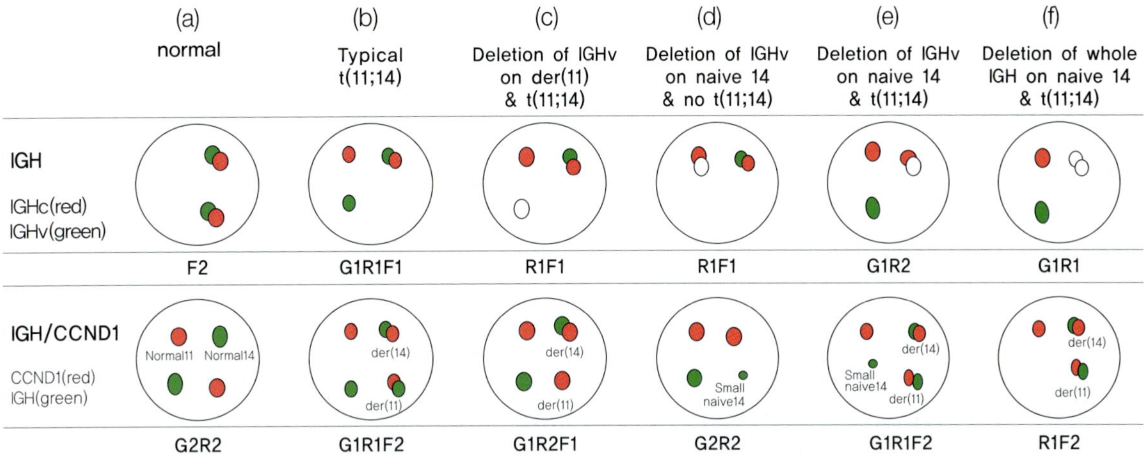

그림 7-15. *IGH* breakapart 와 *IGH/CCND1* dual color dual fusion FISH의 다양한 양상 패턴

(a) 정상

IGH breakpart는 2개의 융합시그널(a)을 나타내고 *IGH/CCND1* dual color dual fusion FISH는 2개의 정상 *CCND1* 시그널(red color)과 2개의 정상 *IGH* 시그널(green color)을 나타냄.

(b) 전형적인 *IGH/CCND1* 재배열.

IGH breakpart는 1개의 정상 융합시그널과 재배열이 발생한 *IGH* 시그널이 분리되어 1개의 red 시그널과 1개의 green 시그널이 관찰됨.

(c) t(11;14) 재배열 양성이면서 *IGH*의 variable region (*IGHv*) 결실

IGH breakpart에서 분리된 시그널 중 *IGHv*에 해당하는 green 시그널이 소실되어 1개의 red 시그널과 정상 1개의 융합시그널만 남음. *IGH/CCND1* FISH에서는 der(11)에 위치하는 *IGHv* 결실(green 시그널)되어 der(11)에 융합시그널 대신 red 시그널만 남음.

(d) t(11;14) 음성이면서 *IGHv* 결실

IGH breakapart에서는 1R1F로 관찰되어 (c)의 경우와 구분할 수 없음. *IGH/CCND1* FISH에서 정상 *CCND1* 시그널 2개(red)와 정상 *IGH* 시그널 1개(green)가 관찰되고 작은 크기의 정상 *IGH* 시그널(green)이 관찰되는 것으로 보아 *IGH/CCND1* 재배열은 발생하지 않았고 정상 *IGH* 중 variable region 결실된 것을 알 수 있음. 따라서 *IGH* breakapart에서 1R1F로 관찰될 경우는 *IGH* 재배열이 양성인지 정확히 판단하기 어려우므로 반드시 해당되는 재배열의 dual color dual fusion FISH로 확인할 필요가 있음.

(e) t(11;14) 양성이면서 정상 *IGH*의 variable region에서 결실

IGH breakapart에서 재배열 양성이므로 시그널이 분리되어 1개의 red 시그널과 1개의 green 시그널이 관찰됨. 나머지 1개 시그널은 정상 융합시그널 대신 *IGHv* 결실되어 green 시그널이 소실되고 1개의 red 시그널만 관찰됨. *IGH/CCND1* FISH에서 t(11;14) 양성으로 인해 2개의 융합시그널이 관찰되고, 나머지 정상 *IGH* 시그널은 *IGHv* 결실로 인해 크기가 작은 green 시그널로 관찰됨.

(f) t(11;14) 양성이면서 정상 *IGH* 전체 소실

IGH breakapart에서 정상 *IGH*인 1개의 융합시그널이 소실됨. *IGH/CCND1* FISH에서도 정상 *IGH*의 green 시그널 1개가 소실됨.

(6) *MYC* breakapart FISH (그림 7-16, 7-17)

MYC breakapart probe로 모든 종류의 *MYC* 재배열을 검출하지 못하는 이유는 재배열을 발생시키는 *MYC* 유전자의 절단점(breakpoint)이 파트너 염색체에 따라 굉장히 다양하기 때문입니다. t(8;14)의 경우 절단점이 *MYC* coding region의 5′(centromere)에 주로 위치하고, t(2;8), t(8;22)의 경우는 *MYC*의 절단점이 3′(telomeric) 쪽으로 위치하게 되며, non-immunoglobulin (Non-IG)과 전좌를 일으키는 경우 *MYC*의 절단점은 가장 말단(telomeric)쪽에서 발생하게 됩니다(일부는 upstream에 존재하기도 함).

Burkitt 림프종은 85%가 t(8;14) 이상과 주로 연관이 있고, DLBCL의 경우는 light chain (*IGK, IGL*) 또는 non-IG 파트너 염색체와 재배열을 일으키는 경우가 흔합니다. *MYC* breakapart probe는 제조사마다 커버할 수 있는 유전자의 범위가 다른데, 말단 부위를 적게 커버하는 probe 사용 시 DLBCL 환자에서 *MYC* 재배열을 검출하지 못할 수도 있습니다. 또한 *MYC*의 절단점 위치에 따라서 동일한 probe를 사용하더라도 다양한 형광 양상으로 관찰될 수 있습니다(Mod Pathol 2016;29:844).

MYC 유전자의 절단점이 upstream으로부터 수백 kb 떨어져 있으면 재배열이 발생하여도 breakapart probe의 인접한 시그널이 떨어지지 않고(non split), 정상처럼 융합시그널로 남아있을 수 있습니다. 또한 G-분염법에서는 확실하게 t(8;14)가 관찰되는데, *MYC* breakapart probe에서는 정상결과를 보이는 경우는 *MYC*의 절단점이 centromere 위치에 존재하여 시그널이 떨어지지 않았기 때문입니다(Blood 2009:114:2273). 다른 예로는 *MYC* 재배열이 전좌형태가 아니고 미세한 염색체 내 삽입 전좌, 복잡재배열 형태로 일어날 경우는 *MYC* breakapart probe에서 정상처럼 보일 수 있습니다(Cancer Genet Cytogenet 2010:198:71).

IGH 유전자가 *MYC* 유전자 내로 삽입될 때, 삽입되는 유전자의 크기가 작아서 *MYC* breakapart probe의 2개 시그널이 눈에 보일만큼 분리되지 못한다면, 정상결과로 잘못 판독하게 됩니다.

또한, *MYC* probe의 일부 또는 거의 전체가 *IGH* 유전자 부위로 삽입된다면, 이 경우도 시그널이 떨어지지 않으므로 정상으로 잘못 판단할 수도 있습니다. 그러나 이 경우 dual color dual fusion probe인 *IGH/MYC* probe를 추가 사용 시 재배열 양성임을 확인할 수 있습니다.

결론적으로 *MYC* 재배열 검출은 Burkitt 림프종을 진단하고 DLBCL의 예후 및 치료방침을 결정하는 데 중요하므로 이를 검출하기 위한 FISH probe 선택이 중요합니다. 첫째는 *MYC* 유전자의 5′(centromere)와 3'(telomere) 절단점 부위를 잘 커버할 수 있는 *MYC* breakapart probe로 FISH를 시행하고, *IGH/MYC* (*IGK/MYC, IGL/MYC*) dual color dual fusion probe를 이차적으로 시행하는 것을 추천합니다(Histopathology 2013:63:418).

또한 *MYC* FISH를 판독할 때는 사용한 probe의 디자인과 제한점을 염두에 두고 breakapart probe와 dual fusion probe를 종합적으로 판독하는 것이 중요합니다.

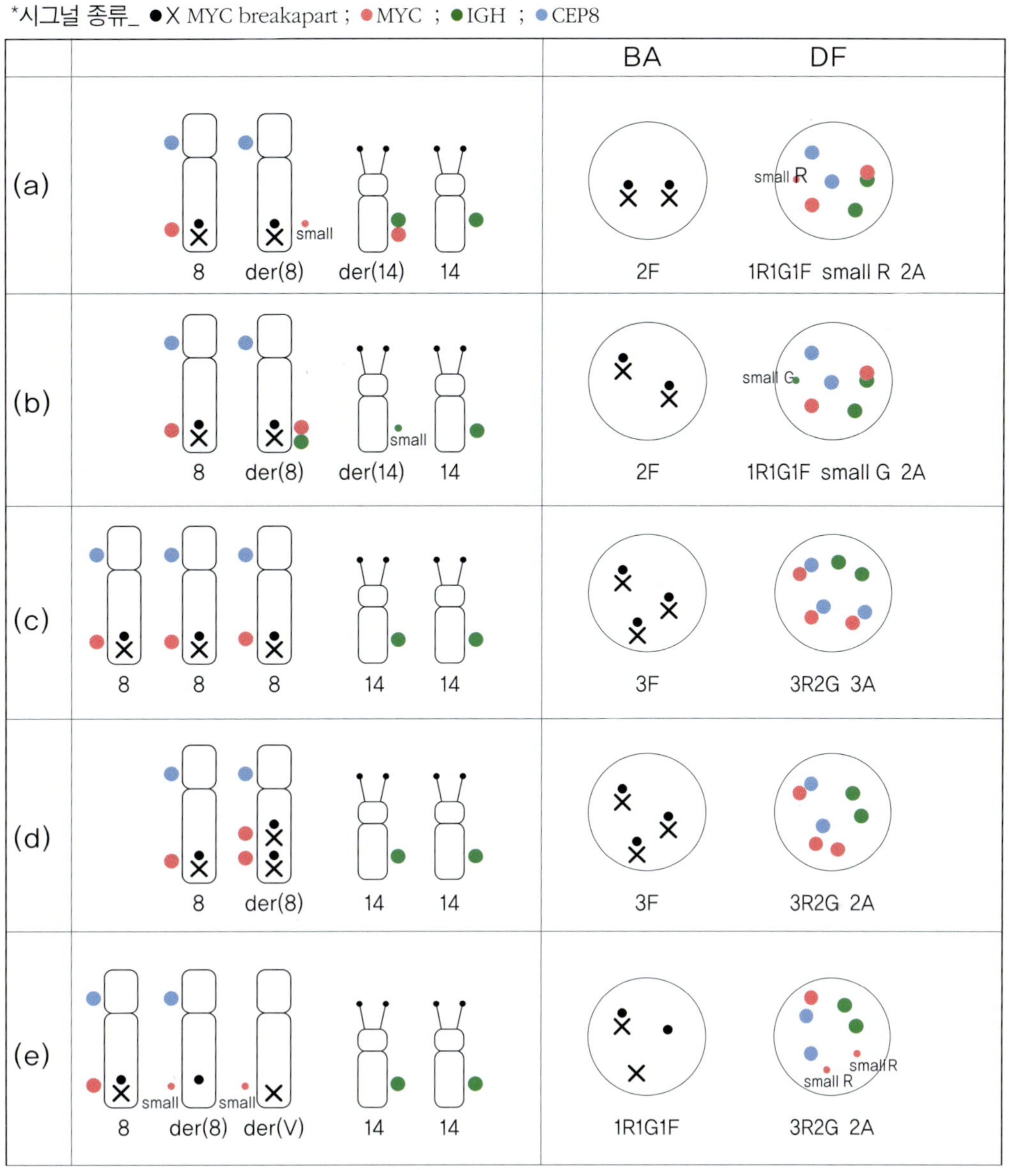

그림 7-16. *MYC* 재배열에 따른 breakapart probe (BA)와 dual fusion (DF) probe의 결과 비교

(a) *MYC*이 *IGH*로 삽입된 재배열

삽입된 *MYC* 유전자가 미세하여 BA에서는 정상 2F로 관찰되고 DF에서는 삽입에 의해 생성된 der(14)에 의해 1개의 융합(fusion) 시그널이 관찰됨. der(8)에 일부 *MYC* 유전자가 남아 small red 시그널이 관찰될 수 있음.

(b) *IGH*가 *MYC*으로 삽입된 재배열

삽입된 *IGH* 유전자가 BA의 시그널을 떨어뜨릴 만큼(separate) 크지 않아 BA에서는 정상 2F로 관찰됨. DF에서는 삽입에 의해 생성된 der(8)에 1개의 융합 시그널이 관찰되고 der(14)에 일부 *IGH* 유전자가 남아 small green 시그널이 관찰될 수 있음.

(c) (d) DF probe에서 모두 3개의 *MYC* (red) 시그널이 관찰되었는데, 각 재배열의 종류가 다른 것을 CEP8 (Aqua blue 시그널)과 BA 시그널 양상으로 감별할 수 있음.

BA에서 3F이고 CEP8도 3개 시그널이므로 *MYC*이 3개 시그널인 것은 +8로 인한 결과임(c). CEP8은 2개이고 *MYC* 시그널이 3개이므로, 이는 *MYC* 유전자의 증폭임(d).

(e) CEP8이 2개인데, BA에서 시그널이 양성이므로 이는 *IGH* 외의 다른 파트너 염색체와 *MYC*이 재배열을 일으킨 양상임(e). *MYC* 시그널이 분리되어 der(8)과 파트너 염색체 위에 작은 크기의 red 시그널로 관찰됨.

(약자: BA, breakapart probe; DF, dual fusion probe; R, red signal; G, green signal; F, fusion signal ; A, Aqua signal; der(V), derivative chromosome of variable partner)

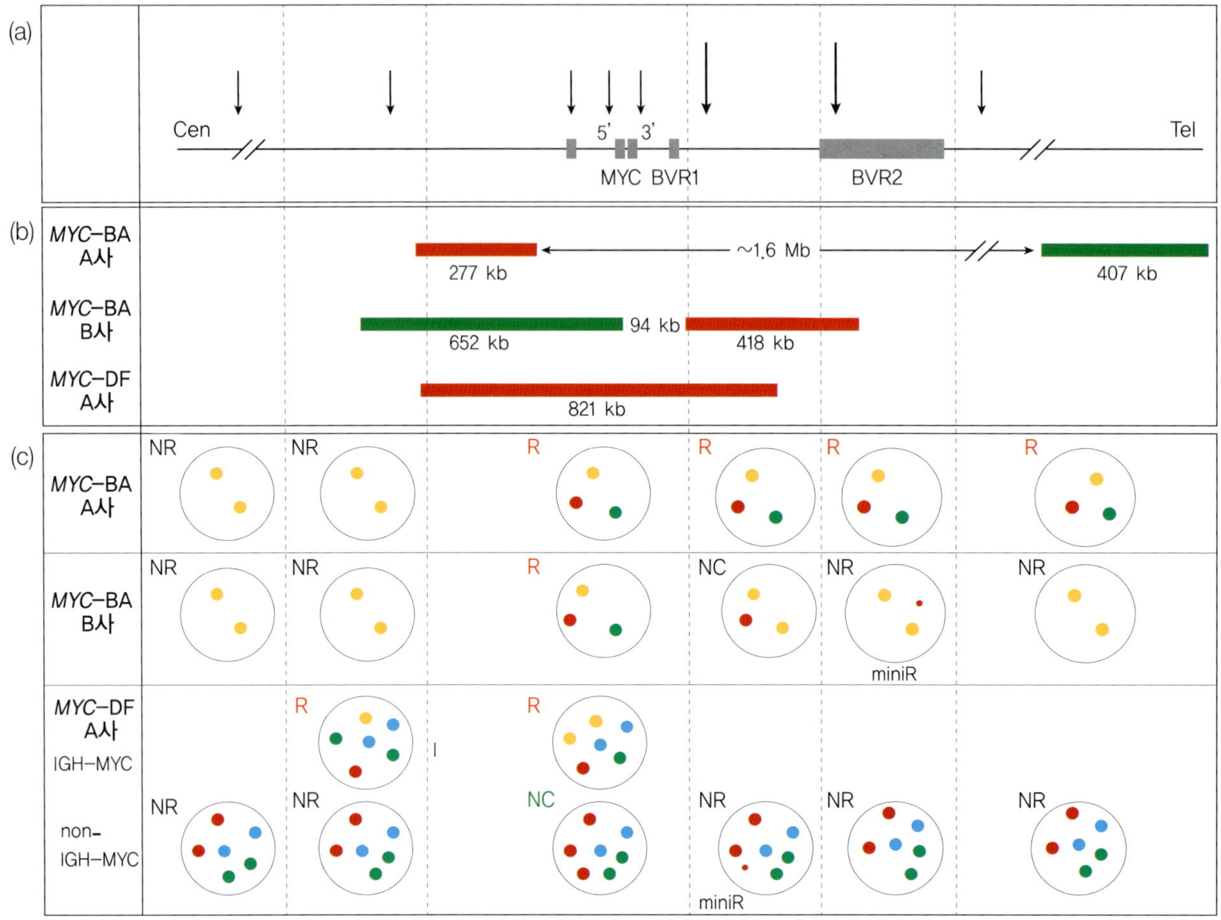

그림 7-17. *MYC* 재배열과 probe 종류에 따른 다양한 FISH 양상(Histopathology 2013:63:418)

(a) *MYC* 재배열과 연관성이 있는 다양한 절단점

IGH/*MYC*은 *MYC*의 절단점이 주로 5' non-coding gene 근처에 존재하고 light-chain IG 재배열은 BVR1 (Burkitt Variant rearrangement region I)과 BVR2 부위의 절단점이 흔함. Non-IG 재배열인 경우는 *MYC*의 양쪽 부위의 수 Mb 떨어져서 존재함(↓는 절단점을 나타냄).

(b) 각 제조사 probe 디자인 모식도

(c) 다양한 *MYC* 절단점에 따른 FISH 양상(Yellow 시그널은 융합시그널)

MYC-DF에서 Aqua (blue color) probe는 CEP8, red color probe는 *MYC*, green color probe는 *IGH*임. *MYC* breakapart probe (BA)중 A사 시약 적용 시 *MYC*의 절단점이 어느 위치인지에 따라 재배열 양성(R) 또는 음성(NR)으로 관찰될 수 있음. centromere 가까이 절단점 발생 시 음성(NR) 패턴으로 관찰될 수도 있음. B사의 breakapart probe (BA) 적용 시 동일한 부위에서 절단점이 발생하여도 probe 디자인이 달라 A사 BA 결과와 다르게 관찰될 수 있음.

MYC-DF (dual fusion) 적용 시 절단점의 위치에 따라 그리고 *MYC*과 재배열을 일으킨 파트너 염색체가 *IGH*인지 아니면 Non-*IGH*인지에 따라서도 다양한 형광패턴을 나타낼 수 있음.

(약자 : Cen, centromere; Tel, telomere IG, immunoglobulin; BA, breakapart; DF, dual fusion; NR, non-rearranged pattern; R, rearranged pattern; NC, non-conclusive pattern)

4) Probe의 예민도(sensitivity)와 특이도(specificity)

Probe를 선택할 때는 예민도와 특이도가 높은 probe를 선택해야 합니다.

(1) Probe 검증(validation)

Probe 검증이란 probe localization을 검증하는 것입니다.

방법은 5개의 중기세포를 관찰하여 probe가 해당되는 염색체 부위에만 부합(hybridization)되고 다른 염색체 부위에는 부합되지 않는 것을 확인하는 과정입니다. 염색체 부위는 inverted DAPI 또는 G-분염법 후 순차적으로 FISH를 시행해서 확인할 수 있습니다. 또는 부합반응마다 정도관리 좌에 양성반응을 보이는지 여부를 확인하거나 각 소식자에 해당하는 양성 검체를 사용하여 확인하는 방법을 이용할 수 있습니다.

이러한 검증과정을 시행하는 목적은 사용하려는 probe가 맞는지 확인하고, probe가 다른 염색체 부위와 교차반응을 일으키는지 여부도 점검하기 위해서입니다.

(2) 분석능 검증(Analytical validation)

Probe validation은 probe 자체를 검증하는 것이고, analytical validation은 probe을 사용해서 검사과정을 검증하는 것입니다. Analytical validation은 probe 예민도(sensitivity), probe 특이도(specificity), cutoff, 판독 score와 같은 검증과정으로 나눌 수 있으며, cutoff 검증은 간기세포 FISH 검사에서만 시행하면 됩니다.

가) probe 예민도 검증

- Probe 예민도는 해당 probe에서 예상되는 시그널 양상을 나타내는 중기세포 또는 간기세포의 비율을 관찰하여 검증할 수 있습니다. 분석예민도는 분석해야 하는 세포수를 결정할 때 중요한 인자입니다.
- Probe 예민도를 검증하는 방법의 예를 들면, *KMT2A* breakapart probe는 2개의 융합시그널(F)이 정상 FISH 양상입니다. 정상인 검체의 정상 중기세포 100개(2개의 상동염색체에서 관찰되므로 총 200개 시그널)를 분석하였을때, 190개 시그널은 *KMT2A* 유전자가 위치하는 11q23 염색체 부위에 2개의 융합시그널(2F)이 관찰되고, 나머지 10개 시그널은 2개의 융합시그널 외에 다른 시그널 양상(G1R1F1, F1, G2R1, G1R2 등)으로 관찰되었다면 probe의 예민도는 95%입니다. (190/200)×100 = 95%
- 적합한 probe 예민도의 기준은 ACMG (American College of Medical Genetics)의 경우 98% 이상, ECA (European Cytogenetics *Ass*ociation)와 CLSI의 경우 95% 이상으로 제시하였습니다.
- Probe 예민도는 동일한 probe를 사용하더라도 간기세포와 중기세포가 다를 수 있으므로, 간기세포와 중기세포에서 각각 따로 정해야 합니다. 일반적으로 중기세포보다 간기세포에서 probe 예민도가 낮은데, 이는 간기세포에서 핵의 크기는 더 작고, 세포의 3차원의 깊이가 더 크며 시그널이 겹치게 되는 경향이 더 많아 이것이 마치 융합시그널처럼 관찰되어 정확한 판독에 혼란을 주기 때문입니다. 또한 간기세포 핵의 3차원 깊이가 커서 probe와 타깃 DNA가 부합(hybridization)되는데도 방해를 받을 수 있어 probe 예민도에 영향을 미칠 수 있습니다.
- Probe 예민도는 검체의 종류에 따라서도 다를 수 있으므로, 골수검체, 말초혈액 검체에 따라 각각 예민

도를 검증하는 것이 필요합니다.

- 2명 이상의 검사자가 각각 판독하여 평균으로 probe 예민도를 구하는 것이 바람직합니다.
- Probe 예민도는 probe의 종류에 따라서도 차이가 있습니다. dual color dual fusion probe는 monosomy 또는 trisomy 확인을 위한 probe, breakapart probe보다 예민도가 높은 것으로 보고되어 있습니다.

나) Probe 분석특이도 검증

- Probe 특이도는 시그널이 해당되는 염색체의 정확한 부위에 부합되는 비율을 의미합니다.
- Probe 특이도 검증방법의 예를 들면, *KMT2A* 유전자는 11q23 염색체 부위에 위치해야 합니다. 100개의 중기세포(2개의 상동염색체에서 관찰되므로 총 200개 시그널)를 분석하였을 때, 170개 시그널은 11q23 염색체 부위에 2개의 융합시그널(2F)이 관찰되고, 10개 시그널은 11q23 부위 외에 다른 염색체 부위에 보합되고, 10개 세포(20개에 해당하는 시그널)에서는 아외 시그널이 관찰되지 않았다면, Probe 특이도는 94%입니다. $(170/180) \times 100 = 94.4\%$
- 적합한 Probe 특이도의 기준은 ACMG, ECA, CLSI에서 모두 98% 이상으로 제시하였습니다.

다) Probe 예민도와 특이도 검증을 위한 검체

- 염색체의 특성이 잘 정립된 정상 5명과 비정상 5명의 검체로 시행(정상과 비정상 검체를 아래와 같이 각각 시행)
- 중기세포 : 100개의 중기세포(2개의 상동염색체에서 관찰하므로 200개의 유전적 타깃에 해당됨)를 분석하기 위해 5명에서 각각 20개의 중기세포를 분석)
- 간기세포 : 500개의 간기세포를 분석하기 위해 5명에서 각각 100개의 간기세포를 분석
- 5명 검체를 한 번에 모아서(pooling) 사용할 수도 있음(단 5명의 분열 능력과 타깃 수가 동일하다는 전제가 필요).

라) 분석예민도(Analytical Sensitivity) : cutoff 검증으로 시행(제7장 5. 한계치 결정 부분 참조)

5) 기타

(1) FISH probe의 구입 및 종류

사용하고자 하는 FISH probe는 대부분 상품화된 키트로 쉽게 구입할 수 있습니다.

각 회사의 홈페이지에 각 probe product에 대한 설명이 자세히 소개되어 있으므로 원하는 probe를 선택할 수 있습니다(Vysis, Metasystems, Cytocell, Poseidon, Qbiogene 등). 만약 타깃으로 하는 probe가 상품화된 킷트로 나와 있지 않으면, 해당 probe (BAC, bacterial artificial chromosome; PAC, P1-derived artificial chromosome 등)를 직접 제작 주문하는 방법을 택해야 합니다(예. BAC clone 구입처 : Empire Genomics, Life technologies, CHORI 등).

Tip 참고 Probe의 내부정도 관리

- Probe를 FISH 검사에 사용하기 위해서는 probe 검증과 분석능 검증(probe 예민도, probe 특이도, cutoff 검증, 양성 및 음성을 판독할 수 있는 score 기준, 정확도 검증 등)이 필요합니다.
- 새로운 probe lot 사용 시마다 광범위한 검증(validation)을 시행하기는 실제적으로 불가능합니다. 따라서 각 lot가 동등한 예민도와 특이도를 가진다는 것을 증명하기 위해, 환자 검체를 분석 비교하여 기존 lot와 새로운 lot가 동등한 결과를 나타내는 것을 확인하는 방법을 선택할 수 있습니다.
- CLSI 지침에서는 FDA 공인받은 제품인지 아닌지에 따라 다음과 같이 검증 알고리즘을 제시하였습니다. FDA 공인받은 probe라도 검사실에서 프로토콜을 수정하여 사용하는 경우는 자체개발 probe에 준해서 검증과정이 필요합니다.

	자체개발 probe	FDA 공인되지 않은 상품화된 probe	FDA 공인받은 probe
Probe 검증	필요	필요	필요
Probe 예민도와 특이도 검증	필요	필요	불필요
cutoff 검증	필요	필요	불필요*
판독 score 기준	필요	필요	필요

* 검증(validation)은 불필요하나 검정(verification)은 추천.
예) FDA 공인받은 CEP X/Y FISH probe는 cutoff가 0.6%로 제시되어 있으므로 validation 과정없이 그대로 적용 가능하지만, 정상 남자와 여자 각각 10명으로 cutoff를 verification하는 것을 추천함.

- probe의 정확도 검증은 G-분염법 염색체 결과 또는 타 검사실 간 FISH 결과 비교로 일치되는지 검증합니다. 적어도 3개 이상 정상검체와 3개 이상 비정상 검체로 비교하는 것이 추천됩니다.
- verification 정의 : 제조사에서 이미 검증한 분석수행능이 그대로 수행되는지 확인하는 과정입니다.
- validation 정의 : 검사실에서 수행능을 정립하는 과정입니다.

(2) IVD (In Vitro Diagnostic Use) & ASR (Analytic Specific Reagents) 진단시약

IVD는 FDA로부터 공인 받은 제품이라는 의미이며, ASR은 FDA로부터 공인되지는 않았고, home brew testing을 위한 제품이라는 의미입니다. IVD probe는 분석(analytical)과 임상 수행능(clinical performance characteristics) 검증이 완료된 것이며, ASR probe는 각 검사실에서 probe의 검증(probe validation)과 검사 수행에 대한 검증(analytical validation) 후에 임상진단용으로 사용 가능합니다.

RUO (Research use only) 또는 IUO (Investigational use only)로 표시되어 있는 것은 임상 진단용으로는 FDA 공인을 받지 못한 제품이며 연구용으로만 사용이 가능합니다. CE IVD는 유럽 시장에서 판매가능하도록 허가 받은 체외진단용 시약입니다. 외국수입제품을 사용하기 위해서는 국내식약처(KFDA) 품목허가를 받아야 합니다.

식약처 체외진단시약(IVD) 승인 probe를 사용하고 제조사가 권장하는 방법대로 검사하는 경우 검증과정을 간소화할 수 있습니다. 식약처 체외진단시약으로 승인받지 않은 probe를 사용할 경우는 검사실 자체 개발검사(laboratory developed test)의 검증과정에 준해서 광범위한 검증과정 후 진단용으로 사용해야 합니다.

(3) Probe 라벨링(labelling)시키는 형광색소(fluorochromes)의 종류

Alpha satellite DNA sequence probe의 경우 SpectrumAqua 형광색소가 좋고, (SpectrumOrange보다 false trisomy 빈도가 낮음), single color probe인 경우는 SpectrumOrange가 권장됩니다(Clin Genet 2000;58:309-318).

BCR/ABL1/ASS probe에서 *ASS* probe를 SpectrumAqua로 라벨링시킨 이유는 *ABL1*과 *BCR* 유전자는 각각 SpectrumOrange와 SpectrumGreen으로 표지되어 있으므로, *ASS*, *ABL1*, *BCR* 유전자를 동시에 관찰하기 위해서는 *ABL1*, *BCR*의 색깔과 다른 형광표지자를 붙여서 관찰해야 하기 때문입니다.

즉, *BCR/ABL1* 재배열은 dual-p*ass* SpectrumOrange/SpectrumGreen filter로 관찰하고, 수동적으로 single-p*ass* SpectrumAqua filter로 전환하여 *ASS* 시그널이 *ABL1* 시그널 또는 융합시그널의 위치에 인접하여 존재하는지 관찰합니다.

핵형분석기를 이용하면, 이미지 합성을 통해 *ABL1*, *BCR*, *ASS* 시그널을 동시에 확인할 수 있습니다.

3. FISH 슬라이드 판독 지침

1) 슬라이드 질 판정 지침

- Probe의 형광 시그널 강도는 밝고 분명해야 하며 쉽게 판독할 수 있어야 합니다.
- 슬라이드의 배경은 어둡고 비특이적 형광(particle fluorescence)도 없어야 하며 흐릿함(haziness)도 없어야 합니다.
- 소식자의 타깃 부위만 부합(hybridization)되어 있어야 합니다. 교차부합(cross hybridization) 여부는 중기세포에서 확인합니다.
- 98% 이상의 세포에서 시그널 판독이 가능해야 합니다.

  부합효율(hybridization efficiency)은 시그널을 포함하고 있는 세포의 비율을 의미하는데 98% 이상되어야 합니다. 즉, 시그널이 없는 세포가 100개 중 2개를 초과하면 안된다는 의미입니다.

슬라이드 질은 부합(hybridization) 과정 전에 phase-contrast 현미경으로 먼저 평가할 수 있습니다. 염색체는 dark grey 색깔로 관찰되어야 하며, light grey 또는 very dark 색깔로 관찰되거나 refractile 해 보이면 부합이 잘되지 않아 시그널이 약하게 관찰될 수 있습니다.

또한 염색체 주위 및 간기세포의 핵 주위에 세포질이 보이면, 이 경우도 부합이 잘 안되고 슬라이드 배경(background)이 지저분하게 보일 수 있습니다(이 경우 pepsin 등으로 단백을 분해시키면 도움이 됨). 이와 같이 세포질이 관찰되는 원인은 수확과정에서 저장액 처리과정이 충분히 이루어지지 않았거나 슬라이드 제작시 건조가 너무 빨리 된 경우 발생할 수 있습니다.

따라서, 정확한 FISH 판독을 위해서는 probe를 부합하는 단계부터 질 높은 슬라이드를 제작하여야 합니다.

2) 관찰할 시야 선택 지침

(1) 적절한 시야를 선택하기 위해 DAPI filter를 사용하여 저배율(400× 또는 600×)에서 슬라이드를 스캔합니다.

(2) 적절한 시야의 조건

- 세포 수가 적절한 시야
  예) 600×에서 5~6개 세포, 또는 400×에서 8개 정도의 세포가 존재하는 시야
- 세포가 너무 밀집되거나 겹쳐 있지 않고, 세포가 균등하게 분포하는 시야
- 세포가 손상되지 않았고 세포의 경계가 분명한 시야. 염색체의 모양이 좋은 시야
  FISH 과정 중 과도한 변성(overdenaturation)을 초래하면 염색체의 형태가 나빠짐(poor chromosome morphology). 또한 변성과정 전에 슬라이드를 충분히 aging 시키지 않은 경우 및 변성액에 슬라이드를 담그기 전에 완전히 건조시키지 않은 경우에도 찌그러진 형태의 염색체가 관찰될 수 있습니다. 슬라이드 제작 시 너무 빨리 건조되었을 때도 염색체 형태가 나쁘게 관찰될 수 있습니다.
- 배경에 강한 비특이적 형광이 없는 시야
- 시그널은 밝고 분명하며 쉽게 셀 수 있는 시야

(a) (b)

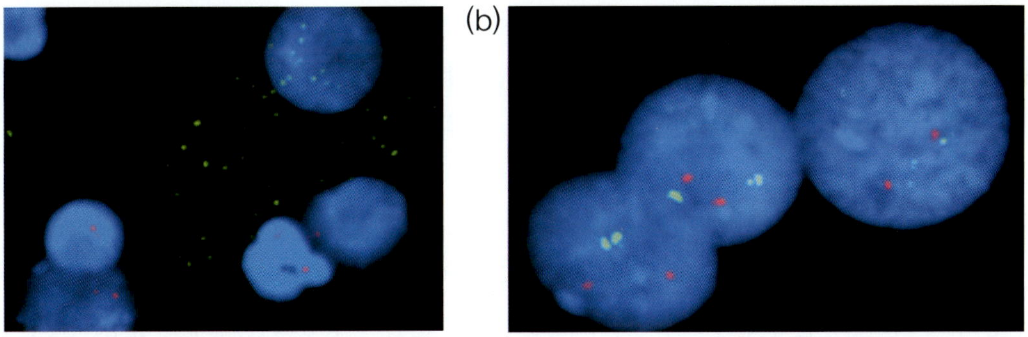

그림 7-18. FISH 판독에 부적절한 시야
(a) 배경에 비특이적인 형광이 관찰되고, 세포 안에 시그널이 분명하게 관찰되지 않음.
(b) 핵이 겹쳐져 있고 세포의 경계가 분명하지 않음

3) 관찰할 시그널 판단 기준지침(그림 7-19, 7-20)

(1) 시그널은 600× oil 또는 1,000× oil 렌즈로 관찰합니다.

(2) 시그널이 명확하게 나타나는 핵만 계산하고, 시그널이 없거나 약하게 관찰되는 시야는 피합니다. 시그널이 약한 경우는 FISH 실험과정 자체(예: 검체 및 probe의 변성과정(denaturation), 부합과정, 세척과정 등)가 정확했는지, 현미경 필터와 excitation source가 적절한지, 그리고 램프의 종류는 적절한지, 램프 수명이 다하지 않았는지 등을 확인해 볼 필요가 있습니다.

(3) 핵 가장자리에 위치한 시그널은 판독하지 않습니다. 세포가 겹쳐져 있어 각 세포의 시그널을 모두 관찰할 수 없는 경우는 판독하지 않습니다.

(4) 완전하지 않은 핵에서는 시그널을 판독하지 않습니다.

(5) 시그널의 종류

가) 융합시그널(Fusion signal)

전좌된 2개의 유전자가 서로 융합되어 융합시그널을 형성할 수 있고, 2개의 시그널이 우연히 서로 겹쳐져 있거나 인접해 있는 경우(overlapping)도 융합 시그널처럼 관찰될 수 있습니다. 이와 같이 정상 세포에서 2개의 다른 염색체에 있는 시그널이 우연히 겹쳐져 있는 경우는, 실제로 red와 green 시그널의 초점면이 다르고, 재배열에 의한 융합시그널은 같은 초점면을 가지고 있습니다.

이를 감별하기 위해 현미경 초점을 미동나사를 통하여 이리저리 움직여 보아서 융합시그널이 계속 동일하게 관찰되면, 재배열에 의한 융합시그널로 간주하고, 초점을 바꿈에 따라 red 또는 green 시그널이 따로 관찰되고, 융합시그널이 관찰되지 않는다면, 이는 겹쳐진 시그널로 간주할 수 있습니다.

나) 분리(Separate) 시그널

2개의 떨어진 시그널을 분리(separate) 시그널이라고 합니다. Breakapart probe는 융합 시그널 형태로 관찰되면 정상이고, red 시그널과 green 시그널이 서로 떨어져 분리되어 있으면 재배열 양성으로 판정합니다. 재배열이 음성인 검체에서도 어떤 세포는 2개의 시그널이 떨어져 있는 것처럼 관찰되기도 하므로, 어느 정도 떨어진 것을 재배열 양성인 분리(separate) 시그널로 판정할지 결정해야 합니다(그림 7-19-1). 또한 probe의 종류에 따라서도 분리 시그널의 판정기준이 다릅니다. 즉, *KMT2A* probe와 *CBFB/MYH11* probe는 모두 breakapart probe이지만, probe 디자인에 차이가 있어 분리 시그널로 판정할 수 있는 2개의 시그널이 떨어져 있는 거리가 다릅니다(그림 7-19-2). 따라서 판정기준을 정하기 위해서는 재배열이 음성인 검체에서 어떤 형태로 관찰되는지 비교하여 기준을 정해야 합니다.

다) 분할(Split) 시그널

분할 시그널(split signal)은 1개 염색체에서 2개의 염색분체(chromatids)로 인해 매우 근접한 2개의 시그널처럼 관찰되는데, 진정한 2개의 분리된 시그널(separate signal)과의 감별이 중요합니다. 분할 시그널은 locus

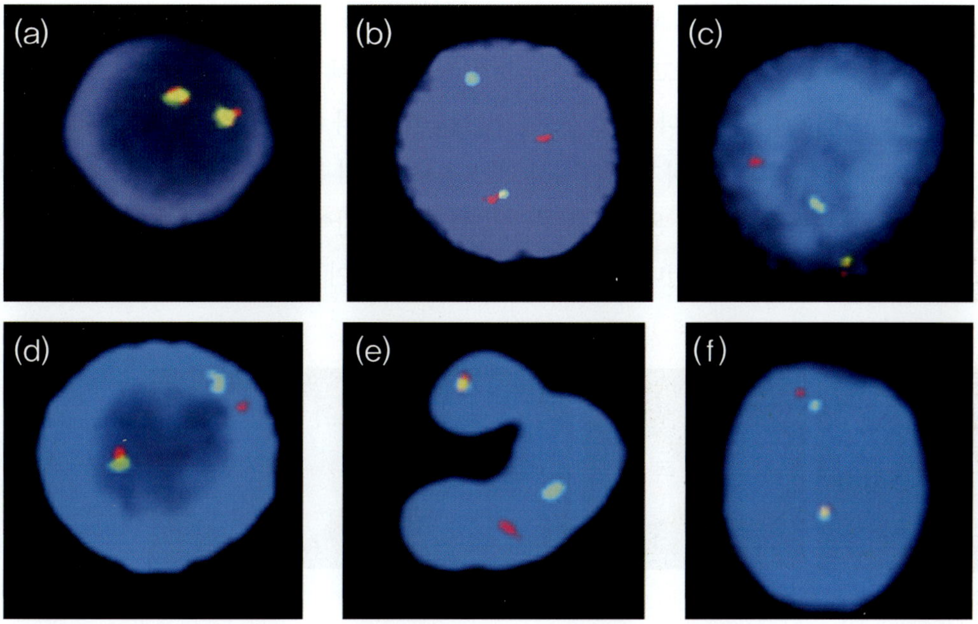

그림 7-19-1. *IGH* breakapart probe의 다양한 양상

(a) 2F : 전형적인 정상 결과.

(b), (c) 1R1G1F : red 시그널과 green 시그널이 완전히 분리되어 있으므로, 다른 파트너 염색체와 전좌에 의한 재배열이 양성임.

(d) red 시그널과 green 시그널이 떨어져 있지만 음성으로 판정함. 판정 기준은 정상 검체의 FISH 양상과 비교하여 판단함.

(e), (f) 정상 골수 검체로 *IGH* FISH를 시행했을 때, 정상 세포에서도 red 시그널과 green 시그널이 떨어져 있는 것이 관찰되었음.

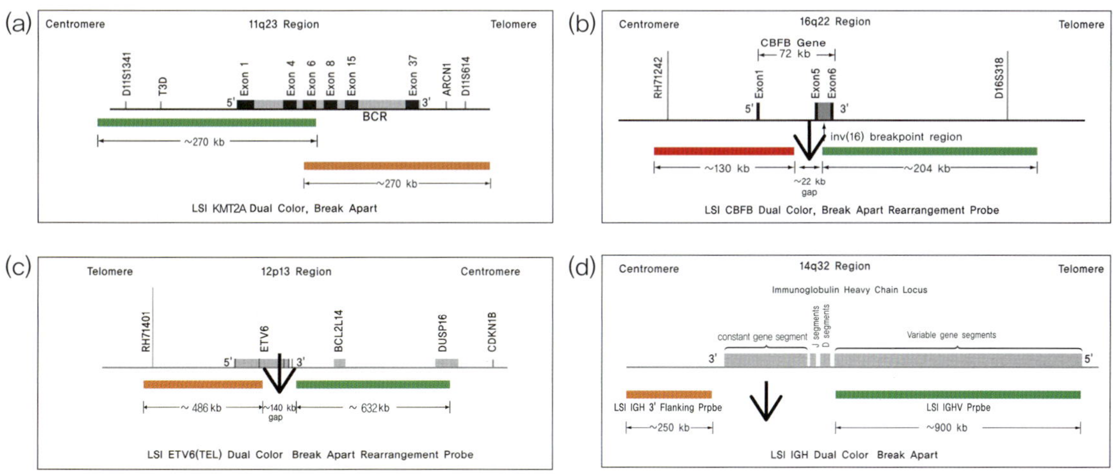

그림 7-19-2. Breakapart probe 디자인 예

상품화되어 있는 probe의 종류에 따라 breakapart probe를 구성하는 green과 red probe 간격이 각각 다르게 디자인되어 있음. *KMT2A* probe(a)의 경우 green과 red probe가 overlap 되어 있고, *CBFB* probe(b)는 22 kb, *ETV6*(c)는 140 kb 간격이 떨어져 있게 디자인되어 있으므로, FISH 판독 시 2개의 시그널이 거의 겹쳐 보이며, green과 red 시그널이 1개 시그널 지름 이상 떨어진 경우 양성으로 판정할 수 있음. *IGH* breakapart (d)의 경우는 green과 red probe 간에 간격이 떨어져 있게 디자인되어 있어 정상 세포에서도 green과 red 시그널이 겹치지 않고, 약간의 간격을 두고 형광 양상이 관찰될 수 있으므로, 양성 결과 판정이 어려운 경우가 많음.

specific probe보다 alpha satellite DNA probe를 사용할 때 흔히 관찰될 수 있으며, 이는 동원체 부위에 염색질 신전(chromatin extension)이 생기고, 염색질 fiber가 생겨서 염색질 2개의 농축(condensed) domain을 연결시켜주는 형태로 관찰될 수 있습니다(그림 7-20 (b),(c), (e)). 이 fiber는 정상 시그널보다 약하고 금방 흐려질 수 있는데, 이 fiber link가 분명하게 관찰되지 않는 경우 2개의 분리 (separate) 시그널로 잘못 판독할 수 있습니다. 분할 시그널은 변성 과정의 온도가 높거나 변성 과정 시간이 길 때 발생할 수 있으므로 판독에 지장을 줄 정도로 분할 시그널이 문제가 된다면 이 과정을 점검하는 것이 필요합니다.

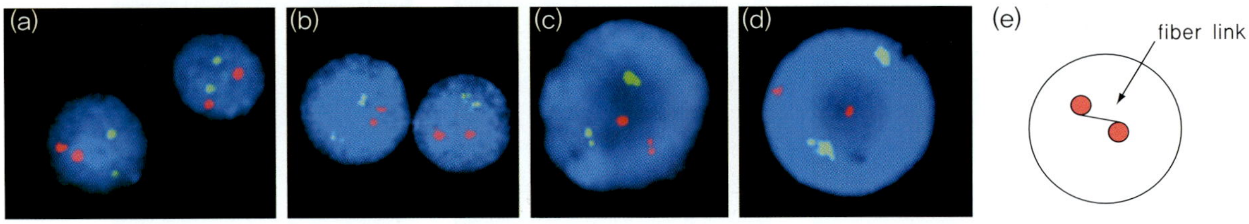

그림 7-20. 시그널의 다양한 형태.

(a) 2R2G : 시그널이 밝고 분명하며, 쉽게 셀 수 있음.

(b) (c) 2R2G : 시그널이 나뉘어져 2개의 시그널처럼 보이는데, 2개의 작은 시그널이 서로 가깝게 인접해 있음 (시그널의 diameter와 비슷하거나 그보다 작은 거리만큼 떨어져 있음). 이는 1개 시그널이 분할된 것이므로 1개 시그널로 간주함.

(d) 2R2G : 1개의 green 시그널이 diffuse 하게 퍼져 있지만 1개의 시그널로 간주함

(e) 2R : 2개의 시그널처럼 보이나 fiber link에 의해 연결되어 있으므로, 분할 시그널로 간주하고 1개의 시그널로 간주함.

라) 결손(Missing) 시그널

타깃 DNA에 probe와의 부합(hybridization)이 충분히 일어나지 못한 경우, 시그널이 겹쳐진 경우, 형광이 흐려진 경우(fluoresence fading) 등의 요인에 의해 시그널이 없는 것처럼 관찰될 수 있습니다.

마) 약한(Weak) 시그널

시그널 형광이 약하게 보일 때는 검체의 타깃 DNA 또는 probe의 변성(denaturation) 과정을 충분히 시행하지 않았을 가능성(변성 과정 시간이 너무 짧았거나 온도가 낮은 경우), 슬라이드의 aging이 충분하지 않았을 가능성, 세척과정 부적절, 대조염색이 너무 밝은 경우, 현미경 필터가 부적합한 경우, 현미경 램프 수명이 지난 경우 등의 원인을 고려해 봐야 합니다. 강하고 분명한 시그널을 관찰하기 위해서는 각 probe에 가장 적절한 필터를 선택해서 관찰하는 것이 가장 중요합니다(시약 및 장비 설명서에 제시되어 있으므로 이를 참조해서 선택하면 됩니다).

single band 필터로 관찰하면 dual 또는 triple band 필터로 관찰되는 경우보다 좀 더 분명하게 시그널을 관찰할 수 있습니다.

바) 배경(Background) 시그널

배경 시그널은 FISH 세척과정이 적절하지 않았거나 DAPI 대조염색 전에 지나치게 슬라이드가 건조되어 염이 생성된 경우와 세포 찌꺼기, 형광물질 또는 공기방울 등에 의해 발생할 수 있습니다. 일반적으로 부합 시그널이 배경 시그널보다 훨씬 크고 밝지만 배경 시그널이 우연히 핵 위에 얹혀져 있는 경우는 세포의 시그널로 잘못 판독할 수 있습니다.

사) 확산(Diffuse) 시그널

희미(fuzzy)하고 연장된(elongated) DNA fiber로 인해서 시그널이 밀집(compact) 되어 있지 않고 넓게 퍼져 보일 수 있습니다.

4) 시그널 크기가 작거나 형광강도가 약한 경우 원인 및 판독 지침

(1) probe의 종류에 따라 시그널의 크기와 강도에 차이가 있는 경우

Centromere probe는 sequence (locus) specifie probe보다 시그널 크기가 크고 시그널 강도도 강하게 관찰됩니다. Sequence specific probe 중에서도 probe의 디자인 차이에 따라 크기가 다르게 관찰될 수 있습니다.

시그널이 작은 경우 single 필터로 관찰하는 것이 도움이 됩니다.

일반적으로 dual or triple band p*ass* 필터(Spectrum Orange-Spectrum Green, DAPI)로 관찰하는데, 한 번에 여러 색깔의 probe 시그널을 관찰할 수 있는 장점이 있지만 삽입(insertion) 등과 같은 미세한 재배열이나 작은 크기의 형광신호는 관찰이 어려울 수 있습니다. 따라서 이런 경우에는 single filter for Spectrum Orange 또는 single filter for Spectrum Green으로 관찰하는 것이 도움이 됩니다.

(2) 삽입과 같은 미세한 재배열이 발생한 경우

문헌의 예를 들면 APL 환자인데 염색체 검사에서는 정상핵형이었고, *PML/RARA* FISH에서도 처음에는 정상 결과인 2R2G로 판독하였습니다(Cancer Genet Cytogenet 2003;145:144). 그러나 single p*ass* SpectrumGreen 필터로 다시 관찰한 결과 아주 작은 *RARA*의 green 시그널이 추가로 더 있는 것이 관찰되었고, 이것은 *PML*의 red 시그널과 같은 위치에서 관찰되어 *PML/RARA* 융합 시그널임을 확인할 수 있었습니다. 최종적으로 FISH 결과는 1R2G1F이며, 이는 *RARA* 유전자가 *PML*에 삽입된 형태의 미세한 *PML/RARA* 재배열 양성인 것으로 확인되었습니다.

이와 같이 *RARA*가 *PML*에 삽입되는 형태의 미세한 *PML/RARA* 융합 시그널은 dual-p*ass* (spectrum green-spectrum orange) 필터로는 관찰하기 어려울 수 있습니다. 왜냐하면, *PML*의 red 시그널은 크고, 삽입되는 *RARA*의 green 시그널은 작아서 red 시그널에 가려서 작은 green 시그널은 관찰하기 어렵습니다.

따라서 예상되는 FISH 양상이 관찰되지 않는 경우, single 필터로 다시 한번 관찰할 필요가 있고, 이렇게 해서도 해결이 안되면, RT-PCR과 같은 분자유전 검사를 추가하여 확인해야 합니다.

(3) 다른 파트너 염색체와 재배열을 일으킨 경우

시그널이 분리되어 작게 관찰될 수 있습니다(그림 7-21(b)).

(4) Probe가 커버하는 유전자의 범위 및 probe 크기에 따라 결실된 유전자 부위가 시그널이 소실되는 대신 시그널이 작고 약하게 보이는 경우

CLL 환자를 대상으로 한 연구(Leuk Res 2012:36:307)에서 11q22.3 부위의 *ATM* 유전자 결실을 확인하기 위해 FISH를 시행하였습니다. A 제조사의 probe를 사용했을 때 *ATM* 시그널이 2개로 관찰되어 결실이 의심되지 않았는데, 특이한 점은 1개 시그널이 유난히 작고 (정상시그널 크기의 1/3 정도) 형광강도가 약하게 관찰되었습니다. 이를 확인하기 위해 B 제조사의 probe로 FISH를 시행했는데, *ATM* 시그널이 1개 소실되어 *ATM* 유전자 결실을 확인할 수 있었습니다(그림 7-22 참조). 환자마다 *ATM* 유전자를 포함하는 11q22.3. 부위 결실 크기가 다양했는데, A 제조사 probe의 경우 *ATM*을 포함하여 커버되는 probe의 범위가 넓어서 결실되지 않은 나머지 부위의 시그널이 작고 약하게 관찰된 것으로 생각됩니다. 반면 B 제조사의 probe는 *ATM* 근처 부위만 커버하는 작은 크기의 probe여서 시그널이 1개 소실된 형태로 관찰되었습니다. 이와 같이 제조사마다 결과에 차이를 보이는 이유는 probe 디자인에 차이가 있기 때문입니다.

따라서 FISH 결과를 판독할 때 시그널 크기가 작은 경우는 결실의 가능성도 고려해야 하며, 타깃 유전자의 최소범위(minimal region)만을 커버하는 다른 제조사의 probe로 재확인이 필요합니다.

B 제조사와 같이 타깃 근처의 최소 부위만을 커버하는 probe를 사용할 경우 타깃 유전자 변화에 대해 좀더 정확한 정보를 줄 수 있지만, probe의 시그널 크기가 작아서 관찰하기 어려운 단점이 있습니다. 이와 같이 작은 크기의 probe를 사용하는 경우는 dual 또는 triple 필터보다는 single 필터로 관찰하는 것이 작은 크기의 시그널을 정확하게 판독하는 데 도움이 됩니다.

(5) 동원체 부위의 다형성(heteromorphism)으로 인해 시그널 크기와 형광 강도가 감소한 경우

개인에 따라 동원체 부위의 다형성으로 인해 동원체 부위 alpha satellite repeat sequences가 증폭(amplification)되거나 결실(deletion)된 경우 centromeric probe를 이용한 FISH에서 시그널이 유난히 크고 강한 형광으로 보이거나 아니면 약한 시그널로 관찰되어 소실된 것으로 잘못 판독할 수도 있습니다.

보고된 증례를 살펴보면, 진단 시 G-분염법과 7번 염색체에 대한 centromeric probe를 이용한 간기세포 FISH에서 monosomy 7이 있었던 급성 백혈병 환자에서 치료 후 관해에 도달했을 때 G-분염법에서는 100% 세포가 정상핵형으로 바뀌었다고 합니다. 그러나 간기세포 FISH에서는 90% 이상의 세포가 monosomy 7 소견이 관찰되어 G-분염법과 불일치되는 결과를 보였습니다. 원인 분석을 위해 single 필터로 다시 FISH를 분석한 결과, 정상 크기의 1개 시그널 외에 작고 약한 형광을 나타내는 1개의 시그널이 추가로 관찰되었습니다.

결론적으로는 간기세포 FISH에서도 G-분염법과 같이 7번 염색체가 2개 존재하는 정상임을 알 수 있었습니다. 이와 같이 7번 상동염색체 동원체 부위의 다형성(heteromorphism)으로 인해 간기세포 FISH에서 매우 약한 시그널로 관찰되면 monosomy로 잘못 판독할 수 있으므로 주의해야 합니다(Cancer Genet Cytogenet 2000;119:67, Cancer Genet Cytogenet 1999;115;106).

Case 7-3. t(3;21) 염색체 이상으로 *RUNX1* 시그널이 3개로 관찰되었던 증례.

41세 남자, AML
염색체 검사 : 46,XY,t(3;21)(q26;q22)[20]
간기세포 FISH : nuc ish(*RUNX1*T1x2,*RUNX1*x3)[148/200]

t(8;21) 재배열을 확인하기 위한 *RUNX1*/*RUNX1*T1 probe를 이용하여 간기세포 FISH를 시행한 결과 200개 세포 중 148개(74%)에서 8번 염색체에 위치한 *RUNX1*T1 시그널은 2개, 21번 염색체에 위치한 *RUNX1* 시그널은 3개 관찰되었습니다. *RUNX1* 시그널이 1개는 정상크기였고, 2개는 작은 크기의 시그널로 관찰되었습니다. 이는 1개의 정상 *RUNX1* 시그널은 정상크기로 관찰되었고, 나머지 1개의 *RUNX1* 시그널은 t(3;21)에 의해 분리(separate signal)된 형태로 생각됩니다. *RUNX1* 시그널이 3개로 관찰된다고 무조건 *RUNX1*의 획득으로 잘못된 해석을 하지 않도록 주의해야 합니다. 이와 같이 FISH를 판독할 때는 해당 시그널의 개수뿐만 아니라 시그널 크기도 유심히 관찰할 필요가 있으며 시그널 수가 정상보다 증가되어 있을 때는 획득된 것인지 분리된 시그널인지 감별이 필요합니다.

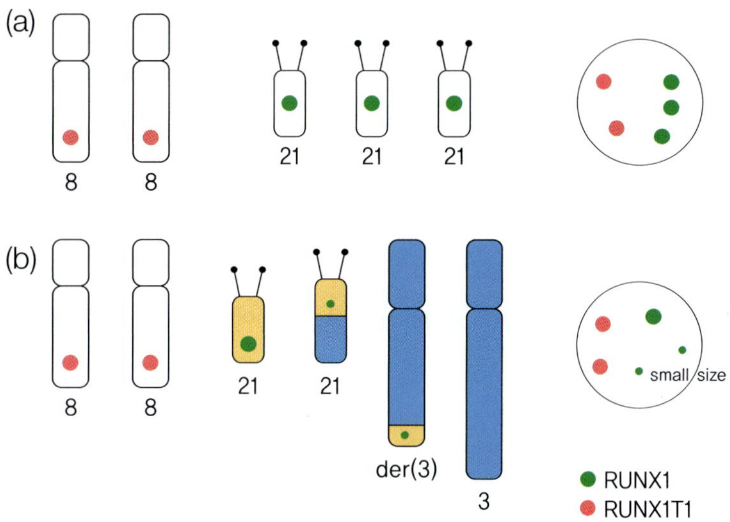

그림 7-21. trisomy 21과 t(3;21)에 의한 *RUNX1* 시그널의 차이.
(a) trisomy 21의 경우 정상 크기의 ***RUNX1*** 시그널이 3개 관찰됨.
(b) t(3;21)의 경우 ***RUNX1*** 시그널의 일부가 3q에 전좌되면서 정상 크기보다 작은 시그널이 분리(separate signal) 되어 관찰됨. 중기세포에서는 ***RUNX1***의 분리된 시그널이 3q에 존재하는 것을 확인할 수 있으나, 간기세포에서는 trisomy 21과 구분이 어려울 수 있음.

5) 내부 정도관리 좌(Internal control loci) 결과 확인 지침(그림 7-23)

FISH 검사 과정이 제대로 이루어졌는지 검증하기 위해서는 환자 검체와 동시에 정도관리 검체로 FISH를 시행하여 정도관리 결과를 확인하는 것이 필요합니다(상품화된 FISH 정도관리 슬라이드가 소개되어 있습니다). 그러나 probe 시약이 고가이므로 정도관리 검체 슬라이드를 따로 마련하여 환자 검체와 동시에 FISH를 시행하는 것이 현실적으로 어려울 때가 많습니다.

상품화된 probe 중에는 유전자 재배열 검출을 위한 locus뿐만 아니라, 정도관리를 위한 locus가 함께 포함

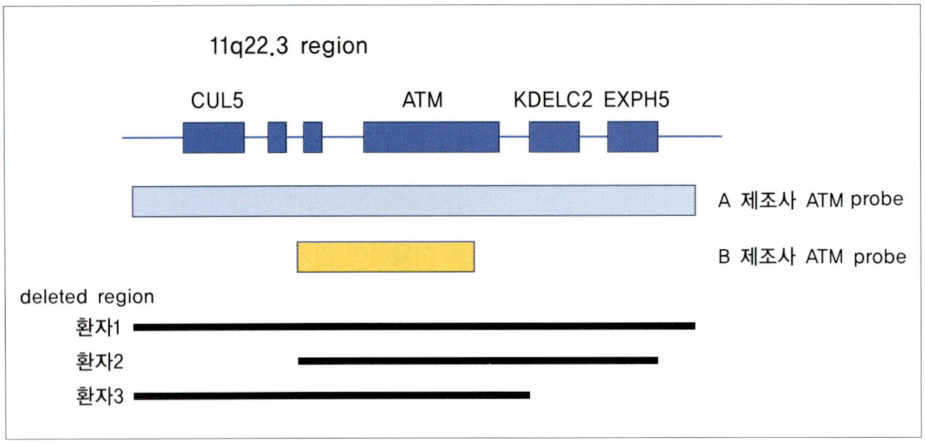

그림 7-22. *ATM* 결실 환자에서 *ATM* probe 종류에 따른 결과. 환자1은 결실된 부위가 커서 A와 B제조사 probe 모두에서 시그널이 결실된 것으로 관찰됨. 환자 2와 3은 B제조사의 경우 시그널이 결실되나 A제조사 probe는 일부 시그널이 남아 작게 보임.

된 경우가 많아, 정도관리 FISH 슬라이드를 별도로 준비하지 않아도 FISH 검사과정의 정도관리를 확인 할 수 있습니다.

(1) 동형접합결실과 부합실패의 감별

9p21에 위치하는 p16 재배열 검출을 위한 probe (red 시그널)에는 9번 염색체의 centromere probe (green 시그널)가 정도관리 좌로 같이 포함되어 있습니다(그림 7-23-1). 즉, green 시그널이 명확하게 잘 관찰 된다면 정도관리 결과가 적합함을 의미합니다. 그러나 9번 염색체 전체가 소실된 경우는 정도관리 좌도 관찰되지 않을 수 있습니다.

그러나 정도관리 좌가 포함되어 있지 않은 probe에서 동형접합(homozygous) 결실이 관찰되는 경우는 부합실패(hybridization failure)로 인해 시그널이 관찰되지 않는 경우와 감별이 어렵습니다(그림 7-23-2). 이런 경우는 정도관리 검체로 따로 슬라이드를 만들어 정도관리 결과를 확인할 필요가 있습니다.

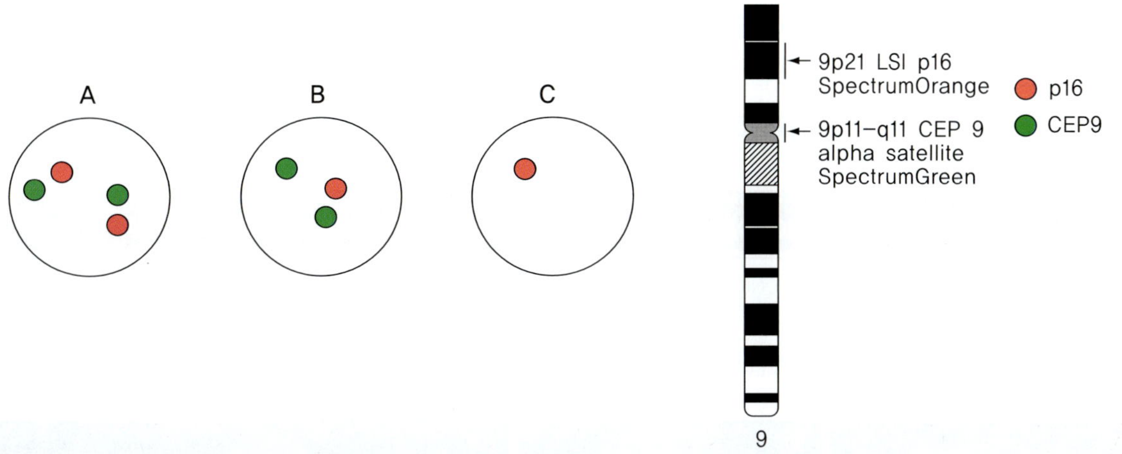

그림 7-23-1. p16 (9p21)/CEP9 probe

(a) 2R2G. p16 probe (red 시그널) 안에 CEP9 (green 시그널)가 정도관리 좌(internal control loci)로 포함되어 있는데, 2개의 green 시그널이 분명하게 관찰되므로 정도관리에 문제가 없고, 2개의 red 시그널이 관찰되므로 정상임.
(b) 1R2G. 2개의 green 시그널(CEP9) 이 분명하게 관찰되므로 정도관리에 문제가 없고, red 시그널은 1개만 관찰되므로 p16의 heterozygous 결실이 의심됨.
(c) 1R. 정도관리 좌인 green 시그널(CEP9)이 관찰되지 않으므로, 결과 판독이 어려움.

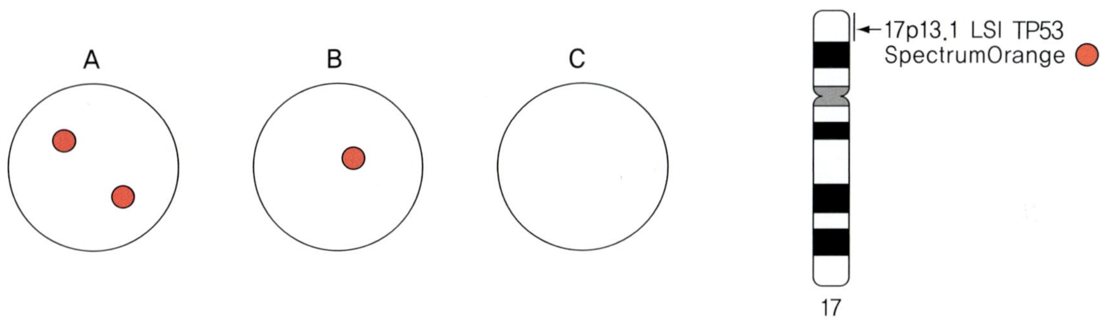

그림 7-23-2. *TP53* probe.

(a) 2R. *TP53* probe (red 시그널)에는 정도관리 좌(internal control locus)가 포함되어 있지 않은데, 2개의 red 시그널이 관찰되므로, *TP53* 결실은 음성이고 정상임.
(b) 1R. 1개의 red 시그널이 관찰되므로 *TP53*의 heterozygous 결실이 의심되나 1개의 red 시그널이 부합실패로 인해 우연히 관찰되지 않았을 가능성도 있음.
(c) No 시그널. *TP53*의 homozygous 결실인지 아니면 부합실패로 인해 시그널이 관찰되지 않는 경우인지 감별이 어려움.

(2) 획득(gain)과 증폭(amplification)의 감별

정도관리 좌의 판독이 유용한 다른 예는 타깃 시그널이 증가되었을 때 증폭인지 획득인지를 구분하는 데 도움이 될 수 있습니다. 내부정도관리(internal control) probe 시그널과 타깃 probe 시그널 수가 비례하여 증가된 경우는 획득이고 내부정도관리 probe 시그널은 2개이고 타깃 시그널만 증가된 경우는 증폭입니다(그림 7-28 참조).

(3) Trisomy (tetrasomy)와 triploidy (tetraploidy)의 감별

trisomy인 경우 내부정도관리인 다른 염색체 probe의 시그널은 2개이고 타깃 probe의 시그널이 3개입니다. Triploidy인 경우는 다른 염색체 control 과 타깃 probe 모두 3개의 시그널이 관찰될 것입니다.

Case 7-4. 동형접합(Homozygous) p16 결실을 FISH로 확인한 증례.

- 33세 남자, T-cell lymphoblastic leukemia
- 염색체 결과 : 46,XY[20]
- p16 FISH : nuc ish(p16x0)[21/200] (그림 7-24(c))

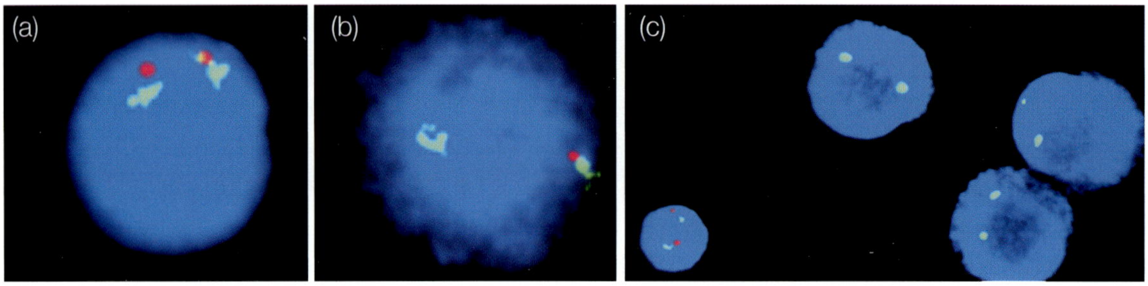

그림 7-24. 간기세포 FISH using p16/CEP9 probe(p16, red ; CEP 9, green)
(a) 2R2G : 정상 (b) 1R2G : p16 이형접합(heterozygous) 결실 (c) 2G : p16 동형접합(homozygous) 결실

해석

11% 간기세포에서 p16 locus에 대한 시그널이 전혀 관찰되지 않았습니다. FISH 부합(Hybridization)이 제대로 되지 않아 시그널이 관찰되지 않을 수 있는데, 정도관리 좌인 CEP 9 시그널이 2개로 나왔기 때문에, p16 동형접합 결실로 판단하였습니다.

6) 관찰자에 대한 지침

(1) 2명 이상의 판독자가 각각 나누어서 관찰하는 것이 좋습니다.

(예를 들면 500개의 간기세포를 분석해야 한다면 2명이 각각 250개씩 관찰함). 같은 슬라이드 내에서도 각각 다른 시야에서 관찰하도록 합니다. 특히 양성세포의 비율이 낮은 검체의 경우는 2명의 판독자가 각각 관찰하는 것이 필요합니다.

(2) 2명 관찰자 결과의 차이가 5% 이내이면, 평균을 내어 보고하도록 합니다.

그러나 판독 결과가 5% 이상 차이(Inter-observer delta)가 나는 경우는, 일부 관찰자가 정해진 scoring 판단기준에 따라 정확하게 판독하지 못했을 가능성, 또는 슬라이드 시야마다 결과 차이가 심한 원인도 생각해 볼 수 있습니다.

이와 같이 관찰자의 결과에 5% 이상 차이가 날 경우는 제3의 관찰자가 다시 추가로 판독하거나, 또는 FISH 부합(hybridization) 검사 과정부터 다시 재검이 필요할 수도 있습니다(그림 7-25 참조).

(3) 각 probe 종류에 따라 또는 동일한 probe라 하더라도 세포주기의 다양한 단계에 따라 시그널의 크기, 모양, 형광강도가 다르므로 이에 익숙해지도록 해야 합니다. 일반적으로 locus specific probe의 시그널은 centromere probe의 시그널보다 응축(compact)되어 있으므로, 시그널의 크기가 더 작고, 형광강도도 더 약한 것처럼 관찰됩니다.

각 관찰자는 분할시그널(split signal), 분리시그널(separate signal), 겹친시그널(overlapping signal), 융합시그널(fusion signal)을 scoring 판단 기준에 따라 정확하게 판독할 수 있도록 훈련이 되어야 합니다. 또한 찌꺼기(debris) 시그널도 구분할 수 있어야 합니다.

(4) scoring 판단기준은 이미 알고 있는 정상 검체와 비정상 검체로 기준을 만들어야 합니다.

breakapart probe FISH에서 2개 시그널 간격이 1개 시그널 직경(one signal diameter) 이상 벌어져 떨어져 있는 경우를 양성으로 판정하고, *ALK* probe인 경우 2개 시그널 직경(2 signal diameter) 만큼 떨어진 경우를 양성으로 판정합니다. 그러나 probe 종류마다 break apart 되는 정도가 다르므로 각 증례에 따라 판정해야 합니다(그림 7-19-1, 7-19-2 참조).

(5) 이미 결과를 알고 있는 정도관리 검체를 각 검사자가 관찰하여, 주기적으로 판독 결과를 차트화하면 판독과 기술적인 문제가 있는지 여부를 아는 데 도움이 될 수 있습니다.

(6) FISH 분석을 자동화된 스캐너로 시행한다면, 현미경으로 수동적으로 관찰하여 분석한 결과와 비교해서 검증해야 하며, 결과 차이가 크다면 스캐너 조건을 맞게 조정해야 합니다.

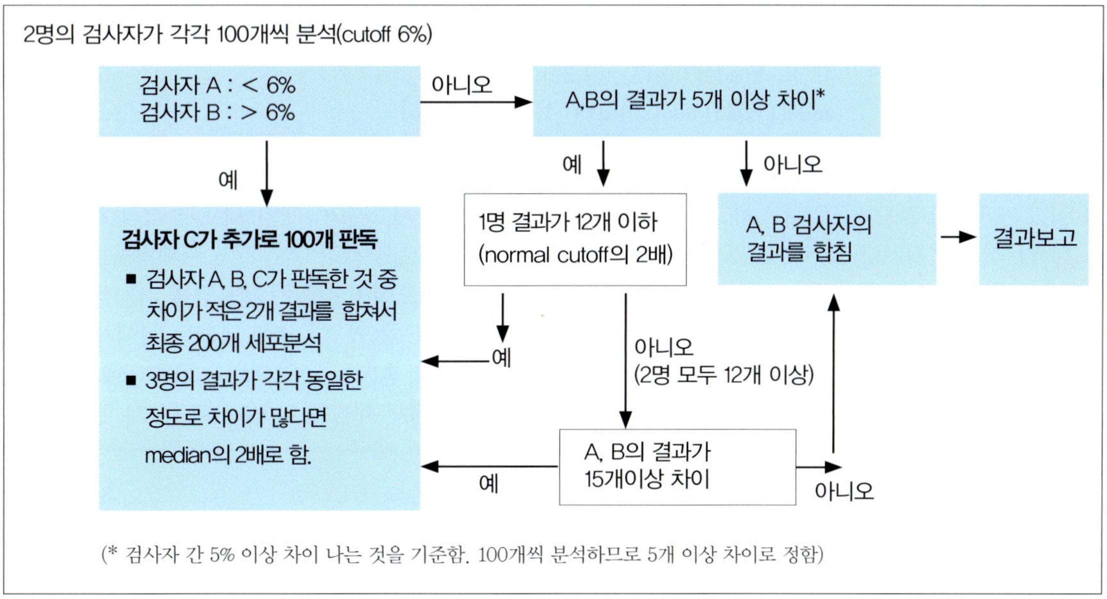

그림 7-25. *EGR1* FISH (cutoff 6%) score 시 판독자 간 차이에 따른 알고리즘의 예
(위 그림은 A회사 시약설명서를 발췌한 것임)

7) 조혈모세포 이식 후 X/Y FISH 판독 지침

X/Y FISH를 판독하면, XX 또는 XY에 해당하는 시그널이 관찰되고, 드물게 X 시그널이 1개인 세포들이 관찰되기도 합니다. 이는 환자 또는 공여자 세포에서 성 염색체 소실에 의해 성 염색체가 1개만 관찰되는 것으로 생각됩니다.

성 염색체의 소실이 공여자 세포에서 발생한 것이라면, 생착 및 관해 여부를 판정하는데 문제가 되지 않지만, 환자세포에서 발생한 것이라면, 이 세포를 비특이적 반응으로 간주해서는 안 됩니다.

Case 7-5. 조혈모세포 이식 후 환자 세포에서 성염색체 소실로 인해 FISH를 잘못 판독한 증례(Transplant 2001;71;581).

44세 남자가 t(9;22)(q34;q11.2)를 가진 CML로 진단받고, 여자 형제로부터 조혈모세포 이식을 받았습니다.
이식 후 211일째 골수에서 모구가 5% 관찰되었으나, G-분염법과 간기세포 FISH 검사에서 모두 공여자 정상핵형인 XX만 관찰되었습니다. 225일째 다시 시행한 골수에서 모구가 27%로 증가되어 재발이 확실하였으며, 이 당시에도 FISH 검사는 환자 세포인 XY 시그널이 관찰되지 않았습니다.
211일과 225일째 시행한 X/Y FISH 결과를 후향적으로 다시 재검토하고, 동일한 검체로 *BCR/ABL1* FISH 검사를 추가하여 검사한 결과, 다음과 같았습니다.

이식 후 날짜	골수모구 %	G 분염법	X/Y FISH	*BCR/ABL1* FISH
211일	5%	//46,XX[20]	XX 93% XY 0% X 7%	9%
225일	27%	//46,XX[20]	XX 77% XY 0% X 23%	27%
239일		45,X,-Y,add(7)(p13),t(9;22)(q34;q11.2), add(11)(q23),add(20)(q13)[4]//46,XX[16]		

즉, 211일과 225일째 환자세포인 XY 시그널은 관찰되지 않았지만, X 시그널이 1개인 세포가 각각 7%, 23% 존재했었음을 알 수 있었습니다. 또한 *BCR/ABL1* 재배열 양성인 환자 세포도 각각 9%, 27% 존재함을 확인하였습니다. 이를 종합하면, X 시그널이 1개인 세포는 환자의 XY 핵형에서 Y 시그널이 소실된 세포였을 가능성이 있습니다. 239일째 시행한 G-분염법에서 20개 세포 중 16개는 공여자 핵형인 46,XX였고, 나머지 4개는 염색체 이상을 가진 환자 핵형이었는데, Y 염색체가 소실되어 있었습니다. 결론적으로 위의 환자는 Y 염색체가 클론 진화의 결과로 소실되었는데, FISH에서 X 시그널이 1개만 관찰되는 소견을 그냥 간과해서 재발을 조기에 진단하지 못한 것입니다.

Tip 이식 후 X/Y FISH 검사에서 성 염색체가 1개 소실된 경우 그냥 무시할 것이 아니라, 다른 검사 결과와 종합하여 판독해야 합니다.

8) 재배열의 다양한 양성 결과 판독 지침(그림 7-26)

Probe의 종류에 따라 정상과 양성 결과가 어떻게 관찰되는지 분명하게 인지하고 판독해야 합니다.

일반적으로는 break apart probe일 경우 재배열 양성인 전형적인 양상은 1R1G1F이지만 1F 또는 3F 양상 등 다양한 형태로 관찰될 수도 있습니다.

또한 dual color dual fusion의 경우 1R1G2F가 전형적인 재배열 양상이지만, 수적이상에 의해 2R3G, 3R2G 등 다양한 형태로 관찰될 수도 있습니다. 따라서 추적 관찰 시 판독할 때는 진단 시 어떤 패턴으로 양성이었는지를 잘 염두에 두고 판독해야 합니다.

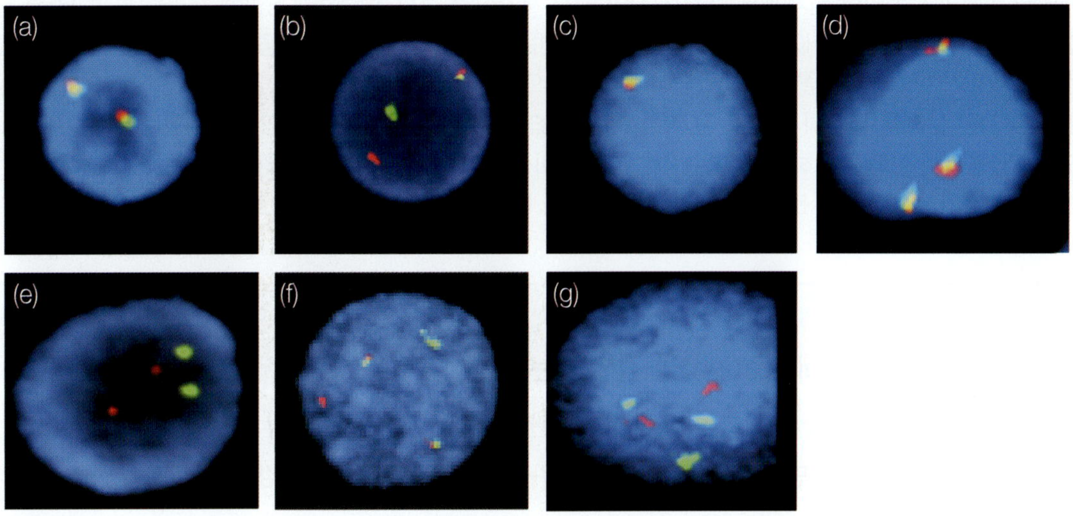

그림 7-26. (a–d) *KMT2A* break apart FISH의 다양한 양상(5' *KMT2A*, green; 3' *KMT2A* ,red).
(e-g) *RUNX1/RUNX1T1* dual color dual fusion FISH의 다양한 양상(*RUNX1T1* : red, *RUNX1* : green)
(a) 2F : 정상, (b) 1R1G1F : 다른 파트너 염색체와 전좌 (c) 1F : 1개의 *KMT2A* 유전자가 소실됨. (d) 3F : *KMT2A* 유전자가 증폭됨. (e) 2R2G : 정상 (f) 1R1G2F : t(8;21)에 의한 재배열 양성 (g) 2R3G : trisomy 21에 의해 *RUNX1* 시그널이 3개 관찰됨.

9) 분석이 불가능한 세포가 관찰될 때 판독 지침

각 검체마다 scoring 판단기준에 맞는 간기세포 비율과 판단기준에 맞지 않는 세포의 비율을 모두 기록해 두는 것이 유용합니다. 또한 분석이 불가능하였던 세포의 비율(부합되지 않은 세포, 시그널이 너무 약하거나 시그널 양상이 분명하지 않아 판독이 불가능한 세포 등)을 기록해 두는 것이 좋습니다.

이러한 세포의 비율이 각 검사실에서 허용한 범위를 초과한 경우는 기술적인 문제가 발생했을 가능성이 있으므로 검사 과정에 점검이 필요합니다.

(1) 문헌고찰(Clin Genet 2000;58:309-318)

FISH를 위한 검사 과정 중 0.075M KCl 저장액 처리 시간에 따라 핵과 시그널 형태에 영향을 미칠 수 있습니다. 즉, KCl 처리시간이 적절했던 경우는 핵의 형태가 분명하고 시그널 형태도 애매하지 않고 분명하였으나, KCl 처리 시간이 길었던 경우는 10~30% 정도의 핵이 분해(lysis)되었고 시그널도 약하고 분명하지 않아 정확하게 판독하는 것이 어려울 수 있습니다.

Case 7-6. FISH에서 시그널이 없는 세포를 간과하여, 최종 결과를 잘못 판독한 증례.

46세 AML 여자환자가 남자 형제로부터 조혈모세포 이식을 받았고, 추적 관찰기간 중 말초혈액으로 시행한 X/Y FISH 결과는 200개 간기세포 모두 공여자 XY의 핵형이어서 생착이 잘 유지되는 것으로 판단하였습니다. 동일한 검체로 개인식별검사(STR, short tandem repeat 검사)를 시행하였는데, 13% 환자 세포가 존재하는 것을 확인하였고, 15일 뒤 환자는 재발하였습니다. 동일한 검체에서 FISH 검사와 STR 개인식별 검사가 완전히 상반된 결과를 보여, FISH 슬라이드를 다시 검토하였습니다. FISH에서 환자 핵형인 XX 소견은 관찰되지 않았으나, 형광 시그널이 없어 분석에서 제외하였던 간기세포가 12% 있었음을 확인하였습니다. 일반적으로 허용되는 부합실패는 2% 이하인데, 이는 허용범위를 초과한 것이지만 문제를 해결하지 않고 결과를 보고하였습니다. 아마도 분석에 포함되지 않은 시그널이 없는 세포가 환자세포였을 가능성도 완전히 배제할 수 없었습니다(비정상 세포일수록 부합이 약하거나 잘 안되는 경향이 있는 것 같습니다). 따라서 보고서에 분석이 불가능했던 세포가 다수 관찰되었다면, 이러한 사실을 보고서에 명시할 필요가 있습니다.

10) 획득(gain)과 증폭(amplification)을 감별하는 지침

간기세포 FISH에서 해당 probe의 시그널이 3개 이상 관찰될 때, 시그널에 해당되는 유전자를 포함하는 염색체 전체가 획득된 것인지, 아니면 해당 probe의 타깃 유전자가 증폭된 것인지 감별하는 것이 중요합니다.

(1) *RUNX1* 증폭(amplification)과 trisomy 21(그림 7-27)

21q22에 위치하는 *RUNX1* probe 시그널이 3개 이상 관찰될 때, 21번 염색체의 획득(예 : trisomy 21, tetrasomy 21, pentasomy 21 등)인지, 아니면 21번 염색체 개수는 2개인데, *RUNX1* 유전자의 증폭만 발생해서 시그널 수가 증가되어 있는지 구분해야 합니다. 왜냐하면, 두 그룹 간에 예후가 다르고, *RUNX1* 유전자의 증폭은 예후가 아주 나쁜 것으로 보고되어 있습니다.

iAMP(21q) (intrachromosomal amplification of 21q)은 21q 염색체 내에서 증폭이 일어난 형태인데, 소아 ALL의 2%에서 관찰될 수 있으며, 예후가 나쁜 것으로 보고되어 있습니다.

iAMP(21)는 21번 1개 염색체 내에서 복잡하고 다양한 재배열이 발생하여 최종적으로 *RUNX1* 유전자를 포함하는 21q 부위의 증폭이 초래된 형태입니다.

iAMP(21)를 검출하기 위해 염색체 21q에 위치하는 *RUNX1*을 타깃으로 하는 probe(예 : *RUNX1/ETV6* probe)를 이용하여 중기세포 FISH를 시행하는 것이 유용합니다. iAMP(21)는 FISH를 시행했을 때 1개의 21번 염색체에서 3개 이상의 *RUNX1* 시그널이 관찰(또는 1개 간기세포에서 5개 이상의 시그널이 관찰)되는 것으로 정의합니다. 만약 간기세포만 시행하는 경우는 1개 세포에서 5개 이상 증가된 시그널이 iAMP(21q) 인지 아니면 정상 형태의 21번 염색체 수 증가로 인한 시그널 증가인지를 감별해야 합니다.

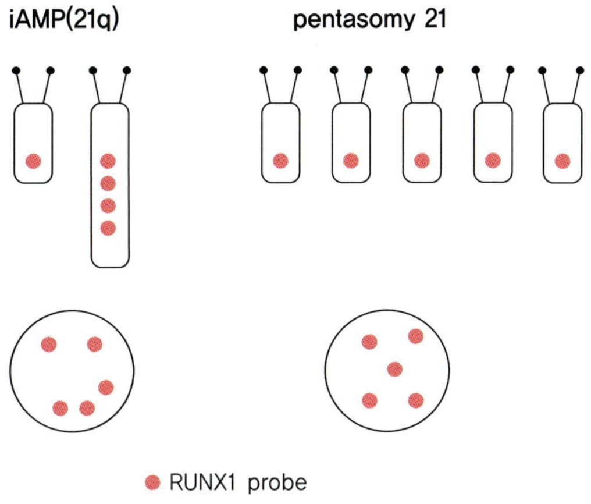

그림 7-27. iAMP(21)(intrachromosomal amplification of 21q)와 pentasomy 21
RUNX1 probe를 이용하여 간기세포 FISH를 시행한 경우는 iAMP(21q)과 pentasomy 21 모두 시그널이 5개씩 관찰되어 구분할 수 없음. 중기세포 FISH를 시행할 경우 iAMP(21q)의 경우 1개의 21번 염색체에서 *RUNX1* probe 시그널이 4개 관찰되고, pentasomy 21의 경우 5개의 21번에서 각각 1개씩 관찰됨.

(2) c-*MYC* 증폭(amplification)과 trisomy 8 (그림 7-28)

8q24에 위치하는 c-*MYC* 시그널이 3개 이상 관찰될 때, trisomy 8로 인한 것인지, c-*MYC* 유전자의 증폭인지 구분하기 위해서 8번 염색체의 동원체를 타깃으로 하는 CEP8 probe를 이용하여 FISH를 추가합니다. 8번 염색체 획득(trisomy 8, tetrasomy 8 등)이라면 CEP8과 c-*MYC* probe 모두에서 3개 이상 시그널이 관찰될 것이고, c-*MYC* 유전자의 증폭이라면 CEP8 probe의 시그널은 2개만 관찰되고, c-*MYC*시그널만 3개 이상 관찰될 것입니다.

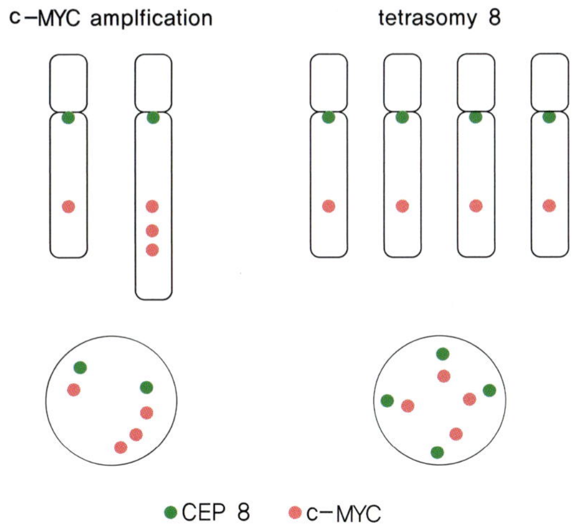

그림 7-28. c-*MYC* amplification과 tetrasomy 8
CEP8과 c-*MYC* probe를 동시에 이용하여 FISH를 시행할 경우, c-*MYC* amplification은 8번 염색체는 2개이므로 centromere probe 시그널은 2개 관찰됨. tertrasomy 8의 경우 centromere probe와 c-*MYC* probe 시그널 모두 4개 관찰됨. CEP8 probe 시그널 수에 차이가 있으므로 간기세포와 중기세포 FISH 모두에서 감별이 가능함.

4. 판독해야 하는 세포 수

1) 판독해야 하는 세포 수를 결정하는 요인

적합한 검사 예민도에 도달하기 위해 분석해야 하는 세포 수를 결정할 때는 다음과 같은 요인을 고려해야 합니다.

(1) Probe의 분석 예민도(analytical sensitivity)

probe 분석예민도는 해당 probe에서 예상되는 시그널 양상을 나타내는 세포의 비율로 검증할 수 있습니다. Probe의 분석 예민도가 100%에 가까울수록 비정상 시그널이 소수 관찰되더라도 실제 비정상일 가능성이 높아집니다.

분석 예민도가 100%에 도달할 수 있는 좋은 방법은 정상 패턴과 비정상 패턴에 대한 scoring 진단기준을 명확하게 설정해 놓고, 이에 해당하는 세포만 정확하게 score하는 것입니다.

분석 예민도는 검사의 대상이 중기세포인지 간기세포인지에 따라 영향을 받는데, 간기세포는 분석 예민도가 중기세포보다 낮은 경향이 있습니다. 또한 검체의 종류(말초혈액, 골수 등)에 따라서도 영향을 받을 수 있습니다.

(2) 배제해야 하는 모자이시즘의 정도

진단 시 검체는 대부분의 세포가 종양세포인데 반해, 추적관찰 시 검체는 정상세포와 혼합되어 있습니다. 즉, 진단 시 재배열의 이상 유무를 검출하기 위한 것인지, 아니면 추적관찰 시 남아있는 종양세포 검출을 위한 것인지에 따라 분석하는 세포수를 달리 해야 합니다. 일반적으로 진단 시에는 200개의 간기세포를 분석하고, 추적 관찰 시에는 분석하는 세포수를 더 증가시켜서 500개 이상의 간기세포 분석이 필요합니다.

(3) 신뢰성 한계(confidence limit)

신뢰성 한계를 95%로 할지, 99%로 할지에 따라서도 판독하는 세포수 결정에 영향을 미칩니다.

2) 판독해야 하는 세포수 예제

표 7-6는 문헌(Am J Med Genet 1998; 76 : 318)에서 제시한 판독해야 하는 세포 수에 대한 예시입니다.

표 7-6. 판독해야 하는 세포 수

Frequency(%) of Second Cell Line	95% power*			99% power*		
	Analytical Sensitivity			Analytical Sensitivity		
	90%	95%	99%	90%	95%	99%
50	11	7	5	18	12	8
40	19	12	7	30	19	12
30	39	20	11	61	33	18
20	133	46	19	203	74	34
10	ID	391	54	ID	447	92
5	ID	ID	171	ID	ID	282

* confidence limit; ID, indistinguishable, 구분 못함

예) 일단 신뢰성 한계를 결정하고, 검사하려는 probe의 분석 예민도(analytical sensitivity)가 어느 정도인지 알아봅니다. 그리고 검출하려는 목표가 전체 세포 중 몇 % 존재하는 세포까지 검출하려는지 결정합니다. 신뢰성 한계는 99%로 결정하였고, probe의 분석 예민도는 95%이고, 10% 존재하는 세포를 검출하려고 할 때 위의 표에서 찾으면 적어도 447개의 세포를 판독해야 합니다. 5% 존재하는 세포는 구분하지 못합니다. 만약, 신뢰성 한계는 99%이고, 분석 예민도가 99%라면, 5% 존재하는 세포는 282개 세포를 판독하면 검출할 수 있습니다.

일반적으로 혈액종양에서 간기세포 FISH를 시행했을 때 분석하는 세포수는 진단 시 200개 이상, 치료 후 추적 관찰 시는 500개 이상 정도입니다. MM에서는 형질세포를 분리(sorting) 또는 농축(enrichment)한 검체에서는 적어도 100개 이상 세포를 분석할 것을 권장하고 있습니다(European Myelorna Network. Haematologica 2012;97;1272).

Tip 참고

선천성 염색체 질환에서 미세한 결실, 중복, 전좌를 검출하기 위해서 중기세포는 10개 이상, 간기세포 50개 이상 분석해야 하고, 모자이시즘이 의심될 때는 중기세포 30개 이상, 간기세포 200개 이상 관찰할 것을 권장하고 있습니다. 혈액종양에서 구조적 이상을 검출하기 위한 FISH 검사는 중기세포를 적어도 20개 이상 관찰합니다(http://www.acmg.net).

5. 한계치(cutotf) 결정

1) 정의

정상인 검체에서 위양성을 나타내는 세포의 비율이며, 재배열이 양성인지 음성인지 유무를 판단하는 데 기준이 되는 지표입니다. 외국의 5개 검사실에서 CLL FISH의 외부정도관리 결과를 분석한 결과 비정상 양상을 보인 세포수의 비율은 비슷한데 양성판정 결과가 달랐습니다. 불일치되는 가장 큰 이유는 검사실마다 설정한 한계치의 기준이 다양했기 때문이라고 합니다. 한계치가 부적절하게 설정된 검사실에서 위양성으로 보고했습니다. 이와 같이 cutoff는 최종 양성결과를 판정하는데 아주 중요한 기준입니다(Cancer Genet Cytogenet 2010:203:141).

2) 평가 방법

(1) 한계치는 재배열이 음성인 대조군 20명으로부터 500개 이상의 간기세포를 분석하여 위양성 세포의 수를 결정하여 정합니다. 또는 30개 정상 검체로부터 각각 200개 간기세포를 2명의 숙련된 검사자가 반반씩 나누어서 score 하는 것이 신뢰성을 높일 수 있습니다. 검사자 2명의 결과를 각각 비교하여 위양성이 가장 높게 나온 결과를 선택하여 한계치 결정 계산에 이용합니다(자세한 방법은 Arch Pathol Lab Med 2012;136:47 참조).

(2) 위양성의 최대 세포수를 결정하기 위해 이항분포(binomial distribution)를 사용하여 일측 95% 신뢰상한치(1-sided 95% confidence upperlimit cutoff)를 정할 수 있습니다(Beta inverse function).

한계치를 결정할 때 mean ± 2~3 SD는 적합하지 않을 수 있는데, 이것은 데이터가 가우스 분포(gaussian distribution)에 적합하다는 가정(즉, 정상에서 위양성 세포수가 0%이어야 하는 가정)하에서만 적용할 수 있기 때문입니다.

* 마이크로소프트 엑셀의 inverse function을 이용하여 한계치를 구할 수 있습니다.

방법은 엑셀에 다음과 같이 입력합니다.

=BETAINV(CI, 위양성 세포수+1, 분석한 세포 수), 최종 ×100을 하면 %로 나옴.

예) 95% 신뢰도에서 500개 세포를 분석하였을 때 1개의 세포가 위양성을 나타내었다면, 엑셀 프로그램에서 다음과 같이 계산합니다.

= BETAINV(0.95, 2, 500) → 0.9% (4.5 세포) → 즉, 500개 세포 중 5개 이상의 세포에서 비정상 양상을 나타낼 때 양성 판정할 수 있음.

* 다음 **표 7-7**은 200개 또는 500개 간기세포를 분석했을 때 위양성 세포가 관찰되는 수에 따라 한계치를 결정한 것입니다(95% 신뢰도, 이항분포에 근거).

표 7-7. Normal cutoff using 1-sided 95% confidence interval for the observed number of false positive cells out of 200 or 500 cells scored based on the binomial distribution (Dewald GW. Molecular Cytogenetics. Protocols and Applications. Humana Press, p337. Yao-Shan Fan editor).

Cells scored	False positive cells		Normal cutoff (%)
	개수	%	
200	0	0.0	1.5
200	1	0.5	2.5
200	2	1.0	3.0
200	3	1.5	4.0
200	4	2.0	4.5
200	5	2.5	5.0
200	6	3.0	6.0
200	7	3.2	6.5
200	8	4.0	7.0
200	9	4.5	7.5
200	10	5.0	8.5
200	11	5.5	9.5
200	12	6.0	10.0
200	13	6.5	10.5
200	14	7.0	11.5
200	15	7.5	12.0
500	0	0.0	0.6
500	1	0.2	1.0
500	2	0.4	1.2
500	3	0.6	1.6
500	4	0.8	1.8
500	5	1.0	2.0
500	6	1.2	2.4
500	7	1.4	2.6
500	8	1.6	2.8
500	9	1.8	3.2
500	10	2.0	3.4
500	11	2.2	3.6
500	12	2.4	3.8
500	13	2.6	4.2
500	14	2.8	4.4
500	15	3.0	4.6

(3) 동일한 종류의 probe에서도 분석하는 세포수에 따라 한계치를 각각 따로따로 정해야 합니다. **표 7-7**에서 볼 수 있듯이 위양성 세포가 0개 관찰되었을 때 200개를 분석했는지 또는 500개를 분석했는지에 따라 한계치가 각각 1.5%와 0.6%로 다릅니다. 따라서 진단 시는 200개의 간기세포를 분석하고 추적관찰 시는 500개의 간기세포를 분석한다면, 200개와 500개 분석 시 한계치를 각각 정해서 재배열 양성과 음성을 판정해야 합니다.

(4) 동일한 종류의 probe에서도 probe 제작 원리에 따라서 한계치가 다릅니다.
probe의 제작 원리가 single fusion FISH (S-FISH), extra signal FISH (ES-FISH), dual fusion FISH (D-FISH)인지에 따라 한계치가 달라질 수 있습니다. 일반적으로 S-FISH의 한계치가 가장 높고(10% 정도), ES-FISH (3% 정도)는 중간 정도이고, D-FISH의 한계치가 가장 낮으므로(1% 이하), 최근에는 D-FISH를 주로 사용하고 있습니다.

(5) 1가지 종류의 probe에서도 시그널 패턴마다 한계치를 정해야 합니다.

- 정상인 검체에서 *BCR/ABL1* FISH를 시행한 경우, 대부분의 세포는 2R2G 패턴으로 관찰되지만, 일부세포는 *BCR/ABL1* 융합시그널이 없지만 2R2G 외의 다른 패턴(예 : 2R1G, 1R2G 등)으로 관찰될 수 있습니다. 따라서 정상 검체에서 관찰될 수 있는 다양한 패턴에 대해 각각의 한계치를 정하는 것이 필요합니다.
- CML의 20% 정도 환자의 der(9)t(9;22) 부위에서 발생하는 *ABL1* 또는 *BCR* 유전자의 결실로 인해 2R1G1F, 1R2G1F, 1R1G1F와 같은 비전형적인 양상이 관찰될 수 있는데, 각각의 한계치가 다를 수 있습니다. 한 문헌에서 보면 각각의 한계치가 1.2%, 1.8%, 23%로 패턴에 따라 달랐다고 합니다(Leuk Lymphoma 1999;34:481-91). 따라서 각각의 다른 형광 양상에 대해 따로따로 한계치를 설정하는 것이 필요합니다. 검사자는 다양한 시그널 양상을 scoring 판단기준에 맞추어 판독할 수 있도록 훈련되어야 할 뿐만 아니라, 각각 다른 형광양상에 따라서 다른 한계치를 적용하여 재배열 양성 여부를 판단해야 합니다.

(6) 동일한 probe라도 검체의 종류(골수, 말초혈액)에 따라 한계치를 각각 정해야 하며, 배양된 검체인지 아니면 배양되지 않는 검체인지에 따라서도 한계치가 달라질 수 있습니다. 한계치 검증을 위한 검체는 질병이 없다고 증명된 정상인의 검체가 가장 좋은데, 골수검체의 경우 이러한 검체를 구하기 어려우므로 비종양 환자이면서 정상핵형을 가진 환자의 골수검체를 이용할 수 있습니다.

(7) European Myeloma Network (Haematologica 2012;97;1272)에서는 MM의 간기세포 FISH에서 보존적 한계치(conservative cutoff)를 제시하였습니다. 즉, 분리된 형질세포(purified plasma cell)를 100개 이상 분석해서 융합과 breakapart probe는 10%, 수적이상(numerical abnormality)은 20% 한계치를 모든 검사실에서 공통적으로 적용하자는 내용인데, 아직은 논쟁이 되고 있는 이슈입니다.

(8) 한계치는 각 검사실의 시약, 장비, 판독자, 검사방법 등에 따라 달라질 수 있으므로, 다른 검사실의 한계치를 그대로 사용하는 것은 부적절하고, 각 검사실에서 설정해야 합니다. 또한 장비 변동 및 인력 변동 시에는 이전 확립된 한계치의 변동가능성이 있으므로 한계치의 적절성을 검토하는 것이 필요합니다. CLSI에서는 연 1회 이전에 확립된 한계치가 여전히 적절한지 확인할 것을 추천하고 있습니다(ongoing verification).

3) 결과 판정

(1) 비정상 세포가 한계치 이하로 존재할 경우는 음성으로 판정합니다. 그러나 한계치 이하이지만 최소잔존질환이 양성일 가능성도 있으므로 주의해야 합니다. 또한 한계치보다 약간 높게 양성인 경우 위양성의 가능성도 추가적으로 고려해야 합니다. 이와 같이 결과가 한계치 근처에서 낮은 레벨로 양성결과를 보일 때는 dual 또는 triple 필터 대신 single p*ass* 필터로 다시 한번 확인하는 것이 정확한 결과보고를 위해 유용합니다. 결론적으로, 한계치 근처에서 양성 또는 음성결과를 나타낼 때는 결과 보고 시 주의를 기울이고 위양성 또는 위음성의 가능성을 보고서에 기록하는 것이 필요합니다.

(2) 한계치보다 확실하게 높게 양성 세포가 관찰될 때, 양성 세포의 비율에 따라 위험도나 예후가 달라지지는 않습니다. 예를 들면 FISH 결과가 20%와 70% 양성인 환자에서 위험도는 동일하게 간주합니다. 그러나 예외적으로 MM에서 del(17p)는 50~60% 이상의 형질세포에서 관찰될 때 예후가 의미있게 나쁘다고 하였습니다(J. Clin Oncol 2010;28;4630; Blood 2007;109;3489). 또한 CLL에서도 65~80% 이상의 간기세포에서 del(13q)가 관찰되는 경우 그 이하로 양성인 환자에 비해 예후가 나쁘다고 하였습니다(Hematol oncol 2012:31:136, Cancer Chromosomes Cancer 2011:50:633, Br J Haematol 2010:148:544, Haematolgica 2009:94:364). 따라서 MM과 CLL의 경우 양성 결과 자체도 중요하고 양성세포 비율도 중요할 수 있습니다.

Tip **한계치를 계산하는 데 이용할 수 있는 통계 방법**

1) 한계치를 정할 때 가우스(Gaussian) 분포 모델을 적용하여 정상인에서 위양성을 나타내는 세포수의 평균과 SD를 구하여 mean+2SD 또는 mean+3SD를 이용할 수도 있습니다. −7과 같이 위양성의 빈도가 상대적으로 높은 경우는 mean과 SD를 이용하여 구해도 큰 문제가 없습니다. 그러나 +8과 같이 매우 적은 분포로 위양성이 존재하는 경우에는 포아송(Poisson) 분포 모델을 이용하는 것이 더 적합하고, 가우스 모델을 이용할 경우 한계치가 상대적으로 낮게 정해져서 위양성으로 판독할 가능성이 높습니다.
2) 포아송(Poison) 분포 또는 이항(binomial) 분포 모델을 적용한 inverse beta function을 이용하여 한계치를 구할 수 있습니다. 이 방법은 한계치가 상대적으로 높게 결정되므로 위양성 결과는 적으나 위음성 결과를 초래할 빈도가 높습니다(Poison은 범죄가 재발할 확률을 적용하는 이론을 확립한 프랑스 수학자였으며, 극히 적은 빈도로 발생할 확률을 계산하는 이론을 그의 이름을 따서 Poison 분포라고 이름 지음. Poison은 프랑스말로 "fish"라는 뜻이라고 함. 따라서 Poison 분포는 처음부터 FISH 분야에 적용될 운명이었다는 야사가 있음).(Cancer Genet Cytogenet 2003;147:99).
3) 최대공산법(maximum likelihood)은 분포에 대한 가정을 하지 않고 계산하므로 가장 적절한 계산 방법일 수 있는데, 계산법이 복잡하여 검사실에서 쉽게 사용하기가 어렵습니다.
4) 기타 방법으로 비정상 시그널의 95 th percentile을 정하기 위해 20개 검체 결과를 작은 수부터 큰 수로 일렬로 세우고 19번째 결과와 20번째 큰 결과를 확인합니다. 최종적으로 한계치는 0.05X(19번째 결과)+0.95X(20번째 결과)로 계산하여 구할 수도 있습니다.

위의 통계방법이 모두 완벽하지 못한데 검사실에서는 주로 inverse beta function을 이용하고 있습니다.

Case 7-7. FISH에서 한계치 이하라도 음성이 아닐 수 있음을 보여준 증례.

31세 여자가 ALL로 진단 받았고, p16과 *ETV6* FISH가 양성이었습니다.

골수 소견	염색체 결과	p16 FISH [양성 세포/총분석수] cutoff : 0.8%	*ETV6* FISH [양성세포/총분석수] cutoff : 0.6%
진단(ALL)	complex karyotype[20]	27% [53/200]	54% [108/200]
1개월(혈액학적 관해)	46,XX[20]	0.25% [1/400]	1% [4/400]
3개월(재발)	complex karyotype[20]	11% [45/400]	12% [46/400]

p16 FISH는 1개월 후 0.25% 간기세포에서 재배열 양성으로 관찰되었는데, 본 검사실의 경우 p16 probe의 한계치는 0.8%이므로 이 기준에 따른다면, 음성으로 판단됩니다. 그러나 이 당시 *ETV6* FISH 결과는 양성이었고, 3개월에 재발된 소견을 종합해 볼 때, 0.25% 관찰된 p16 FISH는 양성으로 판정하는 것이 더 합당할 것 같습니다. 이와 같이 한계치 이하라고 하더라도 최소잔존질환이 존재할 가능성이 있으므로, 분석하는 세포수를 더 증가시킨다든지, 진단시 재배열이 양성이었던 다른 probe 검사를 추가한다든지 해서 종합적으로 판단하는 것이 좋겠습니다.

Tip 정상 참고치, 비정상 참고치, 한계치의 정의 및 의의

– 정상 참고치(Normal range)
혈액종양이 없는 정상인에서 정상 패턴으로 관찰되는 세포의 비율을 말합니다.

– 비정상 참고치(Abnormal range)
혈액종양 환자에서 비정상 패턴으로 관찰되는 세포의 비율을 말합니다.
예를 들면, CML 환자에서 치료 전에 *BCR/ABL1* 재배열이 양성인 세포 비율이 비정상 참고치입니다. 따라서 각 질환에서 치료 받지 않은 환자의 검체를 가지고 재배열이 양성인 세포수의 % 범위를 결정할 수 있습니다.
일반적으로 CML 환자에서 치료 받기 전에 FISH를 시행하면 85~99% 세포에서 *BCR/ABL1* 재배열이 양성인 세포가 관찰되고, 치료가 성공적으로 이루어지면 백혈병 세포는 점점 감소되어 1% 이하로 감소합니다.
각 probe에서 정상 참고치와 비정상 참고치는 FISH 검사의 정도관리를 확인하는 지표로 이용될 수 있으며, 각 검사실에서 정해진 범위를 초과할 경우 FISH 검사 과정에 대한 원인 분석과 점검이 필요합니다.

– 한계치는 위양성인 세포를 배제하여 재배열이 양성인지 음성인지 유무를 판단하는데 기준이 되는 지표입니다.

6. FISH를 시행하고자 하는 세포의 대상

1) 중기세포와 간기세포

G-분염법은 분열하는 중기세포만 분석하는 것이지만, FISH 검사는 분열하는 중기세포뿐만 아니라 분열하지 않는 간기세포에서도 분석이 가능합니다. 중기세포 FISH는 분열하는 중기세포를 대상으로 하며, 특정 염색체 부위의 재배열을 염색체 위에서 직접 눈으로 확인할 수 있습니다.

간기세포 FISH는 간기세포를 대상으로 FISH를 시행하므로, 세포배양을 할 필요가 없고, 많은 세포를 빠른 시간에 스크리닝할 수 있는 장점이 있습니다. 또한 중기세포를 대상으로 하지 않으므로, 생체 외에서 분열능력이 감소되어 있는 종양세포에서 염색체 이상을 검출하는 데 유용합니다.

일반적으로 진단 시는 G-분염법의 비정상 중기세포 비율이 간기세포 FISH에서 관찰되는 비정상 비율보다 높습니다. 이와 같은 차이는 진단 시는 생체 외에서 비정상세포가 증식 능력이 우세(proliferative advantage)하기 때문에 중기세포의 비율이 간기세포 비율보다 높은 것으로 생각됩니다. 또한 중기세포는 분열하는 세포만 반영하는 반면, 간기세포는 정상세포를 포함하는 전체 세포 중에 존재하는 비정상세포의 비율을 반영합니다.

(1) 중기세포와 간기세포 FISH 결과의 차이

중기세포 FISH인지 간기세포 FISH인지에 따라 종양세포 분포 결과에 차이가 있을 수 있습니다.

백혈병 세포가 생체 외에서 분열을 잘하지 못하는 경우에는, 간기세포 FISH에서 백혈병 세포의 비율이 더 높아지지만, 백혈병 세포가 생체 외에서 정상세포보다 분열이 더 활발할 경우는 중기세포 FISH에서 백혈병 세포를 선택적으로 분석하게 되어 백혈병 세포의 비율이 더 높아지는 경향이 있습니다.

진단 당시 CML의 종양세포는 정상세포보다 분열을 더 잘하므로, 중기세포의 *BCR/ABL1* 재배열 양성 비율이 간기세포의 *BCR/ABL1* 재배열 비율보다 높은 경향이 있습니다.

즉, 중기세포 FISH 또는 G-분염법에서 t(9;22) 염색체가 100% 존재하였던 검체도 간기세포 FISH를 시행하게 되면 정상세포와 종양세포가 혼합되어 있어 100% 이하로 관찰될 수 있습니다.

이와 같이 중기세포와 간기세포 FISH 결과 간에 차이가 있으므로 이를 감안하여 종합적으로 해석하는 것이 좋겠습니다.

(2) 간기세포 FISH의 유용성

- 중기세포 FISH는 분열하는 중기세포를 무한정 많이 얻을 수 없으므로, 분석할 수 있는 세포 수가 제한적이나, 간기세포 FISH의 경우는 200개 이상의 세포에서 분석이 가능합니다.
- 간기세포 FISH에서 500개 세포 중 1개에서 *BCR/ABL1* 융합시그널이 관찰되었다면 0.2%의 종양세포가 존재하는 것으로 생각됩니다. 한편, 중기세포 FISH에서 25개 중기세포를 분석하던 중 1개에서 필라델피아 염색체가 관찰되었다면, 4%의 종양세포가 존재하는 것으로 판정하게 됩니다. 반면에 25개 중기세포 중 공교롭게도 1개의 필라델피아 염색체도 관찰하지 못했다면, 종양세포는 0% 존재하는 것으로 판정하게 됩니다. 이와 같이 중기세포 FISH는 검체에 의한 변수의 영향을 더 크게 받을 수 있습니다.

Case 7-8. 이식 후 재발된 환자에서 FISH 보다 G-분염법에서 환자세포가 더 많이 관찰된 증례.

40세 남자가 정상핵형을 가진 AML로 진단받았으며, 여자공여자로부터 조혈모세포 이식을 받은 후 재발되었습니다. 재발 당시 G-분염법과 FISH 결과는 다음과 같았습니다.

	결과
G-분염법	45-46, XY, der(10;13)(q10;q10),t(12;19)(q13;13.3),-17,+mar2[cp7]/46,XY,t(1;12)(q31;p13)[2]/46,XY[12]
간기세포 FISH	nuc ish(DXZ1,DYZ1)×1[345/700]//(DXZ1×2)[355/700]

G-분염법 결과는 모두 XY로 관찰되어, 환자 세포가 100%였고, 간기세포 FISH에서는 49%는 환자 XY핵형이고, 나머지 50%는 XX 공여자 세포가 관찰되었습니다.
이와 같이 G-분염법과 간기세포 FISH 결과에 차이가 있는 것은, 공여자 세포보다 환자 세포의 분열능력이 더 왕성하여 환자 중기세포의 비율이 더 높게 관찰된 것으로 생각됩니다. 또한 G-분염법에서 9개 세포는 비정상 환자 핵형이었고, 12개 세포는 환자의 정상핵형으로 관찰되었습니다. 이번에 관찰된 정상핵형은 환자 정상세포일 수도 있으나, 정상핵형인 환자의 백혈병 세포일 수도 있습니다. 재발 시 관찰된 복잡한 염색체 이상은 클론 진화에 의한 것으로 생각됩니다.
이와 같이 간기세포와 중기세포에서 환자 세포의 비율에 차이가 있을 수 있습니다.

Case 7-9. 진단 시 G-분염법은 정상핵형이고, 간기세포 FISH에서 양성이었는데, 질환이 진행되면서 G-분염법은 복잡핵형으로 되고 간기세포 FISH에서 비정상세포의 비율이 증가한 plasma cell leukemia

63세 여자가 plasma cell leukemia로 진단받았고, 진단 시와 질환이 더 진행된 9개월 후 G-분염법과 간기세포 FISH 결과는 표와 같았습니다.

	진단 시	9개월 후
G-분염법	46,XX[20]	53,X,del(X)(q22),der(1)t(1;?8)(p13;?q13),+5,del(5)(q22 q33),+7, -8,+9,+der(9)t(9;11)(p13;q13),add(10)(q22), +15, add(17)(q25), +19,+21,+mar[3]/46,XX[14]
간기세포 FISH		
7번 획득	12%	53%
8p21 결실	15%	45%
CCND1 증폭	12%	50%
TP53 결실	39%	37%

진단 시는 정상핵형이었는데, 간기세포 FISH는 비정상세포의 비율이 높지는 않지만 양성으로 관찰되었습니다. 질환이 진행된 9개월 후 17개 중기세포 중 3개에서 복잡핵형이 관찰되었으며, 간기세포 FISH에서 비정상세포의 비율이 진단 시보다 증가했음을 알 수 있습니다.

(3) 중기세포 FISH의 유용성

진단 시 간기세포 FISH만 시행하게 되면, 특이한 시그널 패턴을 검출하기 어려울 수도 있습니다. 예를 들면, 다양한 형태의 재배열이 모두 동일한 FISH 패턴으로 관찰될 수도 있기 때문입니다. 따라서 간기세포 FISH의 정확한 해석을 위해서는 중기세포 FISH 결과와 종합적으로 해석해야 합니다.

가) 복잡(complex) 전좌로 발생한 필라델피아 염색체(Ph)

Ph 염색체에서 복잡 전좌가 발생하는 기전 중 2단계에 의해 발생하는 경우는 간기세포 FISH에서 1R1G2F 형태로 관찰되어, 전형적인 t(9;22) 이상과 동일한 FISH 형태처럼 관찰될 수 있습니다(표 7-5, 그림 7-9-1)(Cancer Genet Cytogenet 2007;173:97-106). 따라서 간기세포 FISH에서 1R1G2F의 전형적인 양상이 관찰되더라도, 복잡 전좌일 가능성을 완전히 배제할 수 없습니다.

- 간기세포에서 1R2G1F 또는 2R1G1F로 관찰된다고 모두 der(9)의 *ABL1* 또는 *BCR* 결실로 간주하면 안 됩니다. 이는 미세한 삽입(cryptic insertion)에 의한 재배열 형태일 수도 있습니다(표 7-5).
- 진단 시 der(9)에 *ABL1*/*BCR* 유전자 결실로 인해 1R1G1F였던 환자가 질환이 진행되면서 Ph 염색체를 획득하게 되면, 1R1G2F 형태로 관찰될 수 있습니다. 이는 전형적인 t(9;22) FISH 양상과 동일한 형태처럼 보이지만, Ph 염색체에 추가하여 이차성 클론 변화(secondary clonal changes)가 있는 것으로 해석해야 합니다(Ann Acad Med Singapore 2005;34:533-538). 이와 같이 비전형적 FISH 패턴에 추가적인 이상이 발생하여 오히려 전형적인 양상처럼 관찰될 수도 있습니다.

- 동일한 FISH 양상이지만, 융합시그널이 위치하는 염색체가 다양할 수 있고, 다양한 기전에 의해 재배열이 일어날 수 있는데, 이는 중기세포 FISH를 통해서만 구분할 수 있고 간기세포 FISH에서는 확인이 불가능합니다(**표 7-5**). 결론적으로 간기세포에서 관찰되는 시그널 양상을 정확하게 해석하기 위해서는 진단 당시 적어도 10개 이상의 중기세포에서 시그널 양상의 유형을 정확하게 인지하여, 추적 관찰 시 적합한 scoring 판단기준을 적용할 수 있도록 해야 합니다.

나) 증폭, 획득, 유도(derivative) 염색체의 구분

FISH 시그널이 3개 이상으로 증가되어 있을 때 다음 그림과 같이 3가지 가능성을 생각해 볼 수 있습니다.

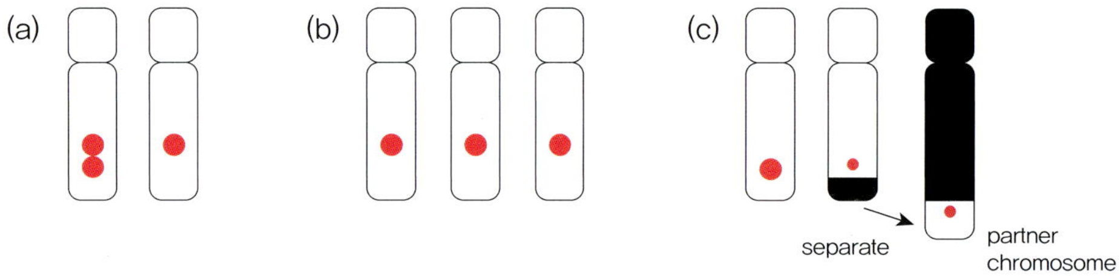

그림 7-29.
(a) 증폭 : 2개 시그널이 1개의 염색체에서 증폭되어 관찰됨. 나머지 1개 시그널은 정상 염색체에서 관찰됨. 실제 증폭된 시그널이 서로 인접해서 겹쳐서 존재하면 1개 시그널처럼 관찰되어 증폭여부를 판정하기 어려울 수 있음.
(b) 획득 : 3개의 시그널이 3개의 염색체에서 각각 1개씩 관찰됨.
(c) 유도(derivative) 염색체 : 시그널 1개는 정상 염색체에 존재하고 나머지 염색체는 다른 파트너 염색체와 전좌를 일으켜서 시그널 일부가 파트너 염색체로 이동함. 분리(separate)된 시그널은 정상 시그널보다 작은 크기로 관찰됨.

중기세포 FISH를 시행할 경우는 위의 3가지 경우를 구분할 수 있으나, 간기세포 FISH만을 시행한 경우는 모두 3개의 시그널로만 관찰되므로 구분이 불가능합니다.

그러나 간기세포에서도 타깃 probe 외에 내부정도관리(internal control) probe가 같이 포함되어 있다면 어느 정도 구분이 가능합니다.

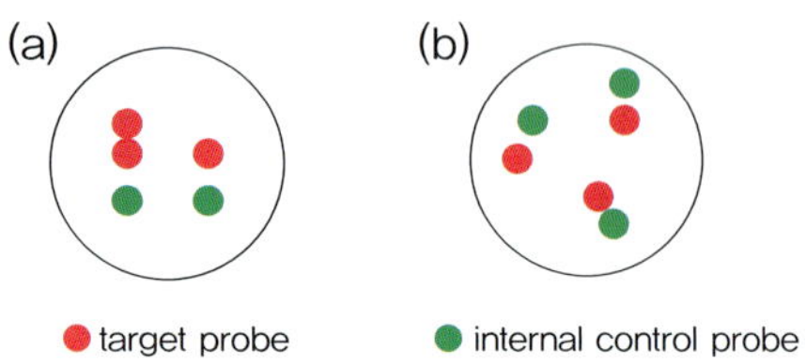

그림 7-30.
(a) 증폭 (b) 획득
증폭은 내부정도관리(internal control) probe 시그널수보다 타깃 probe 시그널 수가 더 많은데 비해, 획득은 타깃과 내부정도관리 probe의 시그널 수가 서로 비례하며 증가함. 증폭된 시그널이 서로 너무 가깝게 인접해 있으면 큰 사이즈의 1개 시그널로 관찰될 수 있어 구분이 어려울 수도 있음.

2) 세포 배양 후 얻은 간기 세포와 배양하지 않고 얻은 간기세포

간기세포 FISH를 위해서는 세포배양을 실시하지 않아도 되지만, 염색체 검사 후 남은 고정액(fixative) 검체를 이용하는 경우, 배양된 간기세포로 간기세포 FISH를 시행할 수 있습니다.

세포 배양을 하는 동안 재배열이 양성인 세포와 음성인 세포는 각각 세포 주기에 따라 다른 영향을 받을 수 있어, 종양세포의 비율 및 분포를 평가하는 데 영향을 미칠 수 있습니다. 즉, 세포 배양 과정 중 세포 집단(population)에 변화를 가져 올 수도 있어, 실제 생체 내에서의 종양의 간기세포 분포 상태를 제대로 반영하지 못할 수도 있다는 의미입니다.

CLL에서 G-분염법 중기세포에서 염색체 이상을 관찰하지 못하였을 때 간기세포 FISH가 도움이 될 수 있습니다. 간기세포 FISH를 유사분열촉진제(mitogen)를 추가해서 배양한 검체와 배양하지 않은 검체로 시행했을 때, 한 연구에서는(Cancer Genet Cytogenet 2007:175:53) 배양한 검체에서 비정상 검출률이 더 높았다고 하였습니다. 반면 다른 연구에서는(Cancer Genet Cytogenet 2009:195:37) 2가지 검체 결과가 비슷하였고 일부 불일치하는 경우는 소수의 세포가 존재하는 경우였으며 한계치 근처에서 약간 높거나 낮은 결과를 보였습니다. 저는 개인적으로 FISH를 하기에 더 적합한 검체는 장기(long-term) 배양 검체보다는 배양하지 않았거나 또는 단기(short-term) 배양 검체가 더 적합할 것으로 생각합니다. 왜냐하면, 배양하지 않은 검체가 종양의 간기세포의 분포비율을 더 정확하게 반영할 것으로 생각되기 때문입니다. 간기세포 FISH를 시행하기 위한 가장 적합한 검체에 대해 지침이 필요합니다.

Case 7-10. 간기세포 FISH에서 배양한 검체보다 배양하지 않은 검체가 비정상세포 검출에 더 예민함을 보여주는 증례.

2명의 환자가 각각 성별이 다른 공여자로부터 조혈모세포 이식 후 재발되었을 때 간기세포 X/Y FISH 결과는 다음과 같았습니다.

간기 세포 X/Y FISH	환자1 (31세 여자)	환자2 (15세 남자)
Cultured BM	XX 24%	XY 1.5%
Uncultured BM	XX 75%	XY 8%

세포 배양한 간기세포 FISH보다 배양하지 않는 검체로 간기세포 FISH를 시행한 경우에서 더 예민하게 환자 세포를 검출하였습니다. 이와 같이 세포배양을 시행했던 검체에서 환자 세포가 더 적게 관찰된 것은 세포배양 과정 중 환자 세포 분포의 변화, 수확과정(harvest procedure) 중 환자세포가 소실되었을 가능성을 원인으로 생각해 볼 수 있습니다. 이와 같이 동일한 검체로 간기세포 FISH를 시행할 때도, 세포 배양한 검체와 세포배양을 시행하지 않은 검체의 결과에 차이가 있을 수 있습니다.

3) 골수흡인액과 말초혈액

혈액종양의 FISH 검사를 위해 가장 좋은 검체는 골수입니다.

말초혈액의 *BCR/ABL1* 재배열 양성인 세포의 비율이 골수 결과보다 낮은 경향이 있으나, 골수와 말초혈액의 *BCR/ABL1* 간기세포 FISH 결과 간에 연관성이 높은 것으로 보고되어 있어, 과거에는 추적 관찰 시 말초혈액으로 FISH 검사를 시행하기도 하였습니다. 그러나 최근에는 CML 환자에서 말초혈액으로 *BCR/ABL1* 정량 PCR로 추적 관찰하므로 말초혈액 FISH의 유용성이 감소되었습니다.

또한 조혈모세포 이식 후 시행하는 X/Y FISH도 말초혈액과 골수검체 결과 간에 연관성이 높았다고 보고하였습니다. 이와 같이 말초혈액으로 X/Y FISH를 시행할 수 있지만, 검체 간에 결과 차이가 있을 수 있음을 염두에 두어야 합니다.

Case 7-11. FISH 검사에서 말초혈액보다 골수 흡인액이 비정상세포 검출에 더 예민함을 보여주는 증례.

15세 남자가 *BCR/ABL1* 재배열이 양성인 AML로 진단받고 여자로부터 조혈모세포 이식을 받았고, 생착 후 관해가 잘 유지되다가 뇌척수액에서 재발되었습니다.
이 당시 골수와 말초혈액으로 시행한 간기세포 FISH 결과는 다음과 같았습니다.

검체	*BCR/ABL1* FISH	X/Y FISH (환자세포)
골수	5% [10/200]	8% [16/200]
말초혈액	1% [2/200]	0% [0/200]

말초혈액에서 *BCR/ABL1* 재배열은 검출하였으나, 환자의 XY 세포는 검출하지 못하였습니다. 말초혈액 검체보다는 골수 검체에서 더 예민하게 환자 세포를 검출할 수 있습니다.

7. FISH의 예민도를 높이는 방법

1) 다발성골수종 환자에서 형질세포만을 대상으로 FISH

(1) 다발성골수종에서 세포분리 및 농축 전처리 과정이 필요한 이유

다발성골수종 환자는 일반적으로 골수에 형질세포(plasma cell)가 10% 이상으로 증가하지만(평균 30% 정도), 골수에 국소적으로 침윤되는 경우는 5% 미만의 형질세포만 존재하고 나머지는 정상혈구세포가 존재하게 됩니다. 또한 다발성골수종 세포는 생체 외에서 분열을 잘 못하고 정상세포의 분열능이 더 우세하여 정상세포의 중기 세포만 관찰될 수 있습니다. 따라서 세포분리 및 농축과정 없이 정상세포와 혼합된 검체를 대상으로 검사를 시행할 경우 비정상 클론을 검출하는 예민도가 떨어질 수 있습니다.

다발성골수종 환자에서 간기세포 FISH를 시행했을 때 위음성 결과를 초래하거나 비정상세포가 한계치 근처에서 애매한(equivocal) 결과를 나타내어 결과판정에 어려움을 겪습니다. 다발성골수종 환자에서 *TP53* 결실은 FISH에서 관찰된 양성세포의 비율에 따라서 예후가 달라진다고 보고되어 있습니다. *TP53* 결실 세포가 60% 이상인 환자는 예후가 불량한 것으로 보고되어 있습니다(Blood 2007:109:3489). 따라서 단순히 FISH에서 양성 또는 음성 여부만을 판정하는 것이 아니라, 정상세포를 배제하고 형질세포에서 정확히 *TP53* 결실된 세포비율을 결정하는 것이 중요합니다.

따라서 검출 예민도를 높이고 비정상 세포의 비율을 정확하게 판정하기 위해서는 형질세포를 농축(enrichment)시키거나 또는 형질세포만을 타깃으로 FISH를 판독하는 과정이 필요합니다.

(2) 형질세포를 농축하거나 타깃으로 검사하는 방법(표 7-8)

CD138 분리(sorting) 방법, FICTION (fluorescence immunophenotyping and interphase cytogenetics as a tool for investigation of neoplasms), 자동화 장비를 이용한 타깃 FISH 등의 기법을 이용할 수 있고 각각의 장단점이 다릅니다(Am J Clin Pathol 2011:136:712).

여러 연구결과를 종합해 보면 형질세포를 농축하거나 타깃으로 FISH 검사를 시행할 경우, 전체 검체를 대상으로 FISH를 시행한 것보다 비정상세포 비율이 증가되고, 비정상 결과를 나타내는 환자의 빈도도 증가합니다(표 7-9 참조).

그러나 형질세포가 너무 적게 포함된 검체의 경우는 농축이나 타깃으로 검사하는 방법을 시행해도 신뢰성 있는 결과를 얻기 어려울 수 있습니다. 한 문헌에서는 골수에서 형질세포의 비율이 5% 미만일 경우 유세포분석기(fluorescence activated cell sorting)로 분리하고, 5% 이상일 경우는 CD138 분리방법을 사용하는 것을 추천하였습니다(Klin Onkol 2011:24:35). 골수 채취 후 CD138 분리방법을 바로 시행하지 못하고 보관기간이 지연될 경우 형질세포의 CD138 항원이 점차 소실되어 2일째는 형질세포 순도가 58%까지 감소할 수 있습니다(Am J Clin Pathol 2011:136:7).

형질세포를 분리한 검체는 FISH 외에도 다른 분자유전 검사를 시행할 때도 이용할 수 있습니다.

IMWG/EMN (International Myeloma Working Group and the European Myeloma Network) 지침에 따르면 MM 환자에서 형질세포를 농축(enrichment)시키거나 형질세포를 타깃으로 인지하는 방법 등을 반드시 적용하여 FISH를 시행해야 한다고 강조하였습니다. MM을 대상으로 하는 연구를 시행하고자 할 때는 형질세포의 순도(purity)가 적어도 80% 이상되는 검체에서 시행할 것을 추천하고 있습니다(Int J Hematol 2010:92:314).

결론적으로 검사실에서는 여러 방법의 장단점을 고려하여 각 검사실 실정에 맞는 방법을 선택해야 합니다.

표 7-8. 형질세포 농축 및 타깃 방법

방법	원리	특징
magnetic cell sorting (CD138)	검체를 CD138 magnetic microbeads와 반응시켜서 magnet를 이용하여 형질세포를 positive selection함.	- 형질세포 분리 효율이 우수함. - 분리 효율이 감소되는 경우 : 형질세포가 < 5%인 경우, CD138 표현이 약한 검체, 보관된 검체 - 신선한 골수흡입액 뿐만 아니라, 염색체 검사 시행 후 남은 고정액(Carnoy's fixed cells)을 이용해서도 가능(IJLH 2012;34:541).
FACS (fluorescence activated cell sorting)	검체에 CD45, CD56, CD38 등을 부착하여 flow cytometry cell sorter를 이용하여 형질세포 분리	- 분리효율 가장 높음 : 5% 이하의 형질세포도 분리 가능. 최소 잔존질환(minimal residual disease) 검사 시 유용. - 고가의 장비 필요. 고난이도 검사
FICTION (Fluorescence immunophenotyping and interphase cytogenetics as a tool for investigation of neoplasms)	형질세포의 세포질을 AMCA (7-amino-4-methylcoumarin-3-acetic acid)로 conjugation된 cytoplasmic light chain (kappa 또는 lambda) 항체로 염색한 후 간기세포 FISH를 동일하게 시행. 형질세포는 kappa 또는 lambda 항체와 반응하여 세포질이 염색이 되므로 다른 세포와 구별이 가능. FISH 시그널을 형질세포만을 대상으로 분석	- 세포의 형태를 관찰하면서 FISH 판독 가능. - 클론성 질환이 여러 개 동시에 존재할 경우 각 클론의 비정상 양상을 각각 따로 구분하면서 판독 가능. - 배경의 비특이적 시그널이 FISH 시그널 판독하는 데 어려움을 줌.
Manual slide analysis with plasma cell targeting	FISH 슬라이드에서 large and mononuclear cell 만을 대상으로 시그널 판독(irregularly shaped nuclei는 neutrophil, monocyte 가능성 있으므로 판독에서 배제)	- 가장 간단하나 판독이 주관적. - FISH의 예민도를 크게 높이지는 못함. - 형질세포 비율이 낮을 경우(5% 이하) 결과 신뢰도가 아주 낮음.
Combined May-Grunwald-Giemsa (MGG) staining with FISH	cytospin 슬라이드를 MGG로 염색 후 광학현미경으로 형질세포 형태를 확인 후 다시 형광현미경으로 FISH를 판독.	- 광학현미경과 형광현미경을 번갈아 가면서 판독해야 함. - 주관적 판독
Automated slide analysis with plasma cell targeting	FISH 슬라이드를 자동화 이미지 분석 소프트웨어 프로그램을 이용하여 형질세포의 특징적인 세포 형태와 크기 기준에 맞는 세포만을 캡처하여 시그널을 판독함.	- 형질세포 비율이 낮을 경우 검사 신뢰도는 낮으나, 수기법보다는 높음. - 수기법보다 객관적이고 신속한 판독. - 전용 자동화 장비 필요

표 7-9-1. CD138 분리(sorting) 연구 결과

	unsorting 검체	CD138 sorting 검체	참고문헌
비정상세포 비율	1~28% (median 8%)	28~96% (median 73%)	Arch Pathol Lab Med 2013;137:625
비정상세포 비율	13~30% (median 15%)	84~100% (median 88%)	IJLH 2012;34:541
비정상 FISH 결과를 보인 환자 빈도	18~35%	50~72%	Arch Pathol Lab Med 2013;137:625, J Mol Diag 2005:7:560 Genes Chromosomes Cancer 2010:49:991

표 7-9-2. FICTION 연구결과

	미시행	시행	참고문헌
비정상세포 비율	0~46% (median 9%)	78~100% (median 91%)	Clin Lymph, Myeloma Leuk 2012:12:366, Cancer Genet 2014:207:31, Cytogenet Genome Res 2012;136:44, Methods Mol Biol 2011;730:159. Cancer Geent Cytogenet 2007:174:89.

2) *BCR/ABL1* FISH에서 *ASS* probe 선택

(1) *ASS* probe의 유용성

BCR/ABL1 D-FISH (dual fusion FISH)에서 1R1G1F로 관찰될 때의 의미

D-FISH (dual fusion FISH)에서는 der(9)t(9;22)의 *ABL1*과 *BCR* 유전자 모두 결실된 경우 1R1G1F 양상으로 관찰될 수 있습니다. 그러나 정상세포에서 우연히 9번과 22번이 겹쳐져서 존재할 경우 *ABL1* 유전자의 red와 *BCR* 유전자의 green 시그널이 서로 인접해서(overlapping), 융합시그널처럼 관찰될 수도 있습니다.

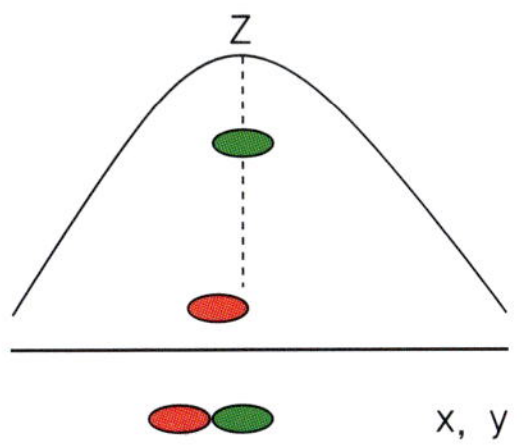

그림 7-31.
3차원에서는 *ABL1*과 *BCR*이 공간적으로 서로 떨어져 있는데, 현미경으로 관찰할 때는 단면을 관찰하므로, *ABL1*과 *BCR* 시그널이 서로 겹쳐져서 재배열 양성인 융합시그널처럼 보임.
● ABL1 ● BCR

이와 같이 1R1G1F로 관찰되더라도 der(9)t(9;22)에 유전자 결실로 인한 경우는 *BCR/ABL1* 재배열이 양성이고, *ABL1*과 *BCR* 유전자가 우연히 겹쳐진 경우는 *BCR/ABL1* 재배열이 음성이므로 2가지 양상을 구분하는 것은 아주 중요합니다.

한 문헌에 따르면 1R1G1F이 관찰되었던 환자 중 실제 der(9) 유전자 결실이 있었던 환자는 46%였고, 나머지 54% 환자는 시그널의 겹쳐짐(overlapping)에 의한 결과였다고 합니다(Cancer Genet Cytogenet 2004;154;138). 이와 같이 *BCR/ABL1* dual fusion probe 검사에서 1R1G1F 시그널 양상만으로 이들을 감별하기는 어렵습니다.

이러한 한계점을 극복하기 위해, Aqua-labeled *ASS* (argininosuccinate synthetase gene) probe가 개발되었고, 이는 1R1G1F 형광양상을 나타내는 환자에서 *BCR/ABL1* 재배열 양성 유무를 정확하게 판단하는 데 도움이 됩니다.

(2) *ASS* probe의 판독 기준

ASS probe는 9q34 부위의 *ABL1*로부터 동원체(centromere) 방향으로 *ASS*를 포함하도록 제작되어 있습니다(그림 7-32, 7-33).

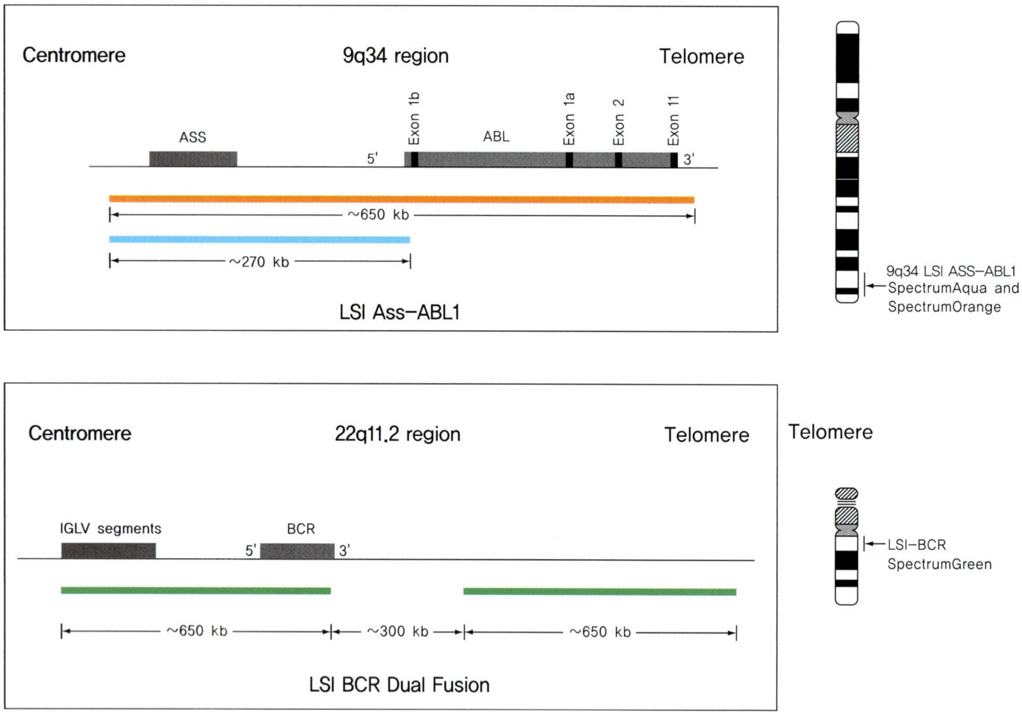

그림 7-32. *ASS* (argininosuccinate synthetase gene) probe의 모식도

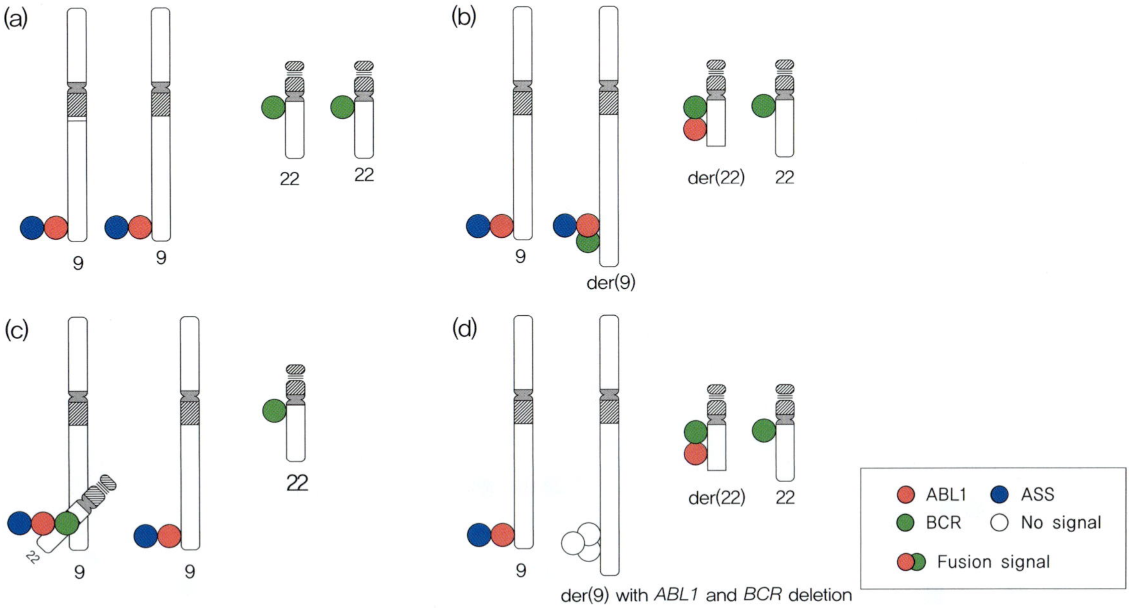

그림 7-33-1. *BCR/ABL1/ASS*1 중기세포 FISH에서 관찰되는 다양한 시그널 양상

(a) 2R2G2A : 정상 (R : red signal, G : green signal, A : aqua signal)

(b) 1R1G2F2A : t(9;22)(q34;q11.2). *ABL1* 또는 *BCR* 유전자 결실이 없음.

(c) 1R1G1F2A : 정상. *ABL1*과 *BCR* 이 겹쳐져서 융합시그널처럼 관찰되나 *BCR/ABL1* 재배열은 음성임. *ASS* signal이 2개임.

(d) 1R1G1F1A : t(9;22)(q34;q11.2)이 있고, der(9)t(9;22)에 *ABL1*과 *BCR* 유전자 모두 결실됨. *ASS* 시그널은 정상 9번 염색체에만 존재함

D-FISH에서 1R1G1F로 관찰될 경우, *ABL1*과 *BCR* 유전자가 모두 결실된 *BCR/ABL1* 재배열 양성인 세포라면, *ASS* 시그널이 1개만 관찰되고, 우연히 겹쳐져 있는 정상세포라면 *ASS* 시그널이 2개 존재합니다.

ASS probe를 포함시킬 경우 500개 간기세포 분석 시 1R1G1F 양상에 대한 위양성률이 23% 이상에서 1% 이하로 감소됩니다.

der(22)t(9;22)에 융합시그널이 1개 관찰되고, der(9)t(9;22)에 있는 *ABL1*과 *BCR* 유전자는 모두 결실되었으므로, 나머지 1개의 융합시그널은 관찰되지 않습니다. 정상 *ABL1* 시그널에 인접하여 1개의 *ASS* 시그널이 관찰되고, der(9)t(9;22)에 존재해야 할 나머지 1개의 *ASS* 시그널은 *ABL1* 유전자가 결실되면서 같이 결실되어 *ASS* 시그널이 관찰되지 않습니다.

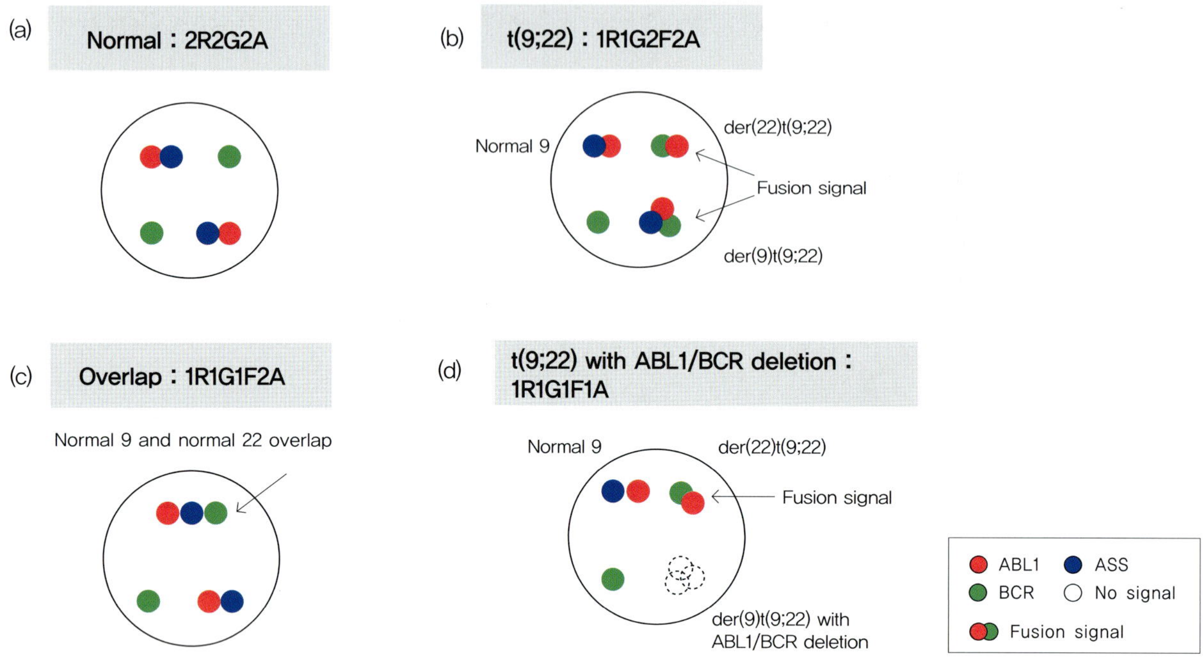

그림 7-33-2. *BCR/ABL1/ASS*1 간기세포 FISH에서 관찰되는 다양한 시그널 양상

가) *BCR/ABL1* 재배열 음성이고 융합시그널이 없는 경우; 2R2G2A[그림 7-33-1(a), 7-33-2(a)] 2개의 *ABL1* 유전자와 2개의 *BCR* 유전자가 관찰되며, 융합시그널은 관찰되지 않으며, *ASS* 유전자는 *ABL1* 시그널에 인접되어 2개 관찰됩니다.

나) 전형적인 *BCR/ABL1* 재배열 양성이고 결실이 없는 경우; 1R1G2F2A[그림 7-33-1(b), 7-33-2(b)] 정상 *ABL1* 시그널에 인접하여 1개의 *ASS* 시그널이 관찰되고, 나머지 1개의 *ASS* 시그널은 der(9)t(9;22)에 있는 *ABL1* 시그널에 인접하여 관찰됩니다.

다) *BCR/ABL1* 재배열 음성이고 fusion이 1개 있는 경우; 1R1G1F2A[그림 7-33-1(c), 7-33-2(c)] 우연히 *ABL1*과 *BCR* 유전자가 인접하여 겹쳐져 있는 융합시그널인 경우는 *ASS* probe도 정상적으로 2개 존재하므로, 1개의 *ASS* 시그널은 1개의 정상 *ABL1* 시그널과 인접하여 관찰되며, 나머지 1개의 *ASS*시그널은 융합시그널 위치에서 관찰됩니다.

라) 전형적인 *BCR/ABL1* 재배열 양성이고 der(9)t(9;22)에 *ABL1*과 *BCR* 결실이 있는 경우; 1R1G1F1A [그림 7-33-1(d), 7-33-2(d)]

8. FISH 보고서에 포함되어야 할 사항 및 보고서 예제

FISH 검사가 의뢰된 목적을 파악하고 다른 검사결과, 즉 세포형태학 검사, 면역표현형 검사, G-분염법에 의한 염색체 결과, 분자유전자 결과 등을 종합해서 판단하고 환자의 진료에 도움이 될 수 있도록 보고해야 합니다.

FISH 검사는 여러 가지 유용성을 가지고 있지만, G-분염법 염색체 검사를 대치할 수 없고, FISH 결과를 해석할 때도 G-분염법 결과와 종합적으로 해석해야 합니다. FISH 검사와 G-분염법 검사를 상호 보완적으로 적절하게 이용하면, 보다 유용한 세포유전학적 정보를 얻을 수 있습니다.

1) 환자 임상정보 : 이름, 성별, 나이, 등록번호, 진단명, 의뢰한 의사 성명

2) 검체 정보 : 채취 날짜, 접수 날짜, 검체의 종류(골수, 말초혈액, 조직, 체액 등)

   * 다발성 골수종의 경우 형질세포를 분리 또는 농축한 방법과 형질세포 % 기록

   예) CD138 magnetic bead sorting, FACS sorting, ImmunoFISH

3) FISH 세포 대상 : 간기세포 또는 중기세포

4) Score한 세포 수

5) 상품화된 probe 사용 시는 probe와 시약회사 이름 또는 자가제조인 경우 BAC 이름

6) ISCN 명명법에 따른 FISH 결과 표기

7) 각 probe에 대한 한계치

8) 결과 해석

   — 정상, 비정상, 판정불가(inconclusive, equivocal)를 명시
   한계치와 환자에서 관찰된 양성세포 수를 비교하여 판정

   — 비정상세포 비율 기록

   — FISH 결과에 따른 임상적 의의

9) FISH 결과의 한계 : 사용한 타깃 probe에 대한 유전적 이상 유무만 알 수 있고, 그 외 유전자에 대한 정보는 제공하지 못한다는 내용을 기록

10) 추천검사

   — 추적관찰 시 사용할 수 있는 FISH probe 이름

   — FISH 외에 추가로 추천되는 검사, 예) PCR, 병적유전자 변이검사 등

11) 보고 날짜, 검사자 성명, 보고자 성명, 검사실 이름, 주소, 문의사항 연락처 등

12) FISH 이미지

AML FISH 보고서 예제 (I)

● 결과

Probe 종류	결과	판정	한계치(cutoff)
1) *BCR/ABL1*	0.0% (0/200)	Normal	1.5%
2) *RUNX1/RUNX1T1*	0.0% (0/200)	Normal	1.5%
3) *PML/RARA*	0.0% (0/200)	Normal	1.5%
4) *CBFB*	0.0% (0/200)	Normal	1.5%
5) *KMT2A*	0.0% (0/200)	Normal	1.5%
6) *EGR1*/D5S23/D5S721	1.5% (3/200)	Normal	2.3%
7) D7S486/CEP7	54.5% (109/200)	Abnormal	3.0%
8) D20S108	3.0% (6/200)	Normal	4.4%
9) *TP53*/CEP17	3.5% (7/200)	Normal	6.2%
10) *IGH/MYC/*CEP8	0.0% (0/200)	Normal	1.5%

1) nuc ish(ABL1,BCR)×2[200]
2) nuc ish(RUNX1T1,RUNX1)×2[200]
3) nuc ish(PML,RARA)×2[200]
4) nuc ish(CBFB×2)[200]
5) nuc ish(KMT2A×2)[200]
6) nuc ish(D5S23/D5S721,EGR1)×2[197]
7) nuc ish(D7S486×1,CEP7×2)[109/200]
8) nuc ish(D20S108×2)[194]
9) nuc ish(TP53,CEP17)×2[193]
10) nuc ish(CMYC,CEP8,IGH)×2[200]

● 해석

55%의 간기세포에서 7q31 결실이 관찰되었습니다.
FISH 결과는 사용한 probe에 해당하는 유전자 재배열 유무에 대한 정보만 제공하는 것이며, 그외 다른 위치의 유전자 재배열 여부는 알 수 없습니다.

추천검사 : Follow up 시 D7S486 FISH를 의뢰하여 주십시오.

● 기타 정보

- 의뢰한 목적 : Known AML, relapse
- 검체종류 : 골수흡인액
- 분석한 간기세포 수 : 200개
- Probe 종류
  1) *BCR/ABL1* dual color, dual fusion translocation probe
  2) *RUNX1/RUNX1T1* dual color, dual fusion translocation probe
  3) *PML/RARA* dual color, dual fusion translocation probe
  4) *CBFB* dual color, break apart rearrangement probe
  5) *KMT2A* dual color, break apart rearrangement probe
  6) *EGR1*/D5S23/D5S721 dual color probe
  7) D7S486/CEP7 dual color probe
  8) D20S108 single color probe
  9) *TP53*/CEP17 dual color probe
  10) *IGH/MYC/*CEP8 Tri-color Dual Fusion Probes

MM FISH 보고서 예제(II)

● 결과

Probe 종류	결과	판정	한계치(cutoff)
1) *TP53* deletion	28.5%(57/200)	Abnormal	3.8%
2) 13q deletion	1.5%(3/200)	Normal	4.4%
3) *IGH/CCND1*	0.0% (0/200)	Normal	1.5%
4) *IGH/FGFR3*	0.0%(0/200)	Normal	1.5%
5) *IGH/MAF*	0.0%(0/200)	Normal	1.5%
6) 1p32 loss	0.5%(1/200)	Normal	5.0%
7) 1q21 gain	30.0%(60/200)	Abnormal	3.8%

1) nuc ish(TP53×1,CEP17×2)[57/200]
2) nuc ish(D13S319×2)[197]
3) nuc ish(CCND1,IGH)×2[200]
4) nuc ish(FGFR3,IGH)×2[200]
5) nuc ish(IGH,MAF)×2[200]
6) nuc ish(1p32×2,1q21×3)[60/200]

● 해석

골수흡인액에 포함되어 있는 형질세포 농축(enrichment)을 위해 CD138을 이용한 분리(sorting) 과정을 수행 하였으며, 최종적으로 형질세포가 90% 이상 포함된 검체로 FISH를 시행하였습니다.
200개의 간기세포 중 29%의 세포에서 *TP53* 결실, 30%의 세포에서 1q21 획득이 관찰되었습니다. 이는 예후가 나쁜 이상으로 알려져 있습니다.
FISH 결과는 사용한 probe에 해당하는 유전자 재배열 유무에 대한 정보만 제공하는 것이며, 그외 다른 위치의 유전자 재배열 여부는 알 수 없습니다.

추천검사 : 추적관찰시 *TP53*, 1p32/1q21 FISH를 의뢰하여 주십시오.

● 기타 정보

- 의뢰한 목적 : 다발성 골수종
- 검체종류 : 골수흡인액을 CD138로 분리(형질세포 〉 90%)
- 분석한 간기세포 수 : 200개
- Probe 종류
  1) *TP53* single color probe
  2) D13S319 single color probe
  3) *IGH/CCND1* dual color, dual fusion probe
  4) *IGH/FGFR3* dual color, dual fusion probe
  5) *IGH/MAF* dual color, dual fusion probe
  6) 1q21/1p32 dual color probe

이식 후 X/Y FISH 보고서 예제(III)

● 결과

FISH 양상	양성 세포
XX	4.0%
XY	94.2%
X	1.8%

nuc ish(DXZ1×2)[20/500]//(DXZ1x1,DYZ3×1)[471/500]/(DXZ1×1)[9/500]

● 해석

X/Y FISH를 시행한 결과는 4% 간기세포에서 환자 세포인 여자 핵형(XX)이 관찰되었고, 94.2%에서는 공여자 핵형(XY)이 관찰되었습니다. 1.8% 세포에서는 X가 1개만 관찰되었는데, 이는 환자 핵형인지 공여자 핵형인지 구분할 수 없습니다.
FISH 결과는 사용한 probe에 해당하는 유전자 재배열 유무에 대한 정보만 제공하는 것이며, 그 외 다른 위치의 유전자 재배열 여부는 알 수 없습니다.

추천검사 : 추적관찰 시 X/Y FISH와 STR 검사를 의뢰하여 주십시오.

● 기타 정보

– 의뢰한 목적 : Known AML/post sex-mismatched allogeneic stem cell transplantation status
– 검체종류 : 골수흡인액
– 분석한 간기세포 수 : 500개
– Probe 종류 : D18Z1/DXZ1/DYZ3 triple color probe

Janet D. Rowely : 종양유전학의 선구자 (I)

그녀는 CML이 t(9;22) 염색체 이상에 의해 발생한다는 것을 처음으로 증명하였고, 종양의 타깃 치료를 시도할 수 있도록 초석을 마련하였으며, 실험실 연구 결과를 환자 치료에 연결시키는 중개연구(translational research)의 새로운 분야를 개척한 선구자입니다.

그녀 없이는 종양유전학의 역사도 없습니다.

4명 아이들의 엄마가 남편의 외조로 세포유전학에 입문

그녀는 1925년에 미국에서 태어나 23세에 시카고 의과대학을 졸업하고, 대학 동창이며 병리학자인 Donald Rowley와 결혼하였습니다. 졸업 후 20년 동안은 4명의 아들을 낳아 키우면서 지역병원에서 파트타임으로 일했고, 주로 다운증후군 환자들을 진료하였습니다. 1959년에 다운증후군이 21번 염색체의 획득과 연관이 있다는 것이 알려지게 되면서 그녀는 유전질환에 대해 관심을 가지게 되었습니다.

1961년에 남편의 연구년을 맞이하여 영국으로 함께 가게 되었고, Churchill Hospital, Oxford에서 처음으로 세포유전학을 배우게 되었습니다. 1962년 미국으로 돌아왔을 때 시카고 대학에서 백혈병 환자의 염색체에 대해 연구하기 시작했습니다. 이후 남편의 두 번째 연구년을 맞이하여 1970년에 영국 옥스퍼드 대학의 유전학연구실에서 염색체의 염색기술(Q-banding)에 대해 배울 수 있었습니다.

이러한 염색기술을 적용하여 고령의 남자에서 염색체 개수가 45개이고 Y 염색체가 소실되었음을 발표하였습니다(Br J Haematol 1971:21:717).

첫 번째 역사적인 t(8;21) 발견과 논문 게재 거부

그 이후 그녀는 시카고 대학으로 다시 복귀하여 본격적으로 백혈병 환자의 염색체 연구에 전념하게 됩니다. 이전에도 몇몇 연구자들에 의해 백혈병 환자에서 염색체 이상이 관찰되는 것을 알고 있었지만 염색기법이 발달하기 전이라서 염색체 이상을 정확히 규명할 수가 없었습니다. 그녀는 영국에서 배워 온 염색기법을 적용하여, 2명의 백혈병 환자에서 t(8;21) 염색체 이상을 처음으로 발견하게 됩니다. 이러한 내용을 1972년에 New England Journal of Medicine에 짧은 편지(brief letter) 형식으로 투고하였으나 게재가 거부되었습니다. 그래서 다시 "Annale de Genetique" 저널에 투고하여 마침내 게재 승인을 받게 되었습니다(Identification of a translocation with quinacrine fluorescence in a patient with acute leukemia. Ann Genet 1973:16:109). t(8;21)는 백혈병에서 반복적으로 관찰될 수 있는 첫 번째로 발견한 염색체 전좌이며, t(9;22)보다 먼저 발견하였습니다.

t(8;21)이 발표된 동일한 달에 t(9;22)도 발견하여 보고하게 됩니다.

8 FISH 결과의 명명법(ISCN 2016)

A. 중기세포 FISH 명명법

FISH는 분열하는 중기세포를 대상으로 하는 중기세포 FISH와 간기세포 FISH로 구분할 수 있으며, 이에 따라 FISH 결과를 표기하는 명명법이 다릅니다(그림 8–1).

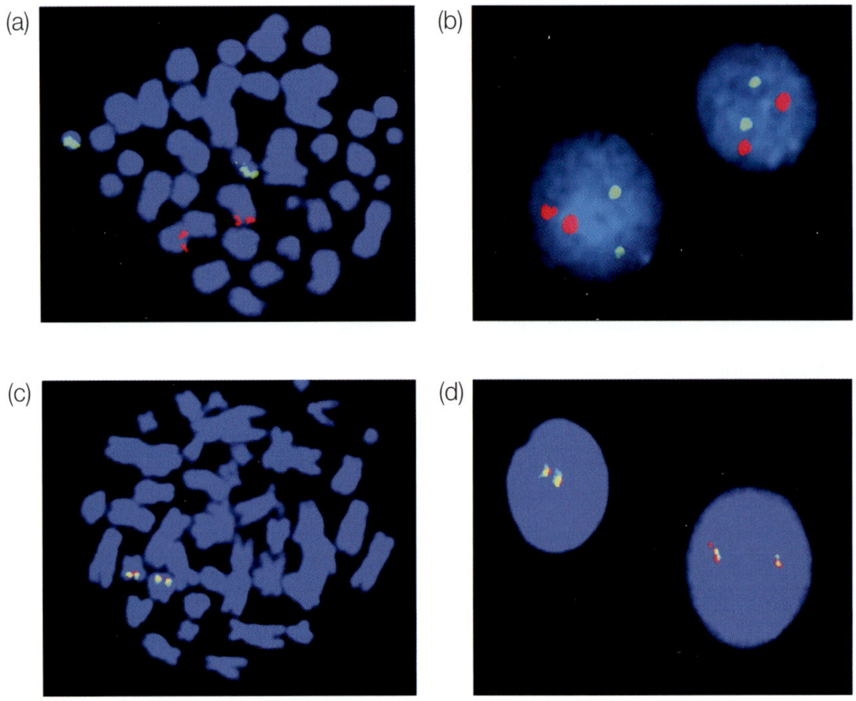

그림 8–1. 중기세포 FISH (a, c)와 간기세포 FISH (b, d)
(a)(b) *BCR/ABL1* FISH (*ABL1*, red; *BCR*, green). 2R2G : 정상
(c)(d) *CBFB* breakapart FISH. (5' *CBFB*, red; 3' *CBFB*, green). 2F : 정상
(R, red signal; G, green signal; F, fusion signal)

1. 일반적 원칙

1) G-분염법에 의한 염색체 결과를 같이 기록할 경우는 핵형표기 후 마침표를 찍고 "ish"라는 약자를 쓰고 한 칸 띄운 뒤 결과를 기록합니다. 염색체 결과 없이 중기세포 FISH 결과만 있다면 처음에 "ish"로 쓰고 결과를 기록합니다.
2) 구조적 이상이 있는 경우 ish 부호를 쓰고 구조적 이상을 나타내는 부호를 다시 표기합니다. 그 뒤에 염색체 번호, 절단점, probes에 사용된 locus 또는 loci를 쓰고, 단완 말단(pter)부터 장완 말단(qter) 순으로 표기합니다.
3) Locus 기록은 (capital 글자로 사용하고 italic 체로 쓰지 않음) 콤마로 분리하고 각 locus의 결과 상태는 locus 표기 바로 뒤에 기록합니다. 예를 들면, 그 locus에 해당하는 시그널이 관찰되었다면, "+", 관찰 되

지 않았다면 "-" 등으로 표기합니다.

4) Locus 표기 시 clone명이 가장 추천되고, GDB (Genome Data Base, UCSC 또는 Ensembl Genome Browsers)에 따라서도 표기할 수 있습니다. GDB에 의한 표기가 가능하지 않다면 gene name을 HUGO 공인된 표기법(www.hugo-international.org)에 따라 표기할 수 있습니다. Contig Probe를 사용한 경우는 각 locus를 '/' 부호로 분리한 후 표기할 수 있습니다. Locus의 band 표기는 현재 UCSC Genome Browser (www.genome.ucsc.edu/)에 근거하여 표기합니다.

46,XY.ish del(22)(q11.2q11.2)(N25-) : clone name
46,XY.ish del(22)(q11.2q11.2)(HIRA-) : GDB (Genome Data base)
46,XY.ish del(22)(q11.2q11.2)(D22S75-) : Gene name

2. Locus (Sequence) Specific Probe, Centromere Probe

1) 1개의 염색체에 대해 1가지 종류의 probe 사용 시

염색체 결과를 기록한 후 "ish"라는 부호를 쓴 뒤에 검사한 locus 또는 loci의 염색체, region, band, subband를 기록하며 그 뒤에 검사한 locus를 괄호 안에 쓰고 multiplicaton sign (x)과 관찰된 시그널의 수를 기록합니다.

* 46,XY.ish 13q14.3(D13S25×2)

G-분염법에 의한 염색체 결과는 46,XY로 정상핵형이었고, 13q14.3 부위에 대한 D13S25 probe로 중기세포 FISH를 시행한 결과 2개의 시그널이 모두 관찰되므로 정상임.

* ish 13q14.3(D13S25×2)

G-분염법의 염색체 결과는 시행하지 않아 정상인 중기세포 FISH 결과만 기록함(그림 8-2(a)).

* 46,XY.ish del(13)(q14.3q14.3)(D13S25-)

13q14.3 위치에 해당하는 D13S25 locus probe를 사용하여 중기세포 FISH를 시행한 결과, 시그널 1개가 소실되었으므로 13q14.3 위치에 결실이 있음(그림 8-2(b)).

* 46,XY.ish del(13)(q14.3q14.3)(D13S25-), del(13)(q14.3q14.3)(D13S25-)

13q14.3 위치에 해당하는 D13S25 locus probe를 사용하여 중기세포 FISH를 시행한 결과, 시그널 2개가 소실되었으므로 2개의 13번 상동 염색체의 13q14.3 위치에 모두 결실이 있음(그림 8-2(c)).

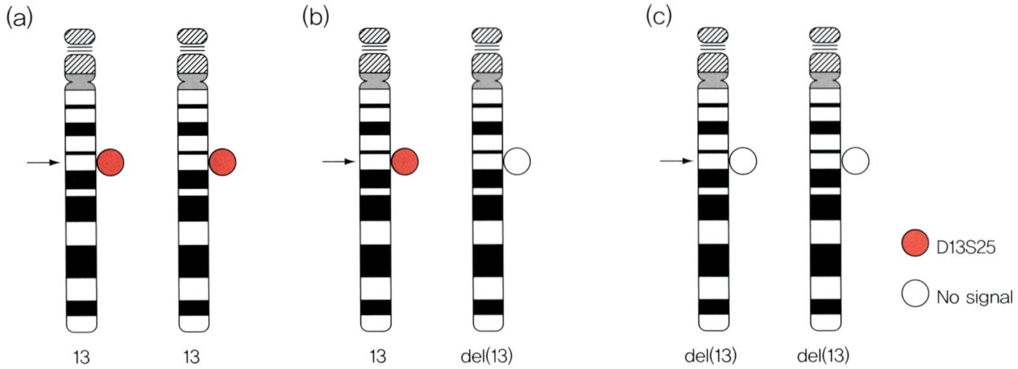

그림 8–2. D13S25(13q14.3) locus specific probe.
(a) ish 13q14.3(D13S25x2), (b) ish del(13)(q14.3q14.3)(D13S25-)
(c) ish del(13)(q14.3q14.3)(D13S25-),del(13)(q14.3q14.3)(D13S25-)

* 46,XY.ish 17p11.2(RAI1×2)

17번 염색체의 RAI1 locus가 2개가 존재하므로 정상임(그림 8–3(a)).

* 46,XY.ish dup(17)(p11.2p11.2)(RAI1++)

17번 염색체의 RAI1 locus가 이중 반복되어 있으며, 나머지 정상 17번 상동 염색체는 1개의 시그널이 있음(그림 8–3(b)).

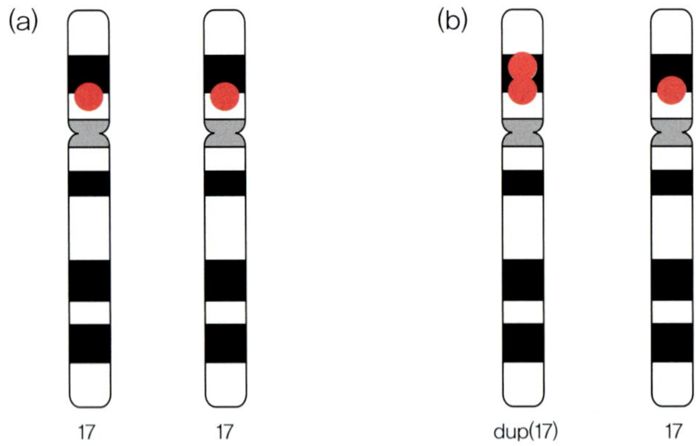

그림 8–3. RAI1 (17p11.2) locus specific probe
(a) ish 17p11.2(RAI1x2) (b) ish dup(17)(p11.2p11.2)(RAI1++)

* 46,XY. ish 21q22(D21S65×2)

G-분염법 염색체 결과 정상핵형이었고, 21q22 위치에 해당하는 D21S65 locus probe를 사용하여 중기세포 FISH를 시행한 결과, 시그널 2개가 관찰되어 정상임.

* 47,XY,+21.ish 21q22(D21S65×3)

G-분염법 염색체 결과 trisomy 21이었고, 21q22 위치에 해당하는 D21S65 locus probe를 사용하여 중기세포 FISH를 시행한 결과, 시그널 3개 관찰되어 trisomy 21임을 확인함.

2) 1개의 염색체에 대해 2가지 종류 이상의 probe 사용 시

* ish 13q14.3(D13S25,D13S319)×2

G-분염법 염색체 결과는 알 수 없고, 13q14.3 위치에 해당하는 D13S25와 D13S319의 2가지 locus specific probe를 사용하여 중기세포 FISH를 시행한 결과, 각 probe에 대해 시그널이 각각 2개씩 관찰되므로 정상임(그림 8-4(a)).

* ish 13q14.3(D13S25×2),del(13)(q14.3q14.3)(D13S319-)

13q14.3 위치에 해당하는 D13S25와 D13S319의 2가지 probe를 사용하여 중기세포 FISH를 시행한 결과, D13S25 probe에서는 시그널이 2개 관찰되어 정상이지만, D13S319 probe에서는 시그널 1개가 관찰되지 않으므로 그 부위가 결실되었음(그림 8-4(b)).

* ish del(13)(q14.3q14.3)(D13S25-,D13S319-)

G-분염법 염색체 결과는 알 수 없고, 13q14.3 위치에 해당하는 D13S25와 D13S319의 2가지 probe를 사용하여 중기세포 FISH를 시행한 결과, 각 probe에 대해 시그널이 각각 1개씩 모두 소실되어 그 부위가 결실되었음. 나머지 13번 염색체는 정상임(그림 8-4(c)).

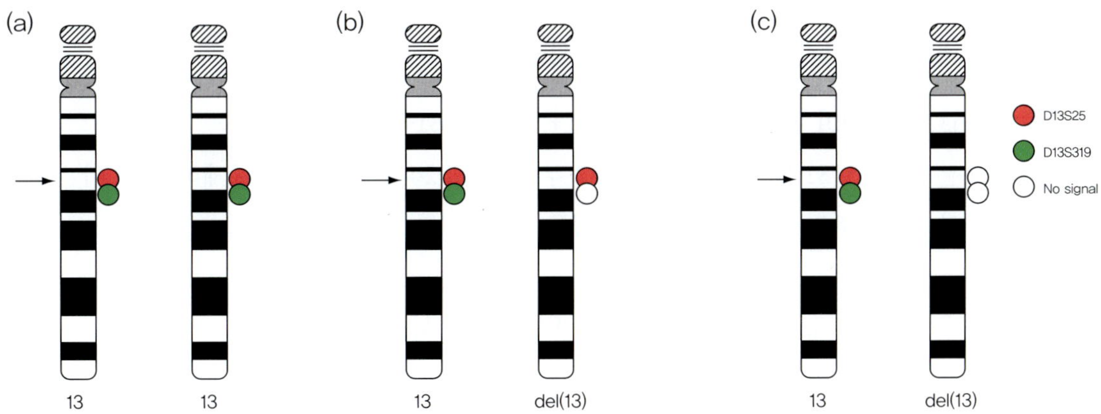

그림 8-4. D13S25(13q14.3)와 D13S319(13q14.3) locus specific probe.
(a) ish 13q14.3(D13S25,D13S319)×2
(b) ish 13q14.3(D13S25x2),del(13)(q14.3q14.3)(D13S319-)
(c) ish del(13)(q14.3q14.3)(D13S25-,D13S319-)

* 46,XY.ish del(15)(q11.2q11.2)(D15S11+,SNRPN–,D15S10–,GABRB3+)

15q11.2 위치에 해당하는 D15S11, SNRPN, D15S10, GABRB3 loci에 대한 probe를 이용하여 중기세포 FISH를 시행한 결과, D15S11와 GABRB3 locus는 결실되지 않은 반면, SNRPN와 D15S10 locus는 결실됨 (그림 8–5).

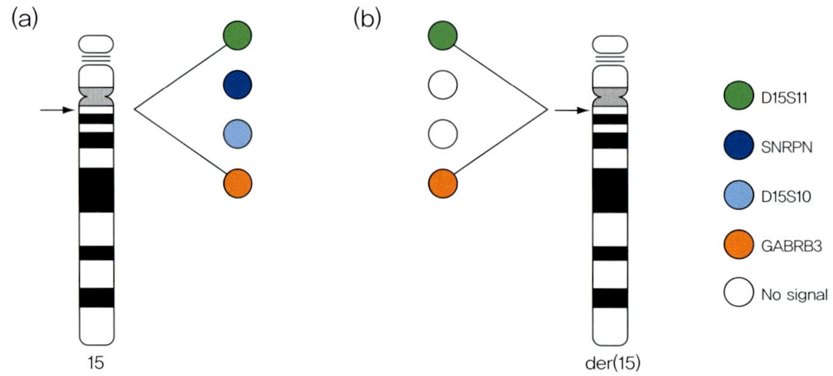

그림 8–5. D15S11,SNRPN, D15S10, GABRB3 (15q11.2) locus specific probe.
(a) ish 15q11.2(D15S11+, SNRPN+,D15S10+, GABRB3+). 정상
(b) ish del(15)(q11.2q11.2)(D15S11+, SNRPN-, D15S10-, GABRB3+)

* 46,XX,inv(16)(p13.1q22).ish inv(16)(p13.1)(MYH11+, CBFB+)(q22)(MYH11+, CBFB+)

중기세포에서 inv(16)(p13.1q22)가 관찰되었고, 16q22에 있는 *CBFB* 유전자와 16p13에 있는 *MYH11* 유전자에 대한 probe를 적용한 FISH 결과에서도 inv(16)로 인해 16p13.1과 16q22 부위에 *MYH11*과 *CBFB* probe 시그널이 모두 관찰됨을 확인함.

3) 2개의 염색체에 대해 1가지 종류의 probe 사용 시

* 46,XX,t(2;17)(q32;q24)[20]. ish t(2;17)(AC005181+; AC005181+)[20]

17q24에 해당하는 AC005181 BAC clone이 2q32 부위와 17q24 부위에 모두 존재하므로, 이 부위에서 2번과 17번 염색체 사이에 전좌가 발생했음을 알 수 있음.

4) 2개 이상의 염색체에 대해 2가지 종류 이상의 probe 사용 시

각 염색체에 대한 probe 결과는 “;” 부호를 이용하여 나누어서 표기합니다.

* 46,XY[20].ish 9q34(ABL1×2),22q11.2(BCR×2)[20]

G-분염법 염색체 결과 정상핵형이었고, 9q34 부위의 *ABL1* locus probe와 22q11.2 부위의 *BCR* locus probe를 사용하여 중기세포 FISH를 시행한 결과, 각 해당 위치에서 시그널이 2개씩 관찰되어 정상임(그림 8–6(a)).

* 46,XY,t(9;22)(q34;q11.2)[20].ish t(9;22)(ABL1+,BCR+;BCR+,ABL1+)[20]

G-분염법 염색체 결과 20개 중기세포에서 t(9;22)(q34;q11.2)가 관찰되었고, 중기세포 FISH 결과는 t(9;22)(q34;q11.2) 전좌에 의해 der(9)t(9;22) 염색체에 *ABL1*와 *BCR* locus에 대한 시그널이 관찰되고, der(22)t(9;22) 염색체에는 *BCR*과 *ABL1* locus에 대한 시그널이 관찰됨(그림 8-6(b)).

* 47,XY,t(9;22)(q34;q11.2),+der(22)t(9;22)[20].ish t(9;22)(ABL1+,BCR+;BCR+,ABL1+), der(22)(BCR+,ABL1+)[20]

t(9;22)에 추가하여 der(22)의 extra Philadelphia 염색체를 가진 핵형을 중기세포 FISH를 이용하여 증명하였는데, der(9)t(9;22)와 der(22)t(9;22) 염색체에 *ABL1*과 *BCR* locus에 대한 시그널이 모두 관찰되고, 추가로 관찰된 der(22) 염색체에서도 *BCR* locus과 *ABL1*에 대한 시그널이 모두 관찰됨.

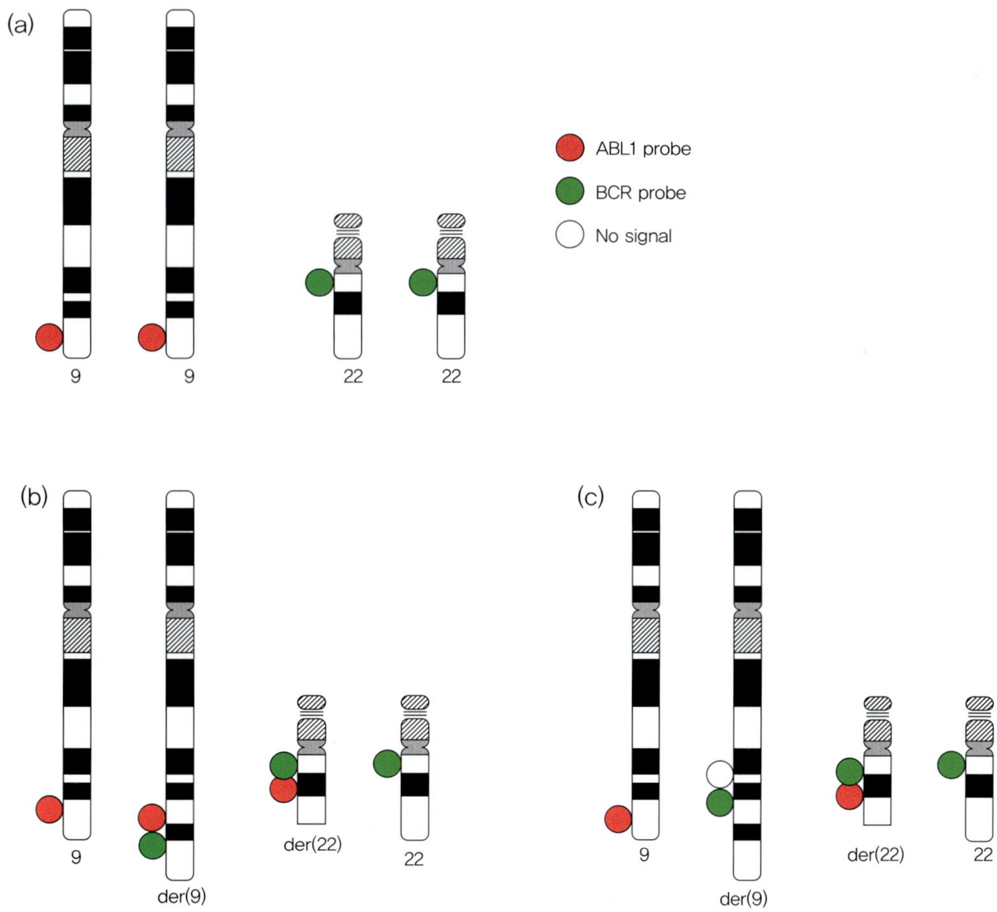

그림 8-6. *BCR/ABL1* dual color dual fusion probe

(a) 정상

(b) 전형적인 t(9;22)(q34;q11.2).ish t(9;22)(q34;q11.2)(ABL1+,BCR+;BCR+,ABL1+)

(c) t(9;22)(q34;q11.2) with *ABL1* deletion. ish der(9)t(9;22)del(9)(q34q34)(ABL1-, BCR+), der(22)t(9;22)(BCR+, ABL1+)

* 46,XY,t(9;22)(q34;q11.2)[20]. ish der(9)t(9;22)del(9)(q34q34)(ABL1−, BCR+), der(22)t(9;22)(BCR+, ABL1+)[20]

G-분염법 염색체 결과 관찰한 20개의 중기세포 모두에서 t(9;22)(q34;q11.2)가 관찰되었음. 중기세포 FISH 결과는 분석한 20개 중기세포에서 der(22)t(9;22) 염색체에 *BCR*과 *ABL1* locus에 대한 시그널이 관찰됨. der(9) 염색체에는 *BCR* 시그널은 관찰되나 *ABL1* 시그널은 관찰되지 않는데, 이는 *ABL1* 부위 유전자가 결실되어 있음을 의미하며, G-분염법 염색체 검사에서는 검출하지 못함(그림 8–6(c)).

* 46,XY, t(9;22)(q34;q11.2)[20]. ish der(9)t(9;22)del(9)(q34q34)(ASS1−,ABL1−,BCR+), der(22)t(9;22)(BCR+, ABL1+)[20]

der(9)염색체에 결실이 발생하여 *ASS1*과 *ABL1* Iocus에 대한 시그널이 관찰되지 않음.

• 46,XY. ish ins(15;17)(q22;q21q21)(PML+,RARA+;RARA+)

G-분염법 염색체 결과는 정상이나 *PML*과 *RARA* probe를 이용해서 중기세포 FISH를 시행한 결과는 비정상 15번 염색체의 경우 *PML*과 *RARA* 시그널이 모두 관찰되어 17q21 분절이 15q22 부위에 미세하게 삽입되었음을 확인할 수 있었음.

3. Break apart probe

* 46,XX,inv(16)(p13.1q22)[20]. ish inv(16)(p13.1)(5'CBFB+)(q22)(3'CBFB+)[20]

G-분염법 염색체 결과 관찰한 20개의 중기세포 모두에서 inv(16)(p13.1q22)가 관찰되었음. FISH 결과는 20개 중기세포에서 inv(16)에 의해 5'*CBFB* locus에 대한 시그널은 16q22에 위치하고, 3'*CBFB* locus에 대한 시그널은 16p13.1에서 관찰됨. 정상 16번인 경우 16q22에 위치하는 5'*CBFB* locus와 3'*CBFB* locus가 인접해서 관찰됨(그림 8–7(a))

* 46,XX,t(16;16)(p13.1;q22)[20].ish t(16;16)(3'CBFB+;3'CBFB−)[20]

G-분염법 염색체 결과 관찰한 20개의 중기세포 모두에서 t(16;16)(p13.1;q22)가 관찰되었음. FISH 결과는 20개 중기세포에서 t(16;16)에 의해 5'*CBFB* locus에 대한 시그널은 16q22에 위치하고, 3'*CBFB* locus에 대한 시그널은 16p13.1에서 관찰됨. 정상 16번인 경우 16q22에 위치하는 5'*CBFB* locus와 3'*CBFB* locus가 인접해서 관찰됨(그림 8–7(b)).

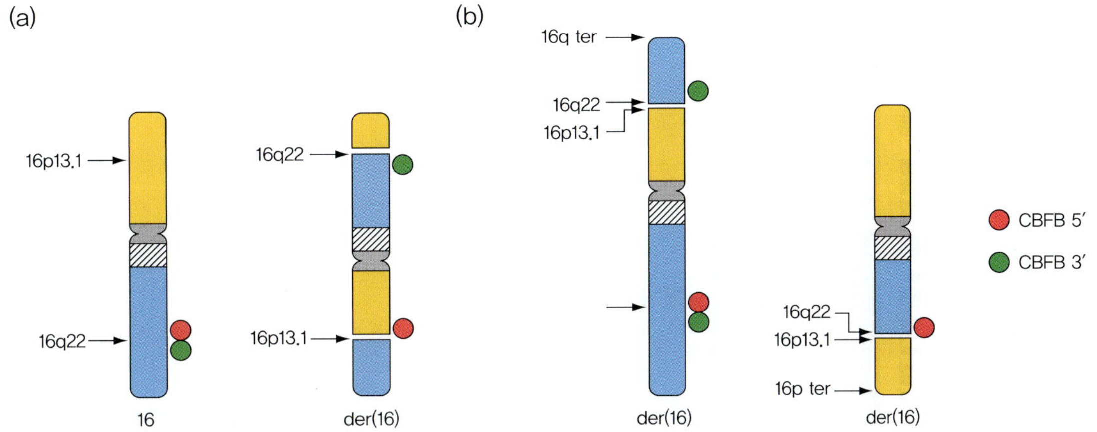

그림 8-7. CBFB break apart probe.
(a) ish inv(16)(p13.1)(5'CBFB+)(q22)(3'CBFB+)
(b) ish t(16;16)(3'CBFB+;3'CBFB-)

4. Whole chromosome paint probe (WCP)

Whole chromosome paint probe를 사용한 경우는 "wcp"로 표기하고 partial chromosome paint probe로 사용한 경우는 "pcp"로 표기합니다. 24개 색깔을 염색체에 적용하는 multicolor FISH의 결과는 "wcp"를 이용해서 표기할 수 있습니다.

* 46,XX,add(4)(q34).ish dup(4)(q31.1q34)(wcp4+)

G-분염법 염색체 결과 4q34 부위 이하에 기원을 알 수 없는 추가적인 물질이 붙어 있음. 4번 염색체의 WCP (whole chromosome paint probe)로 중기세포 FISH를 시행한 결과, 추가된 물질은 4번 염색체의 일부이며, 4q31.1부터 4q34에 해당되는 부위가 이중 반복된 것을 확인함(그림 8-8(b)).

* 46,XX,add(4)(q31.1).ish der(4)dup(4)(q31.1q34)(wcp4+)add(4)(q34)(wcp4-)

G-분염법 염색체 결과 4q31.1 부위 이하에 기원을 알 수 없는 추가적인 물질이 붙어 있음. 4번 염색체의 WCP로 중기세포 FISH를 시행한 결과 추가된 물질의 상단은 4번 염색체로부터 유래되었으며, 4q31.1부터 4q34에 해당되는 부위가 이중 반복된 것을 확인함. 추가된 물질의 하단은 4번 염색체의 WCP로 보합(hybridization)되지 않아 4번 염색체로부터 유래되지 않았고, 4번을 제외한 다른 염색체 부위이며, 어느 염색체인지 기원은 알 수 없음(그림 8-8(c)).

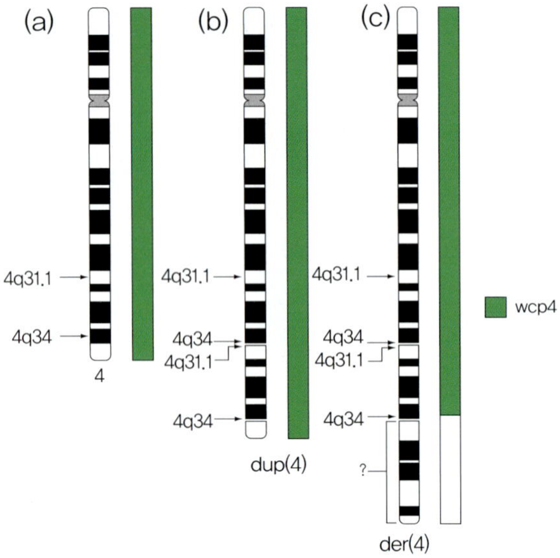

그림 8-8. Whole Chromosome paint probe 4 (wcp4).
(a) 정상
(b) ish. dup(4)(q31.1q34)(wcp4+)
(c) ish der(4)dup(4)(q31.1q34)(wcp4+)add(4)(q34)(wcp4-)

* 46,XX. ish t(4;11)(p16.3;p15)(wcp11+,D4F26−,D4S96+,D4Z1+;D4F26+,wcp11+)

G-분염법 염색체 검사에서는 4p16.3과 11p15 사이의 미세한 reciprocal 전좌를 검출하지 못하여 정상핵형으로 보고하였고, 여러 개의 probe를 사용하여 중기세포 FISH를 시행한 결과 t(4;11)(p16.3;p15) 이상이 있음을 확인함.

der(4)는 4p16.3 상단 부위에 11번 염색체의 WCP (whole chromosome paint probe)에 보합됨을 확인하였고, D4S96에 대한 probe와 4번 염색체의 alpha-satellite에 해당하는 D4Z1 probe에 양성 반응을 보였고, D4F26 (4p telomere region)에 대해서는 음성을 보였음. der(11)은 11p15 하단 부위는 11번 염색체의 WCP에 양성 반응을 보였고, 11p15 상단부위는 D4F26에 대해서 양성을 보임. 기록하는 probe의 순서는 단완의 말단(pter)부터 장완의 말단(qter) 순으로 기록함.

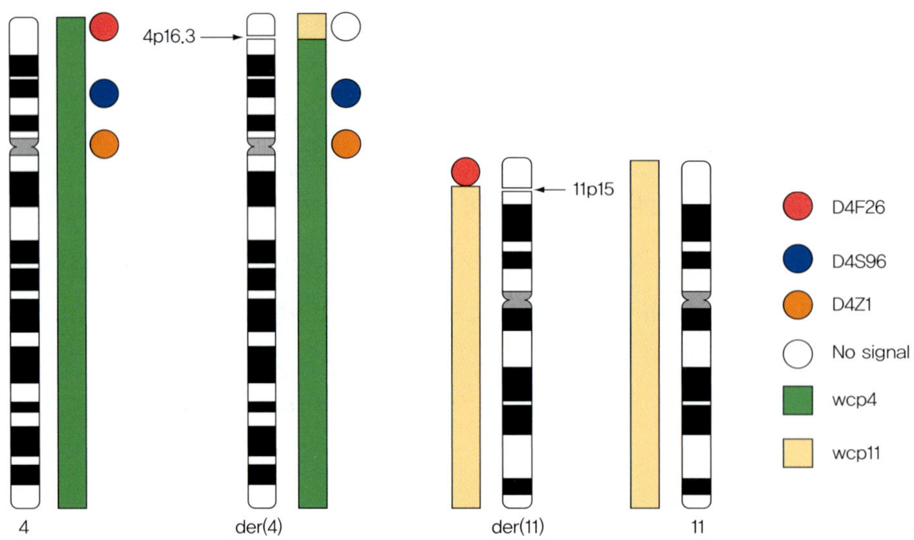

그림 8-9. Whole chromosome probe 4 and whole chromosome probe 11 & D4F26, D4S96, D4Z1 locus specific probe. ish t(4;11)(p16.3;p15)(wcp11+, D4F26−, D4S96+, D4Z1+;D4F26+, wcp11+)

* 46,XY,ins(2)(p13q21q31).ish ins(2)(wcp2+)

G-분염법 염색체 검사에서 2q21부터 2q31 부위의 분절이 2p13 부위에 삽입됨. 2번 염색체의 WCP를 이용해 중기세포 FISH를 시행한 결과로도 확인함.

* 46,XY,ins(5;2)(p14;q32q22).ish ins(5;2)(wcp2+)

G-분염법 염색체 결과 ins(5;2)가 관찰되었는데, 2번 염색체 WCP (whole chromosome paint probe)를 이용하여 중기세포 FISH를 시행한 결과 5번 염색체 일부에 2번 염색체로부터 유래된 부위가 있음. 이는 2번 염색체의 일부 분절이 5번 염색체의 단완으로 삽입된 것임을 증명하는 것임.

* 46,X,+r.ish r(X)(wcpX+, DXZ1+)[15]/r(X)(wcpX+, DXZ1++)[10].

X염색체의 WCP Probe와 DXZ1 (X alpha-satellite) probe를 적용한 결과 ring 염색체는 X염색체로 구성되어 있음을 확인함. 15개 세포는 monocentric ring이고 10개 세포는 dicentric ring 형태임.

* 47,XY,+mar.ish der(17)(wcp17+,D17Z1++)

G-분염법 염색체 검사에서 관찰된 표지(marker) 염색체는 17번 염색체의 WCP probe를 이용하여 중기세포 FISH를 시행한 결과 17번 염색체로부터 유래되었음을 증명함. 또한 D17Z1 probe(17번 alpha-satellite probe)에서 이중반복(duplication)된 소견을 보여, 17번 염색체의 동원체가 2개 포함된 이중동원체(dicentric) 형태임을 확인함.

5. 기타

* ish ider(21)(q10)dup(21)(q22q22)(RUNX1x4)

21q22 부위의 이중반복에 의해 생성된 21번 염색체의 isoderivative 형태는 각각의 완(arm)에서 2개의 *RUNX1* 시그널이 각각 관찰되어 총 4개의 시그널을 확인함.

* ish der(21)(RUNX1 amp)

21번 derivative 염색체에서 *RUNX1* 시그널 수가 증가되어 있었는데 정확한 시그널 수를 셀 수 없어 "amp"로 표기함.

* ish dmin(MYCN×20~50)[20]

20개 중기세포를 관찰한 결과, *MYCN* 유전자를 포함하는 double minutes가 세포당 20~50개 관찰됨.

* ish del(X)(p11.2p11.4)(RP1-112K5 dim,RP11-265P11 dim)

Xp11.2에 위치하는 RP1-112K5 clone의 시그널과 Xp11.4에 위치하는 RP11-265P11 clone의 시그널이 정상 상동염색체의 시그널보다 형광 강도가 약함. 이는 부분적으로 결실이 있음을 시사함.

* ish 17p11.2(RAI1 enh)

17p11.2 부위의 RAI1 locus에 해당하는 probe로 중기세포 FISH를 시행한 결과 시그널의 강도가 증가되어 있음.

B. 간기세포 FISH 명명법

1. 일반적 원칙

1) G-분염법 결과가 있을 때는 핵형 표기 후 마침표를 찍은 후 "nuc ish" 부호를 적고, 간기세포 FISH 결과를 기록합니다(중기세포 FISH 결과는 "ish" 부호를 사용합니다). G-분염법 결과가 없을 때는 처음에 "nuc ish"를 쓰고 결과를 기록합니다.
2) 간기세포 FISH 결과에 대한 정보는 시그널의 수와 각 locus에 대한 상대적인 위치(relative position of signals)를 이용하여 표기합니다.

2. Locus (Sequence) specific probe, Centromere probe

1) 시그널의 수(Number of signals)

"nuc ish"를 쓴 다음, 띄어 쓰지 않고 바로 괄호치고 그 다음에는 locus designation, multiplication sign, 시그널의 숫자를 표기하고 괄호를 닫습니다. 종양검체에서 간기세포 FISH를 시행한 경우는 score한 수를 [ ] 안에 기입합니다.

(1) 1개 locus에 대한 probe로 시행했을 때 표기법

* nuc ish 21q22(D21S65×2)[200] 또는 nuc ish(D21S65×2)[200]

21번 염색체의 D21S65 locus에 대한 probe로 간기세포 FISH를 시행한 결과, 200개 간기세포에서 모두 2개 시그널이 관찰되므로 정상임.

* nuc ish 21q22(D21S65×3)[100/200] 또는 nuc ish(D21S65×3)[100/200]

D21S65 locus에 대한 probe로 간기세포 FISH를 시행한 결과, 200개 간기세포 중 100개에서 3개의 시그널이 관찰되므로 비정상임.

* nuc ish(DXZ1×1)[200]

X염색체의 DXZ1 locus에 대한 probe로 간기세포 FISH를 시행한 결과, 200개 간기세포가 모두 1개 시그널만 관찰됨.

* nuc ish(MYCN×4~>50)[200]

200개의 간기세포를 관찰하였는데, 세포당 4개에서 50개 이상의 *MYCN* 시그널이 관찰됨.

* nuc ish(MYCN amp)[200]

200개의 간기세포를 관찰하였는데, *MYCN*의 시그널 수를 정확히 셀 수는 없었으나, 증폭(amplification) 되어 있음.

(2) 같은 염색체 내에서 2개 locus 이상의 probe를 사용했을 때 표기법

같은 band 영역 안에 존재하는 locus에 대해 2개의 probe를 사용하였다면, 단완 끝(pter)부터 장완 끝(qter) 순서대로 기입하며, 각 locus 이름은 콤마로 분리합니다.

* 46,XX[20].nuc ish(D21S65, D21S64)×2[200]

G-분염법 염색체는 46,XX 정상 핵형이었음. 21q22 부위에 해당하는 D21S65 locus와 D21S64 locus에 대한 probe로 간기세포 FISH를 시행한 결과, 200개 간기세포에서 모두 각각 2개씩의 시그널이 관찰되므로 정상임.

* nuc ish 21q22(D21S65×2, D21S64×3)[100/200]

21q22 부위에 해당하는 D21S65 locus와 D21S64 locus에 대한 probe로 간기세포 FISH를 시행한 결과, D21S65 locus에서는 2개의 시그널이 관찰되므로 정상이지만, D21S64 locus에서는 3개의 시그널이 관찰되므로 비정상임.

* nuc ish(D20Z1×2, D20S108×1)[100/200]

200개 간기세포 중 100개 세포에서 centromere probe (D20Z1)은 정상적으로 2개 시그널이 관찰되고 20q12에 위치하는 D20S108 probe 시그널은 1개만 관찰되어 결실됨.

* nuc ish(KAL,GK,DMD)×1[200]

X 염색체의 KAL,GK,DMD locus에 대한 probe로 간기세포 FISH를 시행한 결과, 각각 1개씩의 시그널이 관찰됨. 기입한 순서는 단완 끝(pter)부터 장완 끝(qter) 순서대로 기입함.

* nuc ish(D17Z1,ERBB2)×2[100]

100개의 간기세포를 분석하였는데, 17번 염색체의 동원체에 해당하는 D17Z1와 *ERBB2 (HER-2)* locus에서 각각 2개씩의 시그널이 관찰되어 정상임.

* nuc ish(D17Z1×2,ERBB2×10~20)[100/200]

200개의 간기세포를 분석하였는데, 그 중 100개는 17번 염색체의 동원체에 해당하는 D17Z1 locus는 2개 시그널이 관찰되나 *ERBB2 (HER-2)* locus에서는 10~20개의 시그널이 관찰됨(그림 8-10).

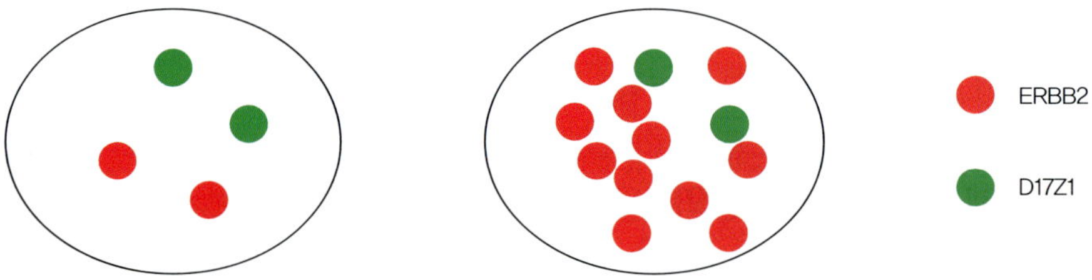

그림 8-10. D17Z1, *ERBB2* probe (a) 정상 (b) *ERBB* 증폭

* nuc ish(D13S319×1,D13S319 dim×1,LAMP1×2)[197/200]

200개의 간기세포 중 197개 세포에서 1개의 D13S319 locus는 정상 형광강도를 나타내는 시그널이 관찰되었고, 다른 1개의 D13S319 locus의 시그널의 형광강도는 감소되어 있었으며, LAMP1은 2개의 형광시그널 강도가 모두 정상이었음.

* nuc ish(D17Z1×2~3, ERBB2 amp)[100/200]/(D17Z1, ERBB2)×3[20/200]

200개 간기세포 중 100개는 D17Z1이 2~3개의 copies가 있었고, *ERBB2*는 증폭(amplification)됨. 또한 20개 세포는 D17Z1과 *ERBB2*가 3개 copies로 관찰됨.

(3) 2개 이상의 다른 염색체에 있는 locus에 대한 probe로 시행했을 때 표기법

2개의 다른 염색체에 해당하는 locus를 검사하였다면, 각각의 locus 이름은 콤마로 분리합니다. 기입하는 순서는 성염색체를 가장 먼저 쓰고, 상염색체는 1번에서 22번 순서대로 씁니다.

Probe 세트로 동시에 보합시킨 경우는 여러 개의 probe를 괄호 안에 같이 포함시켜서 기록합니다.

* nuc ish(KAL, D21S65)×2[200]

X 염색체의 *KAL* locus와 21번 염색체의 D21S65 locus에서 각각 2개씩의 시그널이 관찰됨. 성염색체의 locus를 상염색체보다 먼저 기입하므로, *KAL* locus를 D21S65 locus보다 먼저 기입함.

* nuc ish Xp22.3(KAL×2)[200], 21q22(D21S65×3)[200]

KAL locus는 2개의 시그널이 관찰되어 정상이고, D21S65 locus에서는 3개의 시그널이 관찰되어 비정상임.

* 46,XY[20].nuc ish(ABL1,BCR)×2[400]

46,XY[20].nuc ish 9q34(ABL1×2),22q11.2(BCR×2)[400]

G-분염법 염색결과 20개 중기세포에서 모두 정상임. 또한 간기세포 400개를 분석한 결과, 9번 염색체의 *ABL1* locus와 22번 염색체의 *BCR* locus에서 각각 2개씩의 시그널이 관찰되어 정상임. 상염색체에서 염색체 번호가 작은 locus를 먼저 기입하므로, 9번에 있는 *ABL1* locus를 *BCR* locus보다 먼저 기입함.

* nuc ish(ATM, D12Z3, D13S319, LAMP, TP53)×2[200]

2개 batch의 FISH를 시행하였는데, 200개 간기세포에서 각 probe가 모두 정상적으로 2개의 시그널이 관찰됨. 1개의 괄호 안에 상염색체 번호 순서에 따라 모두 기록함. 이와 같이 여러 번의 hybridization을 시행한 경우라도 정상결과인 경우 1개의 괄호 안에 모두 기입함.

* nuc ish(ATM, TP53)×2[200],(D12Z3×3,D13S319×2, LAMP1×2)[100/200]

2개 batch의 FISH를 각각 시행하였는데 동시에 보합시킨 probe는 같은 괄호 안에 기입함. 첫 번째 FISH에서는 200개의 간기세포에서 *ATM*과 *TP53* 위치에 해당하는 probe가 모두 정상 2개 시그널을 나타내어 정상결과이었음. 두 번째 FISH에서는 D12Z3, D13S319, LAMP1 probe를 이용하여 시행하였는데, 200개 간기세포 중 100개에서 D12Z3 probe는 3개의 시그널을 나타내어 비정상이었고, D13S319와 LAMP1은 2개의 시그널을 나타냄.

Probe 기입 순서는 상염색체 번호 순서대로인데, *TP53*(17번 염색체)은 D12Z3(12번 염색체)보다 염색체 번호가 더 크지만 *ATM*과 같은 보합과정에서 시행하여 같이 기입하였고, D12Z3보다 먼저 기입함.

* nuc ish(DXZ1×2, DYZ3×1, D18Z1×3),(RB1, D2IS259/D21S341/D21S342)×3

13번, 18번, 21번은 3개 copies이고, X는 2개, Y는 1개 시그널이 관찰되어 69,XXY의 triploid가 의심됨.

2개 batch의 FISH를 시행하였는데, DXZ1, DYZ3, D18Z1은 동시에 보합시켰으므로 괄호 안에 같이 표기함. 2번째 FISH에서는 *RB1*과 D2IS259의 probe를 동시에 보합시킴. 21번 contig probe는 각 locus를 기입하고 "/"(slant lines)로 분리시킴.

(4) 정상세포와 비정상 세포가 혼합되어 존재할 때 표기법

비정상세포의 수는 score한 전체 수에 대해 몇 개가 관찰되었는지 기입하고, 나머지는 정상세포임을 암시하므로 정상세포 수는 기록하지 않고 생략함.

* nuc ish(D13S319×0)[100/400]

400개 간기세포 중 300개는 정상결과이고 100개 간기세포는 D13S319 시그널이 관찰되지 않아 homozygous 결실임.

* nuc ish(D13S319×0)[100/400]/(D13S319×1)[50/400]

D13S319 locus에 대한 간기세포 FISH를 시행한 결과, 400개 세포 중 100개는 D13S319 시그널이 전혀 관찰되지 않아 homozygous 결실(deletion)이고, 50개는 1개의 D13S319 시그널이 관찰되어 heterozygous 결실임. 나머지 250개 세포는 정상임.

* nuc ish(D13S319×0, LAMP×2)[50/400]/(D13S319×1, LAMP×2)[100/400]

D13S319 locus에 대한 간기세포 FISH를 시행한 결과, 400개 세포 중 50개는 homozygous 결실이고 100개는 heterozygous 결실이고, 나머지 250개 세포는 정상임. LAMP는 internal control locus인데 2개씩 존재하므로, FISH 검사 과정의 정도관리는 문제 없었음을 의미함.

(5) 성별이 다른 조혈모세포 이식 후 X/Y FISH를 시행하였을 때 표기법

double slant line "//"을 이용해서 표기하며 환자결과를 공여자 결과보다 먼저 기록합니다.

*nuc ish(DXZ1×2)[50]//(DXZ1,DYZ3)×1[350]

X 염색체 동원체에 해당하는 DXZ1 locus와 Y 염색체의 동원체에 해당하는 DYZ3 locus에 대한 probe로 간기세포 FISH를 시행함. 400개 세포 중 DXZ1 locus의 시그널이 2개 관찰되는 XX 세포가 50개 존재하며, DXZ1과 DYZ3 locus가 각각 1개씩 관찰되는 XY 세포는 350개 존재함.

표기 순서는 환자 결과를 공여자 결과보다 먼저 기입해야 하므로, 환자세포인 XX를 공여자 세포인 XY보다 먼저 기입했고, 이식 후에 이차적으로 관찰된 키메리즘을 표시하기 위해, "//" 부호로 표기함.

* nuc ish(DXZ1×2)//[400]

400개 간기세포 모두 환자핵형인 XX였음.

* //nuc ish(DXZ1,DYZ3)×1[400]

400개 간기세포 모두 공여자핵형인 XY였음.

* nuc ish(DXZ1×2)[40]//(DXZ1,DYZ3)×1[350]/(DXZ1×1)[10]

X/Y FISH를 시행한 결과 400개 세포 중 40개는 환자의 XX 세포가 관찰되었고, 350개는 공여자의 XY세포이며, 나머지 10개 세포는 X 염색체가 1개만 관찰됨(그림 8-11).

환자와 공여자 세포를 구분하기 위해 "//" 부호를 사용하였으며, X 염색체가 1개만 관찰된 세포는 "/" 부호로 다른 세포와 분리하여 표기함 (공여자의 XY 세포에서 Y 염색체가 소실되어 X 염색체가 1개만 관찰되었을 것으로 예측되나, 환자의 XX세포에서 X 염색체 1개가 소실되었을 가능성도 완전히 배제하기는 어려움).

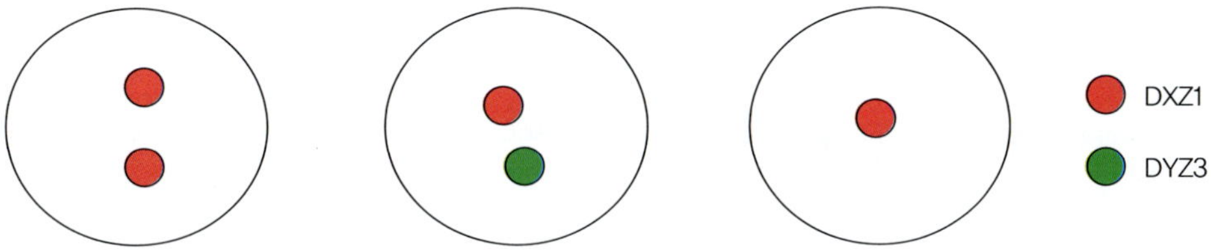

그림 8-11. DXZ1/DYZ3 probe. (a) XX (b) XY (c) X

(6) 중기세포 FISH와 간기세포 FISH를 모두 시행했을 때 표기법

각각의 결과를 period "."로 분리하고, score한 세포의 수를 [ ] 안에 기입합니다.

* 46,XY[20].ish 9q34(ABL1×2),22q11.2(BCR×2)[20]. nuc ish(TP53×2)[400]

BCR/ABL1 FISH는 중기세포를 대상으로 시행하였고, *TP53* locus에 대한 FISH는 간기세포를 대상으로 시행함. 20개의 중기세포에서 *BCR/ABL1* FISH 결과는 정상이고, *TP53* FISH도 400개의 간기세포에서 모두 정상 결과를 보임.

2) 시그널의 상대적 위치(Relative position of signals)

2개의 다른 염색체의 locus에 대해 FISH를 시행하였다면, 정상적인 환경에서는 서로 떨어진 시그널로 관찰되어야 합니다. 그러나 두 염색체 간에 전좌가 발생하였다면, 시그널이 인접하여 관찰되는데, "con" 부호를 사용하여 표기합니다.

* *BCR /ABL1* FISH

Dual color dual fusion probe를 사용하여 FISH를 시행하면 그림 8-12-1와 같이 다양한 형태로 관찰될 수 있습니다.

ABL1
BCR

정상	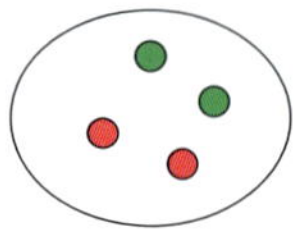	nuc ish(ABL1, BCR)×2[400]
전형적인 *BCR/ABL1* 재배열	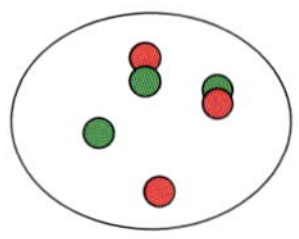	nuc ish(ABL1, BCR)×3(ABL1 con BCR×2)[400]
BCR/ABL1 재배열 양성이면서 *ABL1* locus deletion	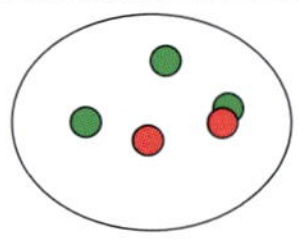	nuc ish(ABL1×2, BCR×3)(ABL1 con BCR×1)[400]
BCR/ABL1 재배열 extra Ph가 추가됨	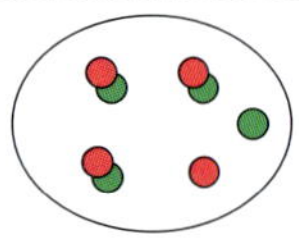	nuc ish(ABL1, BCR)×4(ABL1 con BCR×3)[200]
BCR/ABL1 재배열 양성이면서 *ABL1/BCR* fusion deletion	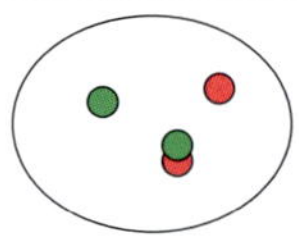	nuc ish(ABL1, BCR)×2(ABL1 con BCR×1)[400]
재배열이 1개의 *BCR*과 2개의 *ABL1* 사이에서 발생	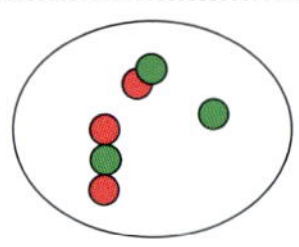	nuc ish(ABL1, BCR)×3(ABL1 con BCR×1) (ABL1 con BCR con ABL1) [400]

그림 8-12-1. BCR/ABL1 dual color dual fusion probe의 다양한 형태와 표기

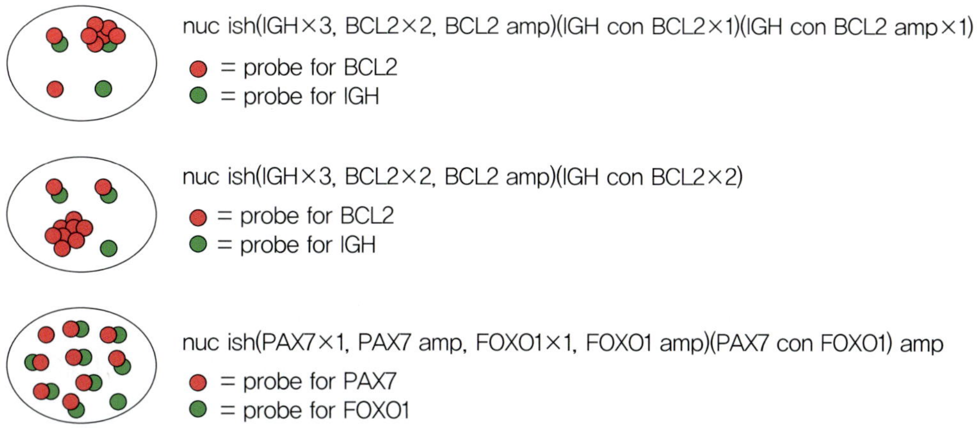

그림 8-12-2. 증폭(amplification)된 양상표기
(a) *IGH/BCL2* 재배열이 양성이고 *BCL2* 시그널이 정상 *IGH*에 근접해서 증폭됨
(b) *IGH/BCL2* 재배열이 양성이고 *BCL2*가 증폭됨.
(c) *PAX7*과 *FOXO1* 정상 시그널이 각각 1개씩 있고 *PAX7/FOXO1* 융합시그널이 다수 있는데 정확한 개수를 셀 수 없음.

* nuc ish(D8Z1×2, MYC×3, IGH×3)(MYC con IGH×2)[100/200],(IGH×3, BCL2×2)[100/200]

2번의 FISH를 시행하였는데, 1번째 FISH에서 200개 간기세포 중 100개 세포에서 *MYC*와 *IGH* loci의 융합시그널이 2개씩 관찰되어 *IGH/MYC* 재배열이 양성임. 2번째 FISH에서는 *BCL2* 시그널은 정상이고 *IGH* 시그널은 3개 관찰되었는데, 이는 *BCL2*가 관여하지 않는 다른 종류의 *IGH* 재배열로 인해 *IGH* 시그널이 분리된 것을 시사함.

3. Break apart probe 표기법

Break apart probe에서 정상인 경우는 5'과 3' locus가 서로 인접해 있으므로 "con" 부호를 이용하여 표기합니다. 재배열이 양성인 경우는 5'과 3' locus의 signal이 분리되므로 "sep" 부호로 표기합니다.

* *KMT2A* probe (그림 8-13)

— 정상

nuc ish(KMT2A×2)[400]

nuc ish(5'KMT2A,3'KMT2A)×2(5'KMT2A con 3'KMT2A×2)[400]

정상인 경우 *KMT2A* locus에서 2개의 시그널이 관찰되고, 5'*KMT2A*과 3'*KMT2A* locus가 서로 인접해 있음.

정상에서는 2개의 융합시그널(fusion)로 관찰됨(그림 8-13(a)).

— 재배열 양성(전좌)

nuc ish(KMT2A×2)(5'KMT2A sep 3'KMT2A×1)[200/400]

400개 간기세포중 200개 세포는 *KMT2A* 유전자의 전좌로 인해, 5'*KMT2A*과 3'*KMT2A* probe가 서로 분리됨(그림 8-13(b)).

— 결실

nuc ish(5'KMT2A×2,3'KMT2A×1)(5'KMT2A con 3'KMT2A×1)[400]

5'*KMT2A* 시그널은 2개 관찰되고, 3'*KMT2A* 시그널은 1개가 결실되어 1개만 관찰됨. 1개의 정상 융합 시그널이 관찰됨(그림 8-13(c)).

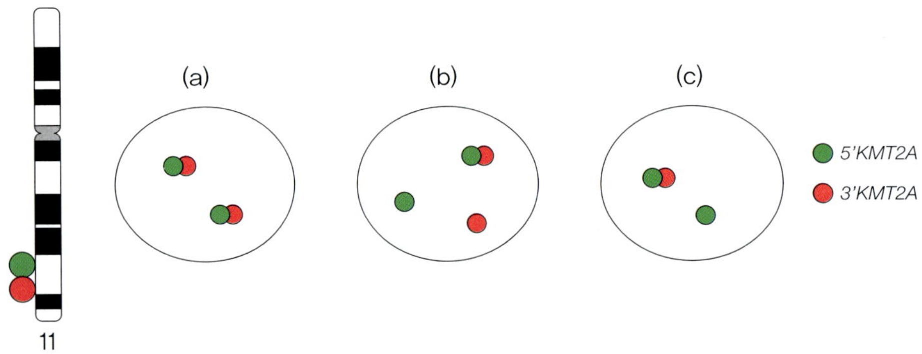

그림 8-13. *KMT2A* break apart probe
(a) 정상 (b) *KMT2A* 재배열(5'*KMT2A*과 3'*KMT2A*이 split됨) (c) *KMT2A* 재배열(3'*KMT2A* 결실)

* *CBFB* probe

— 정상

nuc ish(CBFB×2)[400]

nuc ish(5'CBFB, 3'CBFB)×2(5'CBFB con 3'CBFB×2)[400]

16q22에 해당하는 5'*CBFB*와 3'*CBFB* locus가 서로 인접해 있으므로 정상임.

— 재배열 양성

nuc ish (CBFB×2)(5'CBFB sep 3'CBFB×1)[200/400]

400개 세포중 200개 세포는 5'*CBFB*와 3'*CBFB*가 분리되어 16번 염색체의 재배열이 의심됨.

* *IGH* break-apart probe

nuc ish(3'IGH×2,5'IGH×3)(3'IGH con 5'IGH×1)[200/400]

IGH break-apart probe에서 *IGH* 재배열이 관찰되고 1개의 extra 5' *IGH* 시그널이 관찰됨.

표기방향이 p terminal에서 q terminal임.

* *DDIT3* break-apart probe

nuc ish(3'DDIT3 × 2,5'DDIT3 × 1,5'DDIT3 amp)(3'DDIT3 con 5'DDIT3 × 1)
(3'DDIT3 con 5'DDIT3 amp × 1)[192/200]

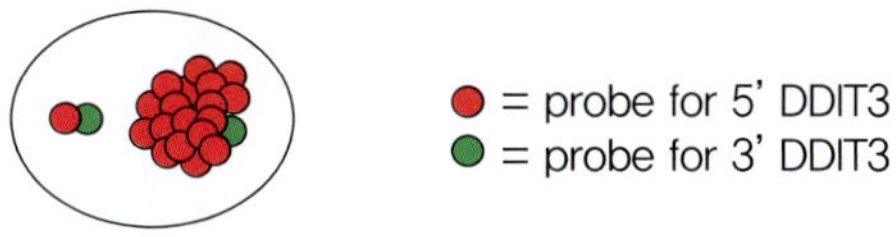

5'*DDIT3*의 증폭(amplification)이 관찰됨. 표기방향이 pter에서 qter임.

C. FISH 결과 표기 시 사용되는 부호 요약

-	해당 염색체 부위가 없음
+	해당 염색체 부위가 1개 있음
++	해당 염색체 부위가 이중반복되어 있음
X	multiplication 부호, 관찰되는 시그널 수 앞에 기록
.	period, G-분염법 염색체 결과와 FISH 결과를 분리하기 위해 사용
;	semicolon, 다른 유도(derivative) 염색체와 분리하기 위해 사용
amp	증폭된 시그널
con	연결된 시그널(시그널이 인접해 있음을 의미)
dim	시그널 강도가 감소
enh	시그널 강도가 증가
ish	중기세포 FISH
nuc ish	간기세포 FISH
pcp	partial chromosome paint
sep	분리된 시그널
wcp	whole chromosome paint
fib ish	in situ hybridization on extended chromosome or DNA fibers
rev ish	reverse in situ hybridization
cgh	chromosome comparative genomic hybridization

Janet D. Rowely : 종양유전학의 선구자 (II)

식탁에서 이루어진 역사적인 발견 t(9;22)

t(9;22)의 발견은 1973년(48세) 그녀 집의 식탁에서 이루어졌다고 합니다. 그 당시는 자동화된 핵형분석기가 없었으므로 염색체 슬라이드를 사진으로 현상한 후 염색체 각각을 가위로 오려가면서 염색체 번호대로 배열하여 분석하였습니다(가위로 오린 염색체를 종이인형 "paper dolls"로 표현하기도 함). 그 당시의 상황을 그녀는 다음과 같이 회상하였습니다.

"나는 종이인형을 식탁 위에서 분석하고 있었다. 그때 나는 각각의 염색체를 번호에 맞게 배열한 것을 흩트리지 않도록 아이들이 기침이나 재채기를 하지 않도록 조심시켰다. 급성기로 진행된 CML 2명 환자 염색체를 분석하였는데, 1명 환자에서 C-group에 포함되는 염색체가 1개 추가되어 있는 것을 알게 되었고, 그것이 8번 염색체라는 것을 확인할 수 있었다. 다른 1명의 결과도 동일하다는 것을 확인한 후 염색체 이상은 단지 혼란스러운 것이 아니다(helter-skelter)라는 확신을 가지게 되었다.

그리고 짧아진 22번 염색체인 필라델피아 염색체를 관찰하면서 환자들에서 공통적으로 9번 염색체 말단에 허연 부분이 추가로 있다는 것을 알게 되었다. 계속 관찰한 결과 마침내 이것이 9번 염색체 말단과 22번 말단이 서로 상호 전좌된 t(9;22)임을 알게 되었다(과거에는 필라델피아염색체를 단순히 22q 결실로 생각했었음)! 이후 4명의 만성기 CML 환자의 염색체도 분석하였는데, 동일하게 t(9;22)가 있음을 확인하였다. 이러한 결과를 편지(letter) 형식으로 작성하여 "Nature" 잡지에 보냈는데, 게재 거부로 바로 답장이 왔다. 게재가 거부된 이유 중 하나는 9번과 22번 이상이 정상변이형일 수도 있다는 것이다. 나는 당시 공교롭게도 7명 CML 환자의 말초혈액 검체를 PHA로 자극시켜 배양한 후 염색체 분석을 하고 있었는데, 이것은 모두 9번과 22번이 정상이었다. 따라서 나는 t(9;22)는 정상변이형이 아닌 CML과 연관된 염색체 이상임을 증명할 수 있었고, 처음에 보냈던 논문을 수정 보완해서 다시 투고하였으며, 마침내 게재 승인을 받게 되었다(Nature 1973:243:290).

그 후에도 계속되는 역사적인 발견

그녀는 t(9;22), t(8;21) 외에도 1977년에 APL에 특이적인 t(15;17)를 발견하였습니다(15/17 translocation, a consistent chromosomal change in acute promyelocytic leukemia. Lancet 1977:1:549). 이러한 발견은 1988년에 APL 환자에서 ATRA 타깃 치료를 도입하게 되는 결정적인 계기가 됩니다. 또한 림프종(noncleaved cell lymphoma)에서 t(14;18)(q32;q21) 염색체 이상이 연관성이 있음을 발표하였습니다.

Rowley는 이외에도 혈액종양과 연관된 수많은 염색체 이상을 밝히고 특정한 전좌가 특정한 종양을 유발하는 것을 증명하였으며, 종양과 유전이상과의 연관성을 밝히는 선구자가 되었습니다.

(http://vimeo.com/79235000).

계속되는 열정적인 삶

그녀는 평생을 시카고 대학에서 헌신하면서 500개 이상의 논문 발표를 하였고, 많은 제자와 후배를 양성 하였습니다. 또한 난소암을 진단받고 (2013년, 88세 사망) 병마와 싸우면서도 평상시와 똑같이 연구 업무에 임하고 강의를 하고, 논문 심사를 하고 여러 프로젝트에 관여하였다고 합니다. 그녀는 일생 동안 많은 상을 수상하셨습니다(아쉽게도 노벨상은 수상하지 못하셨어요).

세계적으로 가장 큰 혈액학회 중 하나인 ASH (American Society of Hematology)에서 수여하는 Ernest Beutler Lecture and Prize라는 상이 있습니다.

이 상은 하나의 주제에 대해 기여가 큰 2명을 시상하는데, 1명은 기초과학 분야(basic science)에서 선택되고 1명은 임상 분야(clinical science)에서 선출되게 됩니다.

2011년도 수상자는 필라델피아 염색체가 t(9;22) 염색체임을 처음으로 증명한 Janet D Rowley와 t(9;22)양성 환자의 타깃 치료제인 imatinib 신약을 처음으로 개발한 Brian J Druker가 수상하였습니다.

그녀는 종양에서 클론성 염색체 이상에 대한 인식을 완전히 바꾸어 놓았습니다. 그녀는 종양에서 반복적으로 관찰되는 염색체 전좌는 종양이 발생됨에 따라 나타난 이차적인 결과가 아니라 백혈병을 발생시키는 직접적인 원인 인자임을 주장하였습니다. 처음에는 다른 연구자들의 지지를 얻지 못하였습니다. 그러나 그녀는 끈질긴 집념으로 수많은 발표를 하였고, 다른 연구자들에 의해 t(9;22)의 분자유전학적 특성이 규명됨에 따라 그녀의 주장이 맞았다는 것을 마침내 증명하게 되었습니다.

Rowley의 열정과 헌신은 많은 사람들의 가슴 속에서 영원히 사라지지 않을 것입니다.

(Cancer Genetics 2014:46, Nature 2014:505:484, Blood 2008:112:2183)

Janet Rowley 생전 모습들

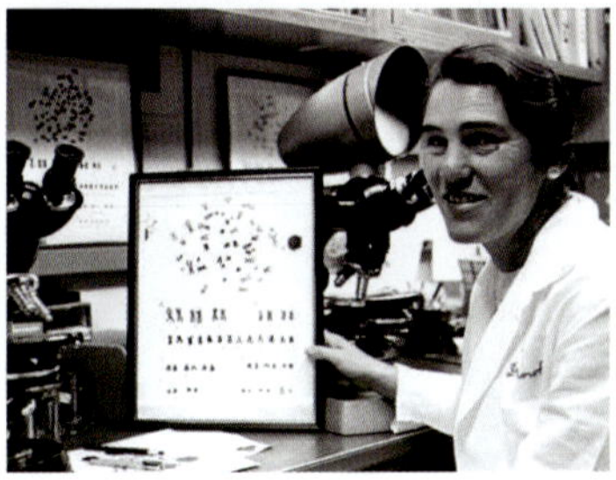

(a)

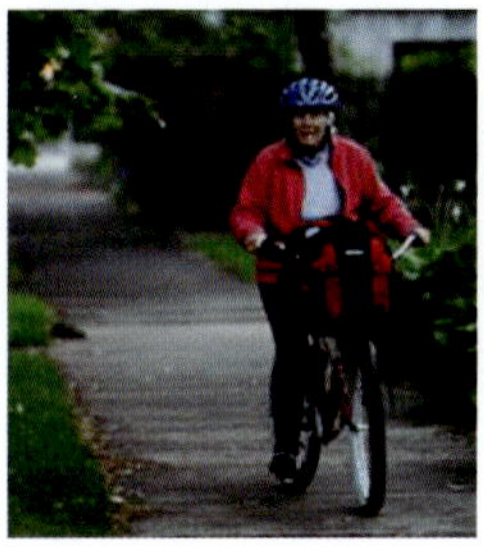

(b)

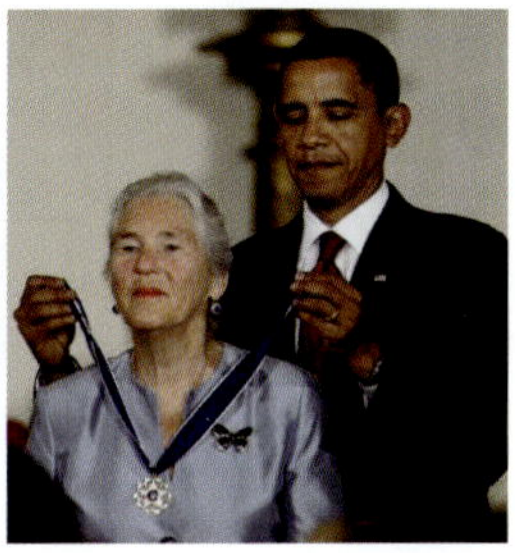

(c)

(a) 실험실에서 염색체 연구하는 모습

(b) 집과 연구실을 80세가 넘어서도 자전거를 타고 통학하는 모습

(c) 오바마 미국 대통령의 미국시민상 수여(2009년)

9 유용한 사이트 및 참고문헌

A. 일반적인 내용

S. Zneimer. Cytogenetic Laboratory Management : chromosomal, FISH and Microarray–based Best practices and procedures. Wiley–Blackwell. 2016.

Gersen SL, Keagle MB eds. The Principles of Clinical Cytogenetics. 3rd ed. Springer. 2013.

Heim S, Mitelman F. Cancer Cytogenetics. 4th ed. Wiley–Blackwell. 2015.

The AGT Cytogenetics Laboratory Manual. 4th ed. Wiley–Blackwell. 2017

S. Zneimer. Cytogenetic Abnormalities: Chromosomal, FISH, and Microarray–Based Clinical Reporting and Interpretation of Result. Wiley–Blackwell. 2014.

Stein CK. Application of cytogenetics in modern pathology. In : McPherson RA, Pincus MR editors. Henry's clinical diagnosis and management by laboratory methods, 23nd ed. Philadelphia: Saunders Elsevier Press; 2017. p.1377.

Gabali A, Bluth MH. Molcular Diagnosis of Hematopoietic Neoplasms. In : McPherson RA, Pincus MR editors. Henry's clinical diagnosis and management by laboratory methods, 23nd ed. Philadelphia: Saunders Elsevier Press; 2017. p.1465.

Thomas SK Wan. Cancer Cytogenetics: Methods and Protocols (Methods in Molecular Biology). 1st ed. Humana Press. 2017.

Swerdlow SH, Campo E, Harris NL, Jaffe ES, Pileri SA, Stein H, Thiele J, Vardiman JW (eds) : WHO Classification of Tumours of Haematopoietic and Lymphoid Tissues. Lyon, IARC, 2017.

진단검사의학. 제5판. 대한진단검사의학회 편. 범문에듀케이션. 2014.

혈액학. 제3판. 대한혈액학회. 범문에듀케이션. 2018.

진단세포유전학. 제2판. 세포유전학 편찬위원회. 범문에듀케이션. 2011.

B. 명명법 지침

Jean McGowan–Jordan, Annet Simons and Michael Schmid, editors. ISCN 2016 : An International System for Human Cytogenomic Nomenclature (2016). Basel : S. Karger; 2016.

C. 세포유전학 지침

American College of Medical Genetics : Standards and Guidelines for Clinical Genetics Laboratories. (https://www.acmg.net), Genet Med. 2016;18:635.

European Cytogenetics Association. Cytogenetic Guidelines and Quality Assurance. (http://www.e–c–a.eu/EN/GUIDELINES.html)

Cannadian College of Medical Genetics : CCMG Practice Guidelines for Cytogenetic Analysis. (http://ccmg–ccgm.org)

재단법인 진단검사의학재단. 인증심사 지침서(세포유전)

D. FISH 지침

Flourescence In Situ Hybridization Methods for Clinical Laboratories; Approved Guideline–second edition. Clinical and Laboratory Standards Institute. MM07–A2. 2013.

Hastings R. Quality Control in FISH as Part of a Laboratory's Quality Management System. In Flourescence In Situ Hybridization (FISH) : Protocols and Applications, Methods in Molecular Biology. Joanna M et al. (eds). Vol 659. p.249.

Swansbury J et al. Flourescence In Situ Hybridization Methods and Troubleshooting Applied to Fixed Cell Suspensions. In Cancer Cytogenetics : Methods and Protocols, Methods in Molecular Biology. Lynda J Campbel (ed). 2011. Vol 730. p.13.

Saxe DF et al. Validation of Flourescence In Situ Hybridization Using an Analyte–Specific Reagent of Detection of Abnormalities Involving the Mixed Lineage Leukemia Gene. Arch Pathol Lab Med 2012:136:47.

Mascarello JT et al. Section E9 of the American College of Medical Genetics technical standards and guidelines : Fluorescence in situ hybridization. Genet in Med 2011:13:667.

Wan TS et al. Molecular Cytogenetics : An Indispensable Tool for Cancer Diagnosis. Chang Gung Med J 2012: 35:96.

Wan TS et al. The role of FISH in hematologic cancer. Int J Hematol Oncol 2012:1:71.

E. 유용한 웹

1. Atlas of Genetics and Cytogenetics in Oncology and Haematology

웹 주소 http://atlasgeneticsoncology.org/

종양과 연관있는 염색체 이상과 유전자 이상 및 임상적 특징에 초점을 맞추어서 peer–reviewed journal, encyclopaedia, database 등이 총 망라되어 잘 정리되어 있습니다. Jean–Loup Huret의 주도로 2,000명 이상의 저자가 공헌을 하였고, 200개 이상의 review article 검색도 가능합니다. 특히 혈액종양과 연관된 염색체 이상의 종류와 이에 대한 핵형사진(10,000개 이상의 images)도 잘 정리되어 임상 세포유전학 검사실에서 실제적인 도움이 되고 있습니다. 또한 관련된 유용한 external database link도 잘 되어 있습니다.

2. Mitelman Database of Chromosome Aberrations and Gene Fusions in Cancer

웹 주소 http://cgap.nci.nih.gov/Chromosomes/Mitelman

Felix Mitelman와 700명 이상의 공동저자들의 주도로 현재까지 보고된 종양과 연관된 염색체 이상과 유전자 융합(gene fusion)에 대한 정보를 총 망라하여 데이터베이스화하였고, 계속적으로 업데이트 되고 있습니다.

3. Cytogenetic Resources : http://www.kumc.edu/gec/prof/cytogene.html

세포유전과 관련된 다양하고 유용한 웹 사이트가 모두 링크되어 있어 꼭 방문하실 것을 추천합니다.

4. 청해지기 : http://blog.naver.com/hyouncho2

조현찬 선생님 블로그로써, 세포유전분야뿐만 아니라 의학의 다양하고 전반적인 내용들이 이해하기 쉽게 잘 정리되어 있고 계속 업데이트되어 검사의학을 공부하는 임상의사와 환자에게도 유용한 정보가 많습니다.

찾아보기

한글

ㅊ

ㅋ

ㅍ

ㅎ

영어

A

B

C

D

E

F

G

혈액종양의
세포유전체학 (2판)

2008년 2월 10일 1판 발 행
2020년 2월 20일 2판 인 쇄
2020년 2월 27일 2판 발 행

정가 60,000원

저 자 : 허 정 원

발 행 자 : 최 병 진
발 행 처 : 도서출판 **고 려 의 학**
(02880) 서울시 성북구 성북로 9길 1 보문빌딩 3층
Tel. 765-0333, 0337
Fax. 743-2288

ISBN 979-11-89210-27-4
등록번호 : 제 1-519호 1978. 6. 29.